Maria-Anna Schoppmeyer
Physiologie

D1663365

Maria-Anna Schoppmeyer

Physiologie

Kommentierte IMPP-Fragen
zur ärztlichen Vorprüfung
einschließlich Examen 3/97

geordnet nach dem GK 1

mit Lernkästen

7., neubearbeitete Auflage

Mediscript-Verlag
Bad Wörishofen

Die Deutsche Bibliothek – CIP-Einheitsaufnahme

Schoppmeyer, Maria-Anna:
Physiologie: kommentierte IMPP-Fragen zur ärztlichen Vorprüfung
einschließlich Examen 3/97; geordnet nach dem GK 1;
mit Lernkästen/Maria-Anna Schoppmeyer. - 7., neubearb. Aufl. -
Bad Wörishofen: Mediscript-Verlag, 1998
ISBN 3-541-26617-1

DBN: 95.148790.6

SG:33

Lektorat: Dr. med. Dorothea Hennessen
Redaktion: Dr. Beatrix Naton, Katja Grossmann
Satz: Karin und Jürgen Winnige
Zeichnungen: Esther Schenk-Panic
Herstellung: Günther Herdin, Christine Zschorn
Druck und Bindung: Wagner, Nördlingen
Printed in Germany

ISBN 3-541-26617-1

Inhaltsverzeichnis

Band II: Kommentare und Lernkästen

Lernkastenverzeichnis Physiologie

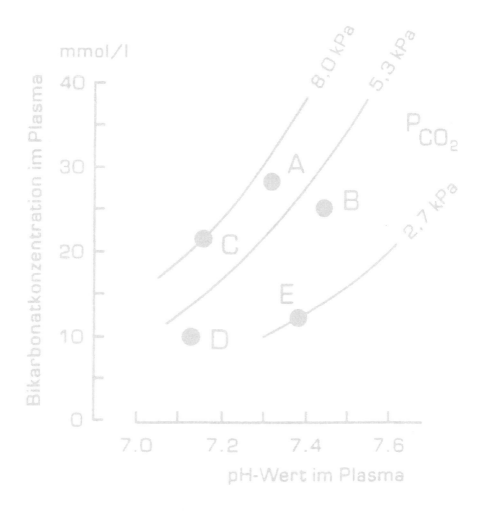

Physiologie

Maria-Anna Schoppmeyer

1 Allgemeine Physiologie

Die Funktionen des Organismus sind an weitgehend konstante Bedingungen gebunden. Diese **Homöostase** des Körpers umfaßt u.a. die Konstanthaltung von Volumen, pH-Wert, Ionenkonzentrationen, Membranpotentialen. Sie wird durch zahlreiche Regelkreise aufrechterhalten.
Voraussetzung ist die Kommunikation der Zellen und Gewebe untereinander.

1.1 Stoffmenge und Konzentration

1.1 – 8/96.1   **Antwort: B**

Nachfolgende Tabelle gibt eine kurze Übersicht über die extra- und intrazellulären Ionenkonzentrationen:

Tabelle 1.1	Ionenkonzentrationen	
Ion	**Konzentration extrazellulär**	**Konzentration intrazellulär**
Natrium (Na^+)	143 mmol/l	12 mmol/l
Kalium (K^+)	4 mmol/l	155 mmol/l
Chlorid (Cl^-)	103 mmol/l	3,8 mmol/l
Calcium (Ca^{2+})	2,4 mmol/l	0.00012 mmol/l
Bicarbonat (HCO_3^-)	25 mmol/l	8 mmol/l

1.1 – 8/95.1   **Antwort: E**

Weniger als 1% der gesamten Ca^{2+}-Menge des menschlichen Organismus findet sich in der Extrazellularflüssigkeit, mehr als 99% im Knochen (A ist richtig). Im Plasma beträgt die Ca^{2+}-Konzentration etwa 2,4 mmol/l (B ist richtig). Davon bilden ca. 12% lösliche Komplexe mit anorganischen Anionen, ca. 38% sind an Plasmaalbumin gebunden. Um die Bindungsstellen am Albumin konkurriert Ca^{2+} mit H^+. Daher steigt bei einer Alkalose (H^+-Konzentration ↓) der proteingebundene Anteil des Ca^{2+} in der Körperflüssigkeit, bei einer Azidose (H^+-Konzentration ↑) sinkt er (E ist falsch). Die Gesamtkonzentration an Ca^{2+} ändert sich jedoch nicht.
Aufgrund seiner Proteinbindung sind nur ca. 60%, also weniger als $^2/_3$, des Ca^{2+} im Plasma frei filtrierbar (C ist richtig).

1.1 – 8/95.2   **Antwort: E**

☞ Tabelle 9.1: „Ionenkonzentrationen"
Freie Ca^{2+}-Ionen befinden sich im Plasma (extrazellulär) in einer Konzentration von ca. 2,4 mmol/l und in der Zelle (zytosolisch) in einer Konzentration < 0,001 mmol/l. Damit beträgt das Verhältnis weniger als 0,001.

1.2 Osmose

Lernkasten 1.1	Osmotischer Druck

Osmose ist der Transport von Lösungsmittel (z. B. Wasser) durch eine halbdurchlässige (semipermeable) Membran, die zwei Lösungen unterschiedlicher Konzentrationen voneinander trennt. Wasser fließt solange aus dem Kompartiment mit der niedriger konzentrierten Lösung I in das Kompartiment mit der höher konzentrierten Lösung II, bis der sich aufbauende hydrostatische Druck einem weiteren Wasserstrom entgegenwirkt.

Der **osmotische Druck** einer Lösung ist abhängig von der Anzahl der in ihr gelösten Teilchen. Vereinfacht kann man sich vorstellen, daß ein Gasdruck nach dem allgemeinen Gasgesetz aufgebaut wird; man denke sich dazu die gelösten Teilchen als Gasmoleküle ohne Wasser als Träger.

Es wird je nach Bezugsgröße unterschieden:

▶ **Osmolarität**:
▶ Osmotische Konzentration wird auf das **Volumen** des Lösungsmittels bezogen [osmol/l]
▶ **Osmolalität**:
   Osmotische Konzentration wird auf das **Gewicht** des Lösungsmittels bezogen [osmol/kg H_2O]

Bei dissoziierenden Elektrolyten muß ihr Dissoziationsgrad berücksichtigt werden, es gilt also:
Osmolarität = Molarität · Zahl der Dissoziationsprodukte

Osmotisch wirksame Teilchen rufen also an einer Membran einen osmotischen Druck hervor, wenn diese für das Lösungsmittel Wasser durchlässig ist. Durchdringen gelöste Substanzen eine wasserdurchlässige Membran (passiv oder aktiv), entsteht eine osmotische Druckdifferenz entlang welcher Wasser nachfolgt (die osmotische Druckdifferenz kann mit Hilfe des allgemeinen Gasgesetzes (☞ Physik) berechnet werden).

Der **osmotische Druck des Plasma beträgt 7,3 atm (= 745 kPa = 5600 mmHg)**. Er wird zu 96% durch anorganische Elektrolyte hervorgerufen. Lösungen, die den gleichen osmotischen Druck wie Plasma besitzen, werden als **isoton** bezeichnet. Haben sie einen niedrigeren osmotischen Druck sind sie **hypoton**, haben sie einen höheren osmotischen Druck sind die **hyperton**.

Plasma und Interstitium haben aufgrund der Durchlässigkeit des Gefäßendothels für Elektrolyte eine ähnliche **Osmolalität von 290 mosm/kg**. Der osmotische Druck der Elektrolyte am Endothel beträgt nahezu 0.

Für den Organismus ist es wichtig, den osmotischen Druck im Plasma und Interstitium konstant zu halten. **Jede Veränderung des osmotischen Druckes führt zu Wasserverschiebungen zwischen Intra- und Extrazellularraum.** Steigt der osmotische Druck des Extrazellularraumes, kommt es zum Wasseraustritt aus den Zellen mit Funktionseinbußen der Zellen. Sinkt der osmotische Druck des Extrazellularraumes, kommt es umgekehrt zum Wassereintritt in die Zellen. Diese nehmen an Volumen zu und können platzen.

1.2 – 3/92.1   **Antwort: D**

☞ Lernkasten 1.1: „Osmotischer Druck"
Der osmotische Druck einer physiologischen Kochsalzlösung beträgt, wie der des Plasmas, 7,3 atm = 745 kPa.

1.2 – 8/86.1   **Antwort: D**

☞ Lernkasten 1.1: „Osmotischer Druck"
Die Osmolarität einer Substanz wird vom Mol der Substanz abgeleitet. Werden 200 mmol Glukose in 1 l Wasser gelöst, so beträgt die Osmolarität 200 mosmol/l. Bei Elektrolyten, wie z. B. NaCI, die beim Lösen in H_2O dissoziieren, sind beide Ionen osmotisch aktiv. Das bedeutet 50 mmol NaCI haben in 1 l Wasser eine Osmolarität von 100 mosmol.
Die Osmolarität der Lösung beträgt folglich 300 mosmol/l.

1.3 Stofftransport

Lernkasten 1.2   **Stofftransport**

Der Zelle steht für den Austausch von Substanzen zwischen Intra- und Extrazellularraum eine Anzahl von aktiven und passiven Transportprozessen zur Verfügung:

Passiver Transport
▶ **Diffusion**: Ihre Richtung ist uni- oder bidirektional von einem Raum höherer Konzentration zu einem Raum niedrigerer Konzentration. Sie ist nur geeignet für den Transport von Stoffen über eine kleine Strecke. Beispiel: O_2, CO_2.
Sie folgt den Gesetzmäßigkeiten des 1. Fick´schen Diffusionsgesetzes. Das 1. Fick´sche Diffusionsgesetz besagt, daß die pro Zeiteinheit diffundierte Stoffmenge M_X proportional der Konzentrationsdifferenz $\Delta[X]$ ist:

$$\frac{M_X}{t} = \frac{d\,F}{l} \cdot \Delta[X]$$

mit M_X =   diffundierte Stoffmenge
       t   =   Zeit
       D   =   Diffusionskoeffizienten
       F   =   Austauschfläche
       l   =   Diffusionsstrecke
       $\Delta[X]$ =   Konzentrationsdifferenz

▶ **Erleichterte Diffusion**: In der trennenden Membran befindet sich ein Carrier (Trägerstoff), an den die Stoffe an der einen Seite binden und von dem sie auf der anderen Seite wieder freigegeben werden. Beispiel: Glucose, Na^+.
▶ **Filtration**: Voraussetzung ist ein Druckunterschied zwischen den getrennten Räumen. Substanzen, die im Wasser gelöst sind, werden dann je nach Porengröße in der Trennwand am Durchtritt gehindert oder passieren sie zusammen mit dem Wasser.

Fortsetzung Lernkasten 1.2	Stofftransport

Aktiver Transport

Der aktive Transport ist gekennzeichnet durch seinen Energieverbrauch (meist in Form von ATP) bei Transport gegen ein Konzentrationsgefälle.

▶ **Primär aktiver Transport**: Membranproteine transportieren unter Energieverbrauch (ATP) Ionen entgegen ihren chemischen und/oder elektrischen Konzentrationsgradienten über eine Membran. Es wird der **elektrogene** Transport, bei dem es zu Ladungsverschiebungen über der Membran kommt, vom **elektroneutralen** Transport, bei dem es zu keiner Ladungsverschiebung über der Membran kommt, unterschieden. Wichtigstes Beispiel einer elektrogenen Pumpe ist die **Na⁺-K⁺-Pumpe** oder auch Na⁺-K⁺-ATPase, die praktisch an allen Zellmembranen Na⁺ aus der Zelle und K⁺ in die Zelle pumpt und somit intrazellulär für die hohe Na⁺- und niedrige K⁺-Konzentration sorgt.

▶ **Sekundär aktiver Transport**: Der Transport eines Stoffes ist gekoppelt an den Transport eines Ions, das durch einen primär aktiven Transport befördert wird. Diese Form des Transportes existiert in Form eines **Symports**, wenn beide Stoffe in die gleiche Richtung transportiert werden oder in Form eines **Antiports**, wenn die Stoffe in entgegengesetzte Richtungen transportiert werden. Beispiel: Na⁺-Glucose-Cotransport.

▶ **Endo-/Exo-/Pinozytose**: Membranvesikel umhüllen den zu transportierenden Stoff und schleusen ihn aus der Zelle heraus oder in die Zelle hinein.

1.3 – 3/97.1   **Antwort: D**

☞ Lernkasten 1.2: „Stofftransport"

Carrier sind integrale Membranproteine, die spezifisch eine Substanz oder Substanzgruppe durch die Membran transportieren (3 ist richtig). Sie zeigen eine Sättigungscharakteristik (2 ist richtig). Ein passiver Carrier-vermittelter Transport kann nur entlang eines elektrischen Gradienten, eines elektrochemischen Gradienten oder eines Konzentrationsgradienten erfolgen (1 ist falsch).

1.3 – 8/96.1   **Antwort: B**

☞ Lernkasten 1.2: „Stofftransport"

Glucose wird sowohl entlang der Bürstensaummembran der Mukosazellen im Darm als auch entlang der luminalen Membran der Tubuluszellen gegen einen Konzentrationsgradienten aktiv in die Zelle transportiert. Vermittelt wird dieser Transport durch einen Carrier, der Glucose im Cotransport mit Na⁺ in die Zelle transportiert. Na⁺ wandert dabei entlang seines Konzentrationsgradienten in die Zelle, da die Na⁺-Konzentration durch die Na⁺-K⁺-ATPase intrazellulär niedrig gehalten wird. Die Na⁺-K⁺-ATPase transportiert unter direkter Hydrolyse von ATP Na⁺ aus der Zelle heraus und K⁺ in die Zelle hinein. Die Energie für den Na⁺-Glucose-Cotransport wird sekundär durch die Na⁺-K⁺-ATPase geliefert (3 ist richtig).

Der Glucosetransport entlang der Zellmembranen von Adipozyten oder Hepatozyten erfolgt passiv durch erleichterte Diffusion. Hier folgt die Glucose passiv ihrem Konzentrationsgradienten mittels eines Carriers. Diese Form der Glucoseaufnahme trifft auch für anderen Zellen zu (1, 4 sind falsch).

Die Pinozytose ist eine Form der Endozytose, bei der es zur kontinuierlichen und unspezifischen Aufnahme von Extrazellularflüssigkeit über kleine Vesikel durch die Zelle kommt, dies trifft für die Glucoseaufnahme in Erythrozyten nicht zu.

1.3 – 8/94.1 Antwort: A

☞ Lernkasten 1.2: „Stofftransport"
Das **1. Fick´sche Diffusionsgesetz** besagt, daß die pro Zeiteinheit diffundierte Stoffmenge M_X proportional der Konzentrationsdifferenz $\Delta[X]$ ist:

$$\frac{M_X}{t} = \frac{d\,F}{l} \cdot \Delta[X]$$

mit M_X =   diffundierte Stoffmenge
        t   =   Zeit
        D   =   Diffusionskoeffizienten
        F   =   Austauschfläche
        l   =   Diffusionsstrecke
        $\Delta[X]$ =   Konzentrationsdifferenz

Dieser Zusammenhang ist in Abbildung A dargestellt. Weiterhin besteht eine Proportionalität der diffundierten Stoffmenge zum Diffusionskoeffizienten, der Austauschfläche sowie eine umgekehrte Proportionalität zur Diffusionsstrecke.
Je größer die Austauschfläche und je kleiner die Diffusionsstrecke, desto größer ist die diffundierte Stoffmenge/Zeit.

1.3 – 3/94.1 Antwort: C

☞ Lernkasten 1.2: „Stofftransport"
Carrier sind in die Membran eingebaute Proteine, die die zu transportierende Substanz auf der einen Membranseite binden und sie an der anderen Membranseite wieder freigeben. Ein solcher Transport ist sättigbar d.h. u.a. abhängig von der Konzentration der Carrier in der Membran – wie in Abbildung C dargestellt. Weiterhin ist er spezifisch und transportiert nur entlang eines elektrochemischen Gradienten.

1.3 – 3/93.1 Antwort: B

☞ Kommentar zu Frage 1.3 – 8/96.1
Ist der Transport eines Stoffes an den passiven Transport eines Ions (z. B. Na^+) gebunden, so spricht man vom Symport (sekundär aktiver Transport). Im Darmlumen und auch im proximalen Nierentubulus wird Glucose gekoppelt an Na^+ entgegen einen Glucose-Konzentrationsgradienten in die Zelle transportiert (1, 5 sind richtig).
zu (2) Glucose diffundiert entlang eines Konzentrationsgefälles aus den Enterozyten ins Blut.
zu (3) und (4)   Glucose gelangt durch erleichterte Diffusion (mit Hilfe eines Carriers) vom Pfortaderblut in die Hepatozyten, wie auch in die Erythrozyten.

1.3 – 3/92.1 Antwort: B

☞ Lernkasten 1.1: „Osmotischer Druck"
Semipermeabel (halbdurchlässig) ist eine Membran, wenn sie Wasser, nicht aber gelöste Teilchen passieren läßt.
zu (1) Der osmotische Druck ist dort höher, wo die Konzentration der gelösten Teilchen höher ist, also in Lösung A.
zu (2) Um den Konzentrationsunterschied zwischen A und B auszugleichen, diffundieren Wassermoleküle von B durch S nach A.
zu (3) Kennzeichen einer semipermeablen Membran ist, daß Moleküle einer gelösten Substanz sie nicht passieren können.

1.3 – 8/91.1 **Antwort: C**

☞ Kommentar 1.3-8/96.1

Glucose wird, im Gegensatz zu Proteinen oder Peptiden, nicht mittels Exozytose aus der Zelle transportiert.

1.3 – 3/90.1 **Antwort: A**

☞ Lernkasten 1.2: „Stofftransport" und Kommentar 1.3 – 3/94.1

Unter erleichterter Diffusion versteht man einen Transportvorgang, der durch Carrier vermittelt wird. Da viele biologisch wichtige Stoffe polar sind, würden sie bei einfacher Diffusion die Zellmembran viel zu langsam durchtreten. Die erleichterte Diffusion ist sättigbar und spezifisch für eine bestimmte Stoffklasse. Insofern zeigt sie keine Abweichung zum aktiven Transport. Im Unterschied zum aktiven Transport kann die erleichterte Diffusion nur entlang eines elektrochemischen Gradienten bzw. entlang eines Konzentrationsgefälles erfolgen.

1.4 Zellorganisation

Bisher keine Fragen.

1.5 Elektrische Phänomene an Zellen

Lernkasten 1.3	Ruhemembranpotential

Das **Ruhemembranpotential** (RMP) der Nervenzelle liegt bei etwa **–70 mV**, wobei der Intrazellularraum gegenüber dem Extrazellularraum negativ geladen ist. Obwohl die Elektroneutralität beider Medien auf beiden Seiten gewährt wird, kann man bei Nervenzellen ein Ruhemembranpotential messen. Die Ursache des Ruhemembranpotentials ist eine ungleiche Ionenverteilung zwischen Intrazellularraum und Extrazellularraum.

Folgende Prozesse tragen zur Aufrechterhaltung des Ruhemembranpotentials bei:

▶ Aktiver Austausch von Na^+ und K^+ durch die Na^+-K^+-ATPase: In einem Zyklus werden 3 Na^+ gegen 2 K^+ nach innen transportiert.

▶ Geringe Permeabilität der Zellmembran für Na^+ in Ruhe

▶ Minimale Permeabilität der Zellmembran für die intrazellulären anionischen Proteine und organischen Phosphate

▶ Gute Permeabilität der Zellmembran für K^+

Aufgrund des hohen Konzentrationsunterschiedes diffundiert K^+ aus dem Intra- in den Extrazellularraum. Dadurch kommt es zu einer Ladungsverschiebung an der Zellmembran, da die intrazellulären Anionen nicht folgen können und lediglich ein geringer Na^+-Einstrom stattfinden kann. Das durch den Ausstrom von K^+ bedingte **Diffusionspotential** steigt so lange an, bis sich ein Gleichgewicht zwischen chemischem und elektrischem Gradienten ergeben hat. Die relative Positivierung des Extrazellularraumes durch das K^+ verhindert eine weitere Positivierung durch weitere K^+-Auswärtsdiffusion. Das Potential, bei dem sich elektrische und osmotische Kräfte für ein Ion im Gleichgewicht halten, es findet also kein Netto-Transport über die Membran statt, heißt **Gleichgewichtspotential.**

Fortsetzung Lernkasten 1.3   **Ruhemembranpotential**

Gleichgewichtspotentiale können mit Hilfe der **Nernst-Gleichung** für jedes Ion errechnet werden:

$$E = \frac{R \cdot T}{z \cdot F} \cdot \ln \frac{[\text{Ion}]_{IZR}}{[\text{Ion}]_{EZR}}$$

mit   E   = Gleichgewichtspotential
               R   = Allgemeine Gaskonstante
               T   = Absolute Temperatur in K (273 + Grad Celsius)
               z   = Wertigkeit des Ions
               F   = Faraday´sche Konstante

Die Nernst-Gleichung kann bei Körpertemperatur (37 °C bzw. 310 K) und nach Einsetzen der übrigen Konstanten umgeformt werden zu

$$E = -\frac{61}{z} \log \frac{[\text{Ion}]_{IZR}}{[\text{Ion}]_{EZR}}$$

Wenn die extra- und intrazellulären Konzentrationen eingesetzt werden, errechnen sich die einzelnen Gleichgewichtspotentiale für die verschiedenen Ionen:

K^+ − 97 mV
Na^+ + 60 mV
Ca^{2+} + 150 mV
Cl^- − 80 mV

Das Ruhemembranpotential weicht mit ca. −70 mV vom K^+-Gleichgewichtspotential ab, denn es wird von allen Ionen beeinflußt. Da die Zellmembran ebenso für Cl^- gut durchlässig ist, diffundiert es dem elektrischen Gradienten folgend entgegen seinem chemischen Gradienten in den Extrazellularraum. Trotz der geringen Permeabilität der Membran für Na^+ diffundiert ein kleiner Teil Na^+-Ionen ins Zellinnere, weshalb das Ruhemembranpotential vom K^+-Gleichgewichtspotential abweicht. Das **Ruhemembranpotential** läßt sich nach der **Goldmann-Gleichung** bestimmen:

$$E = \frac{R \cdot T}{F} \cdot \ln \frac{PK[K^+]_{IZR} + P_{Na}[Na^+]_{IZR} + PCL[Cl^-]_{EZR}}{PK[K^+]_{EZR} + P_{Na}[Na^+]_{EZR} + PCl[Cl^-]_{IZR}}$$

wobei: P_{Ion} = Permeabilität des Ions
           $[\text{Ion}]_{EZR}$ = Konzentration des Ions extrazellulär
           $[\text{Ion}]_{IZR}$ = Konzentration des Ions intrazellulär

1.5 – 3/97.1   Antwort: E

☞ Lernkasten 1.3: „Ruhemembranpotential"
Für das Na^+-Gleichgewichtspotential ergibt sich nach der Nernst-Gleichung:

$$E_{Na^+} = -\frac{61}{1} \cdot \log \frac{13 \text{ mmol/kg } H_2O}{130 \text{ mmol/kg } H_2O} \, [mV] = -61 \cdot \log 10^{-1} \, [mV] = 61 \text{ mV}$$

Wenn das Membranpotential E_M vom Gleichgewichtspotential E_{Ion} eines Ions abweicht, entsteht ein elektrochemisches Potential $E_M - E_{Ion}$, das Ionen so lange durch die Membran treibt, bis die beiden Potentiale übereinstimmen. In der Aufgabe beträgt die Potentialdifferenz, die Na^+ in die Zelle hineintreibt:

$$E_M - E_{Ion} = -90 \text{ mV} - 61 \text{ mV} = -151 \text{ mV}$$

Der entstehende Netto-Ionenstrom I_{Ion} wird allerdings durch die Membranleitfähigkeit g_{Ion} für Na^+ limitiert:

$$g_{Ion} = \frac{I_{Ion}}{E_M - E_{Ion}}$$

1.5 – 3/96.1   Antwort: D

☞ Lernkasten 1.3: „Ruhemembranpotential"
Das Gleichgewichtspotential über einer Membran errechnet sich aus der vereinfachten Nernst-Gleichung bei Körpertemperatur:

$$E = -\frac{61}{z} \log \frac{[Ion]_{IZR}}{[Ion]_{EZR}}$$

Für das Ion Na^+, nach dem in der Aufgabe gefragt ist, ergibt sich bei einer Temperatur von 37 °C (= 310 K) nach Einsetzen der Zahlen in die vereinfachte Gleichung:
E_{Na^+} = -61 mV $\cdot \log 14/140$
E_{Na^+} =   61 mV

1.5 – 3/96.2   Antwort: A

☞ Lernkasten 1.3: „Ruhemembranpotential"
Die Na^+-K^+-ATPase ist eine Ionenpumpe, die bei jedem Zyklus drei Na^+ nach extrazellulär transportiert und zwei K^+ nach intrazellulär. Die Pumpe arbeitet elektrogen, weil mehr Na^+ als K^+ transportiert werden, und der Transport der geladenen Ionen ladungsmäßig verschieden ist.
Ein elektroneutraler Transport liegt vor, wenn der Transport der Ionen zu keiner Netto-Ladungsverschiebung über der Zellmembran führt.

1.5 – 8/95.1   Antwort: D

☞ Lernkasten 1.3: „Ruhemembranpotential" und Kommentar 1.5 – 3/96.1
Bei einer Temperatur von 37 °C (= 310K) ergibt sich

$$E_{Na^+} = -61 \text{ mV} \cdot \log [Na^+]_{IZR} / [Na^+]_{EZR}$$

Beträgt die intrazelluläre Na^+-Konzentration $^1/_{10}$ der extrazellulären Na^+-Konzentration ist log

$$[Na^+]_{IZR} / [Na^+]_{EZR} = -1 \text{ und } E_{Na^+} = 61 \text{ mV.}$$

1.5 – 8/94.1   Antwort: B

☞ Lernkasten 1.3: „Ruhemembranpotential"
Beim K^+-Gleichgewichtspotential ist die Anzahl ein- und ausströmender K^+-Ionen gleich groß. Es fließt also kein Netto-K^+-Strom. Ein K^+-Strom kann nur auftreten, wenn das Membranpotential nicht gleich dem K^+-Gleichgewichtspotential ist.
Nach dem Ohm'schen Gesetz läßt sich der Strom berechnen aus der Potentialdifferenz mal der Leitfähigkeit. Damit gilt für den K^+-Strom:

$$I_K = (E_M - E_K) \cdot gK^+ \text{ und für die } K^+\text{-Leitfähigkeit}$$

mit I_K = K^+-Strom
          E_K = K^+-Gleichgewichtspotential
          E_M = Membranpotential
          gK^+ = K^+-Leitfähigkeit

Für die K^+-Leitfähigkeit ergibt sich daraus:

$$g_K = \frac{I_K}{E_M - E_K}$$

(also Antwort B)

1.5 – 8/94.2   Antwort: D

☞ Tab. 1.1: „Ionenverteilung über der Membran"
Cl^- liegt physiologisch intrazellulär in einer Konzentration von etwa 4 mmol/l vor, extrazellulär von etwa 110 mmol/l und hat damit nach der Nernst-Gleichung ein Gleichgewichtspotential von $E_{Cl^-} = -90$ mV. Bei einer intrazellulären Cl^--Konzentration von 33 mmol/l und extrazellulär von 110 mmol/l beträgt $E_{Cl^-} = -31$ mV. Da Cl^- sich entsprechend dem Gleichgewichtspotential der Zelle (– 61 mV) einstellt, muß ein aktiver Transport für Cl^- vorliegen.

1.5 – 3/93.1 {Antwort: E}

1.5 – 3/93.1   **Antwort: E**

☞ Lernkasten 1.3: „Ruhemembranpotential".
Bei einer Temperatur von 37 °C (= 310 K) gilt nach der Nernst-Gleichung für das Na^+-Gleichgewichtspotential E_{Na^+}

$$E_{Na^+} = -61 \text{ mV} \cdot \log [Na^+]_{IZR} / [Na^+]_{EZR}$$

Werden die in der Aufgabe angegebenen Zahlenwerte eingesetzt, ergibt sich

$$E_{Na^+} = -61 \text{ mV} \cdot \log 14/140$$

$$E_{Na^+} = 61 \text{ mV}$$

Bei einem Membranpotential von 60 mV und den angegebenen Na^+-Konzentrationen ergibt sich ein elektrochemisches Na^+-Potential von 121 mV.

1.5 – 8/90.1 {Antwort: C}

1.5 – 8/90.1   **Antwort: C**

☞ Lernkasten 1.3: „Ruhemembranpotential"
Die intrazelluläre K^+-Aktivität läßt sich auch nach der **Nernst-Gleichung** aus dem Membranpotential und der extrazellulären K^+-Aktivität berechnen.
Die Nernst-Gleichung lautet:

$$E = \frac{R \cdot T}{z \cdot F} \cdot \ln \frac{[Ion]_{IZR}}{[Ion]_{EZR}}$$

mit   E = Gleichgewichtspotential
         R = Allgemeine Gaskonstante
         T = Absolute Temperatur in K (273 + Grad Celsius)
         z = Wertigkeit des Ions
         F = Faraday´sche Konstante

Werden die Konstanten der Gleichung zusammengefaßt und die in der Aufgabe gegebenen Werte eingesetzt, ergibt sich:

$$-61 \text{ mV} = -61 \text{ mV} \cdot \log \frac{[Ion]_{IZR}}{5 \text{ mmol/kg } H_2O}$$

Damit beträgt die intrazelluläre K^+-Aktivität 50 mmol/kg H_2O.

1.6 Informationsübermittlung

1.6 – 3/93.1   **Antwort: C**

Primäre Botenstoffe, wie z.B. bestimmte Hormone (**first messenger**), vermitteln ihre Wirkung über Rezeptoren an der Plasmamembran der Zielzelle. Diese Primär-reaktion des first messengers mit dem Rezeptor an der Membranaußenseite der Zelle führt zur Aktivierung eines intrazellulären Überträgerstoffes (**second messenger**), der dann das Signal in der Zelle weitergibt.

Solche second messenger sind u.a. cGMP, cAMP, Inositoltriphosphat (IP_3), Diacyl-glycerol (DAG) und Ca^{2+} (A, B, D, E sind richtig).

Glutathion ist ein Tripeptid, bestehend aus γ-Glutaminsäure, Cystein und Glycin. Glutathion kommt in hoher Konzentration im Erythrozyten vor. Es schützt freie funktionelle SH-Gruppen von Enzymen und Membranproteinen vor Oxidation. Dabei wird es dann selbst zu einer Disulfidform oxidiert. Aus zwei Glutathionmolekülen entsteht durch Oxidation dann ein Glutathion-Disulfid.

Glutathion fungiert nicht als second messenger (C ist falsch).

1.7 Regelung und Steuerung

Bisher keine Fragen.

1.8 Energetik

Bisher keine Fragen.

2 Blut und Immunsystem

2.1 Blut

Blut besteht aus den Blutzellen (Erythrozyten, Thrombozyten und Leukozyten) und dem Blutplasma. Es macht 6 – 8% der Körpergewichtes aus (ca. 5 kg).
Blut erfüllt sehr verschiedene Aufgaben:

▶ Transport der Atemgase
▶ Infekt- und Immunabwehr
▶ Blutstillung und -gerinnung
▶ Transport von Nährstoffen, Vitaminen, Hormonen u.a.
▶ Regulation des Säure-Basen-Haushaltes.

2.2 Erythrozyten

Lernkasten 2.1	Erythrozyten

Erythrozyten sind die Transporteure des Hämoglobins und erfüllen damit wichtige Aufgaben beim O_2- und CO_2-Transport. Sie haben eine bikonkave Scheibenform mit einem Durchmesser von 7 – 8 μm, die aufgrund ihrer großen Oberfläche den Gastransport begünstigt. Weiterhin können sie aufgrund ihrer hohen Verformbarkeit enge Kapillarabschnitte leicht passieren.
Erythrozyten werden im roten Knochenmark aus einer pluripotenten Stammzelle über mehrere Reifungsschritte gebildet. Ihre letzte Vorstufe, die Retikulozyten werden ins Blut abgegeben. Deren Anzahl gibt Auskunft über die Aktivität der Erythropoese. Nach einer Lebenszeit von etwa 120 Tagen werden die Erythrozyten in den Organen des retikuloendothelialen Systems abgebaut.

Lernkasten 2.2	Hämoglobin

Das Hämoglobin (roter Blutfarbstoff) besteht aus vier Polypeptidketten mit je einer Farbstoffkomponente, dem **Häm**. In der Mitte jedes Häm befindet sich zweiwertiges Eisen Fe^{2+}. Es werden verschiedene physiologische Hämoglobinspezies unterschieden, bei denen jeweils zwei α-Ketten mit 141 Aminosäuren gemeinsam sind. Ihr Unterschied besteht in den zwei weiteren Polypeptidketten:

▶ Adultes Hämoglobin **HbA$_1$**: Zwei α- und zwei β-Ketten
▶ Adultes Hämoglobin **HbA$_2$**: Zwei α- und zwei δ-Ketten
▶ Fetales Hämoglobin **HbF**: Zwei α- und zwei γ-Ketten.

Diese Unterschiede in der Molekülstruktur bedingen eine unterschiedliche Affinität des Hämoglobins zum O_2.
O_2 bindet durch eine Oxygenation an das Fe^{2+} des Hämoglobins. Die entstehende Verbindung heißt **Oxyhämoglobin** (HbO_2). Durch eine Oxygenation wird O_2 wieder vom Fe^{2+} abgespalten. Das entstehende Hämoglobin wird auch **Desoxyhämoglobin** genannt.

Tabelle 2.1	Normwerte für Erythrozytenparameter und Hämoglobin	
	Frauen	**Männer**
Hämoglobin (Hb)	140 g/l	160 g/l
Erythrozyten	4,5 Mio./µl	5,0 Mio./µl
Retikulozyten	5 – 10% der Erythrozyten	
Mittlere Hb-Konzentration der Erythrozyten **MCHC**	333 g/l	340 g/l
Mittlere Hb-Menge eines Erythrozyten **MCH**	31 pg	32 pg
Mittleres Volumen eines Erythrozyten **MCV**	93 fl	94 fl
Hämatokrit	0,42 (= 42%)	0,47 (= 47%)

Folgende Parameter lassen sich auch rechnerisch bestimmen (Werte für die Frau):

$$MCH = \frac{\text{Hämoglobinkonzentration}}{\text{Erythrozytenzahl}} = \frac{140 \text{g/l}}{4,5} = 31 \text{ pg}$$

$$MCV = \frac{\text{Hämatokrit}}{\text{Erythrozytenzahl}} = \frac{0,42}{4,5} = 93 \text{ fl}$$

$$MCHC = \frac{\text{Hämaglobinkonzentration}}{\text{Hämatokrit}} = \frac{140 \text{g/l}}{0,42} = 333 \text{ g/l}$$

2.2 – 3/97.1   Antwort: D

☞ Tabelle 2.1: „Normwerte"

zu (D) Das mittlere Volumen eines Erythrozyten berechnet sich aus dem Quotient des Hämatokritwertes und der Erythrozytenzahl pro µl.

zu (A) Das Gewicht des Blutes beträgt beim Erwachsenen 6 bis 8 % des Körpergewichtes.

zu (B) Der Anteil der Blutzellen am Blutvolumen wird als Hämatokrit bezeichnet. Er beträgt beim Mann 0,44 – 0,46 und bei der Frau 0,41 – 0,43.

zu (C) Bei Höhenaufenthalten findet aufgrund des O_2-Mangels eine verstärkte Erythropoese statt. Die Erythrozytenzahl und damit auch der Hämatokrit steigen an.

zu (E) Der kolloidosmotische Druck des Blutplasmas wird zum größten Teil durch Albumin bestimmt, da Albumin eine relativ hohe Plasmakonzentration und eine geringe Molekülgröße besitzt.

2.2 – 3/97.2   **Antwort: E**

zu (C) Der O_2-Mangel in 4000 m Höhe senkt den alveolären und damit auch den arteriellen O_2-Partialdruck. In der Folge entsteht eine Hyperventilation und CO_2 wird verstärkt abgeatmet, der arterielle CO_2-Partialdruck sinkt.

Aus der Reaktion $HCO_3^- + H^+ \leftrightarrow H_2CO_3 \leftrightarrow H_2O + CO_2$ wird deutlich, daß bei Abgabe von CO_2 auch die H^+-Ionen abnehmen und folglich der arterielle pH-Wert ansteigt.

zu (A), (B) und (C) Die Erythrozytenzahl und damit auch die Hämoglobinkonzentration und der Hämatokrit sind nach mehreren Wochen Höhenaufenthalt erhöht. So kann trotz geringerer O_2-Sättigung der O_2-Gehalt des Blutes bis etwa 5000 m Höhe konstant gehalten werden.

2.2 – 8/96.1   **Antwort: D**

☞ Lernkasten 2.2: „Hämoglobin"

zu (1) Normwerte der Hämoglobinkonzentration betragen beim Mann etwa 160 g/dl, bei der Frau etwa 140 g/dl.

Der Plasmaproteingehalt beträgt etwa 7,2 g/dl. Damit ist der Hämoglobingehalt des Blutes höher als der Proteingehalt.

zu (2) Die Pufferkapazität des Hämoglobins ist weit höher als die der Plasmaproteine. Zum einen liegt das Hämoglobin in höherer Konzentration als die Plasmaproteine vor, zum anderen besitzt es in seiner chemischen Struktur viele Histidin-Seitengruppen, die hauptverantwortlich für die Pufferwirkung sind.

zu (3) CO_2 kann im Erythrozyten direkt an eine Eiweißkomponente des Hämoglobins angelagert werden, es entsteht eine Carbaminoverbindung (Carbamat):

$Hb\text{-}NH_2 + CO_2 \leftrightarrow Hb\text{-}NH\text{-}COO^- + H^+$

Die Carboanhydrase ist für diese Reaktion nicht erforderlich. Sie beschleunigt folgende in den Erythrozyten ablaufende Reaktion:

$CO_2 + H_2O \leftrightarrow H_2CO_3$

2.2 – 3/96.1   **Antwort: B**

Hämolyse ist ein pathologischer vorzeitiger Erythrozytenverlust bei dem Hämoglobin durch die Erythrozytenmembran ins Plasma übertritt.

zu (1) und (3) Der prozentuale Anteil fester Zellbestandteile am Gesamtblutvolumen wird als **Hämatokrit (Hkt)** bezeichnet. Bei der Messung des Hämatokrits ist die Anzahl der Erythrozyten entscheidend, da sie etwa 96 % der Blutzellen ausmachen. Der Hämatokrit beträgt beim Mann etwa 47 %, bei der Frau etwa 42 %. Da sich infolge einer Hämolyse die Erythrozytenzahl und damit der Anteil fester Zellbestandteile ändert, wird auch der Hämatokrit durch Hämolyse verändert.

zu (2) Hämoglobin ist das im Erythrozyten enthaltene Transportmolekül für O_2. Bei eine Hämolyse tritt es ins Plasma über. Seine Konzentration in einer Blutprobe verändert sich nicht. Im menschlichen Organismus würde es schnell über die Niere ausgeschieden und daher bald erniedrigt sein.

Lernkasten 2.3   **Eisenstoffwechsel**

Der **Eisenbedarf** des erwachsenen Menschen liegt bei **1 – 2 mg Eisen** täglich. Eisen wird mit der Nahrung aufgenommen und vorwiegend im oberen Dünndarm resorbiert. Dabei wird Fe^{2+} leichter resorbiert als Fe^{3+}. Vitamin C fördert die Eisenresorption, da es die Oxidation von Fe^{2+} zu Fe^{3+} hemmt. Weiterhin wird das beim Hämoglobinabbau freigesetzte Eisen (täglich ca. 20 mg) für den erneuten Hämaufbau verwendet. Lediglich ein Bruchteil des Eisens (täglich ca. 100 µg) werden über Darm und Niere ausgeschieden.

Bei der Resorption tritt das Eisen wahrscheinlich passiv in die Enterozyten des Darms ein und wird dort an Apoferritin gebunden. Es entsteht **Ferritin**.

Nach seinem Übertritt ins Blut bindet Eisen an Apotransferrin und wird als **Transferrin** zur Leber transportiert.

Transferrin ist das Transportprotein des Eisens, während Ferritin die Speicherform des Eisens in Leber, Knochenmark, Milz u.a. darstellt. Eine weitere Speicherform im Gewebe ist das **Hämosiderin**. Das als Ferritin und Transferrin gebundene Eisen ist dreiwertig. Wird es aus der Zelle freigesetzt, muß es von der dreiwertigen Form in die zweiwertige Form reduziert werden. Soll es im Blut transportiert werden, muß das Eisen nach Austritt aus der Zelle mittels Caeruloplasmin erneut zu Fe^{3+} oxidiert werden

Der Gesamteisenbestand des menschlichen Organismus verteilt sich folgendermaßen:

▶ 60 – 70 % an Hämoglobin gebunden
▶ 10 – 12 % als Funktionseisen (z. B. Myoglobin, eisenhaltige Enzyme usw.)
▶ 16 – 29 % als Speichereisen (Ferritin, Hämosiderin und Transferrin).

2.2 – 3/96.2   **Antwort: E**

☞ Lernkasten 2.3: „Eisenstoffwechsel"

Aussagen A – D sind richtig.

zu (B) Phosphat hemmt die enterale Eisenresorption aufgrund einer Komplexbildung mit dem Eisen.

zu (E) Das durch den Abbau von Erythrozyten freiwerdende Eisen wird überwiegend resorbiert und für den erneuten Hämoglobinaufbau verwendet.

2.2 – 8/95.1   **Antwort: B**

☞ Lernkasten 2.1: „Erythrozyten"

zu (A) Erythrozyten benötigen als wesentliche Energiequelle Glucose. Von der Glucose werden ca. 90 – 95% in der Glykolyse zur Energiegewinnung herangezogen und ca. 5 – 10% auf dem Pentosephosphatweg.

zu (B) Nahezu alle Zellen, so auch die Erythrozyten, besitzen in ihrer Plasmamembran eine Na^+-K^+-Pumpe (oder auch Na^+-K^+-ATPase), zur Aufrechterhaltung des transmembranalen Ionenkonzentrationsunterschieds.
(Aussage richtig)

zu (C) Erythrozyten haben eine mittlere Lebensdauer von 120 Tagen.

zu (D) und (E)   Der **Hämatokrit** gibt den prozentualen Volumenanteil der Zellen im Blut an. Er wird in erster Linie durch die Erythrozyten repräsentiert, die etwa 96% des Blutzellvolumens stellen. Bei der Frau beträgt er im Mittel 0,42 (= 42%), beim Mann 0,47 (= 47%).

2.2 – 8/95.2 — Antwort: C

☞ Lernkasten 2.3: „Eisenstoffwechsel"

zu (A) Freie Eisen-Ionen finden sich im **Magen-** und **Dünndarmlumen.**

zu (B), (D) In der **Zelle** liegt Eisen gespeichert im Ferritin und Hämosiderin vor.

zu (C) Dreiwertiges Eisen wird im Plasma an **Apotransferrin** gebunden, wobei **Transferrin** entsteht, und in dieser Form transportiert.

zu (E) Caeruloplasmin (= Ferrooxidase) oxidiert Fe^{2+} zu Fe^{3+}. Daneben ist es Transportprotein des Kupfers.

2.2 – 3/95.1 — Antwort: C

zu (1) An der Infektabwehr sind maßgeblich Leukozyten sowie Komplementfaktoren, Antikörper und Lymphokine beteiligt.

zu (2) CO_2 wird im Erythrozyten als HCO_3^- gebunden und transportiert. (Aussage richtig)

zu (3) Die Erythrozyten tragen wesentlich zur Pufferfunktion des Blutes bei, da sie einen Lösungsraum für das HCO_3^- darstellen und ihr Hämoglobin ein wichtiger Proteinpuffer ist. (Aussage richtig)

zu (4) Für die Blutgerinnung sind die Gerinnungsfaktoren, die eine Fibrinbildung hervorrufen, verantwortlich.

2.2 – 3/95.2 — Antwort: C

☞ Lernkasten 2.3: „Eisenstoffwechsel"

zu (1) Im gesunden Körper sind 60 – 70 % des Gesamteisens an Hämoglobin gebunden.

zu (2) Eisen wird im menschlichen Körper als Ferritin oder Hämosiderin gespeichert.

zu (3) Nach seinem Übertritt ins Blut bindet Eisen an Apotransferrin und wird als Transferrin zur Leber transportiert. Transferrin ist das Transportprotein des Eisens.

zu (4) Das beim Hämabbau freigesetzte Eisen wird überwiegend erneut für den Hämaufbau verwendet und nicht ausgeschieden.

2.2 – 3/95.3 — Antwort: D

zu (2) und (3) Die **Sichelzellanämie** ist eine autosomal-dominant vererbte Erkrankung bei der ein abnormes Hämoglobin (HbS) produziert wird. Es besteht aus zwei α- und zwei β-Ketten. Die α-Kette des Hämoglobins wird normal synthetisiert, während in Position 6 der β-Kette Glutaminsäure durch Valin ersetzt ist: $HbS = \alpha_2\beta_2 6Glu \rightarrow Val$.

zu (1) und (4) O_2-Mangel verursacht eine Konformationsänderung des HbS mit geringerer Wasserlöslichkeit des Desoxyhämoglobins. Es fällt aus und deformiert die Erythrozyten sichelförmig, der Eisentransport ist aber nicht gestört.

Wegen einer gesteigerten Hämolyseneigung kommt es bei Erkrankten zur **Anämie**, zudem treten vermehrt multiple, kleine **Organinfarkte** auf. Die **homozygote** Form der Sichelzellanämie hat einen schwereren Verlauf als die heterozygote. Die **heterozygote** Form erhöht darüber hinaus die **Resistenz** des Trägers **gegenüber Malaria**, was ihr gehäuftes Vorkommen in den Tropen erklärt (Selektionsvorteil).

2.2 – 3/95.4 — Antwort: A

Das fetale Hämoglobin HbF zeichnet sich durch eine geringere 2,3-Biphosphogly-ceratbindung aus, was eine erhöhte O_2-Affinität des Hämoglobins zur Folge hat. Dies begünstigt pränatal die O_2-Aufnahme des Feten.

2.2 – 3/95.5 — Antwort: C

zu (1) Hämoglobin besteht aus jeweils vier Polypeptidketten mit der Farbkompo-nente Häm. Jedes Häm besitzt ein zentrales zweiwertiges Eisenatom, an das die O_2-Anlagerung erfolgt. (Aussage 1 richtig)

zu (2) Der Großteil des CO_2 wird in den Erythrozyten und im Plasma als HCO_3^- ge-bunden: $CO_2 + H_2O \rightleftharpoons HCO_3^- + H^+$.
Zum kleineren Teil wird es als Carbamat an freie Aminogruppen der Proteine besonders des Hämoglobins gebunden:
$CO_2 + R\text{-}NH_2 \rightleftharpoons R\text{-}NH\text{-}COO^- + H^+$
(R = Proteinrest).

zu (3) CO (Kohlenmonoxid) bindet mit einer 300mal höheren Affinität als O_2 an das zweiwertige Hämeisen. Es entsteht das reversible Carboxyhämoglobin (HbCO), das für den O_2-Transport nicht mehr zur Verfügung steht.
(Aussage 3 richtig)

2.2 – 8/94.1 — Antwort: B

☞ Lernkasten 2.3: „Eisenstoffwechsel"

Caeruloplasmin katalysiert, neben seiner Funktion als Transportprotein für Kupfer, die Oxidation von Eisen ($Fe^{2+} \leftrightarrow Fe^{3+}$) (1 ist richtig). Eisen kann nur als Fe^{3+} vom Transferrin gebunden werden und in dieser Form von der Milz zu den Erythroblasten transportiert werden. Ein Molekül Transferrin bindet zwei Atome dreiwertiges Eisen. Transferrin reagiert mit den hämatopoetischen Zellen über spezifische Rezeptoren an deren Zelloberfläche (3 ist richtig).

zu (2) Hämosiderin speichert Eisen, wenn der Ferritinspeicher gefüllt ist.

zu (4) Haptoglobin transportiert freies intravaskuläres Hämoglobin in das retiku-loendotheliale System zum Abbau.

2.2 – 8/94.2 — Antwort: B

☞ Tabelle 2.1: „Normalwerte für Erythrozytenparameter und Hämoglobin"

zu (A) In den Erythrozyten beschleunigt das Enzym Carboanhydrase folgende Re-aktion:
$CO_2 + H_2O \rightleftharpoons H_2CO_3 \rightleftharpoons HCO_3^- + H^+$.
Hämoglobin hat also keine Carboanhydraseeigenschaften.

zu (B) Nach dem Bicarbonatsystem ist Hämoglobin das wichtigste Puffersystem des menschlichen Körpers:
$HbH \rightleftharpoons Hb^- + H^+$ und
$HbO_2H \rightleftharpoons HbO_2^- + H^+$.
Diese Aussage ist also richtig.

zu (C) CO_2 bindet an die endständige Aminogruppe des Hämoglobins.

zu (D) Hb macht 33% des Erythrozytenvolumens aus.

zu (E) Ein Erythrozyt hat eine Masse von 93 pg.

2.2 – 3/94.1 Antwort: E

Harnstoff ist eine elektrisch neutrale Substanz von kleiner Molekülgröße, die die Erythrozytenmembran gut passieren kann (Aussage 2 ist falsch)

In einer isoosmolalen Harnstofflösung ändert sich das Erythrozytenvolumen, da sich der Harnstoff gleichmäßig in Erythrozyten und Plasma verteilt. Die physiologischen Inhaltsstoffe der Erythrozyten können die Zellmembran nicht passieren, so daß sich der intrazelluläre osmotische Druck um den Betrag des einströmenden Harnstoffs erhöht.

Folglich strömt Wasser nach und läßt die Erythrozyten anschwellen, so daß es zur Hämolyse kommt (Aussage 1 ist falsch).

2.2 – 8/93.1 Antwort: D

☞ Lernkasten 1.1: „Osmotischer Druck"

Der osmotische Druck in den Erythrozyten beträgt etwa 745 kPa (= 5600 mmHg = 7,3 atm). Da destilliertes Wasser einen osmotischen Druck von 0 hat, wird im beschriebenen Fall eine osmotische Druckdifferenz von 745 kPa wirksam.

2.2 – 8/93.2 Antwort: C

☞ Tabelle 2.1: „Normwerte für Erythrozytenparameter und Hämoglobin"

Der Patient hat eine erniedrigte Hämoglobinkonzentration, eine erniedrigte Erythrozytenkonzentration und eine normale Leukozytenkonzentration.

Eine **Leukozytose** (Erhöhung der Leukozytenzahl) oder eine **Leukopenie** (Erniedrigung der Leukozytenzahl) liegt nicht vor (D, E sind falsch).

Eine **Anämie** bezeichnet das Absinken der Hämoglobinkonzentration im Blut unter den Normbereich. Zur Beurteilung der Anämieform spielt die Hämoglobinbeladung des einzelnen Erythrozyten MCH eine wichtige Rolle. Das MCH (auch Färbekoeffizient, Hb_E) errechnet sich:

$$MCH = \frac{\text{Hämoglobinkonzentration}}{\text{Erythrozytenzahl}} = \frac{100 g/l}{2,4 \cdot 10^{12} l} = 31 \text{ pg}$$

Der Normalwert für das MCH beträgt 27 – 33 pg. Der einzelne Erythrozyt ist im angegebenen Fall also mit zuviel Hämoglobin beladen. Es liegt eine **hyperchrome Anämie** vor.

Diese Frage wurde vom IMPP als nicht gestellt erklärt.

2.2 – 3/93.1 Antwort: C

☞ Lernkasten 2.3: „Eisenstoffwechsel"

zu (C) Transferrin ist das Transportmolekül des Eisens im Blut und bindet etwa 10% des gesamten Körpereisens (etwa 3 mg).

2.2 – 3/93.2   Antwort: C

☞ Kommentar zu Frage 2.2 – 3/94.1

Die Volumenveränderung der Erythrozyten kann experimentell durch Bestimmung der **osmotischen Resistenz** untersucht werden: Zu einer Erythrozytensuspension wird NaCl in absteigender Konzentration hinzupipettiert und der Zeitpunkt der Hämolyse bestimmt. Bei gesunden Menschen hämolysieren 50 % der Erythrozyten bei einer NaCl-Konzentration von 4,3 g/l (= 0,42 %iges NaCl).

Auch andere Stoffe, die gut membrangängig sind führen zur Hämolyse.

Ein Beispiel ist der Harnstoff: Harnstoff ist ein lipophiler, membrangängiger Stoff, der im Gegensatz zu z. B. Na^+ die Zellmembran selbst durchdringt und schnell große Mengen Wasser nachzieht. Das Erythrozytenvolumen nimmt rasch zu. Deshalb nimmt das Volumen der Erythrozyten bei den hier vorgestellten Testlösungen in einer 0,3 molaren Harnstofflösung am raschesten zu, obwohl diese bekanntlich nahezu isoton ist.

2.2 – 8/92.1   Antwort: E

zu (E) Die Pufferkapazität des Hämoglobins ist weit höher als die der Plasmaproteine. Zum einen liegt das Hämoglobin in höherer Konzentration als die
Plasmaproteine vor, zum anderen besitzt es in seiner chemischen Struktur viele Histidinseitengruppen, die hauptverantwortlich für die Pufferwirkung sind.

zu (A) – (D) Alle diese Funktionen werden von den Plasmaproteinen übernommen.

2.2 – 8/92.2   Antwort: E

zu (E) Mit zunehmender Höhe sinkt der O_2-Partialdruck proportional zum abnehmenden Luftdruck. Es entwickelt sich eine arterielle Hypoxie, die über eine
Stimulation des Atemzentrums zu einer Hyperventilation führt. Da die Blut-
luftschranke eine ungefähr 23mal größere Diffusionsleitfähigkeit für CO_2 als
für O_2 besitzt wird vermehrt CO_2 abgeatmet, der arterielle CO_2-Partialdruck
sinkt deshalb.

zu (A) – (D) Ein Absinken des O_2-Partialdruckes wird durch vermehrte Erythropoetinausschüttung aus der Niere beantwortet. Dieses Hormon steigert die
Bildung der roten Blutkörperchen, so daß die Erythrozytenzahl und der Hämatokrit ansteigen. Auch der Hämoglobingehalt des Blutes steigt an.

2.2 – 8/91.1   **Antwort: C**

Der **Hämatokrit** ist der prozentuale Volumenanteil der zellulären Bestandteile am Blutvolumen. Da die Erythrozyten den überwiegenden Anteil der korpuskulären Blutbestandteile ausmachen, bestimmt in erster Linie ihre Anzahl den Hämatokrit.
Bestimmungsmethoden:

▶ EDTA-Blut wird zentrifugiert. Der Volumenanteil der korpuskulären Bestandteile kann mit Hilfe einer Skala abgelesen werden.

▶ Messung der elektrischen Leitfähigkeit des Vollblutes, die ein Maß für den Hämatokrit ist.

▶ Rechnerisch: Hkt (in %) = MCV · $^{1}/_{10}$ · Erythrozytenzahl (Mio./µl)

2.2 – 8/90.1   **Antwort: D**

☞ Lernkasten 2.1: „Erythrozyten" und Tab. 2.1: „Normwerte der Erythrozytenparameter und Hämoglobin"
Der Normalwert für das MCHC (mittlere korpuskuläre Hämoglobinkonzentration) liegt zwischen 300 und 360 g/l. Somit beträgt die MCHC nur ca. 50% des Normalwertes, während die anderen Werte alle im Normalbereich liegen.

2.3 Blutplasma

Blut besteht aus den Blutzellen und der extrazellulären Flüssigkeit, dem Plasma. Der menschliche Organismus besitzt etwa **2,75 l Plasma**.
Dieses setzt sich wiederum aus Wasser (2585 g), Elektrolyten, kleinmolekularen organischen Substanzen (25 g) und Proteinen (190 g) zusammen.

Lernkasten 2.4   **Plasmaproteine**

Die Proteinkonzentration im Plasma beträgt 60 – 80 g/l. Mittels der **Elektrophorese** können die Proteine abhängig von ihrer Molekülgröße und Ladung in verschiedene Fraktionen aufgeteilt werden:

▶ **Albumin:** etwa 60 % aller Proteine, transportieren niedermolekulare Bestandteile des Plasmas (z.B. Hormone, Vitamine, Nährstoffe, Medikamente), erzeugen den kolloidosmotischen Druck

▶ α_1**-Globulin:** z.B. Glykoproteine, Proteoglykane, Vehikel-Globuline (Transcobalamin, Transcortein)

▶ α_2**-Globulin:** z.B. Haptogobin

▶ β**-Globulin:** z.B. β-Lipoproteine (Transport von Fetten)

▶ γ**-Globulin:** Immunglobuline (☞ Lernkasten 2.11)

Weiterhin sind Proteine an der Gerinnung, Fibrinolyse, Regulation des Säure-Basen-Haushaltes beteiligt.

2

2.3 – 3/97.1   Antwort: B

☞ Lernkasten 2.4: „Plasmaproteine"

Antiproteasen sind Plasmaproteine, die Proteasen binden, inaktivieren und dadurch eine Proteolyse verhindern. Wichtige Antiproteasen sind u.a.:

Antiprotease	Syntheseort	Aufgabe
α_1-**Antitrypsin**	Leber, Lymphozyten	– Hemmung von Trypsin, Chymotrypsin, Elastase, Kollagenase, Plasmin, Thrombin (= Serinproteasen) – Akute-Phase-Protein
α_2-**Makroglobulin**	Leber	– Hemmung von allen Endoproteasen
α_1-**Antichymotrypsin**	unbekannt	– Hemmung von Chymotrypsin und ähnlichem – Akute-Phase-Protein
Inter-α-Trypsin-Inhibitor	Leber	– Hemmung von Trypsin, Cathepsin – Akute-Phase-Protein
C_1-**Inaktivator**	Leber, retikuloendotheliales System	– Inaktivierung von der aktivierten C_1- Komponente im Komplementsystem; Chymotrypsin; Plasmin, Kallikrein, Faktor XIa, XIIa
Antithrombin III	Leber	– Inaktivierung von Thrombin, Faktoren IXa, Xa, XIa und XIIa; Serinproteasen
α_2-**Antiplasmin**	Leber	– Inaktivierung von Plasmin

aus: mediscript-Examensband GK 1, 3/97, Kommentarteil S. 33

2.3 – 8/95.1   Antwort: D

☞ Lernkasten 2.4: „Plasmaproteine"

Haptoglobin ist ein Protein der α_2-Globulinfraktion. Seine Aufgabe ist der intravaskuläre Transport von freiem Hämoglobin in das retikuloendotheliale System.

2.3 – 3/95.1   Antwort: A

zu (A) Harnstoff ist das Endprodukt des Eiweißabbaus und wird von den Nieren ausgeschieden. Es liegt im Plasma lediglich zu geringen Teilen an Proteine gebunden vor.

zu (B) Cobalamin (Vitamin B_{12}) wird im Blutplasma nahezu vollständig an Transcobalamin I und II gebunden (B richtig).

zu (C) Eisen wird im Blutplasma nahezu vollständig an Transferrin gebunden (C richtig).

zu (D) Langkettige Fettsäuren werden im Blut an Albumin gebunden oder in Lipoproteine eingebaut und transportiert. Kurzkettige Fettsäuren werden auch in freier Form transportiert (D richtig).

zu (E) Cortisol wird aufgrund seiner schlechten Wasserlöslichkeit im Plasma an Transcortin gebunden. Bei sehr hohen Cortisolkonzentrationen erfolgt auch eine Bindung an Albumin (E richtig).

2.3 – 3/95.1   **Antwort: D**

Die **Viskosität** ist eine temperaturabhängige Materialkonstante (A ist richtig). Sie wird in relativen Einheiten angegeben. Homogene Flüssigkeiten, wie z. B. Wasser, Elektrolytlösungen oder Blutplasma, zeigen eine konstante Viskosität. Die Viskosität des Plasmas liegt bei ca. 1,9 – 2,3 rel. Einheiten. Blut weist dagegen aufgrund seiner Zusammensetzung aus korpuskulären Bestandteilen und Plasma eine variable Viskosität auf: 3 – 5 rel. Einheiten (B ist richtig). Die Viskosität des Blutes ist stark abhängig von der Konzentration suspendierter Zellen, weniger stark vom Proteingehalt des Plasmas. Je höher die Zellzahl (also der Hämatokrit) oder der Proteingehalt ist, umso größer ist die Viskosität (E ist richtig). Bei niedriger Strömungsgeschwindigkeit nimmt die Viskosität um so mehr zu, je langsamer die Strömung ist (C ist richtig).

In den kleinen Blutgefäßen mit einem Durchmesser kleiner 500 μm nimmt die effektive Viskosität des Blutes wieder ab (**Fåhraeus-Lindquist-Effekt**).

Dieser Effekt entsteht u.a. dadurch, daß sich die Erythrozyten in der Gefäßachse aneinanderlagern und von einem Plasmamantel umgeben das Gefäß passieren. Dieser Plasmamantel wirkt als Gleitschicht, durch den die Strömungsbedingungen wieder verbessert werden (D ist falsch). In den Kapillargefäßen wird so die Viskosität auf bis zu 50 % der Viskosität in den großen Gefäßen reduziert. Sie erreicht somit annähernd die Werte des Plasmas.

2.3 – 8/92.1   **Antwort: C**

zu (1) und (3)   Das Plasma besitzt eine **Osmolalität** von etwa 290 mosm/l. Etwa 96 % davon entfallen auf anorganische Elektrolyte (Na^+, Cl^-).

Die Proteine tragen aufgrund ihrer geringen Konzentration weniger zum osmotischen Gesamtdruck bei. Sie sind aber wichtig zur Aufrechterhaltung des kolloidosmotischen Druckes, der die Wasserverteilung zwischen Plasma und Interstitium bestimmt.

zu (2)   Die Osmolalität des Plasmas kann mit Hilfe der **Gefrierpunktserniedrigung** gemessen werden: Werden Teilchen in Wasser gelöst, so steigt der Siedepunkt, und erniedrigt sich der Gefrierpunkt. Die Gefrierpunktserniedrigung ist proportional zur Konzentration der gelösten Teilchen und damit proportional zur Osmolalität. Der osmotische Druck des Plasmas entspricht einer Gefrierpunktserniedrigung von 0,54 °C.

zu (4)   Mit der Erhöhung der Blutglucosekonzentration erhöht sich die Zahl der gelösten Teilchen im Plasma. Eine Hyperglykämie kann sich bis zum schweren Krankheitsbild des hyperosmolaren Komas entwickeln.

2.3 – 3/92.1   **Antwort: E**

☞ Kommentar zu Frage 2.3-3/95.1

Nach der **Newton´schen Viskositätsformel** ergibt sich die Viskosität η als Quotient aus Schubspannung λ und dem Geschwindigkeitsgradienten γ. Die Schubspannung ist dabei die einwirkende Kraft pro Fläche, wenn sich zwei gedachte benachbarte Flüssigkeitsschichten im Fließvorgang gegeneinander verschieben. Der Geschwindigkeitsgradient beschreibt den Geschwindigkeitsunterschied dieser aneinander vorbeigleitenden Schichten. Die Viskosität steigt mit zunehmendem Hämatokrit und sinkt in kleinen Blutgefäßen durch den Fåhraeus-Lindquist-Effekt.

2.3 – 3/92.2   **Antwort: E**

Das Plasmaalbumin dient u.a. als Transportprotein für Ca^{2+}, Bilirubin, Hormone, Vitamine, Nährstoffe, Gallensalze, freie Fettsäuren und körperfremde Stoffe, wie z. B. Medikamente. Alle Aussagen sind richtig.

2.3 – 3/92.3   **Antwort: E**

Da Albumin wegen seiner Molekülgröße die Kapillarmembran nicht passieren kann und über die Niere nicht ausgeschieden wird, kann man davon ausgehen, daß sich das Albumin praktisch ausschließlich im Plasma verteilt. Es gilt:

$$m_1 = C_2 \cdot V_2$$

mit m_1 = Indikatormasse (in der Aufgabe 1 mmol)
         C_2 = Konzentration des Indikators im Blut
         V_2 = Blutvolumen

Das Blutvolumen des Menschen beträgt 6 – 8% seines Körpergewichts, bei 70 kg also etwa 5 l. Umgeformt gilt:
$C_2 = m_1/V_2$
$\quad = 1\ mmol/5\ l = 200\ \mu mol/l$

2.3 – 8/87.1   **Antwort: B**

☞ Lernkasten 2.4: „Plasmaproteine"
zu (B) Blutgruppenantigene sind genetisch determinierte Antigene an den Zell-
       oberflächen. Man findet sie v.a. auf den Erythrozyten aber auch auf anderen
       Zellen des Körpers.

2.4 Hämostase und Fibrinolyse

Nach Verletzung eines Gefäßes setzen Reparaturvorgänge ein, an denen Thrombozyten und Gerinnungsfaktoren beteiligt sind. Es wird die **primäre Hämostase** (Blutstillung) von der **sekundären Hämostase** (Blutgerinnung) unterschieden. Der Hämostase folgt die Wundheilung mit der endgültigen Sicherung des Gewebsdefektes.

Lernkasten 2.5	Thrombozyten

Thrombozyten (Blutplättchen) sind kernlose flache Scheiben mit einem Durchmesser von 1 – 3 µm, die im Blut in einer Konzentration von 150000 – 300000/µl vorliegen. Sie entstehen im Knochenmark unter Abschnürung von **Megakaryozyten** (Knochenmarksriesenzellen). Ihre Verweildauer im Blut beträgt 5 bis 10 Tage bevor sie in Leber, Lunge und Milz abgebaut werden. Thrombozyten spielen eine entscheidende Rolle bei der primären Hämostase.

Lernkasten 2.6 — Primäre Hämostase

Bei Verletzungen der Gefäßintima oder des gesamten Gefäßes heften sich innerhalb kürzester Zeit Thrombozyten an die defekte Stelle (**Thrombozytenadhäsion**). Die Thrombozyten werden daraufhin durch verschiedene Kollagene, Fibronektin und den von-Willebrand-Faktor aktiviert und lagern sich zu einem Thrombozytenpfropf (weißer Thrombus) zusammen (**Thrombozytenaggregation**). Diese Aggregation wird gefördert durch ATP und ADP, die aus den verletzten Endothelzellen stammen, sowie durch Thrombin und Kollagen, so daß es zu einer irreversiblen Aggregation der Thrombozyten kommt. Aus den Thrombozyten wird ATP, ADP, Serotonin, Gerinnungsfaktoren, Plättchenfaktor 3 und Thromboxan A2 freigesetzt, die u.a. eine Gefäßkonstriktion und einen vorläufigen Verschluß des Defektes bewirken.
Pfropfbildung und Vasokonstriktion führen nach 1 – 3 Minuten (**Blutungszeit**) zur vorläufigen Blutstillung.

Lernkasten 2.7 — Sekundäre Hämostase

Der in der primären Hämostase gebildetet Thrombozytenpfropf bildet keinen dauerhaften Verschluß des Gefäßdefektes. Erst die Bildung eines Fibringerüstes in der sekundären Hämostase stellt einen dauerhaften Verschluß dar.
Die Fibrinbildung kann über zwei verschiedene Wege aktiviert werden:

▶ **Intrinsic-(endogenes) System**: Aktivierung durch plasmatische Faktoren
▶ **Extrinsic-(exogenes) System**: Aktivierung durch Membranphospholipide aus dem Gewebe

In beiden Systeme wird über die Aktivierung verschiedener Gerinnungsfaktoren (**Gerinnungskaskade**) schließlich der Faktor X (Stuart-Power-Faktor) in Anwesenheit von Faktor V und Ca^{2+} aktiviert. Das im Laufe der weiteren Gerinnungskaskade entstehende **Thrombin** führt zur irrversiblen Thrombozytenaggregation. Aus **Fibrinogen** wird **Fibrin** gebildet, das den Thrombozytenpfropf vernetzt und mit der Gefäßwand verbindet. Mit Hilfe des aus den Thrombozyten freigesetzten Thrombosthenin wird der Gefäßdefekt durch Retraktion zusammengezogen. Die Einzelheiten sind aus Abb. 2.1 zu entnehmen.

Zur **Überprüfung der Gerinnungsfunktionen** werden verschiedene Tests durchgeführt:

▶ **Blutungszeit**: mißt die primäre Hämostase
▶ **PTT (partielle Thromboplastinzeit)**: mißt das Intrinsic-System, Kontrolle einer Heparin-Therapie
▶ **Quick-Wert**: mißt das Extrinsic-System, Kontrolle einer Cumarin-Therapie
▶ **TZ (Thrombinzeit)**: mißt die Bildungszeit des Fibringerüstes aus Prothrombin.

Für die Durchführung des **Quick-Testes** wird zu Citratplasma Gewebsthrombokinase sowie Ca^{2+} hinzugefügt und so die Gerinnungskaskade in Gang gesetzt. Gemessen wird die Zeit bis zum Eintritt der Gerinnung, die abhängig ist von der Konzentration der Gerinnungsfaktoren I, II, V, VII und X. Eine normale Gerinnung entspricht 100 % (75 % – 125 %), ein Quick von 40 % spricht für eine verlangsamte Gerinnung.

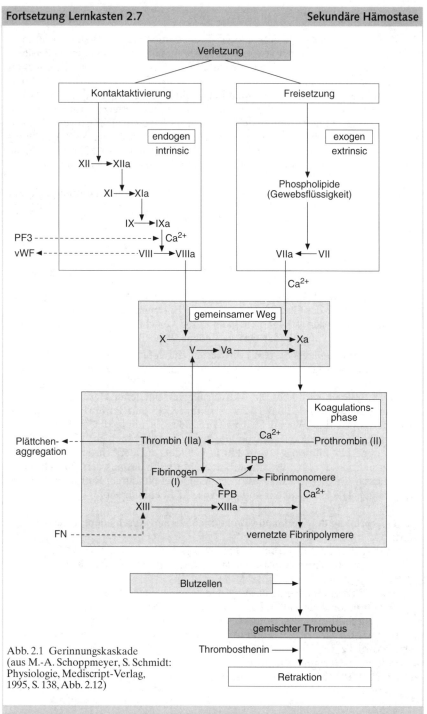

Fortsetzung Lernkasten 2.7 **Sekundäre Hämostase**

Abb. 2.1 Gerinnungskaskade
(aus M.-A. Schoppmeyer, S. Schmidt:
Physiologie, Mediscript-Verlag,
1995, S. 138, Abb. 2.12)

Merke: Die Biosynthese der Gerinnungsfaktoren II, VII, IX und X ist Vitamin-K-abhängig! Alle anderen Gerinnungsfaktoren werden unabhängig von Vitamin K gebildet.

2.4 – 3/97.1   **Antwort: D**

☞ Lernkasten 2.7: „Sekundäre Hämostase"

zu (1) und (3)   Natrium-Oxalat, Natrium-Citrat, Kalium-Oxalat und EDTA hemmen die Blutgerinnung invitro (im Reagenzglas), indem sie einen Komplex bzw. einen schwer löslichen Komplex mit dem für den Gerinnungsablauf erforderlichen Ca^{2+} bilden.

zu (2)   Heparin kann sowohl invivo (im Körper) als auch invitro die Blutgerinnung hemmen. Heparin bindet an Antithrombin III und verstärkt dadurch dessen Wirkung auf das bis zu 1000fache. Thrombin sowie die Faktoren IXa, Xa, XIa und XIIa werden so gehemmt.

zu (4)   Vitamin-K-Antagonisten verhindern die Vitamin-K-abhängige Synthese folgender Gerinnungsfaktoren in der Leber: II, VII, XI und X sowie von Protein C und Protein S. Vitamin K kann daher nur invivo wirken.

2.4 – 3/97.2   **Antwort: C**

☞ Kommentar zu Frage 2.4 – 3/97.2

zu (C)   Antithrombin III wirkt gerinnungshemmend. Es bildet mit Thrombin sowie den Faktoren IXa, Xa, XIa und XIIa stabile Enzym-Inhibitor-Komplexe. Dadurch werden diese Gerinnungsfaktoren gehemmt. Heparin verstärkt Antithrombin III in seiner Wirkung.

zu (A) Ca^{2+} wird sowohl von Natrium-Oxalat, Natrium-Citrat, Kalium-Oxalat als auch von EDTA gebunden. Diese Substanzen hemmen so die Blutgerinnung invitro.

zu (D)   Plasminogen ist die inaktive Vorstufe des Plasmins. Es wird z. B. durch t-PA oder Faktor XIIa aktiviert und kann dann Fibrin auflösen.

2.4 – 3/97.3   **Antwort: C**

zu (1)   Die Gerinnungsfaktoren liegen im Plasma in ihrer inaktiven Form vor. Bei der Blutgerinnung aktivieren sie sich kaskadenartig in einer Folge von Reaktionen.

zu (2)   Das Komplementsystem besteht aus neun Plasmaproteinen, die sich bei bestimmten Immunreaktionen kaskadenartig gegenseitig aktivieren.

zu (3)   Glukagon bildet in der Leberzelle mit einem Membranrezeptor einen Hormon-Rezeptor-Komplex, der die Adenylatzyklase stimuliert. Das durch die Adenylatzyklase aus ATP vermehrt entstehende AMP stimuliert als second messenger eine Kaskade von Reaktionen, an deren Ende der Abbau von Glykogen steht.

zu (4)   Kommt es in der Muskelzelle zu ATP-Mangel, häufen sich ADP und AMP an. Diese aktivieren direkt das Glykolyseenzym Phosphofructokinase, so daß über die Glykolyse vermehrt ATP gebildet wird. Eine kaskadenartige Aktivierung von mehreren hintereinander geschalteten Reaktionen findet dabei nicht statt.

zu (5)   Steroidhormone diffundieren in ihre Zielzelle und binden dort an einen zytoplasmatischen Rezeptor. Es entsteht ein aktivierter Hormon-Rezeptor-Komplex, der vom Zellkern aufgenommen wird. Im Zellkern kommt es durch Genaktivierung zu einer Enzyminduktion. Eine kaskadenartige Aktivierung findet hierbei nicht statt.

2.4 – 8/96.1   **Antwort: A**

☞ Lernkasten 2.7: „Sekundäre Hämostase" und Abb. 2.1: „Gerinnungskaskade"

zu (A) Durch Kontaktaktivierung nach einer Verletzung wird im **intrinsischen** System der Hagemann-Faktor (XII) aktiviert.

zu (B) Erster gemeinsamer Schritt des intrinsischen und extrinsischen Systems ist die Aktivierung des Faktor X (B richtig).

zu (C), (D), (E) Aktivierung des Prothrombins, einer Transpeptidase und Abspaltung von Fibrinpeptiden vom Fibrinogen sind gemeinsame Schritte des intrinsischen und extrinsischen Systems innerhalb der Koagulationsphase (C, D und E richtig).

Lernkasten 2.8	Fibrinolyse

Das fibrinolytische System wirkt der Blutgerinnung entgegen. Es wird ähnlich wie das Gerinnungssystem über Gewebs- oder Plasmafaktoren aktiviert, so daß es zur Bildung von **Plasmin** aus dem **inaktiven Plasminogen** kommt.

Plasmin spaltet von einem Fibringerüst sogenannte Fibrinspaltprodukte ab (FDP) und kann so einen Thrombus auflösen. Weiterhin spaltet es Fibrinogen, die Gerinnungsfaktoren V und VIII und zerstört die sich bildenden Fibrinfäden.

Plasminogen kann durch verschiedene therapeutisch eingesetzte Substanzen aktiviert werden: Streptokinase, Urokinase, tPA (tissue plasminogen activator). Ziel ist die Auflösung (Lysierung) von Thromben z. B. beim Herzinfarkt.

2.4 – 8/96.2   **Antwort: C**

Die Gerinnungsfaktoren II, VII, IX und X werden in der Leber gebildet. Für ihre Synthese ist **Vitamin K** notwendig. Bei einem Vitamin-K-Mangel bildet die Leber funktionsuntüchtige Vorstufen der genannten Gerinnungsfaktoren.

Zur langfristigen Antikoagulation eignen sich Vitamin-K-Antagonisten (**Cumarin-Derivate**), die die Aktivität von Vitamin K hemmen. Kontrolliert wird diese Therapie mit dem **Quick-Wert**.

2.4 – 8/96.3   **Antwort: D**

Prostazyklin gehört ebenso wie Prostaglandin und Thromboxan zu einer Reihe von Gewebshormonen. Es entsteht aus Arachidonsäure über ein zyklisches Endoperoxid. Arachidonsäure wird durch Phospholipasen aus Membranproteinen freigesetzt. Prostazyklin wird im Gefäßendothel gebildet und wirkt hemmend auf die Thrombozytenaggregation. Es wirkt vaso- und bronchodilatierend (1, 2, 3 sind richtig).

Nozizeptoren (Schmerzrezeptoren) sind freie Nervenendigungen, deren adäquater Reiz sehr vielfältig sein kann: Druck, elektrischer Strom, Temperatur oder chemische Substanzen, wie Prostazyklin, Bradikinin, Histamin, Serotonin o.a. Dabei werden diese Substanzen nicht von den Nozizeptoren freigesetzt, sondern stellen den adäquaten Reiz zur Ausbildung eines Aktionspotentials dar (4 ist falsch).

2.4 – 3/96.1   **Antwort: C**

☞ Lernkasten 2.5: „Thrombozyten"

Thrombozyten besitzen eine Lebensdauer von 5 – 10 Tagen bevor sie in der Milz abgebaut werden.

2.4 – 3/95.1   **Antwort: E**

☞ Lernkasten 2.8: „Fibrinolyse"

zu (A) **Antithrombin III** schränkt die Wirkung folgender Gerinnungsfaktoren ein: IIa (= Thrombin), IXa, Xa, XIa, XIIa und Kallikrein. Damit verhindert es die Bildung von Fibrin. Die Inaktivierung des Thrombins durch Antithrombin III erfolgt in einer verhältnismäßig langsamen Reaktion, die bei Anwesenheit von Heparin auf mehr als das 1000fache beschleunigt wird. Dies geschieht über eine Affinitätssteigerung des Antithrombin III zum Thrombin. Bei einem Antithrombin-III-Mangel kommt es zu einer erhöhten Gerinnungsneigung des Blutes mit Thrombosegefahr.

zu (B) **Heparin** hemmt durch Bindung an die Faktoren IXa und Xa die Umwandlung von Prothrombin in Thrombin und verstärkt die Wirkung von Antithrombin III. Folge ist eine Gerinnungshemmung. Heparin wird therapeutisch als Antikoagulans eingesetzt. Es muß parenteral verabreicht werden und wirkt sofort.

zu (C), (D) **Urokinase** aktiviert die Umwandlung von Plasminogen in Plasmin. Das entstehende **Plasmin** ist in der Lage, Fibrinfäden aufzulösen und die Neubildung von Fibrin durch den Abbau der Faktoren V und VIII zu hemmen. So können Thromben aufgelöst werden.

2.4 – 3/94.1   **Antwort: D**

☞ Lernkasten 2.6: „Primäre Hämostase"

zu (D) Die Fibrinretraktion gehört zur sekundären Hämostase.

2.4 – 8/93.1   **Antwort: E**

☞ Lernkasten 2.5: „Thrombozyten"

zu (A) Thrombozyten besitzen im Gegensatz zu einem Teil der Leukozyten nicht die Fähigkeit zur Emigration ins Gewebe.

zu (B) Thrombozyten werden im Knochenmark aus Megakaryozyten gebildet. Nur bei Knochenmarkserkrankungen werden sie extramedullär auch in der Milz produziert.

zu (C) Thrombozyten besitzen eine Lebensdauer von 5 – 10 Tagen, bevor sie in der Milz abgebaut werden.

zu (D) Die Leukozytenzahl beträgt 5 – 9/nl, die der Blutplättchen 150 – 300/nl.

2.4 – 8/93.2   **Antwort: B**

zu (1) Prostaglandine werden aus der Arachidonsäure gebildet. Sie ist eine vierfach ungesättigte Fettsäure.

zu (2) Prostaglandine wirken über Thromboxan A2 fördernd auf die Thrombozytenaggregation, über Prostazyklin jedoch hemmend.

zu (3) Die Leukotriene spalten sich ebenfalls von der Arachidonsäure ab, werden aber nicht aus Prostaglandinen gebildet.

zu (4) Die Prostaglandinsynthese unterliegt nicht der Steuerung durch die Hypophyse. Sie wird lokal, z. B. im Rahmen von Entzündungsprozessen, angekurbelt.

2.4 – 8/93.3   **Antwort: A**

☞ Kommentar zu Frage 2.4-3/95.1
Faktor III ist die Gewebsthrombokinase, sie wird duch Antithrombin III nicht gehemmt.

2.4 – 3/93.1   **Antwort: A**

☞ Lernkasten 2.7: „Sekundäre Hämostase"
Die Biosynthese der Gerinnungsfaktoren II, VII, IX und X ist Vitamin-K-abhängig.
Alle anderen Gerinnungsfaktoren werden unabhängig von Vitamin K gebildet.

2.4 – 3/93.2   **Antwort: E**

☞ Lernkasten 2.6: „Primäre Hämostase"
Im Rahmen der primären Hämostase bedecken Thrombozyten den Defekt der Gefäßintima. Diese sogenannte Adhäsion wird dadurch begünstigt, daß die Plättchen in der Randströmung in direkten Kontakt mit der Innenfläche der Gefäßwand kommen. Dort finden sie den Kontakt mit den in der Basalmembran der Endothelzellen enthaltenen Kollagenasen Typ IV und V, was ihre Aktivierung fördert.
Bei tieferen Gefäßwanddefekten werden die tieferliegenden Kollagene Typ I und II freigelegt, die zusammen mit aus verletzten Endothelzellen freigesetztem ADP die Thrombozyten aktivieren. Unter der kombinierten Einwirkung von Kollagen, ADP und Thrombin (das parallel über die Gerinnungskaskade entstanden ist) kommt es dann zu einer irreversiblen Plättchenaggregation.
Außerdem fördert der von-Willebrand-Faktor wie auch das Fibronektin die Thrombozytenaktivierung.

2.4 – 8/92.1   **Antwort: D**

☞ Lernkasten 2.7: „Sekundäre Hämostase" und Abb. 2.1: „Gerinnungskaskade"
Für die Durchführung des **Quick-Testes** wird zu Citratplasma Gewebsthrombokinase sowie Ca^{2+} hinzugefügt und so die Gerinnungskaskade in Gang gesetzt. Gemessen wird die Zeit bis zum Eintritt der Gerinnung, die abhängig ist von der Konzentration der Gerinnungsfaktoren I, II, V VII und X. Eine normale Gerinnung entspricht 100% (75% – 125%), ein Quick von 40% spricht für eine verlangsamte Gerinnung.
Heparin hemmt die Blutgerinnung, indem es einen Komplex mit Antithrombin III bildet und dadurch dessen Wirkung auf das bis zu 1000fach erhöht. Damit hemmt Heparin die Bildung und Wirkung von Faktor V und Thrombin. Diese Faktoren fallen für die Gerinnnung aus, so daß diese verlangsamt oder gar nicht mehr ablaufen kann. Folglich kann Blut, das durch Heparin ungerinnbar gemacht wurde keinen normalen Quick-Wert haben.
zu (A), (B), (E)   Heparin hat keinen Einfluß auf die Zahl, die Struktur und die Antigeneigenschaften der roten Blutkörperchen.
zu (C) Die osmotische Resistenzbreite gibt an, in welchem Osmolalitätsbereich Zellen ihre Funktion regelrecht erfüllen können. Sie ist unabhängig von der Heparinkonzentration.

2.4 – 3/92.1   **Antwort: D**

☞ Kommentar zu Frage 2.4–8/92.1
Für die Durchführung des Quick-Tests wird zu Citratplasma Gewebsthrombokinase sowie Ca^{2+} hinzugefügt und so die Gerinnungskaskade in Gang gesetzt (Aussage 2 ist richtig). Andererseits kann Blut, das durch Heparin ungerinnbar gemacht wurde, keinen normalen Quick-Wert haben (Aussage 1 ist falsch).

2.4 – 8/91.2   **Antwort: C**

Therapeutisch lassen sich zur Hemmung der Blutgerinnung Heparin und Vitamin-K-Antagonisten einsetzen.

zu (1) und (3)   **Oxalat**, **Citrat** und auch **EDTA** binden Ca^{2+} und hemmen so die Blutgerinnung. Ihre Anwendung ist aber auf **invitro** Untersuchungen beschränkt (Blutabnahmeröhrchen).

2.4 – 8/89.1   **Antwort: A**

☞ Lernkasten 2.7: „Sekundäre Hämostase" und Abb. 2.1: „Gerinnungskaskade"
Folgende Faktoren benötigen Ca^{2+} zur Aktivierung: IV, V, VII, VIII, IX, X, XIII. Vitamin-K-abhängig sind die Faktoren II, VII, IX und X. Von Ca^{2+} und von Vitamin K abhängig sind also die Faktoren VII, IX und X.

2.4 – 8/89.1   **Antwort: C**

☞ Lernkasten 2.8: „Fibrinolyse"
Heparin wirkt gerinnungshemmend, aber nicht fibrinolytisch. Mit Heparin kann einer Thrombosebildung vorgebeugt werden, bereits bestehende Thrombosen können jedoch nicht aufgelöst werden. Dies ist mit Hilfe der Plasminogenaktivatoren Streptokinase, Urokinase oder tPA möglich.

2.4 – 3/88.1   **Antwort: E**

☞ Lernkasten 2.5: „Thrombozyten"
zu (1) und (2)   Wenn die Thrombozytenzahl unter 50000/µl sinkt, liegt eine **Thrombozytopenie** vor. Als Ursache kann eine Bildungsstörung (z. B. bei Leukämie, Medikamentennebenwirkung) oder ein verstärkter Abbau/Verlust (z. B. bei Sepsis, Splenomegalie) vorliegen.
Bei einer Thrombozytopenie ist die Blutungszeit bis zur Bildung eines Thrombozytenpfropfes und Verschluß eines Gefäßdefektes verlängert. Die anderen Gerinnungsparameter, wie z. B. die partielle Thromboplastinzeit, sind normal.
zu (3)   Eine **Thrombozytopathie** ist eine Funktionsstörung der Thrombozyten. Sie ist charakterisiert durch eine verlängerte Blutungszeit bei normaler Thrombozytenzahl. Ursache ist meist eine angeborene Störung.
zu (4)   Bei Werten unter 50000 – 30000/µl kommt es bei Patienten zu erhöhter Blutungsneigung, die sich u. a. durch kleine punktförmige Blutaustritte in der Haut (thrombozytopenische Purpura) äußert.

2.4 – 8/86.1   **Antwort: B**

☞ Lernkasten 2.6: „Primäre Hämostase", Lernkasten 2.7: „Sekundäre Hämostase" und Abb. 2.1: „Gerinnungskaskade"
zu (1) und (2)   Der Faktor VIII gehört dem Instrinsic-System an.
zu (3)   Die Bestimmung der Blutungszeit erfaßt die primäre Hämostase, die durch Thrombozytenaggregation und Gefäßkonstriktion gekennzeichnet ist. Ein Gerinnungsfaktormangel, wie der hier beschriebene Faktor-VIII-Mangel, hat keinen Einfluß auf die Blutungszeit. Bei Faktor-VIII-Mangel ist die partielle Thromboplastinzeit (PTT) verlängert.

2.5 Abwehrsysteme und zelluläre Immunität

Lernkasten 2.9	Leukozyten

Leukozyten (weiße Blutkörperchen) besitzen im Gegensatz zu den anderen Blutzellen einen Kern. Ihr Normalwert beträgt 4000 – 10000/µl Blut.

Aufgrund morphologischer und funktioneller Unterschiede werden die Leukozyten in drei verschiedene Gruppen eingeteilt: Granulozyten (60 %), Lymphozyten (25 % – 40 %) und Monozyten (4 % – 8 %). Diese Gruppen sind alle in spezifischer oder unspezifischer Form an der Infekt- und Immunabwehr beteiligt.

Sie können ihrerseits weiter unterteilt werden:

▶ **Granulozyten**

Je nach Anfärbbarkeit ihrer Granula im Zytoplasma werden verschiedene Granulozyten unterschieden:

Neutrophile Granulozyten (60 %) phagozytieren Bakterien und Gewebstrümmer und verdauen sie mit Hilfe von lysosomalen Fermenten (Proteasen, Peptidasen, Oxidasen, Desoxyribonucleasen, Lipasen). Weiterhin setzen sie leukotaktisch wirksame Stoffe frei (z.B. Leukotriene).

Eosinophile Granulozyten (2 %) spielen bei allergischen Reaktionen und Parasitenerkrankungen eine Rolle.

Basophile Granulozyten (< 1 %) sind ebenfalls bei allergischen Reaktionen beteiligt. Sie setzen aus ihren Granula Histamin und Heparin frei. Auf ihrer Oberfläche tragen sie Rezeptoren für IgE-Antikörper.

▶ **Lymphozyten** werden entweder im **B**ursa-Äquivalent/**b**one marrow (B-Lymphozyten) oder unter dem Einfluß von Wachstumsfaktoren im **T**hymus geprägt (T-Lymphozyten). Nach ihrer Prägung besiedeln die Lymphozyten die sekundären lymphatischen Organe wie Lymphknoten, Milz und Lymphgewebe des Gastrointestinal- und Respirationstraktes.

T-Lymphozyten befinden sich im Blut und in den sekundären Lymphorganen. Nach Kontakt mit einen Antigen proliferieren und differenzieren sie zu T-Gedächtniszellen und T-Effektorzellen. Zu ihren Funktionen gehören u.a. die zelluläre Immunreaktion, die Tötung virusinfizierter Zellen, die Differenzierung von B-Lymphozyten, die Bildung von Lymphokinen.

B-Lymphozyten sind für die humorale Immunantwort zuständig. An ihrer Zellmembran befinden sich antigenspezifische Rezeptoren, so daß B-Lymphozyten Antigene präsentieren können. Beim ersten Antigenkontakt wandeln sie sich in **Plasmazellen**, die Immunglobuline produzieren. Dies erfolgt u.a. unter dem Einfluß von Interleukin I .

▶ **Monozyten** gehören zum unspezifischen zellulären Abwehrsystem. Sie leiten sich von Monoblasten und Promonozyten im Knochenmark ab und zirkulieren im Blut mit der Hauptaufgabe der Phagozytose. Weiterhin produzieren sie Komplementkomponenten, Prostaglandine, Interferon, Wachstumsfaktoren u a. Sie wandern innerhalb von 2 – 3 Tagen in das periphere Gewebe aus, wo sie zu phagozytierenden **Makrophagen** heranreifen. Makrophagen besitzen von allen Leukozyten die höchste Phagozytoseaktivität. Sie können primär, d.h. ohne vorausgehenden Kontakt, Fremdkörper, Tumorzellen, Krankheitserreger und Antigen-Antikörperkomplexe durch Phagozytose unschädlich machen. T-Lymphozyten helfen dabei, indem sie Botenstoffe (z.B. Lymphokine) aussenden, welche die Makrophagen aktivieren. Makrophagen sind in der Lage die immunkompetente Determinante eines Antigens auf ihrer Zelloberfläche einzubauen, um sie ihrerseits den Lymphozyten zu präsentieren. Daneben produzieren sie Leukotriene, Interleukin I, Interferon und andere zytotoxische Stoffe (O_2-Radikale, proteolytische Enzyme).

Lernkasten 2.10 **Blutgruppen**

Es gibt etwa 15 verschiedene Blutgruppensysteme, klinisch von Relevanz sind das **AB0-** und das **Rhesus-System**.
Die Blutgruppen sind gekennzeichnet durch die Anwesenheit von bestimmten Antigenen auf der Erythrozytenmembran. Die gegen diese Antigene gerichteten Antikörper (**Isohämagglutinine**) werden meist nach der Geburt gebildet. So wird die Antikörperbildung innerhalb des AB0-Systems wahrscheinlich durch Darmbakterien ausgelöst. Demgegenüber erfolgt die Antikörperbildung innerhalb des Rhesus-Systems erst nach einem vorherigen Kontakt mit dem Antigen.
Das AB0-Blutgruppensystem folgt den Mendel´schen Vererbungsgesetzen. A und B werden gegenüber 0 kodominant vererbt. Phänotypisch gibt es vier Blutgruppen: **A**, **B**, **AB**, **0**. Die Blutgruppenbezeichnung richtet sich nach der Antigeneigenschaft der Erythrozyten. Die Antikörper vom IgM-Typ (nicht plazentagängig) des Plasmas richten sich natürlich nicht gegen die eigenen Erythrozytenantigene. So kommen folgende Konstellationen zustande:

Phänotyp (Blutgruppe)	**A**	**B**	**AB**	**0**
Genotyp	AA	BB	AB A0	00 B0
Antikörper (IgM)	Anti-B also	Anti-A Anti-B	Anti-A	keine

Die Blutgruppe A und B können homozygot oder heterozygot sein, die Blutgruppe 0 ist immer homozygot (00).

Erythrozyten der Blutgruppe	Serum der Blutgruppe: 0	A	B	AB
enthält Agglutinin:	Anti-A Anti-B	Anti-B	Anti-A	—
0	—	—	—	—
A	Aggl.	—	Aggl.	—
B	Aggl.	Aggl.	—	—
AB	Aggl.	Aggl.	Aggl.	—

Abb. 2.2 Antigen-/Anitkörperreaktionen im ABO-System (aus P. Deetjen, E.-J. Speckmann: Physiologie, U&S, 2. Aufl., 1994, S. 290, Abb. 7.12)

Im **Rhesussystem** gibt es mindestens sechs verschiedene Antigene (C, D, E, c, d, e). Allerdings ist lediglich das Antigen D entscheidend, ob ein Mensch die Blutgruppe Rh-positiv (**RhD**$^{+}$) oder rh-negativ (**rhD**) besitzt. Anti D wird von rh-negativen Menschen nach Kontakt mit dem Antikörper gebildet. Dies kann z. B. nach nicht korrekter Bluttransfusion oder während der Geburt passieren. Im letzteren Fall hat das Neugeborenen die Blutgruppe Rh-positiv (vom Vater ererbt), während die Mutter rh-negativ ist. Die Mutter bildet daraufhin Anti-D. Diese plazentagängigen Antikörper können bei einer zweiten Schwangerschaft ein Rh-positives Kind bereits inutero schädigen (Morbus hämolyticus neonatorum). Der Mutter wird daher unmittelbar nach Ende der Schwangerschaft Anti-D verabreicht.

2.5 – 3/97.1   Antwort: D

☞ Lernkasten 2.10: „Blutgruppen"
Bei der Vererbung der Blutgruppen werden die Eigenschaften A und B dominant
über 0 vererbt. A und B verhalten sich zueinander kodominant.
Das Kind in der Aufgabe muß das Allel A von seiner Mutter (Genotyp AA oder A0)
geerbt haben. Folglich muß es das Allel B vom Vater bekommen haben. Der kann damit folgende Genotypen besitzen: BB, B0 oder AB.
Die Blutgruppeneigenschaft Rh-positiv (D) ist dominant über rh-negativ (d). Eine
rh-negative Mutter hat den Genotyp dd und kann ihrem Rh-positiven Kind nicht die
Eigenschaft D vererbt haben. Daher muß der Vater die Eigenschaft Rh-positiv besitzen (3, 4 sind richtig).

2.5 – 3/96.1   Antwort: D

☞ Lernkasten 2.9: „Leukozyten"
Interleukin-2 (IL 2) ist ein Lymphokin, das von T-Helferzellen produziert wird und
Makrophagen aktiviert.

2.5 – 3/96.2   Antwort: E

☞ Lernkasten 2.10: „Blutgruppen"
Wenn der Vater die Blutgruppe B hat, kann er genotypisch die Blutgruppe BB oder
B0 haben.
Wenn die Mutter die Blutgruppe A hat, kann sie genotypisch die Blutgruppe AA
oder A0 haben.
Das Kind kann jetzt folgende Blutgruppen haben, in Klammern steht der Genotyp.
▶ A (A0): Die Mutter hat die Blutgruppe AA oder A0, der Vater die Blutgruppe
   B0 (1 ist richtig).
▶ B (B0): Die Mutter hat die Blutgruppe A0, der Vater B0 oder BB (2 ist richtig).
▶ AB, ist bei allen genotypischen Möglichkeiten der Eltern möglich (3 ist richtig).
▶ 0 (00): Die Mutter hat die Blutgruppe A0 und der Vater die Blutgruppe B0
   (4 ist richtig).

Lernkasten 2.11	Immunglobuline, passive und aktive Immunisierung

Immunglobuline (auch Antikörper) gehören zur spezifischen humoralen Abwehr
und werden von Plasmazellen gebildet. Sie bestehen aus jeweils zwei identischen
Polypeptidketten mit einem Kohlenhydratanteil: Zwei L-Ketten (**l**ight-chains) und
zwei H-Ketten (**h**eavy-chains). Sie sind über Disulfidbrücken miteinander verbunden. Das N-terminale (amino-terminale) Ende der leichten und schweren Ketten
trägt die Antigenbindungsstelle, es wird auch F_{ab}-**Fragment** genannt. Die Antigenbindungsstelle ist einem ganz bestimmten Teil eines Antigens komplementär (Epi-
top, antigene Determinante). Antikörper, die von verschiedenen Plasmazellen gebildet werden, unterscheiden sich in der Aminosäuresequenz ihres F_{ab}-Fragments
und in der Bindung verschiedener Antikörper. Die von einem Plasmazellklon gebildeten Immunglobuline erkennen jeweils die gleiche antigene Determinante.
Das C- terminale (carboxy-terminale) Ende nimmt an der Antigenbindung nicht
teil. Es wird auch F_c-**Fragment** genannt und hat eine relativ konstante Struktur. Es
bindet an zelluläre Rezeptoren (z. B. von Makrophagen) und Komplementfaktoren. Aufgrund einiger Unterschiede werden die Antikörper unabhängig von
ihrer Antigenspezifität in fünf Immunglobulinklassen eingeteilt.

Tabelle 2.1: Immunglobulinklassen

Funktion	IgG	IgM	IgA	IgD	IgE
	Antimikrobielle Abwehr, Toxinneutralisation, Agglutination, Opsonisierung, Komplementaktivierung, Bakteriolyse mit Hilfe des Komplement *	Antimikrobielle Abwehr in Schleimhäuten, Toxinneutralisation, Agglutination	Erkennen der spezifischen Antigene (von B-Lymphozyten aus)	Allergische Reaktionen	
Bildung	in Frühphase	in Spätphase			
Molekulargewicht	150.000	900.000	150.000 – 600.000	170.000	190.000
Subklassen	4	–	2	–	–
H-Ketten	γ	μ	α	δ	ϵ
L-Ketten	κ, λ	κ, λ	κ, λ	κ, λ	κ, λ
Plazentagängigkeit	ja	nein	nein	nein	nein
Komplementaktivierung über Cl	ja	ja	nein	nein	nein
Serumhalbwertszeit (Tage)	23	5	6	3	2,5
Serumkonzentration (im Mittel) in mg/ml	13	1	2,5	0,03	0,0003

Aktive und passive Immunisierung

Bei der **aktiven Immunisierung** werden virulenzabgeschwächte bzw. abgetötete Krankheitserreger oder inaktiviertes Toxin (z.B. bei der Tetanusimpfung) verabreicht, um die eigene Antikörperbildung anzuregen. Die aktive Immunisierung wird erst wirksam, wenn der Körper ausreichend Antikörper gebildet hat. Sie gewährleistet dann in der Regel einen über Jahre anhaltenden Schutz.

Bei einer **passiven Immunisierung** werden einem Organismus Immunoglobuline injiziert, die aus dem Serum eines anderen Organismus gewonnen werden. Die Schutzwirkung tritt schnell ein, ohne aktive Eigenleistung des Körpers. Sie ist infolge des raschen Abbaus der Immunglobuline von kurzer Dauer. Die passive Immunisierung wird angewendet, wenn kein Impfschutz bei akuter Gefährdung des Patienten vorliegt (z.B. Verletzung bei fehlender Tetanusimpfung).

2.5 – 8/95.1   Antwort: D

☞ Lernkasten 2.11: „Immunglobuline"

zu (B) Hepatozyten sind Leberepithelzellen, die die Gallenkanälchen auskleiden.

zu (C) Die T-Lymphozyten wirken aber auf deren Produktion durch Plasmazellen ein.

zu (D) Immunoglobuline werden von Plasmazellen gebildet.

2.5 – 8/95.2   Antwort: A

Ein **Hapten** ist ein niedermolekularer Stoff, der aufgrund seiner geringen Größe nicht in der Lage ist, eine spezifische Immunantwort zu induzieren. Erst nach Kopplung mit einem hochmolekularen Träger kann eine Antigenproduktion gegen das Hapten ausgelöst werden.

2.5 – 3/95.1   Antwort: C

☞ Lernkasten 2.10: „Blutgruppen"

zu (A) Blut der Blutgruppe AB enthält die Blutgruppenantigene Anti-A und Anti-B.

zu (B), (D) Sowohl Blut als auch Plasma der Blutgruppe AB enthält die Isohämagglutinine Anti-A und Anti-B.

zu (C) Plasma der Blutgruppe AB enthält weder die Isohämagglutinine Anti-A und Anti-B, noch die Blutgruppenantigene A und B. Letztere befinden sich auf der Membran der Erythrozyten der Blutgruppe AB.

Sie sind im Plasma (Blut ohne Zellbestandteile) nicht enthalten.

2.5 – 3/95.2   Antwort: B

☞ Lernkasten 2.9: „Leukozyten"

B-Lymphozyten erhalten ihre Prägung im Knochenmark (1 ist richtig), T-Lymphozyten erhalten ihre Prägung im Thymus (3 ist richtig).

Beide Lymphozytenarten werden vor allem in der **Milz** und in unterschiedlichen Bezirken der **Lymphknoten** gefunden, von dort gelangen sie ins **Blut- und Lymphsystem** und sind bereit, ihre Aufgabe zu erfüllen, (2) und (4) sind falsch

2.5 – 3/95.3   Antwort: A

☞ Lernkasten 2.11: „Immunglobuline"

Diesen beiden Aussagen ist so nichts mehr hinzuzufügen.

2.5 – 3/95.4   Antwort: D

Merke: MHC-Proteine (major histocompatibility complex) werden in drei Klassen unterteilt (Klasse I, II und III). Sie werden durch Gene auf dem kurzen Arm des Chromosoms 6 kodiert und als Rezeptoren an der Oberfläche von Körperzellen exprimiert (3 , 4 sind falsch).

MHC-Proteine Klasse I werden auf allen kernhaltigen Zellen (Ausnahme Spermien) sowie Thrombozyten exprimiert (2 ist richtig). Als Transplantationsantigene sind sie z. B. für die Organabstoßung nach Transplantation verantwortlich.

Im Gegensatz dazu kommen die **MHC-Proteine Klasse II** nur auf dendritischen Zellen, Monozyten, Makrophagen und B-Lymphozyten vor. Sie spielen eine wichtige Rolle bei der Antigenpräsentation durch Makrophagen (1 ist richtig). So erkennt eine T-Helferzelle ein Antigen nur in Verbindung mit dem MHC-Protein der antigenpräsentierenden Zelle (5 ist richtig).

Die Gene der **MHC-Proteine Klasse III** kodieren für die Komplementkomponenten C2, Faktor B und C4.

2.5 – 3/95.5   **Antwort: B**

Typisches Merkmal von **Retroviren** ist die reverse Transkriptase, ein Enzym, das die Viren befähigt ihr RNA-Genom in die DNA der infizierten Zelle einzubauen und „zurückzuschreiben".

zu (1) Retroviren besitzen eine lipidhaltige äußere Hülle, die weitgehend mit der Plasmamembran der infizierten Zelle identisch ist. Eine Mureinstruktur der Zellwand findet sich bei grampositiven und gramnegativen Bakterien.

zu (2) Retroviren besitzen keinen Zellkern. Ihr Genom wird von Proteinaggregaten (Kapsomeren), die ein Ikosaeder bilden, umhüllt.

zu (3) Das Genom von Retroviren besteht aus einsträngiger linearer RNA mit ca. 8000 – 9000 Nukleotiden.

zu (4) Es wird der normale genetische Code benutzt.

2.5 – 3/95.6   **Antwort: E**

☞ Lernkasten 2.11: „Immunglobuline"
Im Blutplasma sind etwa 40 g/l Albumin, etwa 4,5 g/l α_1-Globulin, etwa 4 g/l α_2-Globulin, etwa 8,5 β-Globulin und etwa 14 g/l γ-Globulin enthalten (E ist richtig).

Lernkasten 2.12	**Komplementsystem**

Das Komplementsystem gehört zur **unspezifischen humoralen Abwehr**. Es besteht aus einer Gruppe Proteine (**C1 – C9**), die in der Leber gebildet werden und eine wichtige Rolle während der Immunantwort spielen. Es kann sowohl durch Antigen-Antikörper-Komplexe als auch durch Erreger direkt aktiviert werden. Dabei wird der **klassische Weg** vom **alternativen Weg** der Komplementaktivierung unterschieden. Folge ist jeweils eine kaskadenartigen Kettenreaktion (die einzelnen Komponenten aktivieren sich gegenseitig), an deren Ende eine Zytolyse der Bakterienzelle steht. Durch Anlagerung von verschiedenen Komplementkomponenten an die Membranoberfläche z. B. einer Bakterienzellwand (**Opsonisierung**) entsteht ein Membrandefekt, der den Einstrom von Ionen und Wasser und damit einen osmotisch bedingten Untergang der Zelle bewirkt. Weiterhin werden durch das Komplementsystem die Phagozytose und die Chemotaxis gefördert.

2.5 – 8/94.1   **Antwort: E**

☞ Lernkasten 2.12: „Komplementsystem"
Das Komplementsystem kann sowohl durch Antigen-Antikörper-Komplexe als auch durch Erreger selbst aktiviert werden (1, 2 sind richtig). Durch Anlagerung verschiedener Komplementkomponenten an die Membranoberfläche eines Erregers (Opsonisierung) entsteht ein Membrandefekt, der zur Zytolyse der Zelle führt (3, 4 sind richtig).

2.5 – 8/94.2   Antwort: B

☞ Lernkasten 2.11: „Immunglobuline, passive und aktive Immunisierung"

Bei der **passiven Immunisierung** werden gegen bestimmte Infektionserreger gebildete Antikörper dem Organismus verabreicht (1 ist falsch). Ihre Schutzwirkung tritt schnell und ohne aktive Eigenleistung des Körpers ein. Sie ist infolge des raschen Abbaus der Immunglobuline von kurzer Dauer (3 ist falsch). Sie führt zu einer rein humoralen Immunität (2 ist richtig), die im Gegensatz zu der zellvermittelten Immunität auf dem Vorhandensein von Antikörpern beruht. Die passive Immunisierung wird angewendet, wenn kein Impfschutz bei akuter Gefährdung des Patienten vorliegt (z. B. Verletzung bei fehlender Tetanusimpfung).

2.5 – 8/94.3   Antwort: A

☞ Lernkasten 2.9: „Leukozyten"

zu (A) B-Lymphozyten sind nicht zytotoxisch.
      Zytotoxische Lymphozyten gehören zu der T_8-Subpopulation der T-Lymphozyten.

zu (D) Nicht nur phagozytierende Zellen wie Makrophagen können Antigene präsentieren, sondern auch B-Lymphozyten, Langerhans-Zellen und dendritische Zellen.

2.5 – 8/94.4   Antwort: D

☞ Lernkasten 2.9: „Leukozyten"

zu (1) Makrophagen sezernieren Interleukin-1, das an Interleukin-1-Rezeptoren der T-Lymphozyten bindet und diese zur Sekretion von Interleukin-2 stimuliert.

zu (2) MHC-Proteine Klasse II finden sich auf der Oberfläche von Makrophagen, B-Lymphozyten und aktivierten T-Lymphozyten (2 ist richtig).

2.5 – 8/94.5   Antwort: A

☞ Lernkasten 2.11: „Immunglobuline"

An den Schleimhautoberflächen wird die Abwehrfunktion hauptsächlich durch IgA wahrgenommen.

2.5 – 8/94.6   Antwort: E

Die Bildung eines Antigen-Antikörper-Komplexes kann sowohl durch hydrophobe Wechselwirkungen (4 ist richtig) als auch durch Wasserstoffbrückenbindungen erfolgen. Dies bewirkt u.a. die erforderliche Spezifität der Bindungsstelle des Antikörpers (3 ist richtig). Die Antigen-Antikörper-Reaktion gehorcht prinzipiell dem Massenwirkungsgesetz und ist damit reversibel (1, 2 sind richtig).

2.5 – 8/94.7   **Antwort: E**

☞ auch Kommentar 2.5 – 3/95.4

Die MHC-Proteine Klasse I sind als Membranantigene auf allen Körperzellen lokalisiert (E ist falsch). Sie sind auf allen kernhaltigen Zellen eines Individuums identisch, aber unterschiedlich von Individuum zu Individuum (C ist richtig). Mit Hilfe von Antiseren können MHC-Proteine differenziert werden. Die konstante Region hat große strukturelle Ähnlichkeit mit der konstanten Region der IgG-Moleküle. MHC-Proteine sind integrale Membranproteine, die eine konstante und eine variable Region besitzen (A, B, D sind richtig).

2.5 – 3/94.1   **Antwort: C**

> **Merke:** Interleukine (IL) sind Proteine oder Peptide mit immunmodulatorischer Wirkung. Man unterscheidet IL-1 bis IL-8.

Interleukin-2 (IL 2) ist ein Lymphokin, das von T-Helferzellen produziert wird (A ist richtig, C ist falsch). IL-2 bindet mit einer sehr hohen Affinität und Spezifität an die Rezeptoren der T-Lymphozyten (E ist richtig). Es vermittelt die Reifung weiterer T-Lymphozyten sowie die Proliferation von B-Lymphozyten, die nach ihrer Transformation zu Plasmazellen Antikörper produzieren (B ist richtig) sowie die Proliferation und Reifung von Oligodendrozyten im ZNS.

Die immunsuppressive Wirkung der Glucocorticoide beruht u. a. auf einer Hemmung der IL-2-Synthese, die eine Hemmung der zellvermittelten Immunität nach sich zieht (D ist richtig).

2.5 – 3/94.2   **Antwort: B**

☞ Lernkasten 2.11: „Immunglobuline"

zu (2)   Voraussetzung für eine Reaktion zwischen T-Zellen und Antigen sind die MHC-Proteine. T-Helfer-Zellen erkennen Antigene auf antigenpräsentierenden Zellen nur im Zusammenhang mit MHC-Proteinen Klasse II.

zu (3)   Die Komplementkomponente C1 wird durch IgM und IgG aktiviert. Sie bindet an das F_C-Fragment der Antikörper, nicht an eine antigene Determinante. So trägt sie zur Virusneutralisation bei, indem sie die Bindung von Viren an deren Zielzellen verhindert. Durch Komplement C1 wird der klassische Weg der Komplementaktivierung eingeleitet.

zu (4)   Polymorphkernige Leukozyten phagozytieren und töten Bakterien ab. Das Endergebnis dieser Auseinandersetzung ist Eiter.

2.5 – 3/94.3   **Antwort: D**

☞ Lernkasten 2.11: „Immunglobuline"

zu (A)   Antikörper vom Typ IgD und IgM sind membrangebundene Immunglobuline auf B-Lymphozyten. Daneben kommt IgM auch in einer im Plasma zirkulierenden gelösten Form vor.

zu (D)   Antikörper vom Typ IgM bestehen aus fünf identischen Untereinheiten. Sie sind demzufolge ein Pentamer und besitzen zehn Antigenbindungsstellen, von denen allerdings selten mehr als fünf aktiviert werden.

2.5 – 8/93.1   **Antwort: B**

☞ Lernkasten 2.11: „Immunglobuline"
Alle Plasmazellen eines Klons sind identisch und produzieren daher auch identische
Antikörper. Diese werden als **monoklonale Antikörper** bezeichnet (2 ist richtig). Sie
sind gegen nur eine bestimmte antigene Determinante gerichtet (1 ist richtig).
Antikörper bestehen aus jeweils zwei identischen schweren Ketten und jeweils zwei
identischen leichten Ketten. Man unterscheidet eine variable Hälfte der leichten Ket-
te und ein variables Viertel der schweren Kette von einer konstanten Hälfte der leichten Kette und einem konstanten Dreiviertel der schweren Kette. Die Aussage (3) zur
Entstehung der monoklonalen Antikörper ist absolut falsch.
Bence-Jones-Proteine sind eine besondere Form monoklonaler Antikörpern die im
Rahmen einer seltenen Erkrankung, dem Plasmozytom, gebildet werden (4 ist
falsch).

2.5 – 3/93.1   **Antwort: B**

☞ Lernkasten 2.11: „Immunglobuline" (Aussage 1 richtig)
Ein Antigen ist für eine immunkompetente Zelle ein Immunogen, weil es der Auslöser für vielfältige immunologische Reaktionen sein kann (Aussage 2 falsch).

2.5 – 3/93.2   **Antwort: B**

zu (1) Das Massenwirkungsgesetz besagt, daß sich in einer hinreichend verdünnten
        Lösung ein Gleichgewicht zwischen undissoziierten Molekülen (hier Antigen-
        Antikörper-Komplex) und den dissoziierten Spaltprodukten (hier Antigen
        und Antikörper getrennt voneinander) einstellt. (Aussage 1 richtig)
zu (2) Antigenrepräsentierende Zellen (z.B. Makrophagen) präsentieren den T-
        Lymphozyten nicht nur das Antigen, sondern weisen sich durch ein MHC-Mo-
        lekül als körpereigen aus. Erst nach dieser Kontrolle reagieren die T-Lympho-
        zyten und stimulieren die weitere Immunantwort. (Aussage 2 richtig)
zu (3) Interleukin-2 stimuliert die Proliferation von B-Zellen (☞ Kommentar zu
        Frage 2.5 – 3/94.1).
zu (4) Im Rahmen einer allergischen Reaktion vom Typ III (Immunkomplex-Typ)
        präzipitieren bei hohem **Antigenüberschuß** die Antigen-Antikörper-Kom-
        plexe und lagern sich z.B. in Gefäßwände ein. Es können schwere Gefäß-
        entzündungen (Vaskulitiden) entstehen.
        Bei Antikörperüberschuß findet dagegen keine Präzipitation statt. Es können
        lediglich lokale Symptome (z.B. allergische Lungenentzündung) auftreten.
        (Aussage falsch)

2.5 – 8/92.1   Antwort: B

☞ Lernkasten 2.9: „Leukozyten" und Lernkasten 2.12: „Komplementsystem"

zu (A) Lysozym ist ein körpereigenes bakterizides Abwehrenzym, das u.a. in der Tränenflüssigkeit und im Speichel zu finden ist. Es kommt in Granulozyten und Makrophagen vor, nicht aber in T-Lymphozyten.

zu (C) Antikörper werden von Plasmazellen gebildet, T-Lymphozyten wirken aber auf deren Produktion ein.

zu (D) Das Komplementsystem kann sowohl durch Antigen-AK-Komplex als auch durch Erreger direkt aktiviert werden.

zu (E) Unter **Opsonisierung** versteht man die Anlagerung von Antikörpern und/oder Komplementfaktoren an Fremdkörper, damit diese von den Freßzellen leichter erkannt und phagozytiert werden können.

2.5 – 8/92.2   Antwort: A

☞ Lernkasten 2.9: „Leukozyten"

Immunglobulin G wird von den Plasmazellen gebildet. Diese leiten sich von den B-Lymphozyten ab.

2.5 – 3/92.1   Antwort: E

☞ Abb. 2.2: Antigen-Antikörper-Reaktion im AB0-System.

zu (A) Gilt für Erythrozyten der Blutgruppe 0
zu (B) Gilt für Erythrozyten der Blutgruppe A
zu (C) Gilt für Erythrozyten der Blutgruppe B
zu (D) Gilt für Erythrozyten der Blutgruppe AB
zu (E) Serum der Blutgruppe AB enthält weder Anti-A noch Anti-B als Agglutinine. Somit kann keine Agglutination mit welcher Blutgruppe auch immer erfolgen.

2.5 – 8/91.1   Antwort: C

☞ Lernkasten 2.11: „Immunglobuline"

Immunglobulin G wird von den Plasmazellen gebildet. Diese leiten sich von den B-Lymphozyten ab.

2.5 – 8/91.2   Antwort: C

☞ Kommentar zu Frage 2.5 – 8/93.1

Monoklonale Antikörper können auch experimentell hergestellt werden und zu diagnostischen Zwecken eingesetzt werden:

Mäuse oder Ratten werden mit Antigenen beimpft. Ihre körpereigene Abwehr bildet spezifische Lymphozyten, die Antikörper gegen dieses Antigen bilden können. Durch Fusion dieser Antikörper-produzierenden Zellen mit neoplastischen Lymphozyten entstehen Hybridomzellen, die geklont werden. Verschiedene der Hybridomzellen werden in Kultur genommen und dienen nun der „Massenproduktion" monoklonaler Antikörper.

2.5 – 8/89.1   **Antwort: E**

☞ Lernkasten 2.11: „Immunglobuline"

zu (2) Um Antikörper in vitro nachzuweisen, kann z.B ein RIA (Radio-Immuno-
assay) durchgeführt werden. Dafür werden radioaktiv markierte Antigene einer Testsubstanz zugeführt. Die durch Antigen-Antikörper-Reaktionen entstandenen Immunkomplexe werden abgetrennt und über ihre Strah-
lungsaktivität im Vergleich zu Standards quantitativ erfaßt.

2.5 – 8/88.1   **Antwort: B**

☞ Lernkasten 2.9: „Leukozyten"

Immunglobuline werden von Plasmazellen gebildet.
Diese leiten sich von den B-Lymphozyten ab.

2.5 – 8/88.2   **Antwort: E**

☞ Lernkasten 2.10: „Blutgruppen"

zu (E) Erst im Laufe des ersten Lebensjahres beginnt die Antikörperproduktion gegen die Antigene des AB0-Systems, wobei vermutet wird, daß Darmbakterien
Auslöser diese Prozesses sind.

2.5 – 8/88.3   **Antwort: B**

☞ Lernkasten 2.11: „Immunglobuline"

zu (A) Für den immunologischen Schutz auf Schleimhautoberflächen ist IgA zuständig.

zu (B) IgG ist das am besten plazentagängige Immunglobulin mit einem Molekulargewicht von 150000 Dalton. (Aussage richtig)

zu (C) IgE wird an basophile Granulozyten und Mastzellen gebunden; bei Kontakt
mit Antigen wird u.a. Histamin freigesetzt, was zu allergischen Reaktionen
führt.

zu (D) Eine Molekularmasse von 900000 Dalton besitzt IgM.

2.5 – 8/88.4   **Antwort: C**

Bei einer **passiven Immunisierung** werden einem Organismus Immunoglobuline injiziert, die aus dem Serum eines anderen Organismus gewonnen werden. (Aussage C
richtig). Alle anderen Aussagen treffen teilweise für die aktive Immunisierung zu.
Bei der **aktiven Immunisierung** werden virulenzabgeschwächte bzw. abgetötete
Krankheitserreger oder inaktiviertes Toxin (z.B. bei der Tetanusimpfung) verabreicht, um die eigene Antikörperbildung anzuregen.
Die aktive Immunisierung wird erst wirksam, wenn der Körper ausreichend Antikörper gebildet hat. Sie gewährleistet dann in der Regel einen über Jahre anhaltenden Schutz.

3   Herz

Das Herz pumpt das Blut aus der venösen in die arterielle Seite des Kreislaufs und trägt so wesentlich zur Versorgung des Organismus mit O_2 und Stoffwechselprodukten bei. Funktionell können zwei voneinander getrennte Pumpsysteme getrennt werden. Das rechte Herz befördert das Blut durch den Lungenkreislauf, das linke Herz befördert es durch den Körperkreislauf.

3.1   Elektrophysiologie des Herzens

Aus didaktischen Gründen wurden alle Fragen zu den Themen Aktionspotential und Erregungsausbreitung dem Kapitel 12 „Allgemeine Nerven- und Sinnesphysiologie" zugeordnet. Das Thema „Muskelphysiologie" wird in Kapitel 13 behandelt. Bitte arbeitet deshalb gegebenenfalls zuerst diese Kapitel durch!

Lernkasten 3.1   **Aktionspotential am Herzen**

Die **Myokardzelle** besitzt ein Ruhemembranpotential von –85 mV. Es handelt sich vorwiegend um ein K^+-Diffusionspotential. Aktionspotentiale sind kurzfristige Änderungen dieses Membranpotentials. Sie haben am Herzen eine charakteristische Form, die sich von Aktionspotentialen an Nerven- und Skelettmuskelzellen unterscheidet. Das Aktionspotential des Herzens dauert 300 – 450 ms. Es wird in drei Phasen eingeteilt:

▶ **Rasche Depolarisation**: Die Na^+-Leitfähigkeit ist erhöht (gNa^+ ↑), so daß es zu einem massiven Na^+-Einstrom in die Zelle durch die geöffneten Na^+-Kanäle kommt. Es erfolgt eine Umpolarisierung der Membran bis +30mV (**overshoot**). Nach 1 – 2 ms sind die Na^+-Kanäle bereits wieder inaktiviert.

▶ **Plateauphase**: Charakteristisch für die Herzmuskelzelle ist die lange Plateauphase von 200 – 400 ms. Sie wird hervorgerufen durch einen langsamen Ca^{2+}-Einstrom (gCa^{2+} ↑) und einen verminderten K^+-Ausstrom (gK^+ ↓). Somit wird die Repolarisation der Zelle verzögert.

▶ **Repolarisation**: Der K^+-Ausstrom aus der Zelle nimmt zu (gK^+ ↑), während der Ca^{2+}-Einstrom abnimmt (gCa^{2+} ↓).

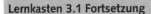

Lernkasten 3.1 Fortsetzung   **Aktionspotential am Herzen**

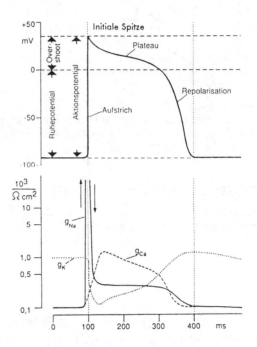

Abb. 3.1: Aktionspotential am Herzen (aus M.-A. Schoppmeyer, S. Schmidt: Physiologie, Mediscript-Verlag, 1995, S. 159, Abb. 3.28)

Der „langsame Ca^{2+}-Kanal" ist Angriffsort der therapeutisch eingesetzten **Ca^{2+}-Antagonisten**, die den Ca^{2+}-Einstrom in die Zelle vermindern und dadurch die Kontraktionskraft des Herzmuskels herabsetzen (Einsatz z.B. bei Hypertonie, koronarer Herzkrankheit).

Wenn die Zelle vollständig depolarisiert ist, ist es selbst durch hohe Reizintensitäten nicht möglich, sie erneut zu erregen. Die Zelle befindet sich in der **absoluten Refraktärphase**. Dieser Zustand ist durch eine Inaktivierung der Na^+-Kanäle gekennzeichnet. Erst ab einem Membranpotential von ca. –40 mV kann die Zelle durch hohe Reizintensitäten erneut erregt werden. Sie befindet sich jetzt in der relativen Refraktärphase, in der das Na^+-System erst eingeschränkt aktivierbar ist. Die Refraktärphase schützt den Herzmuskel vor einer Dauerkontraktion und vor kreisenden Erregungen. Der Herzmuskel ist also nicht tetanisierbar!

Lernkasten 3.2 — Erregungsbildung und Erregungsausbreitung im Herzen

Die Erregung des Herzens erfolgt spontan (**Autorhythmie des Herzens**). Die **Schrittmacherzellen des Sinusknotens** besitzen kein konstantes Ruhemembranpotential. Nach jeder Repolarisation, deren negativster Wert auch **maximales diastolisches Potential** (**MDP**) genannt wird, steigt das Potential langsam wieder an (**Schrittmacherpotential**, **Präpotential**), bis das Schwellenpotential erreicht ist und ein weiteres Aktionspotential ausgelöst wird. Das Schrittmacherpotential kommt durch folgende Leitfähigkeitsänderungen zustande:
Während des MDP vermindert sich die K^+-Leitfähigkeit kontinuierlich. Ein langsamer Na^+- und Ca^{2+}-Einstrom in die Zelle führt zu einer langsamen Depolarisation, zum Präpotential. Wenn das Schwellenpotential erreicht ist, erhöht sich die Na^+- und Ca^{2+}-Leitfähigkeit, es kommt zum Aktionspotential.
Die Erregung breitet sich vom **Sinusknoten** über die Arbeitsmuskulatur beider Vorhöfe aus, bevor die Überleitung auf den **Atrioventrikularknoten** erfolgt. Hier findet eine Verzögerung der Erregungsausbreitung statt, wodurch eine zu rasche Neuerregung der Ventrikel verhindert wird. Dann setzt sich die schnelle Erregungsausbreitung über das His-Bündel, die Kammerschenkel und schließlich die Purkinje-Fasern fort und erreicht das Ventrikelmyokard. Das Besondere der Erregungsausbreitung innerhalb des Myokards ist die elektrische Verschaltung der Muskelzellen untereinander über Gap junctions, so daß sich die Erregung von einer Zelle auf die andere ausbreitet. **Gap junctions** sind Verbindungen zwischen den (Herzmuskel-)Zellen, die einen erniedrigten Membranwiderstand besitzen.

Folgende Zahlen gelten für den **Sinusknoten**:

Schwellenpotential:	$-30\,mV$
Maximales diastolisches Potential:	$-45\,mV$
Membranpotential nach Depolarisation:	$+10\,mV$

Folgende Zahlen gelten für das **Myokard**:

Schwellenpotential:	$-45\,mV$
Ruhemembranpotential:	$-52\,mV$
Membranpotential nach Depolarisation:	$+22\,mV$

Das Schwellenpotential des Sinusknotens muß weniger negativ sein als das der Ventrikelmuskulatur, da die Ventrikelzelle sonst möglicherweise vor dem Sinusknoten depolarisiert werden würde.
Nicht nur der Sinusknoten, sondern **das gesamte Erregungsleitungssystem des Herzens ist zur spontanen Impulsgebung befähigt**, so daß beim Ausfall des Sinusknotens ein anderes Erregungsbildungszentrum dessen Funktion übernimmt. Allerdings nimmt die Frequenz vom Sinusknoten als **primären Schrittmacher** (60 – 80/min), über den AV-Knoten als **sekundären Schrittmacher** (40 – 50/min) bis zum nachfolgenden ventrikulären Leitungssystem als **tertiären Schrittmacher** (25 – 40/min) ab. Wenn die Gefahr eines Herzstillstandes besteht, also z.B. bei sehr langsamer und unregelmäßiger Erregungsbildung, kann ein elektrischer Impulsgeber, ein **künstlicher Schrittmacher**, eingesetzt werden.

3.1–3/97.1   Antwort: D

☞ Lernkasten 3.2: „Erregungsbildung und Erregungsausbreitung im Herzen"

zu (A) Es handelt sich beim Erregungsbildungs- und -leitungssystem des Herzens nicht um Nervenfasern, sondern um Herzmuskelfasern, die sich besonders differenziert haben.

zu (B) Die Amplitude des Aktionspotentials ist im Sinus- und AV-Knoten relativ niedrig, während im His'schen Bündel und in den Purkinje-Fasern wesentlich höhere Werte erreicht werden (☞ auch Abb. 3.5).

zu (C) Die Erregungsleitungsgeschwindigkeit der einzelnen Strukturen des Herzens ist unterschiedlich (☞ auch Tab. 3.2).

zu (D) Im Sinusknoten kommt es nach der Repolarisierung zu einer langsamen spontanen Depolarisation, die nach Erreichen des Schwellenpotentials eine neue Erregung auslöst. Diese wird zum Arbeitsmyokard weitergeleitet. Im Gegensatz dazu erfolgt die Depolarisation im Arbeitsmyokard sehr rasch. Eine Ursache ist die größere Dichte von Na^+- Kanälen im Myokard, die maßgeblich für die Depolarisation verantwortlich sind.

zu (E) Noradrenalin ist Transmitter des Sympathikus. Dieser hat u.a. eine positiv chronotrope Wirkung am Herzen, indem er die Steilheit der langsamen diastolischen Depolarisation erhöht.

3.1 – 3/97.2   Antwort: E

Freie Ca^{2+}-Ionen haben im Extrazellulaerraum eine Konzentration von etwa 2 mmol/l = $2 \cdot 10^{-3}$ mol/l. In der Herzmuskelzelle beträgt die freie Ca^{2+}-Konzentration bei maximaler Erschlaffung während der Diastole 10^{-7} mol/l, bei maximaler Kontraktion während der Systole 10^{-5} mol/l. In der Diastole ist die zytosolische Konzentration am Herzmuskel also um maximal $2 \cdot 10^{-4}$ mol/l, in der Systole um $2 \cdot 10^{-2}$ mol/l geringer (E ist richtig).

3.1 – 3/97.3   Antwort: B

In der relativen Refraktärphase ist das Na^+-System teilweise inaktiviert. Daher ist die Reizschwelle, um ein erneutes Aktionspotential auszulösen, stark erhöht. Es muß eine höhere Reizspannung zur Auslösung eines Aktionspotentials verwendet werden. Außerdem hat das Aktionspotential im Vergleich zu einem Aktionspotential, das außerhalb der Refraktärphase ausgelöst wurde, eine kleinere Amplitude (B ist richtig).

3.1 – 8/96.1   Antwort: D

☞ Lernkasten 3.1: „Aktionspotential am Herzen" und Lernkasten 3.2: „Erregungsbildung und Erregungsausbreitung im Herzen"

zu (A), (B) und (C) Diese Aussagen sind richtig. Zur Wiederholung: Während der diastolischen Spontandepolarisation vermindert sich die K^+-Leitfähigkeit kontinuierlich. Ein langsamer Na^+- und Ca^{2+}-Einstrom in die Zelle führt zu einer langsamen Depolarisation. Wenn das Schwellenpotential erreicht ist, erhöht sich die Na^+- und Ca^{2+}-Leitfähigkeit, es kommt zum Aktionspotential. Während der Repolarisationsphase steigt die K-Leitfähigkeit.

zu (D) Der **Sympathikus** vermittelt seine Wirkung am Herzen durch Adrenalin über β_1-Rezeptoren. Er wirkt **positiv chronotrop**, **positiv dromotrop** und **positiv inotrop**. Die positiv chronotrope Wirkung des Sympathikus kommt durch eine erhöhte Ca^{2+}-Leitfähigkeit und eine verminderte K^+-Leitfähigkeit zustande, was wiederum ein steileres Präpotential (Beschleunigung der diastolischen Spontandepolarisation) zur Folge hat (Aussage ist falsch).

zu (E) Der **Parasympathikus** (N. vagus, Transmitter: Acetylcholin) wirkt **negativ chronotrop**, **negativ dromotrop** und indirekt auch **negativ ionotrop**. Seine negativ chronotrope Wirkung kommt durch erhöhte K^+-Leitfähigkeit mit resultierender Abflachung des Präpotentials und negativerem MDP zustande (Aussage richtig).

3.1 – 8/96.2   Antwort: E

Der Na^+/Ca^{2+}-Austauscher der Herzmuskelzellmembran transportiert während der Diastole ein Ca^{2+}-Ion aus der Zelle heraus und drei Na^+-Ionen in die Zelle hinein. Dabei handelt es sich um einen elektrogenen Transport (B, C sind falsch). Weiterhin ist dieser Transport sekundär aktiv, da die Energie für ihn durch die Na^+-K^+-ATPase bereitgestellt wird (A ist falsch). Der durch die Na^+-K^+-ATPase aufgebaute elektrochemische Na^+-Gradient stellt auch den Antrieb für den Na^+/Ca^{2+}-Transport dar (E ist richtig).

Digitalisglykoside sind kontraktionsfördernde Herzmedikamente, die die Na^+/K^+-ATPase der Herzmuskelzelle blockieren, so daß u.a. die Energie für den Na^+/Ca^{2+}-Austausch nicht mehr zur Verfügung steht. Ca^{2+} nimmt intrazellulär an Konzentration zu und fördert so die Kontraktionskraft des Herzens (D ist falsch).

3.1. – 3/96.1   Antwort: E

In der Frage wird ausdrücklich nach der Erregungsausbreitung zwischen den einzelnen Herzmuskelzellen gefragt.

Diese erfolgt über Gap junctions (E ist richtig, B, C, D sind falsch).

Eine motorische Endplatte ist die synaptische Verbindung von Motoneuron und quergestreifter Muskelfaser. Sie spielt bei der Herzerregung keine Rolle (A ist falsch). Der Themenkreis wird genauer in Kapitel 12 behandelt.

Lernkasten 3.3	EKG

Während der Erregung der Herzmuskulatur entstehen Potentialschwankungen im Herzen, die als **Elektrokardiogramm (EKG)** in stark abgeschwächter Form von der Körperoberfläche abgeleitet werden können. Aus den zahlreichen Potentialunterschieden zwischen den Einzelzellen (Einzelvektoren) läßt sich zu jedem Zeitpunkt ein Summenvektor (Integralvektor) des Gesamtherzens rekonstruieren. Dies ist möglich, da alle Zellen des Herzens ein **funktionelles Synzytium** bilden. Der Summenvektor des Gesamtherzens verändert sich während des Erregungsablaufs in Größe und Form, wobei er die Hauptrichtung der Ausbreitung bzw. Rückbildung der Erregung beschreibt. Daraus ergeben sich die typischen Wellen und Zacken des EKG's:

Lernkasten 3.3 Fortsetzung   **EKG**

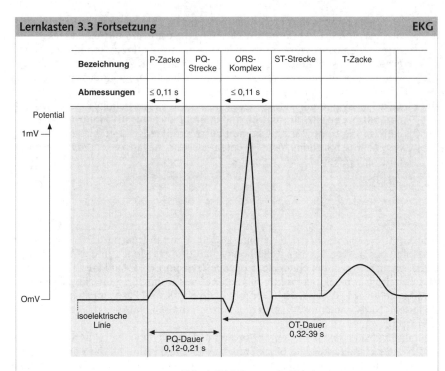

Bezeichnung	P-Zacke	PQ-Strecke	ORS-Komplex	ST-Strecke	T-Zacke	
Abmessungen	≤ 0,11 s		≤ 0,11 s			

Zeiten bei Ruhefrequenz von 70/ min

Abb. 3.2: EKG (aus M.-A. Schoppmeyer, S. Schmidt: Physiologie, Mediscript-Verlag, 1995, S. 154, Abb. 3.6)

P-Zacke: Erregungsausbreitung über die Vorhöfe
PQ-Strecke: Erregung der Vorhöfe
QRS-Komplex: Erregungsausbreitung über die Ventrikel
ST-Strecke: Erregung der Ventrikel
T-Welle: Erregungsrückbildung in den Ventrikeln.

Die Darstellung der Erregungsausbreitung wird durch die Lage der ableitenden Elektroden beeinflußt. Es werden Extremitätenableitungen und Brustwandableitungen (V_1–V_6) unterschieden.

Zu den **Extremitätenableitungen** zählen:
▶ *bipolare Standardableitungen nach Einthoven:*
     I.   Ableitung: rechter Arm   –   linker Arm
     II.   Ableitung: rechter Arm   –   linker Fuß
     III.   Ableitung: linker Arm   –   linker Fuß
▶ *unipolare Ableitungen nach Goldberger:*
     aVR: rechter Arm – Bezugselektrode
           gebildet aus dem Zusammenschluß von linkem Arm,
           rechtem und linkem Bein
     aVL: linker Arm – Bezugselektrode
           gebildet aus dem Zusammenschluß von linkem Arm,
           rechtem und linkem Bein
     aVF: linkes Bein – Bezugselektrode
           gebildet aus dem Zusammenschluß von rechtem Bein,
           linkem und rechtem Arm

Arme und Beine wirken bei den bipolaren Ableitungen nach Einthoven wie verlängerte Elektroden. So liegen die eigentlichen Ableitorte am Rumpf und lassen sich angenähert als Eckpunkte eines gleichseitigen Dreiecks auffassen, dessen Seiten die Ableitungsrichtungen darstellen.

Mißt man die Amplituden der R-Zacken (QRS-Komplex) und addiert sie vektoriell mit Hilfe des Einthoven Dreiecks, erhält man den sogenannten Integralvektor für R oder die elektrische Herzachse, die mit der anatomischen Herzachse relativ gut übereinstimmt. Dafür wird die in den Ableitungen I–III gemessene Potentialdifferenz der R-Zacke auf die entsprechende Seite des Einthoven Dreiecks aufgetragen. In Abb. 3.3 ist diese Projektion des R-Vektors auf die verschiedenen Ableitungen dargestellt.

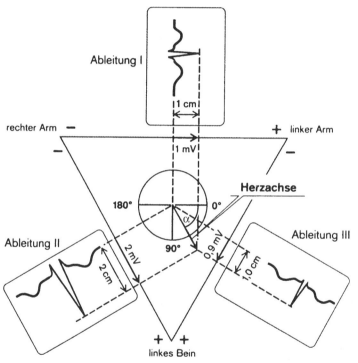

Abb. 3.3: Einthoven Dreieck (aus R. Klinke, S. Silbernagl: Lehrbuch der Physiologie, Thieme Verlag, 1994, S. 115. Abb. 7.22)

Nach der Lage der elektrischen Herzachse lassen sich verschiedene Lagetypen des Herzens unterscheiden. Mißt man nun den Winkel, den der R-Vektor mit der Horizontalen (Ableitung I nach Einthoven) bildet (Winkel α), sind die verschiedenen **Lagetypen des Herzens** zu unterscheiden (☞ Tab. 3.1).

Tabelle 3.1	Lagetypen des Herzens

Winkel α	Lagetyp
–30 bis 0	Überdrehter Linkstyp
0 bis +30	Linkstyp
+30 bis +60	Indifferenztyp (Normaltyp)
+60 bis +90	Steiltyp
+90 bis +120	Rechtstyp

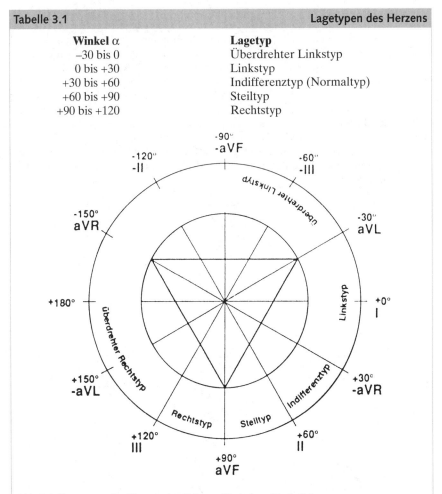

Abb. 3.4: Lagetypen des Herzens im Cabrera-Kreis (aus M.-A. Schoppmeyer, S. Schmidt: Physiologie, Mediscript-Verlag, 1995, S. 157, Abb. 3.16)

Der Lagetyp ist direkt aus der QRS-Form im EKG ableitbar:

▶ **Rechtstyp**: In den Extremitätenableitungen zeigt sich der kleinste QRS-Komplex mit negativer R-Zacke in I und größter Amplitude in Ableitung III.

▶ **Linkstyp**: Größter QRS-Komplex in I, negativer QRS-Komplex in III.

▶ **Steiltyp**: Größter QRS-Komplex in II, der QRS-Komplex in III ist größer als in I.

▶ **Indifferenztyp**: Auch hier ist der größte QRS-Komplex in II zu finden, aber der QRS-Komplex in III ist kleiner als in I.

3.1 – 3/96.2   **Antwort: A**

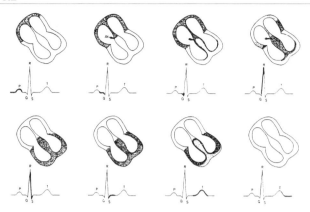

Abb. 3.5: Erregungsausbreitung im Herzen mit zugehörigem EKG-Bild
(aus U. Gresser, D. Lüftner, M. Adjan: Physiologie, Mediscript-Verlag, 3. Aufl., S. 35)

Zu (A)Hier wird von der Erregungsleitung durch den AV-Knoten gesprochen, richtig
     wäre aber, daß die **Erregung des AV-Knotens** gleich der Dauer des PQ-Inter-
     valls ist.

3.1 – 8/95.1   **Antwort: B**

Die im EKG gemessenen Spannungen in den Extremitätenableitungen liegen um
1 mV (B). In seltenen Fällen können jedoch beim Niederspannungs-EKG (z.B. bei
Perikarderguß, Lungenemphysem oder starkem subcutanen Fettgewebe) auch Ausschläge kleiner 0,5 mV auftreten. Ausschläge im Bereich von 10 mV und größer treten im EKG in der Regel in keiner Ableitung auf (A, C, D, E sind falsch).
Aus dem Einthoven Dreieck (☞ Abb. 3.3) läßt sich ableiten, daß beim Indifferenztyp
der größte QRS-Komplex in Ableitung II vorliegt (B ist richtig).

3.1 – 8/95.2   **Antwort: C**

Ein (elektrisches) Aktionspotential löst an der Herzmuskelzelle eine (mechanische)
Kontraktion aus, was als **elektromechanische Koppelung** bezeichnet wird. Eine wesentliche Rolle spielen dabei die Ca^{2+}-Ionen, die beim Eintreffen eines Aktionspotentials aus dem sarkoplasmatischen Retikulum freigegeben werden. Die Ca^{2+}-Kon-
zentration steigt im Zytosol der Herzmuskelzelle an. Ca^{2+} bindet an das Troponin der
Herzmuskelzelle und ermöglicht die Interaktion der Aktin- und Myosinfilamente.
Anschließend wird Ca^{2+} aktiv in den intrazellulären Speicher eingepumpt, der Muskel erschlafft. Zwischen der Zuckungsgröße der Herzmuskelzelle und der Ca^{2+}-
Außenkonzentration besteht eine direkte Proportionalität:
**hohe [Ca^{2+}] bewirkt eine Dauerkontraktion, Ca^{2+}-freies Medium bewirkt Aufhebung
der Kontraktionsfähigkeit.**
Das Fehlen von Myokardkontraktionen bei erhaltenen Aktionspotentialen nennt
man **elektromechanische Entkoppelung** (C ist richtig). Sie tritt z.B. im Ca^{2+}-freien
Medium auf.

Zu (D) Durch das **EKG** können Potentialdifferenzen zwischen der erregten und der unerregten Herzmuskelzelle abgeleitet werden, bei der elektromechanischen Entkoppelung wird die Herzmuskelzelle aber nicht erregt.

Zu (E) Das **Aktionspotential des Myokards** zeichnet sich nach lokaler Depolarisation durch eine **schnelle Aufstrichphase** mit initialer Spitze aus, an die sich die **Repolarisationsphase mit längerem Plateau** anschließt, bevor die Rückkehr zum Ruhepotential erfolgt. Während der schnellen Depolarisation des Plateaus und der Repolarisation ist durch stärksten Reiz keine Erregung auszulösen (**absolute Refraktärzeit**).

3.1 – 3/95.1   Antwort: A

Bei einem Winkel α der elektrischen Herzachse von +45° ist der negativste Ausschlag eines Vektors (entspricht Ableitung) bei +45° – 180° = –135° zu erwarten. Die diesem Wert am nächsten liegende Ableitung ist Ableitung aVR (-150°) (☞ Abb. 3.4: „Cabrera-Kreis").

3.1 – 3/95.2   Antwort: B

zu (2) und (3)   Bei der Inspiration dreht sich die elektrische Herzachse nach rechts bzw. der Lagetyp wird steiler (3 ist falsch). Damit vermindert sich beim Indifferenztyp auch die Amplitude des QRS-Komplexes in Ableitung I (2 ist richtig).

zu (1)   Bei der respiratorischen Arrhythmie kommt es zu einer atemsynchronen Schwankung der Herzfrequenz. Während der Inspiration nimmt die Herzfrequenz zu, während der Exspiration nimmt sie ab.

3.1 – 3/95.3   Antwort: E

☞ Abb. 3.6: „Aktionspotentiale in verschiedenen Regionen des Herzens"
Das Aktionspotential einer Ventrikelmyokardzelle ist in Abb. E dargestellt.

3.1 – 8/94.1   Antwort: A

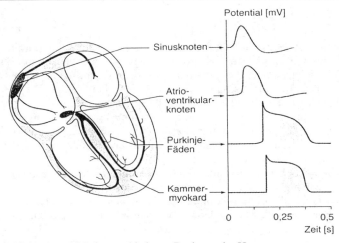

Abb. 3.6 Aktionspotentiale in verschiedenen Regionen des Herzens
(aus P. Deetjen, E.-J. Speckmann: Physiologie, U&S, 2. Aufl., 1994, S. 314, Abb. 8.8)

Abb. 3.6 zeigt typische Aktionspotentiale in den verschiedenen Regionen des Herzens. Ihre Reihenfolge und Zeitversetzung entspricht der Entstehung im Erregungszyklus des Herzens. Das dargestellte Aktionspotential ist typisch für eine Zelle des **Sinusknotens**.

3.1 – 8/94.2   Antwort: A

Die EKG-Standardableitungen lassen sich in ein Vektordiagramm einordnen (☞ Abb. 3.4: „Cabrera-Kreis"). Dabei zeigt Ableitung aVF nach unten (+90°). Somit tritt die kleinste Potentialdifferenz der R-Zacke (QRS-Amplitude) in Ableitung I auf (0°). Diese steht senkrecht auf aVF.

3.1 – 8/94.3   Antwort: B

Für die Kontraktion der Herzmuskelzelle werden Ca^{2+}-Ionen benötigt. Diese strömen während der Plateauphase des Aktionspotentials aus dem Extrazellularraum in das Faserinnere ein. Weiterhin werden aus dem intrazellulär gelegenen sarkoplasmatischen Retikulum Ca^{2+}-Ionen freigesetzt. Die Höhe der zytoplasmatischen Ca^{2+}-Konzentration bestimmt die Stärke einer Kontraktion. Somit wirkt Ca^{2+} positiv inotrop.

zu (1) Während der Diastole wird Ca^{2+} durch eine ATP-getriebene Pumpe in die terminalen Zisternen des sarkoplasmatischen Retikulums zurückgepumpt (richtig).

Zu (2) und (4) Weiterhin wird Ca^{2+} mit Hilfe eines Na^+/Ca^{2+}-Austausch-Carriers in den Extrazellularraum transportiert. Dieser Carrier transportiert 3 Na^+ für 1 Ca^{2+} und ist damit elektrogen.

zu (3) Strömt vermindert Na^+ in die Myokardzellen ein (z.B. durch Blockade der Na^+-K^+-ATPase bei therapeutischer Gabe von Herzglykosiden) wird im Gegenzug auch weniger Ca^{2+} aus der Zelle heraustransportiert. Dies verbessert die Kontraktionskraft des Herzens (richtig).

3.1 – 3/94.1   Antwort: E

Anhand des Einthoven Dreiecks (☞ Abb. 3.3) kann man sich verdeutlichen: Ein Rechtstyp von +120° ist im EKG gekennzeichnet durch die größte Amplitude des QRS-Komplexes in Ableitung III (1 ist richtig) und eine vorwiegend negative Amplitude des QRS-Komplexes in Ableitung I (3 ist richtig). Die Amplitude des QRS-Komplexes in Ableitung II ist positiv, jedoch kleiner als in Ableitung III. Die Ableitung aVR steht senkrecht zur Ableitung III und hat damit die kleinste Amplitude (2 ist falsch).

Der Lagetyp ist direkt aus der QRS-Form im EKG ableitbar:

▸ **Rechtstyp**: In den Extremitätenableitungen zeigt sich der kleinste QRS-Komplex mit negativer R-Zacke in I und größter Amplitude in Ableitung III.

▸ **Linkstyp**: Größter QRS-Komplex in I, negativer QRS-Komplex in III.

▸ **Steiltyp**: Größter QRS-Komplex in II, der QRS-Komplex in III ist größer als in I.

▸ **Indifferenztyp**: Auch hier ist der größte QRS-Komplex in II zu finden, aber der QRS-Komplex in III ist kleiner als in I.

3.1 – 3/94.2   Antwort: E

☞ Abb. 3.6: „Aktionspotentiale in verschiedenen Regionen des Herzens"
zu (A) Aktionspotential des His-Bündels.
zu (B) Aktionspotential der Purkinje-Fasern.
zu (C) Aktionspotential des Kammermyokards.
zu (D) Aktionspotential des Sinusknotens.
zu (E) Aktionspotential des Vorhofmyokards.

3.1 – 8/93.1   Antwort: D

In den verschiedenen Herzteilen ist die Aktionspotentialdauer unterschiedlich lang
(☞ Tab. 3.2).

Tabelle 3.2	Aktionspotentialdauer im Herzen
Herzteil	**Aktionspotentialdauer**
Sinusknoten	0,2 s
Vorhof	0,3 s
AV-Knoten	0,25 s
Purkinje-Faser	0,4 s
Myokard	0,35 s

Aus Tab. 3.2 wird ersichtlich, daß die Purkinje-Faser und deren Endaufzweigungen
die längste Aktionspotentialdauer besitzen (☞ auch Abb. 3.5). Diese lange Dauer
schützt das Herz vor einer vorzeitigen erneuten Erregung (**reentry**), da es sich noch
in der absoluten Refraktärzeit befindet.

3.1 – 8/93.2   Antwort: D

☞ Lernkasten 3.3: „EKG"
zu (C) Die Erregungsverzögerung im AV-Knoten findet während der PQ-Strecke
statt. Diese ist deshalb auch ein Maß für die AV-Überleitungszeit (PQ-Strecke
> 0,2 s → AV-Block).
zu (A), (D) Während des QRS-Komplexes beginnt die Ventrikelerregung auf der linken Seite des Kammerseptums und breitet sich von dort basiswärts und von
innen nach außen aus. Die Ausbreitung endet an der Spitze des rechten Ventrikels. Jetzt ist das gesamte **Ventrikelmyokard gleichmäßig erregt**, und die ST-
Strecke hat begonnen (A ist falsch, D ist richtig).

3.1 – 8/93.3   Antwort: B

Mit dieser Frage wird leider Wissensstoff des 1. oder gar 2. Staatsexamens abgefragt.
Eine Rechtsdrehung der Herzachse wird u.a. beobachtet bei Rechtsherzbelastung,
z.B. bei einer chronischen Widerstandserhöhung im Lungenkreislauf (Cor pulmo-
nale), als Folge einer Linksherzinsuffizienz oder bei Klappenfehlern.
Eine Linksdrehung der Herzachse wird u.a. beobachtet bei Linksherzbelastung, z.B.
bei einem arteriellen Bluthochdruck (D ist falsch), Adipositas (E ist falsch), Schwangerschaft (C ist falsch).

3.1 – 8/93.4   Antwort: B

Die Geschwindigkeit der Fortleitung von Aktionspotentialen ist im AV-Knoten am niedrigsten. Dies hat zur Folge, daß der AV-Knoten abnorm gesteigerte Frequenzen, z.B. bei Vorhofflimmern nicht überleitet („Frequenzsieb"). Der Grund dafür ist, daß diese Erregungen in die Refraktärphase des vorausgegangenen Aktionspotentials fallen, das sich relativ langsam über den AV-Knoten ausbreitet.

Die einzelnen Leitungsgeschwindigkeiten sind aus Tab. 3.2 zu entnehmen.

Tabelle 3.3	Leitungsgeschwindigkeiten im Herzen
Struktur	**Leitungsgeschwindigkeit**
Sinusknoten	0,05
Vorhofmuskulatur	0,8 – 1,0
AV-Knoten	0,05
His-Bündel	1,0 –1,5
Tawara-Schenkel	1,0 – 1,5
Purkinje-Fasern	3,0 – 3,5
Ventrikelmuskulatur	1,0

3.1 – 3/93.1   Antwort: D

☞ Lernkasten 3.3: „EKG"

zu (1) Bei einem Steiltyp beträgt der Winkel α zur Horizontalen 60° bis 90°.

zu (2) Die Länge der Vektorpfeile in I und aVF läßt sich aus dem Summationsvektor konstruieren. Sie ist ein Maß für die Flächen zwischen QRS-Komplex und Nullinie und damit auch in etwa ein Maß für die Amplitude des QRS-Komplexes. Beim Steiltyp ist die Amplitude des QRS-Komplexes in aVF größer als in I.

zu (3) Die R-Zacke in II ist, wie sich aus dem Einthoven-Dreieck (Abb. 3.2) ablesen läßt, beim Steiltyp in jedem Fall positiv.

3.1 – 8/92.1   Antwort: E

☞ Lernkasten 3.3: „EKG"

zu (A) Die Erregungsbildung im Sinusknoten ist im Standard-EKG nicht sichtbar. Die P-Zacke wird durch die Ausbreitung der Erregung in der Vorhofmuskulatur verursacht.

zu (B) Die Ausbreitung der Vorhoferregung endet mit der P-Zacke. Die Rückbildung der Vorhoferregung ist im EKG nicht sichtbar, weil sie zeitlich in den QRS-Komplex fällt.

zu (C) Da die Erregung der Kammer, die sich als QRS-Komplex im EKG zeigt, durch die atrioventrikuläre Überleitung ausgelöst wird, muß diese zeitlich vor der Kammererregung liegen.

zu (D) Die Ausbreitung der Kammererregung erzeugt im EKG den QRS-Komplex, nicht die ST-Strecke.

zu (E) Auf die Kammererregung folgt die ST-Strecke, die das Zeichen für die totale Kammererregung darstellt. Die Rückbildung der Kammererregung entspricht der T-Welle.

3.1 – 8/92.2 Antwort: C

Die Fortleitung der Erregung vom Sinusknoten zum AV-Knoten des Herzens dauert etwa 50 ms. Die Ausbreitungsgeschwindigkeit der Erregung beträgt in der Vorhofmuskulatur 0,8 m/s (☞ auch Tab. 3.2).

3.1 – 8/92.3 Antwort: E

zu (A) Der Ort der Erregungsbildung kann anhand der Frequenz der Herzaktion vermutet werden (Sinusknoten: 60 – 80/min, AV-Knoten 40 – 60/min, tertiäres Erregungsbildungszentrum 25 – 40/min). Aber der QRS-Komplex erlaubt Rückschlüsse auf die Herkunft der Erregung. So zeigen sich ventrikuläre Extrasystolen als deformierte QRS-Komplexe im EKG.

zu (B) und (C) Durch die räumliche Anordnung der Elektroden können Richtung und zeitlicher Verlauf der Erregungsausbreitung im Herzen und damit auch die Herzachse beurteilt werden .

zu (D) Mit Hilfe des EKG´s kann die Art von Herzrhythmusstörungen bestimmt werden (z.B. Extrasystolen, Kammerflimmern).

zu (E) Mit der **Inotropie** wird die Kontraktionskraft des Herzens beschrieben. Sie läßt sich über das EKG nicht beurteilen.(Aussage falsch)

3.1 – 8/92.4 Antwort: A

zu (A) Während der Plateauphase des Aktionspotentials sind die Na^+-Kanäle **nicht** aktivierbar (**absolute Refraktärzeit**). Anschließend sind sie nur durch hohe Reizintensitäten aktivierbar (**relative Refraktärzeit**). Ein zu diesem Zeitpunkt eintreffendes Aktionspotential kann eine unkoordinierte Kammertätigkeit auslösen. Daher wird dieser Zeitpunkt auch **vulnerable Phase** genannt.

zu (C) und (D) Die Höhe des Membranpotentials im Augenblick des Eintreffens eines Aktionspotentiales entscheidet über die Antwort der Herzmuskelzelle. Bei Werten positiver als –40 mV sind Na^+-Kanäle nicht aktivierbar. Bei Werten von –40 bis –80 mV sind sie unvollständig, bei Werten ab –80 mV vollständig aktivierbar.

zu (E) Steigt die extrazelluläre Ca^{2+}-Konzentration, wird die Zellmembran depolarisiert (Ruhemembranpotential verschiebt sich zu positiveren Werten) und die Na^+-Kanäle sind nur noch bedingt aktivierbar. Extrazelluläres Ca^{2+} übt so einen membranstabilisierenden Effekt aus. Umgekehrt führt eine Abnahme der extrazellulären Ca^{2+}-Konzentration zu einer erleichterten Aktivierbarkeit der Na^+-Kanäle. Aktionspotentiale können leichter ausgelöst werden.

3.1 – 8/92.5 Antwort: C

☞ Lernkasten 3.2: „Erregungsbildung und -ausbreitung im Herzen"

zu (1) Fällt der Sinusknoten als Herzschrittmacher aus übernimmt in der Regel der AV-Knoten diese Funktion. Er erzeugt Frequenzen von 40 – 50/min (Sinusknoten 60 – 80/min), so daß das Herz **bradykard** wird (Aussage falsch).

zu (2) Wenn die Erregung vom AV-Knoten ausgeht, wird die Vorhofmuskulatur rückwärts erregt. Dies drückt sich im EKG durch eine fehlende oder abnorme P-Zacke aus. Das Ventrikelmyokard wird hingegen völlig regulär erregt, so daß der QRS-Komplex unverändert bleibt (Aussage falsch).

zu (3) Um den Anforderungen des Kreislaufs gerecht zu werden, muß das Herz-Zeit-Volumen auch unter einem AV-Knotenrhythmus annähernd dem des Sinusrhythmus entsprechen. Durch die sich einstellende **Bradykardie** verlängert sich die Diastole und damit auch die Füllungszeit des Herzens, so daß ein größeres Schlagvolumen erreicht werden kann (Aussage richtig).

3.1 – 3/92.1   Antwort: A

☞ Lernkasten 3.1 „Aktionspotential am Herzen" und Lernkasten 3.2: „Erregungsbildung und -ausbreitung im Herzen"

An die Repolarisation der Zellmembran schließt sich die **spontane diastolische Depolarisation** an. Sie wird durch eine erneute Abnahme der K^+-Leitfähigkeit hervorgerufen. Erreicht sie einen bestimmten Schwellenwert, wird erneut ein Aktionspotential ausgelöst.

zu (1) und (3)   Das Schwellenpotential des Sinusknotens muß weniger negativ sein als das der Ventrikelmuskulatur. Ansonsten würde die Ventrikelzelle möglicherweise vor dem Sinusknoten depolarisiert werden. Das Schwellenpotential des Sinusknotens liegt bei ca. –30 mV, das der Ventrikelmuskulatur bei –45 mV.

zu (2)   Das **maximale diastolische Potential** (MDP) ist definiert als negativstes Zellpotential im Laufe eines Erregungszyklus (–45mV). Das Schwellenpotential zur Auslösung eines Aktionspotentials ist weniger negativ (–30 mV).

3.1 – 3/92.2   Antwort: A

zu (A)   Der Übergang von absoluter zu relativer Refraktärzeit ist gekennzeichnet durch die zunehmende Anzahl aktivierbarer Na^+-Kanäle (Aussage richtig).

zu (B)   Die Membranleitfähigkeit für K^+-Ionen steigt während der absoluten Refraktärzeit stetig an.

zu (C)   Die Membranleitfähigkeit für Ca^{2+}-Ionen ist kurz nach der Spitze des Aktionspotentials maximal. Am Ende der absoluten Refraktärzeit ist sie bereits deutlich gesunken.

zu (D)   Erst nach Ablauf der relativen Refraktärzeit ist das Ruhepotential wieder erreicht.

zu (E)   ☞ Kommentar zu Frage 3.1-3/92.1 Die spontane diastolische Depolarisation beginnt mit dem Ende eines Aktionspotentials. Am Ende der absoluten Refraktärzeit ist das Aktionspotential jedoch noch nicht beendet.

3.1 – 8/91.1   Antwort: C

zu (A)   Fällt der Sinusknoten mit seiner Frequenz von 60 – 80/min aus, springt der AV-Knoten mit einer Frequenz von 40 – 50/min ein.

zu (B)   Die Fasern des linken N. vagus innervieren in erster Linie den AV-Knoten, die des rechten N. vagus den Sinusknoten.

zu (C)   Durch die Verzögerung der Erregungsleitung im AV-Knoten wird eine **aufeinanderfolgende** Kontraktion von Vorhof und Kammern erreicht.

zu (D)   Die Leitungsgeschwindigkeit beträgt im AV-Knoten 0,05 m/s, im Kammermyokard 1 m/s.

zu (E)   Die PQ-Strecke im EKG spiegelt die Leitungsverzögerung im AV-Knoten wider.

3.1 – 8/91.2   Antwort: A

☞ Lernkasten 3.2: „Erregungsbildung und -ausbreitung im Herzen"

Die Muskulatur der Vorhöfe und der Kammern bildet ein **funktionelles Synzytium**. Wenn nur eine Muskelfaser überschwellig gereizt wird, wird die Erregung über Gap junctions an alle anderen Fasern weitergeleitet (Aussage 1 ist richtig). Morphologisch nachweisbare Zellgrenzen bilden dabei kein Hindernis (Aussage 2 ist richtig). Im Gegensatz dazu wird im Skelettmuskel die Erregung nicht von einer Muskelfaser zur nächsten übertragen. Es reagiert immer nur die überschwellig gereizte einzelne Faser.

3.1 – 8/91.3   Antwort: B

☞ Lernkasten 3.3: „EKG"

Beim QRS-Komplex lautet die negative Zacke vor dem ersten positiven Ausschlag Q-Zacke. Die negative Zacke nach der positiven Zacke wird definitionsgemäß S-Zacke genannt. Die positive Zacke selbst heißt R-Zacke. Folglich handelt es sich bei dem vorliegenden Komplex beim ersten negativen Ausschlag um eine Q-Zacke, beim zweiten positiven Ausschlag um eine R-Zacke.

3.1 – 8/90.1   Antwort: A

☞ Lernkasten 3.1: „Aktionspotential am Herzen"

zu (B) Die absolute Refraktärzeit schützt vor kreisenden Erregungen.

zu (C) Die absolute Refraktärzeit ist sowohl im Erregungsleitungsgewebe als auch im Arbeitsmyokard nachweisbar.

zu (D) Entsprechend der Dauer eines Aktionspotentials verlängert sich auch dessen absolute Refraktärzeit.

zu (E) Durch die erniedrigte K^+-Leitfähigkeit während der Plateauphase eines Aktionspotentials wird die Repolarisation verzögert. Ursache der absoluten Refraktärzeit ist jedoch die Inaktivierbarkeit der Na^+-Kanäle.

3.1 – 8/89.1   Antwort: A

Die gekoppelte Na^+-K^+-Pumpe transportiert pro Zyklus drei Na^+-Ionen aus der Zelle hinaus und zwei K^+-Ionen in die Zelle hinein. Sie beeinflußt dadurch das Membranpotential und wirkt elektrogen.

3.1 – 8/89.2   Antwort: C

Bei der **respiratorischen Arrhythmie** handelt es sich um eine atemsynchrone Beeinflussung des Sinusrhythmus (3 ist richtig). Durch den Druckabfall im Thorax bei Inspiration kommt es zu einem vermehrten Blutrückfluß zum Herzen, der reflektorisch eine Erhöhung der Herzfrequenz nach sich zieht (1 ist falsch). Es handelt sich dabei nicht um Extrasystolen (2 ist richtig), sondern um eine Beschleunigung des Sinusrhythmus. In der Exspirationsphase nimmt die Herzfrequenz entsprechend wieder ab.

3.1 – 3/87.1   Antwort: C

☞ Lernkasten 3.1: „Aktionspotential am Herzen"

zu (A) Eine diastolische Spontandepolarisation wird nur am Herzen beobachtet, nicht an der Skelettmuskulatur.

zu (B) Als **Overshoot** wird der positive Anteil des Aktionspotentials bezeichnet. Er tritt an der Skelettmuskelfaser ebenso wie an der Herzmuskelfaser auf.

zu (C) Mit zunehmender Erregungsfrequenz kommt es zu einer Verkürzung der Aktionspotentialdauer an der Herzmuskelzelle. Beim Skelettmuskel gibt es diese Anpassungserscheinung nicht.

zu (D) Die Inaktivierung der Na^+-Leitfähigkeit erfolgt in der Herzmuskelfaser und der Skelettmuskelfaser gleich schnell.

zu (E) Die K^+-Leitfähigkeit der Herzmuskelfaser ist während der Depolarisation zunächst erniedrigt. Erst gegen Ende des Aktionspotentials steigt die K^+-Leitfähigkeit wieder an.

3.1 – 3/87.2 **Antwort: C**

zu (A) Eine mäßige Hypokaliämie wirkt positiv chronotrop und positiv inotrop.

zu (B) Bei einer geringfügigen Hyperkaliämie ist das maximale diastolische Potential weniger negativ, so daß das Schwellenpotential zur Auslösung eines neuen Aktionspotentials schneller erreicht wird und die Herzfrequenz ansteigt (positiv chronotrop)

zu (C) Eine Hyperkalzämie erhöht die K^+-Leitfähigkeit der Membran. Folge ist, daß die Zellmembran schneller repolarisiert und das Aktionspotential verkürzt ist.

zu (D) Bei starker Hyperkaliämie führt das höhere mittlere diastolische Potential zu einer Inaktivierung der Na^+-Kanäle. Dadurch sind Anstiegssteilheit und Amplitude des Aktionspotentials vermindert. Zudem erhöht sich die Leitfähigkeit der Zellmembran für Ca^{2+}. Folge ist ein Sinken der Herzfrequenz (negativ chronotrop).

zu (E) Ein vermehrter Ca^{2+}-Einstrom hat positiv inotrope Wirkung, da Ca^{2+} eine entscheidende Rolle bei der Aktivierung des kontraktilen Apparates spielt.

3.1 – 8/86.1 **Antwort: B**

Die Erregung des Herzens erfolgt normalerweise durch den Sinusknoten. Sie ist an keine übergeordnete Aktivierung gebunden. Die sympathische und parasympathische Innervierung der Herzens dient lediglich der Anpassung der Herztätigkeit an die wechselnden Stoffwechselbedürfnisse der peripheren Organe. Dabei können Frequenz, Kontraktilität und Überleitungszeit beeinflußt werden. Beide Aussagen sind richtig, Verknüpfung falsch).

3.2 Herzmechanik

Lernkasten 3.4	Herzzyklus

Ein **Herzzyklus** besteht aus der **Systole** (Kontraktionsphase) und der **Diastole** (Erschlaffungsphase), die sich jeweils noch einmal in zwei Phasen unterteilen.:

Systole:

▶ **Anspannungsphase:** Die Systole beginnt mit einem schnellen Druckanstieg infolge einer **isovolumetrischen Kontraktion** der Ventrikelmuskulatur. Die Atrioventrikularklappen (AV-Klappen (Segelklappen): Mitral- und Trikuspidalklappe) und Taschenklappen (Semilunarklappen: Aorten- und Pulmonalklappe) sind geschlossen (erster Herzton, im EKG: Anfang R bis Ende S).

▶ **Austreibungsphase:** Wenn der Druck im linken und rechten Ventrikel den Druck in der Aorta (80 mmHg) bzw. in der A. pulmonalis überschritten hat, öffnen sich die Taschenklappen (im EKG: Ende S bis Ende T). Das Schlagvolumen wird in den Kreislauf ausgeworfen. Es beträgt unter Ruhebedingungen etwa 70 ml pro Herzschlag.

Diastole:

▶ **Entspannungsphase:** Durch den Druckabfall in den Ventrikeln schließen sich die Taschenklappen (zweiter Herzton). Es sind dann wieder alle Klappen des Herzens geschlossen (im EKG: Beginn mit Ende T).

▶ **Füllungsphase:** Ist der Ventrikeldruck unter den Vorhofdruck gesunken, öffnen sich die AV-Klappen und die Ventrikel füllen sich erneut mit Blut (im EKG: Ende T bis Anfang R).

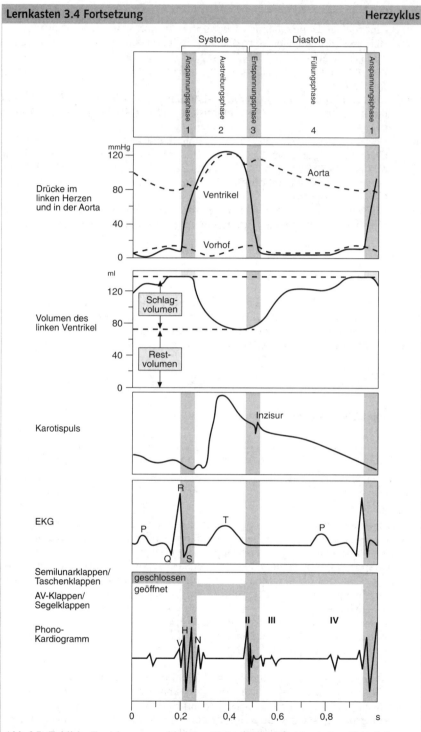

Lernkasten 3.4 Fortsetzung   **Herzzyklus**

Abb. 3.7: Zeitliche Zuordnung verschiedener Meßgrößen zur mechanischen Herzaktion (aus M.-A. Schoppmeyer, S. Schmidt: Physiologie, Mediscript-Verlag, 1995, S. 152, Abb. 3.2)

Lernkasten 3.5 **Druck-Volumen-Schleife des Herzens**

Von jedem Punkt der Ruhedehnungskurve des Herzens können sowohl isotonische als auch isovolumetrische Kontraktionen erfolgen. So läßt sich die **Kurve
der isotonischen und isovolumetrischen Maxima** konstruieren.

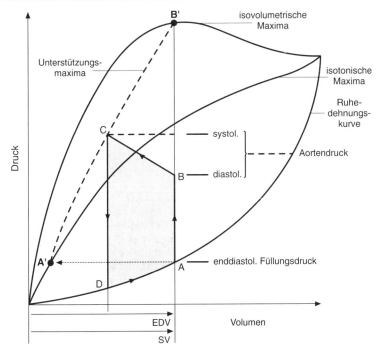

EDV = enddiastolisches Volumen
SV = Schlagvolumen

Abb. 3.8: Arbeitsdiagramm des Herzens (aus M.-A. Schoppmeyer, S. Schmidt:
Physiologie, Mediscript-Verlag, 1995, S. 153, Abb. 3.4)

Am *Punkt A* der Ruhedehnungskurve beginnt die **Anspannungsphase** der Systole
mit einem isovolumetrischen Druckanstieg.
Am *Punkt B* ist die Anspannungsphase beendet, die Aortenklappe öffnet sich, so
daß die **Austreibung** beginnt. Das intraventrikuläre Volumen nimmt ab, während
der Druck ansteigt (auxotonische Kontraktion).
Am *Punkt C* ist die Austreibungsphase beendet und die isovolumetrische **Entspannungsphase** beginnt.
Am *Punkt D* ist die Entspannungsphase beendet, die Mitralklappe öffnet sich und
der Ventrikel füllt sich erneut.

Strecke A – B: Isovolumetrische Anspannungsphase
Strecke B – C: Auxotonische Austreibungsphase
Strecke C – D: Isovolumetrische Entspannungsphase
Strecke D – A: Füllungsphase

Punkt A: Schluß der Atrioventrikularklappen
Punkt B: Öffnen der Taschenklappen
Punkt C: Schluß der Taschenklappen
Punkt D: Öffnen der Atrioventrikularklappen.

Lernkasten 3.5 Fortsetzung　　　**Druck-Volumen-Schleife des Herzens**

Die von den Punkten A, B, C, und D umschriebene Fläche entspricht der vom Herzen geleisteten Druck-Volumen-Arbeit.

Die **Herzarbeit** setzt sich zusammen aus **Druck-Volumen-Arbeit** und der **Beschleunigungsarbeit** (1 – 2% der Druck-Volumen-Arbeit). Die Druck-Volumen-Arbeit errechnet sich aus dem Produkt von Druck und Volumen:

$$\text{Arbeit} = \text{Druck} \cdot \text{Volumen}$$

Je höher der Druck bei gleichem Schlagvolumen ist, desto größer ist die geleistete Arbeit. Muß das Herz demnach gegen eine erhöhte Druckbelastung ein bestimmtes Schlagvolumen auswerfen, so erhöht sich die Herzarbeit.

3.2 – 3/97.1　　　　　　　　　　　　　　　　　　　　　　**Antwort: D**

☞ Lernkasten 3.4: „Herzzyklus"

Die Arbeitsdiagramme von Herzzyklus 1 und Herzzyklus 2 beginnen mit dem gleichen enddiastolischen Volumen (rechter unterer Punkt) (1 ist richtig).

In der darauf beginnenden Anspannungsphase muß jedoch ein höherer Druck erreicht werden, bevor das Volumen wieder abnimmt und die Austreibungsphase beginnt (rechter oberer Punkt). Der diastolische Aortendruck hat beim Herzzyklus 2 also zugenommen (3 ist richtig), so daß sich die Aortenklappe erst bei einem größeren Ventrikeldruck öffnet. Das Schlagvolumen nimmt daher ab und das im Ventrikel verbleibende endsystolische Volumen ist deutlich größer (linker unterer Punkt) (2 ist richtig).

Die von einem Arbeitsdiagramm umschriebene Fläche entspricht der Druck-Volumen-Arbeit, die vom linken Ventrikel während des jeweiligen Herzzyklus geleistet wird. Diese ist bei Herzzyklus 1 deutlich größer (4 ist falsch).

3.1 – 3/97.2　　　　　　　　　　　　　　　　　　　　　　**Antwort: D**

Die **arterio-koronar-venöse O_2-Konzentrationsdifferenz** beträgt am gesunden Herzen 10 bis 15 Vol.%. Sie kann auf etwa 17 Vol.% gesteigert werden. Bei Belastungen steigert das Herz seinen erhöhten O_2-Bedarf daher hauptsächlich durch eine erhöhte Durchblutung. Die Durchblutung kann bis auf das Vierfache (400 %) des Ruhewertes gesteigert werden. Wird die Koronardurchblutung also um 100 % gesteigert, ist die Koronarreserve noch nicht ausgeschöpft (C ist falsch). Der myokardiale O_2-Verbrauch steigt nahezu in gleicher Weise wie die Koronardurchblutung an, also um etwa 100 % (A ist falsch) Das O_2-Angebot entspricht damit also dem O_2-Bedarf des Herzens (E ist falsch).

Die **Koronardurchblutung** wird durch den Perfusionsdruck und den Gefäßwiderstand in den Koronarien beeinflußt, wobei der Perfusionsdruck in erster Linie von der Differenz zwischen mittleren Aortendruck und dem Druck im venösen Gefäßbett bestimmt wird. Wenn bei konstantem Strömungswiderstand der Aortendruck um 50 % zunimmt, kann die Koronardurchblutung lediglich um 50 % zunehmen (B ist falsch).

Sinkt der **Strömungswiderstand** bei konstantem mittleren Aortendruck um die Hälfte, steigt die Koronardurchblutung um das zweifache (also um 100 %, D ist richtig).

3.2 – 8/96.1   **Antwort: D**

☞ Lernkasten 3.4: „Herzzyklus"

zu (B) Im rechten Ventrikel werden während der Systole Drücke von etwa 20 mmHg erreicht, die dann in der Entspannungsphase der Diastole auf etwa 0 mmHg abfallen.

zu (D) Die **Blutversorgung der Herzkranzgefäße** (Koronarien) erfolgt vorzugsweise in der **Diastole**, da die Herzkranzgefäße während der Systole aufgrund der Kontraktion des Herzens zusammengedrückt werden.

3.2 – 3/96.1   **Antwort: D**

Mit dem Öffnen der Segelklappen beginnt die Füllungsphase. Der wesentliche Grund für die schnelle frühdiastolische Füllung der Ventrikel ist der **Ventilebenenmechanismus**. Die Ventilebene (Klappenebene) entspricht dem Übergang Vorhof-Kammer. Durch die Kontraktion des Herzmuskels während der Austreibungsphase wird die Ventilebene Richtung Herzspitze gezogen, die Vorhof-Kammer-Grenze verlagert sich nach kaudal und es wird ein Sog auf die herznahen Venen ausgeübt. Dieser sorgt für die Füllung der Vorhöfe. Während der Diastole bewegt sich die Ventilebene bei geöffneten AV-Klappen in ihre alte Stellung zurück, so daß ein Teil des Blutes ohne unmittelbare Bewegung in die Kammern gelangt (D ist richtig).

zu (A) Die Vorhofkontraktion liegt zeitlich im letzten Drittel der Diastole. Sie liefert lediglich einen Beitrag von 10 – 30% zur Ventrikelfüllung.

zu (B) Das Öffnen der Segelklappen erfolgt aufgrund des gegenüber den Herzkammern höheren Druckes in den Vorhöfen.

zu (C) In der Systole verkleinert sich das Lumen der Koronargefäße aufgrund der Herzmuskelkontraktion. Während der Diastole vergrößert es sich wieder, und es erfolgt der arterielle Bluteinstrom in die Koronargefäße. Somit wird der Koronarkreislauf während der Diastole besser durchblutet als während der Systole. Dies ist jedoch kein Grund für die Ventrikelfüllung in der Diastole.

zu (E) Der Venenpuls der V. jugularis zeigt die Druck- und Volumenänderungen in dieser Vene.

3.2 – 3/96.2   **Antwort: B**

zu (A) und (D)   Das linke Herz muß unter Ruhebedingungen ein Schlagvolumen von 70 ml transportieren und einen Druck von rund 100 mmHg gegenüber dem enddiastolischen Druck aufbringen. Das rechte Herz muß bei gleichem Schlagvolumen nur einen Druck von etwa 20 mmHg überwinden. Somit beträgt die Druckvolumenarbeit (Arbeit = Druck · Volumen) des rechten Ventrikels nur $^1/_5$ der des linken Ventrikels.

zu (B) Die **Beschleunigungsarbeit** berücksichtigt, daß das Schlagvolumen von rund 70 ml während der Austreibungsphase eine Beschleunigung erfährt. Dies bedeutet zusätzliche Arbeit. In Ruhe beträgt die Beschleunigungsarbeit aber nur ca. 1% der Druckvolumenarbeit. Bei Belastung und bei sklerotisch veränderten Arterien kann sie ansteigen, ist aber dennoch kleiner als die Druckvolumenarbeit des Herzens.

zu (C) Eine vermehrte Füllung des Herzens führt bei gleichem systolischen und diastolischen Druck zu einem vergrößerten Schlagvolumen und somit zu einer Mehrarbeit des Herzens (Frank-Starling-Mechanismus). Daher kommt es bei vergrößertem venösem Angebot zur Mehrarbeit des Herzens.

zu (E) Der Sympathikus steigert die Kontraktionskraft des Herzens unabhängig von der enddiastolischen Füllung. Im Arbeitsdiagramm kommt es so zu einer Erhöhung der isovolumetrischen Maxima. So erhöhen sich Schlagvolumen und Herzarbeit.

3.2 – 3/96.3   Antwort: E

☞ Abb. 3.7: „Zeitliche Zuordnung verschiedener Meßgrößen zur mechanischen Herzaktion"

Die Taschenklappen des Herzens sind in der Füllungs- und Anspannungsphase geschlossen (4 und 1), in der Austreibungsphase geöffnet und in der Entspannungsphase (3) wieder geschlossen.

3.2 – 8/95.1   Antwort: E

☞ Lernkasten 3.5: „Druck-Volumen-Schleife des Herzens"

Eine Erhöhung des venösen Rückstroms hat eine **Volumenbelastung** (**Vorlast**, „**preload**") des rechten Herzens zur Folge. Es kommt zu einer stärkeren diastolischen Füllung des Herzens. Der Punkt A der Druck-Volumen-Schleife verschiebt sich auf der Ruhedehnungskurve nach rechts, und es ergibt sich eine neue, größere Druck-Volumen-Schleife. Dies entspricht einem Anstieg der Herzarbeit. Ein erhöhtes Schlagvolumen muß gegen einen unveränderten Druck gepumpt werden (Aussage 1 ist richtig). Das enddiastolische Volumen (Punkt A) sowie die Druck-Volumen-Arbeit nehmen zu (Aussagen 2, 3 sind richtig). Wird dem Herzen also ein erhöhtes Schlagvolumen angeboten, pumpt es dieses wieder in die Körperperipherie zurück.

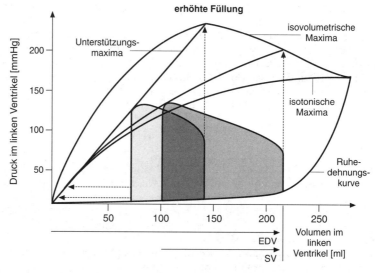

Abb. 3.9: Druck-Volumen-Schleife bei akuter Volumenbelastung
(aus P. Deetjen, E.-J. Speckmann: Physiologie, U&S, 2. Aufl., 1994, S. 310, Abb. 8.5c)

3.2 – 3/95.1   **Antwort: E**

zu (1) Die Bestimmung des Herz-Zeit-Volumens HZV nach dem **Fick´schen Prinzip** beruht darauf, daß das Lungen-Zeit-Volumen und das Herz-Zeit-Volumen identisch sind, da die Lunge im Hauptschluß des Blutkreislaufs liegt. Sind der O_2-Gehalt im venösen und arteriellen Blut sowie die in einer bestimmtem Zeiteinheit in der Lunge vom Blut aufgenommene O_2-Menge bekannt, so läßt sich das Herz-Zeit-Volumen nach folgender Formel berechnen:

$$HZV = \frac{O_2\text{-Aufnahme pro Minute}}{\text{arterio-venöse } O_2\text{-Konzentrationsdifferenz}}$$

zu (2) und (3) Auch mit Hilfe einer Variante des Fick´schen Prinzips kann das Herz-Zeit-Volumen gemessen werden. Hierbei wird ein **Indikator** (z.B. Farbstoff, kalte physiologische Kochsalzlösung, Isotope) herznah injiziert. Der Verlauf der Farbstoffkonzentration bzw. Bluttemperatur wird nach Durchmischung im Pulmonalkreislauf in einer Arterie gemessen. Aus dieser Mischung läßt sich die Passagezeit des Indikators bestimmen und so das Herz-Zeit-Volumen errechnen:

$$HZV = \frac{\text{injizierte Farbstoffmenge} \cdot 60\text{ s}}{\text{mittlere Boluskonzentration} \cdot \text{Passagezeit des Blutes}}$$

3.2 – 3/95.2   **Antwort: C**

☞ Lernkasten 3.4: „Herzzyklus" und Abb. 3.7: „Zeitliche Zuordnung verschiedener Meßgrößen zur mechanischen Herzaktion"

zu (C) Die Diastole beginnt mit der Entspannungsphase, nicht mit der Füllungsphase.

zu (D) Eine Steigerung der Herzfrequenz muß gleichzeitig mit einer Verkürzung der einzelnen Herzaktionen einhergehen. Dabei verkürzt sich vorwiegend die Diastole. Die Systole ist kaum betroffen.

Beispiel:

Frequenz [Schläge/min]	Systolendauer [s]	Diastolendauer [s]
70	0,28	0,58
150	0,25	0,15

3.2 – 3/95.3 **Antwort: E**

zu (A), (B) und (C)   Die **Ejektionsfraktion** ist der prozentuale Anteil des Schlagvolumens am enddiastolischen Volumen. Da das Schlagvolumen (Abstand der zwei vertikalen Linien) der Druck-Volumen-Schleife 2 gegenüber 1 abgenommen hat (C ist falsch) und enddiastolisches Volumen sowie enddiastolischer Druck (rechte untere Ecke des Diagrammes) gleich geblieben sind (B ist falsch), nimmt folglich die Ejektionsfraktion ab (A ist falsch).

zu (D) Die **Compliance C** ist ein Maß für die **Dehnbarkeit**. Sie berechnet sich wie folgt:

$$C = \frac{\Delta V}{\Delta P}$$

mit ΔV =   Volumenänderung
           ΔP =   transmurale Druckänderumg

Am Beginn der Diastole (linker oberer Punkt der Druck-Volumen-Schleife) ist ΔV in der Druck-Volumen-Schleife 2 kleiner, während ΔP in Druck-Volumen-Schleife 2 größer ist als in Druck-Volumen-Schleife 1. Damit ist in Druck-Volumen-Schleife 2 für eine geringere Volumenzunahme ein höherer Druck erforderlich und die frühdiastolische Compliance des Ventrikels sinkt.

zu (E) Als **Nachlast** („**afterload**") werden Faktoren bezeichnet, die als Nachbelastung auf das Herz einwirken. Hierzu gehört z.B. ein erhöhter peripherer Strömungswiderstand, der zu einer **Druckbelastung** des Herzens führt. Das Herz muß in der Systole einen höheren Druck aufbringen, um den Aortendruck zu überwinden, so daß es zu einer Austreibung kommt. Dies führt zu einer Verkleinerung des Schlagvolumens, so daß am Ende der Diastole ein größeres Restvolumen im Herz vorhanden ist. Dieser Tatbestand ist in der Druck-Volumen-Schleife 2 dargestellt. Da der venöse Zustrom unverändert ist, erfolgt im nächsten Herzzyklus (in der Frage nicht mehr dargestellt) automatisch eine stärkere diastolische Füllung. Stufenweise paßt sich das Herz dieser neuen Situation an, so daß schließlich unter höherem Druck das gleiche Schlagvolumen gefördert wird.

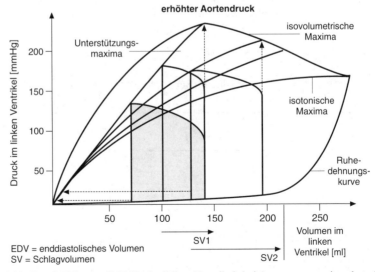

Abb. 3.10: Druck-Volumen-Schleife des linken Ventrikels bei Anpassung an eine akute Druckbelastung (aus P. Deetjen, E.-J. Speckmann: Physiologie, U&S, 2. Aufl., 1994, S. 310, Abb. 8.5d)

3.2 – 3/95.4   **Antwort: A**

☞ Lernkasten 3.5: „Druck-Volumen-Schleife des Herzens" und Abb. 3.7: „Zeitliche Zuordnung verschiedener Meßgrößen zur mechanischen Herzaktion"
Die R-Zacke im EKG entspricht dem Beginn der Systole/Anspannungsphase. Diese ist zeitgleich mit Punkt A des Arbeitsdiagrammes des Herzens.

3.2 – 8/94.1   **Antwort: A**

☞ Abb. 3.7: "Zeitliche Zuordnung verschiedener Meßgrößen zur mechanischen Herzaktion"
Die R-Zacke im EKG entspricht dem Beginn der Systole/Anspannungsphase. Zu diesem Zeitpunkt sind die Ventrikel mit Blut gefüllt. Die Herzmuskulatur spannt sich an, um nachfolgend das Blut in den Körper- und Lungenkreislauf zu pumpen. Dieser Sachverhalt ist in Punkt A des Diagramms wiedergegeben.

3.2 – 8/94.2   **Antwort: C**

☞ Lernkasten 3.4: „Herzzyklus" und Abb. 3.7: „Zeitliche Zuordnung verschiedener Meßgrößen zur mechanischen Herzaktion"
zu (A) Beginn der Q-Zacke bis Beginn des II. Herztons entspricht in etwa der Systole
zu (C) Beginn des Druckanstieges bis Inzisurminimum im Puls der Aorta ascendens entspricht der Austreibungszeit
zu (D) Beginn der Q-Zacke und Beginn des I. Herztons sind in etwa zeitgleich
zu (E) Beginn der Q-Zacke bis Ende der T-Zacke entspricht in etwa der Systole

3.2 – 8/94.3   **Antwort: D**

☞ Lernkasten 3.5: „Druck-Volumen-Schleife des Herzens" und Abb. 3.8 bzw. 3.9: „Druck-Volumen-Schleife bei Anpassung an eine akute Volumen- bzw. Druckbelastung"
zu (B) Als **Preload** bezeichnet man Faktoren, die auf das Herz als Vorlast wirken, wie der **enddiastolische Füllungsdruck** und der **venöse Rückstrom** (Denn bei einem vermehrten venösen Rückstrom erhöht sich der enddiastolische Füllungsdruck). Bei Abnahme der Vorlast von 2 nach 1 hätte im Diagramm 1 die Strecke von D nach A kürzer und flacher verlaufen müssen als in Diagramm 2, so daß man in Punkt A einen erniedrigten enddiastolischen Druck und ein erniedrigtes enddiastolisches Volumen hätte erkennen können, (B) ist falsch.
zu (A) und (E)   Als **Afterload** bezeichnet man entsprechend die Faktoren, die als Nachbelastung auf das Herz wirken, wie z.B. ein **erhöhter peripherer Widerstand**, das Herz muß so in der Systole einen erhöhten Druck aufbringen, ehe das Schlagvolumen ausgetrieben wird. Dies hat eine Verkleinerung des Schlagvolumens zur Folge, was zu einem vergrößerten endsystolischen Restvolumen führt. Nach erneuter Füllung der Herzkammern kommt es zu einer größeren enddiastolischen Füllung als zuvor. Eine **Verminderung der Nachlast** kann daher **durch Senkung der enddiastolischen Drücke** erreicht werden. Die enddiastolischen Drücke (im Punkt A auf der y-Achse abzulesen) haben sich von 1 nach 2 nicht verändert, (A) falsch.

zu (C) Das Schlagvolumen (Abstand der zwei vertikalen Linien) hat von Druck-Volumen-Schleife 1 nach Druck-Volumen-Schleife 2 zugenommen.

zu (D) Sympathikusaktivierung führt zu einer Steigerung der Kontraktionskraft des Herzens (positiv inotrope Wirkung). Durch Steigerung der isovolumetrischen Maxima kann bei gleichem enddiastolischen Volumen das Schlagvolumen gegen einen höheren Aortendruck ausgeworfen werden, wie in Druck-Volumen-Schleife 2 dargestellt.

zu (E) Das endsystolische Volumen (oberer, linker Punkt) hat von Druck-Volumen-Schleife 2 nach Druck-Volumen-Schleife 1 zugenommen, (E) ist falsch.

3.2 – 3/94.1 Antwort: A

Neben der Druck-Volumen-Arbeit muß das Herz zusätzliche Arbeit zur Beschleunigung des Blutes leisten. Während jeder Systole wird die Stromstärke in der Aorta von 0 auf 500 ml/s erhöht. Diese Beschleunigungsarbeit beträgt $0,5 \cdot \text{Masse} \cdot \text{Geschwindigkeit}$, wobei die Masse dem Schlagvolumen entspricht. Bei einem normal dehnbaren arteriellen Gefäßsystem beträgt die Beschleunigungsarbeit ca. 1% der Gesamtarbeit des linken Ventrikels. Sie kann bei schwerer Muskelarbeit oder bei Arteriosklerose (eingeschränkte Windkesselfunktion der Aorta) jedoch auf ca. 5% ansteigen.

3.2 – 3/94.2 Antwort: D

zu (A) Der linke Ventrikel ist am Ende der Füllungsphase mit etwa 140 ml Blut gefüllt (enddiastolisches Volumen).
Während der Austreibungsphase werden etwa 70 ml als Schlagvolumen in die Aorta ausgeworfen, so daß am Ende der Systole ein Restvolumen von etwa 70 ml in der Herzkammer zurückbleibt.

zu (B) In der Aorta ascendens liegt ein systolischer Druck P_S von etwa 120 mmHg und ein diastolischer Druck P_D von etwa 80 mmHg vor. Daraus berechnet sich der arterielle Mitteldruck P_M für zentral gelegene Arterien wie folgt:

$$P_M = P_D + \frac{1}{2}(P_S - P_D)$$

Der arterielle Mitteldruck beträgt also etwa 100 mmHg.

zu (C) Während der Anspannungsphase steigt der Druck im Ventrikel durch eine isovolumetrische Kontraktion rasch an. Während der Austreibungsphase übersteigt er 120 mmHg, so daß sich die Aortenklappe öffnet und das Schlagvolumen ausgeworfen wird. Gegen Ende der Austreibungsphase sinkt der Ventrikeldruck wieder ab (☞ Abb. 3.7).

zu (D) Der systolische Druck in der A. pulmonalis beträgt ca. 20 mmHg, der diastolische Druck beträgt ca. 10 mmHg. Das entspricht einem mittlerem Druck von ca. 13 mmHg (D ist falsch).

zu (E) Die Auswurffraktion (Ejektionsfraktion) ist der Anteil des Schlagvolumens am enddiastolischen Volumen. Sie beträgt im linken Ventrikel etwa 50 %.

3.2 – 3/93.1 — Antwort: E

☞ Lernkasten 3.4: „Herzzyklus" und Abb. 3.7: „Zeitliche Zuordnung verschiedener Meßgrößen zur mechanischen Herzaktion"

Lernkasten 3.6 — **Koronardurchblutung**

Aufgrund der Ventrikelkompression erfolgt der Koronarfluß im wesentlichen während der Diastole. Zu Beginn der Systole kann er sogar unter Null sinken, da das Myokard die Gefäße so stark komprimiert, daß der Blutfluß sistiert. Im Mittel beträgt die Koronardurchblutung 70 – 80 ml/min pro 100 g Gewebe. Das entspricht etwa 5 % des Herz-Zeit-Volumens. Die O_2-Ausschöpfung der Koronarien ist in Ruhe mit 140 ml O_2/l Blut sehr hoch, so daß unter Arbeitsbedingungen kaum mehr O_2 extrahiert werden kann. Daher muß der gesteigerte O_2-Bedarf durch eine erhöhte Durchblutung sichergestellt werden. Diese kann durch Vasodilatation um das 4 – 5fache gesteigert werden (**Koronarreserve**). Vasodilatierend wirken O_2-Mangel, Adenosin, CO_2, K^+ sowie endothelial gebildete Faktoren wie PGI_2, ATP, ADP, Serotonin.

3.2 – 3/93.2 — Antwort: E

☞ Lernkasten 3.6: „Koronardurchblutung"

Die obere Abbildung zeigt, daß der koronarvenöse pO_2 innerhalb weniger Sekunden abfällt. Dem Blut wird also plötzlich O_2 entzogen. Gleichzeitig steigt die Koronardurchblutung um etwa das dreifache.

Aus den Kurven kann gefolgert werden, daß der Herzmuskel einen plötzlich stark vergrößerten O_2-Bedarf hat. Dieser Mehrbedarf wird durch die gesteigerte Durchblutung des Myokards gewährleistet. Ursache kann z.B. die Aufnahme körperlicher Arbeit sein (E ist richtig).

zu (A) Eine Erhöhung der inspiratorischen O_2-Konzentration auf 30 % (normale O_2-Konzentration der Luft 20 %) würde den pO_2 im Blut nur unwesentlich verändern, sicherlich jedoch nicht senken.

zu (B) Die Injektion eines Pharmakons mit den genannten Eigenschaften erklärt zwar den Verlauf der unteren, nicht jedoch den der oberen Kurve. Diese müsste konstant verlaufen.

zu (C) Beim Kammerflimmern schlägt das Herz mit einer Frequenz > 350/min. Die Herzaktivität ist jedoch unkoordiniert, so daß die Herzaktionen hämodynamisch ineffektiv sind. Der Blutdruck sinkt, weshalb auch die Durchblutung bis zum Stillstand abnimmt.

zu (D) Die Blockierung der α-Rezeptoren in den Koronargefäßen führt zu einer Vasodilatation und damit auch zu einer erhöhten Koronardurchblutung. Das Absinken des pO_2 in den Koronargefäßen wäre hiermit aber nicht erklärt.

3.2 – 3/93.3   Antwort: E

☞ Lernkasten 3.4: „Herzzyklus"

zu (A) Das Schlagvolumen (Abstand der beiden vertikalen Linien) hat von Druck-Volumen-Schleife 1 zu Druck-Volumen-Schleife 2 abgenommen.

zu (B) Die Austreibungsphase beginnt, wenn der Ventrikeldruck den Aortendruck übersteigt und die Aortenklappe sich öffnet. Dies entspricht dem rechten oberen Punkt der Druck-Volumen-Schleife. Dieser liegt im Diagramm 2 niedriger als im Diagramm 1.

zu (C) Die Arbeit pro Systole (Fläche, die vom Arbeitsdiagramm umschlossen wird) hat von Druck-Volumen-Schleife 2 zu Druck-Volumen-Schleife 1 abgenommen.

zu (D) Die Ejektionsfraktion ist das Verhältnis zwischen Schlagvolumen und enddiastolischem Volumen. Da das Schlagvolumen abgenommen und das enddiastolische Volumen zugenommen hat, hat folglich die Ejektionsfraktion abgenommen.

zu (E) Die rechte untere Ecke des Arbeitsdiagramms entspricht dem Ende der Diastole und gleichzeitig dem Öffnen der Mitralklappe. In Druck-Volumen-Schleife 2 öffnet sie sich bei einem höheren Ventrikeldruck als in Druck-Volumen-Schleife 1. Der Druck im linken Vorhof muß also am Ende der Diastole erhöht sein (E ist richtig).

3.2 – 3/93.4   Antwort: B

☞ Abb. 3.7: „Zeitliche Zuordnung verschiedener Meßgrößen zur mechanischen Herzaktion"

Das Maximum der Geschwindigkeit des Druckanstieges im linken Ventrikel findet sich während der isovolumetrischen Anspannungsphase. Hier steigt der Druck innerhalb von 0,11 s um etwa 80 mmHg (B ist richtig). Die Mitralklappen schließen zu Beginn der Anspannungsphase bevor der Ventrikeldruck ansteigt (A ist falsch). Während der etwa 0,2 s andauernden Austreibungsphase steigt der Ventrikeldruck lediglich um weitere 40 mmHg, während des letzten Drittels sinkt er sogar wieder (E ist falsch). Das Druckmaximum des linken Ventrikels und der Aorta liegt in der Austreibungsphase. Zu diesem Zeitpunkt hat die Geschwindigkeit des Druckanstieges ihr Maximum bereits erreicht (C, D sind falsch).

3.2 – 3/93.5   Antwort: B

☞ Kommentar zu Frage 3.2 – 3/96.1

zu (A) Während der Anspannungsphase der Systole sind sowohl Segel- als auch Taschenklappen geschlossen. Während der Austreibungsphase der Systole öffnen sich die Taschenklappen.

zu (B) Die Bewegung der Ventilebene in Richtung Herzspitze während der Systole ist vergleichbar mit einem Stempel in einer Spritze: Durch Zug am Stempel (= Bewegung der Ventilebene auf die Herzspitze) entsteht in der Spritze ein **Unterdruck** (= Unterdruck in den Vorhöfen): dem Unterdruck folgend wird nun **Blut in die Vorhöfe gesogen**.

zu (C) Die a-Welle im zentralen Venenpuls wird durch die Vorhofkontraktion ausgelöst.

zu (D) Der QRS-Komplex tritt kurz vor Beginn der Systole und damit auch vor der Ventilebenenbewegung auf.

zu (E) Der **1. Herzton** entsteht durch die Anspannung des Ventrikelmyokards während der Austreibungsphase.

3.2 – 3/93.6   **Antwort: E**

☞ Lernkasten 3.6: „Koronardurchblutung"

zu (A) Der Koronarfluß teilt sich auf die linke und die rechte Koronararterie auf. Dabei erhält die linke Koronararterie $^6/_7$ des Blutes, während die rechte Koronararterie nur $^1/_7$ erhält.

zu (B) Im venösen Teil der Koronargefäße führt die systolische Kompression zu einem gesteigerten Auspressen des Blutes aus dem Sinus coronarius. Der venöse Abfluß erreicht also systolisch sein Maximum.

zu (E) Die Koronardurchblutung kann durch Vasodilatation um das 4 – 5fache gesteigert werden.

3.2 – 3/92.1   **Antwort: D**

☞ Lernkasten 3.6: „Koronardurchblutung"

Die Koronardurchblutung steigt von ca. 240 bis 270 ml/min bei starker Arbeit auf 900 bis 1000 ml/min an (D ist falsch).

zu (C) Viele Blutgefäße können die Stromstärke bei zunehmendem transmuralen Druck durch Konstriktion und bei abnehmendem Druck durch Dilatation unabhängig vom Druck konstant halten (= **Bayliss-Effekt**). Diese Eigenschaften besitzen vor allem die Nierengefäße. Sie finden sich jedoch auch an den Koronarien und den Mesenterial- und Skelettmuskelgefäßen.

3.2 – 3/92.2   **Antwort: C**

zu (A) Um den O_2-Verbrauch des Herzens zu ermitteln, wird die arterio-venöse O_2-Differenz der Koronarien mit der Koronardurchblutung multipliziert. Der so ermittelte O_2-Verbrauch beträgt 0,1 ml pro g Herzgewebe. Wiegt ein Herz etwa 300 g, verbraucht es also etwa 300 ml O_2/min. Dies entspricht etwa 10% des Gesamt-O_2-Verbrauches in Ruhe.

zu (B) Da der linke Ventrikel mehr Arbeit verrichtet als der rechte Ventrikel, ist auch sein O_2-Verbrauch höher als der des rechten.

zu (C) Der Wirkungsgrad der Herztätigkeit ist bei überwiegender Druckbelastung geringer als bei überwiegender Volumenbelastung. Das heißt, daß bei gleicher Arbeitsleistung der O_2-Verbrauch wesentlich höher ist, wenn das Herz gegen einen hohen Druck arbeitet, als wenn es ein großes Volumen auswirft.

zu (D) Auch wenn das Arbeitsmyokard keine äußere Arbeit leistet (wie es beim Kammerflimmern der Fall ist), verbraucht es O_2.

zu (E) Der O_2-Verbrauch des Herzens kann bei maximaler Arbeit auf das 4 – 5fache ansteigen.

3.2 – 3/92.3   **Antwort: C**

☞ Lernkasten 3.4: „Herzzyklus" und Abb. 3.7: „Zeitliche Zuordnung verschiedener Meßgrößen zur mechanischen Herzaktion"

zu (1) und (2) Die Austreibungszeit des Herzens beträgt 200 – 300 ms. Sie reicht vom Ende der S-Zacke bis zum Ende der T-Welle.

3.2 – 3/92.4 **Antwort: B**

zu (A) Ein erhöhtes Blutvolumen führt zu einer Zunahme der Vorlast des Herzens.

zu (B) **Positiv inotrop** bedeutet, daß die Kontraktionskraft des Herzens gesteigert ist und damit auch das Schlagvolumen erhöht ist. Das heißt, daß selbst bei erhöhter Nachlast das endsystolische Volumen vermindert sein kann.

zu (C) Eine periphere Vasokonstriktion erhöht den arteriellen Blutdruck. Die Nachlast des Herzens ist erhöht, die Auswurfleistung vermindert und das endsystolische Volumen damit erhöht.

zu (D) Stimulation des N. vagus senkt die Schlagfrequenz. Bei jedem Aktionspotential strömt Ca^{2+} in die Herzmuskelzelle. Der N. vagus führt deshalb indirekt zu einer verminderten Ca^{2+}-Aufnahme pro Zeiteinheit und damit zu einem negativ inotropen Effekt. Das endsystolische Volumen erhöht sich bei einem erniedrigten Auswurfvolumen.

zu (E) Eine Herzinsuffizienz ist die Unfähigkeit des Herzens mit seiner Arbeit den Anforderungen des Stoffwechsels und des Kreislaufs gerecht zu werden. Sie ist u.a. dadurch gekennzeichnet, daß das Herz die anfallende Blutmenge nicht mehr fördern kann. Es kommt zu einem Blutrückstau aus dem linken Ventrikel über den linken Vorhof bis in die Lungen bzw. aus dem rechten Ventrikel in die Leber. Das endsystolische Volumen ist erhöht.

3.2 – 8/91.1 **Antwort: E**

☞ Lernkasten 3.6: „Koronardurchblutung"

Das Myokard entzieht den Koronarien bereits in körperlicher Ruhe nahezu die maximale O_2-Menge, so daß die arterio-venöse O_2-Konzentrationsdifferenz in etwa gleich bleibt (Aussage 1 ist falsch). Ein Mehrbedarf des Myokards wird durch eine Durchblutungssteigerung in den Koronargefäßen erreicht. Diese steigt proportional mit dem O_2-Verbrauch des Herzens an. So steigt bei starker körperlicher Arbeit die Durchblutung genau wie der O_2-Verbrauch um das 4 – 5fache an (Aussage 2 ist falsch).

3.2 – 8/91.2 **Antwort: C**

☞ Lernkasten 3.5: „Druck-Volumen-Schleife des Herzens"

zu (A) und (E) Während der Anspannungsphase steigt der Druck stark an, das intraventrikuläre Volumen des Herzens verändert sich aufgrund der geschlossenen Klappen nicht. Es handelt sich um eine isovolumetrische Kontraktion.

zu (B) Während der Austreibungsphase nimmt der intraventrikuläre Druck zu, das intraventrikuläre Volumen des Herzens nimmt ab. Diese Form der Kontraktion wird als auxotonisch bezeichnet.

zu (C) Während der Entspannungsphase ändert sich das intraventrikuläre Volumen des Herzens aufgrund der geschlossenen Klappen nicht, der Druck fällt rasch ab. Es liegt eine isovolumetrische Relaxation vor.

3.2 – 3/90.1 Antwort: E

Der **Frank-Starling-Mechanismus** ist ein Autoregulationsmechanismus des Herzens. Er beruht auf einer Zunahme der Kontraktilität der Herzmuskulatur bei erhöhter Vordehnung der Muskelfasern z.B. durch ein erhöhtes enddiastolisches Ventrikelvolumen. Die erhöhte Vordehnung führt mit Hilfe des Troponin C zu einer Empfindlichkeitssteigerung gegenüber Ca^{2+}. Entsprechend kann sich das Herz unabhängig von äußeren Einflüssen einer erhöhten Arbeitsanforderung anpassen.

zu (A) Da der Frank-Starling-Mechanismus in vivo durch den Einfluß des vegetativen Nervensystems überdeckt wird, hat er für die akute Leistungsanpassung des Herzens wahrscheinlich kaum Bedeutung. Es wird angenommen, daß er bei der Angleichung des Auswurfvolumens des linken und rechten Ventrikels sowie bei Änderungen der Körperstellung mit verändertem venösen Rückstrom eine Rolle spielt.

zu (C) Unter dem Wirkungsgrad des Herzens versteht man den in mechanische Arbeit umgesetzten Anteil der gesamten aufgewendeten Energie.

zu (D) Der Frank-Starling-Mechanismus ist frequenzunabhängig. Nur indirekt hat die Frequenz einen Einfluß auf die Vordehnung und damit auch auf die Kontraktilität des Herzmuskels: Steigt die Frequenz stark an, verkürzt sich die Diastole, so daß eine entsprechende Ventrikelfüllung nicht mehr möglich ist. Die Vordehnung des Herzmuskels nimmt ab und damit auch seine Kontraktilität.

zu (E) Die Wirkungen des Sympathikus auf das Herz werden durch β_1-Rezeptoren vermittelt. Als Autoregulationsmechanismus ist der Frank-Starling-Mechanismus aber unabhängig vom Sympathikotonus. Somit ist er auch noch nach einer Blockade der β_1-Rezeptoren wirksam.

3.2 – 3/88.1 Antwort: B

☞ Kommentar zu Frage 3.2 – 3/95.1

Nach dem Fick'schen Prinzip ist das Herz-Zeit-Volumen der Quotient aus O_2-Aufnahme pro Minute und der arterio-venösen O_2-Konzentrationsdifferenz. Zu seiner Berechnung benötigt man also folgende Größen:

- **O_2-Aufnahme pro Minute**: Sie läßt sich aus der Ventilation und der O_2-Differenz zwischen Inspirationsluft (21% O_2-Anteil) und Exspirationsluft (Differenz in der gemischt-exspiratorischen Luft) berechnen (3 ist richtig).
- **Arterio-venöse O_2-Konzentrationsdifferenz**: Sie läßt sich aus der Differenz des O_2-Gehaltes des arteriellen und gemischt-venösen Blutes ermitteln (1 ist richtig).

3.2 – 8/86.1 Antwort: E

☞ Lernkasten 3.6: „Koronardurchblutung"

Aufgrund der schon unter Ruhebedingungen hohen arterio-venösen Differenz des O_2-Gehaltes des Koronarblutes ist ein erhöhter O_2-Bedarf z.B. bei Belastung nur durch eine Steigerung der Durchblutung zu decken. Die Einstellung einer ausreichenden Herzdurchblutung erfolgt dabei in erster Linie autoregulativ über eine Vasokonstriktion oder -dilatation (beide Aussagen sind falsch).

3.3 Nervale und humorale Steuerung der Herztätigkeit

Lernkasten 3.7	Innervation des Herzen

Der **N. vagus (Parasympathikus)** wirkt auf Erregungsbildungszentren im Vorhof. Die postganglionären Fasern (Umschaltung von prä- auf postganglionäre Fasern im Herzen) des rechten N. vagus ziehen zum Sinusknoten, die des linken N. vagus zum AV-Knoten. Über den Transmitter **Acetylcholin** vermittelt er folgende Wirkungen:

▶ negativ chronotrop (Frequenz ↓)
▶ negativ inotrop (Schlagkraft ↓)
▶ negativ dromotrop (Geschwindigkeit der Erregungsausbreitung vor allem im AV-Knoten ↓)
▶ negativ bathmotrop (Erregbarkeit ↓)

Acetylcholin erhöht die K^+-Leitfähigkeit an der Zellmembran und führt so zu einer Hyperpolarisation, d. h. verminderten Erregbarkeit, wirkt also negativ bathmotrop.

Der **Sympathikus** versorgt mit seinen postganglionären Fasern (Umschaltung von prä- auf postganglionär im Ganglion stellatum) über β_1-Rezeptoren das gesamte Herz. Über die Transmitter **Adrenalin** und **Noradrenalin** vermittelt der Sympathikus folgende Wirkungen:

▶ positiv chronotrop (Frequenz ↑)
▶ positiv inotrop (Schlagkraft ↑)
▶ positiv dromotrop (Geschwindigkeit der Erregungsausbreitung vor allem im AV-Knoten ↑)
▶ positiv bathmotrop (Erregbarkeit ↑)

Der Sympathikus vermittelt seine Wirkung über eine erhöhte Ca^{2+}- und erniedrigte K^+- Leitfähigkeit, wirkt also positiv bathmotrop.

3.3 – 3/97.1   **Antwort: D**

☞ Lernkasten 3.7: „Innervation des Herzens"

Acetylcholin, der Transmitter des N. vagus, aktiviert am Vorhofmyokard Acetylcholin-gesteuerte K^+-Kanäle (E ist falsch) und erhöht damit die K^+-Leitfähigkeit (D ist richtig). Die Zellmembran wird so hyperpolarisiert, eine Depolarisation ist damit erschwert und die Erregbarkeit der Zelle nimmt folglich ab (A ist falsch). Weiterhin wird das Schwellenpotential ausgehend vom maximalen diastolischen Potential (MDP) langsamer erreicht und ein Aktionspotential später ausgelöst (B ist falsch). Die Dauer eines Aktionspotentials wird durch Acetylcholin verkürzt und damit die Kontraktionskraft des Vorhofmyokards gesenkt (negativ inotrope Wirkung, C ist falsch).

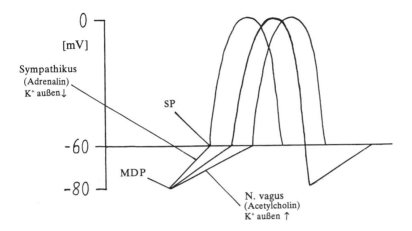

3.3 – 8.96.1   Antwort: C

☞ Lernkasten 3.7: „Innervation des Herzen"

Noradrenalin ist der Transmitter des Sympathikus. Es vermittelt seine Wirkung am Herzen vorwiegend über β_1-Rezeptoren. Die positiv inotrope Wirkung ist durch eine erhöhte Ca^{2+}-Leitfähigkeit und verminderte K^+-Leitfähigkeit bedingt. Noradrenalin steigert die Offenwahrscheinlichkeit der Ca^{2+}-Kanäle sowie die Aktivität der Ca^{2+}-Pumpen des sarkoplasmatischen Retikulums (1, 3 sind richtig). Die Amplitude des Einzelkanalstroms wird jedoch nicht vergrößert (2 ist falsch).

3.3. – 3/96.1   Antwort: B

☞ Lernkasten 3.7: „Innervation des Herzen"

zu (B) Der Sympathikus versorgt das gesamte Herz, also Vorhof und Ventrikel, im Gegensatz zum N. vagus, der seine Wirkungen nur im Bereich der Vorhöfe entfaltet.

zu (C) Am AV-Knoten kommt es unter Sympathikuseinfluß zu einer Zunahme der Überleitungsgeschwindigkeit.

zu (D) Der Sinusknoten weist kein konstantes Ruhemembranpotential auf. Dieses steigt nach jeder Repolarisation langsam an (Schrittmacherpotential), bis das Schwellenpotential erneut erreicht ist (**diastolische Spontandepolarisation**) und ein weiteres Aktionspotential ausgelöst werden kann. Der negativste Wert des Ruhemembranpotentials ist das **maximale diastolische Potential** (MDP). Der Sympathikus beschleunigt die diastolische Spontandepolarisation und positiviert des MDP.

zu (E) Die vom Sympathikus vermittelte erhöhte Ca^{2+}-Leitfähigkeit verbessert die elektromechanische Koppelung und führt so zu einer Verkürzung der Kontraktionsdauer der Myokardfasern.

3.3 – 8/95.1   Antwort: B

☞ Lernkasten 3.7: „Innervation des Herzen"

zu (A) Vagusreiz ruft über Acetylcholin eine Abnahme der Herzfrequenz (negative Chronotropie) hervor. Dabei steigert Acetylcholin die K^+-Permeabilität der Zellmembran, so daß die diastolische Depolarisation verlangsamt abläuft.

zu (B) und (C)   Unter Sympathikuseinfluß ist der Ca^{2+}-Einstrom während der Plateauphase des Aktionspotentials erhöht (B ist falsch). Dieser Mechanismus ist u.a. für die positiv inotrope Wirkung des Sympathikus verantwortlich (C ist richtig).

zu (D) Aktivierung der β_1-Rezeptoren (Stimulation des Sympathikus) führt zu einem Steilerwerden der diastolischen Depolarisation am Sinusknoten und wirkt so positiv chronotrop.

zu (E) Am Herzen läßt sich eine ständige antagonistische Wirkung von Sympathikus und Parasympathikus nachweisen. So steigt am Hundeherz nach Ausschaltung des Parasympathikus die Ruhefrequenz an, bei Ausschaltung des Sympathikus sinkt sie ab. Bei Ausschaltung von Sympathikus und Parasympathikus liegt die Herzfrequenz über der Ruhefrequenz, so daß in Ruhe der parasympathische Einfluß am Herz überwiegt.

3.3 – 3/94.1   Antwort: D

☞ Lernkasten 3.7: „Innervation des Herzen"

zu (C) Noradrenalin steigert am Herzen den langsamen Ca^{2+}-Einstrom. Wahrscheinlich kommt es über diesen Mechanismus zu einer positiv dromotropen Wirkung am AV-Knoten.

zu (D), (E) Acetylcholin erhöht die K^+-Leitfähigkeit der erregbaren Membranen nahezu am ganzen Herzen und verkürzt damit die Aktionspotentialdauer am Vorhofmyokard.

3.3 – 8/92.1   Antwort: A

☞ Lernkasten 3.7: „Innervation des Herzen"

Der Sympathikus vermittelt seine Wirkungen (positiv chronotrop, positiv inotrop, positiv dromotrop) über eine **erhöhte** Ca^{2+}- und erniedrigte K^+- Leitfähigkeit (A ist falsch).

3.4 Pathophysiologie

Lernkasten 3.8	Herztöne und Herzgeräusche

Der **1. Herzton** entsteht durch die Anspannung des Ventrikelmyokards zu Beginn der Systole und den Schluß der AV-Klappen. Er ist um so lauter, je plötzlicher die Anspannung erfolgt.

Der **2. Herzton** kommt durch den Schluß der Pulmonal- und Aortenklappe zustande.

Herzgeräusche treten meist an defekten Klappen auf und entstehen durch Turbulenzen und Wirbelbildungen des Blutes. Es werden **Stenosen** (Verengung der Klappe) von **Insuffizienzen** (ungenügender Klappenschluß) unterschieden. Herzgeräusche können während der Systole (zwischen 1. und 2. Herzton) und während der Diastole (zwischen 2. und 1. Herzton) auftreten.

Für die einzelnen Herzklappen gibt es vorrangige Auskultationspunkte (☞ Tab. 3.3):

Tabelle 3.4	Auskultationsort der Herzklappen
Klappe	**Auskultationsort**
Aortenklappe	II. ICR rechts vom Sternum
Pulmonalklappe	II. ICR links vom Sternum
Mitralklappe	V. ICR, 3 Querfinger links vom Sternum
Trikuspidalklappe	über dem Ansatz der V. Rippe rechts vom Sternum

Systolische Geräusche treten auf bei:
► Insuffizienz von Mitral- oder Trikuspidalklappe
► Stenose von Aorten- oder Pulmonalklappe

Diastolische Geräusche treten auf bei:
► Insuffizienz von Aorten- oder Pulmonalklappe
► Stenose von Mitral- oder Trikuspidalklappe

3.4 – 8/93.1   **Antwort: D**
☞ Tab. 3.4 in Lernkasten 3.8: „Herztöne und Herzgeräusche"

3.4 – 8/93.2   Antwort: E

☞ Lernkasten 3.8: „Herztöne und Herzgeräusche"

zu (C) Bei einer **Polyglobulie** ist die Zellzahl und damit die Viskosität des Blutes erhöht, wodurch die Entstehung eines Herzgeräusches (z.B. durch Turbulenzen) weniger wahrscheinlich wird. Patienten mit Polyglobulie klagen über Schwindel, Ohrensausen, Kopfschmerzen, Sehstörungen und Atemnot.

zu (D) Die Inzisur des Karotispulses liegt am Ende der Systole, kurz nach dem 2. Herzton. Ein systolisches Geräusch ist zu diesem Zeitpunkt bereits beendet.

zu (E) Ein systolisches Geräusch kann ohne organische Herzveränderungen durch Turbulenzen der Blutströmung entstehen. Ursache ist meist ein erhöhtes Herz-Zeit-Volumen z.B. im Rahmen von Fieber, Gravidität oder Hyperthyreose. Auch bei einer Anämie kann es durch die reaktive Tachykardie (weniger O_2-Träger verlangen ein erhöhtes Herz-Zeit-Volumen) zu einem systolischen Geräusch kommen. Neben diesen sogenannten funktionellen Herzgeräuschen gibt es organische Ursachen für ein systolisches Geräusch: Mitral- und Trikuspidalinsuffizienz, Aorten- und Pulmonalstenose, Ventrikelseptumdefekt, offener Ductus Botalli.

3.4 – 3/91.1   Antwort: C

zu (1) Die Taschenklappen sind während der Austreibungsphase und nicht während der Anspannungsphase geöffnet.

zu (2) Entsprechend dem Bernoulli-Effekt nähern sich die Klappenränder im Blutstrom mit zunehmender Strömungsgeschwindigkeit.

zu (3) Der 2. Herzton kommt durch den Schluß der Pulmonal- und Aortenklappe zustande.

3.4 – 3/89.1   Antwort: D

☞ Lernkasten 3.8: „Herztöne und Herzgeräusche"

Als Taschenklappen werden die Aorten- und die Pulmonalklappe bezeichnet. Die Taschenklappenstenose verursacht ein systolisches Geräusch, da das während der Systole durch die Pulmonal- bzw. Aortenklappe strömende Blut bei zu kleiner Klappenöffnung Turbulenzen hervorruft.

3.4 – 8/86.1   Antwort: C

zu (A) Eine **absolute Arrhythmie** entsteht meist durch ein Vorhofflimmern. Die hohe Vorhoffrequenz (ca. 450/min) führt zu einer unregelmäßigen Erregungsüberleitung auf die Kammern. Zudem kommt es zu keiner Vorhofkontraktion mehr. Als Folge ist das Schlagvolumen um 20% reduziert, was mit dem Leben aber vereinbar ist.

zu (B) **Vorhofflattern** tritt mit einer Frequenz von 220 – 350/min auf. Das Schrittmacherzentrum liegt dabei nicht im Sinusknoten, sondern an irgendeiner Stelle der Vorhöfe. Die Erregungswelle kommt auf kleinem Umkreis zum Ausgangszentrum zurück und löst hier sofort eine neue Erregungswelle aus.
Da je nach Vorhoffrequenz nur jede zweite, dritte oder vierte Erregung auf die Kammer übergeleitet wird, wird auch von einer 2 : 1-, 3 : 1- oder 4 : 1-Überleitung gesprochen. Das Überleitungsverhältnis kann auch inkonstant sein. Da die Auswurfleistung der Kammer dadurch kaum vermindert wird, besteht kein lebensbedrohlicher Zustand.

zu (C) Beim **Kammerflimmern** trifft eine kreisende Erregungsfront immer wieder auf nicht mehr refraktäres Myokard, so daß es zu einem hochfrequenten unkoordinierten Zucken des Herzmuskels mit einer Frequenz von 250 – 400/min kommt. Da keine koordinierte Kontraktion aller Herzmuskelfasern stattfindet, kann kein Blut in den Kreislauf ausgeworfen werden, was mit dem Leben nicht vereinbar ist. Häufige Ursache eines Kammerflimmerns ist der **Herzinfarkt**. Unterbrechen lassen sich solche kreisenden Erregungen nur durch eine Defibrillation.

zu (D) Beim **Linksschenkelblock** leitet der linke Tawaraschenkel die Erregung nicht auf die linke Kammer über. Der linke Ventrikel wird deswegen vom rechten Schenkel aus erregt. Dadurch verlängert sich die Erregungsausbreitungsphase, was sich im EKG in einem verbreiterten QRS-Komplex widerspiegelt. Diese Erregungsleitungsstörung ist mit dem Leben vereinbar.

zu (E) Beim **totalen AV-Block** ist die Überleitung vom Vorhof zur Kammer völlig unterbrochen. Die Erregung der Kammer erfolgt durch ein tertiäres Zentrum (z.B. His'sches Bündel), die der Vorhöfe durch den Sinusknoten. Man erkennt im EKG ein „Durchlaufen" der P-Zacken (Vorhoferregung) durch die Kammerkomplexe.

3.4 – 8/86.2   **Antwort: B**

zu (A) Beim **partiellen AV-Block** unterscheidet man zwischen AV-Block I. und II. Grades. Beim AV-Block I. Grades ist nur die Überleitungszeit (PQ-Zeit) verlängert. Jeder P-Zacke folgt ein QRS-Komplex. Beim AV-Block II. Grades folgt dagegen nicht jeder P-Zacke ein QRS-Komplex.

zu (B) Beim **totalen AV-Block** ist die Überleitung der Erregung von den Vorhöfen auf die Kammern blockiert. Er ist daran erkennbar, daß die Kammerkomplexe mit einer langsamen Frequenz auftreten (30 – 50/min), in der Frage 47/min, während die Vorhöfe einen normofrequenten Sinusrhythmus zeigen, in der Frage 76/min. Es besteht keine konstante Beziehung zwischen Vorhof und Kammerkomplexen (AV-Dissoziation); die P-Zacke kann vor oder nach dem QRS-Komplex auftreten oder in den Kammerkomplex mit eingehen.

zu (C) Kennzeichen der **Extrasystole** ist die Vorzeitigkeit ihres Einfallens, bevor also eine reguläre vom Vorhof übergeleitete Erregung erfolgt. Ventrikuläre Extrasystolen haben ihren Ursprung unterhalb der Aufteilung des His'schen-Bündels. Der Kammerkomplex der Extrasystole erscheint im EKG stark deformiert und verbreitert. Supraventrikuläre Extrasystolen haben ihren Ursprung im Vorhof.

zu (D) Beim Herzgesunden fällt die ST-Strecke mit der Isoelektrischen zusammen. Eine Senkung der ST-Strecke kann z.B. auf Links- oder Rechtsherzhypertrophie, Schenkelblock, Myokardischämie oder Digitaliseffekte hinweisen.

zu (E) Eine **Tachykardie** ist durch eine Herzfrequenz > 100/min definiert. Sie tritt physiologisch bei Kleinkindern, Säuglingen sowie bei erhöhter körperlicher oder psychischer Belastung auf. Pathologisch zeigt sie sich z.B. bei Fieber oder Schock. Die kritische Grenze liegt bei 170 – 180/min. Bei höheren Frequenzen ist die Diastole so kurz, daß das Herz-Zeit-Volumen absinkt.

4 Blutkreislauf

Das Kreislaufsystem ist gegliedert in ein **Hochdruck**- und ein **Niederdrucksystem**. Das Druckgefälle zwischen diesen zwei Systemen unterhält die Blutströmung.

Zum **Hochdrucksystem** gehören:

▶ linker Ventrikel
▶ große Arterien, die als Windkessel und Verteilersystem für die einzelnen Organe dienen
▶ Arteriolen, die den Strömungswiderstand und damit die Durchblutung der Organe regulieren.

Zum **Niederdrucksystem** gehören:

▶ Kapillaren, die mit ihrer großen Oberfläche den Stoffaustausch mit den Zellen gewährleisten
▶ Venen, die als Blutreservoir dienen
▶ Herzvorhöfe, rechter Ventrikel, linker Ventrikel in der Diastole.

Im Niederdrucksystem befinden sich etwa 85% des Blutvolumens, im Hochdrucksystem etwa 15%.

4.1 Allgemeine Grundlagen

4.1 – 3/96.1   **Antwort: D**

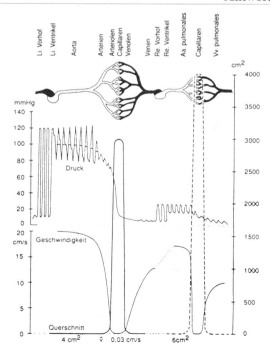

Abb. 4.1
Zusammenhang zwischen Druck, Strömungs-geschwindigkeit und Gefäßquerschnitt im Körperkreislauf (aus M.-A. Schoppmeyer, S. Schmidt: Physiologie, Mediscript-Verlag, 1995, S. 176, Abb. 4.27)

Die Frage ist, welcher Parameter in den Kapillaren am größten ist.

zu (A) Der größte Teil des **Blutvolumens** des Körperkreislaufes befindet sich im Niederdrucksystem (Kapillaren 10%, Venolen 30%, Venen 16%). Im Hochdrucksystem finden sich etwa 20% des Blutvolumens. Weitere 20% sind im Lungenkreislauf und 4% im Herz.

zu (B), (E) Das Verhalten von Blutdruck, Gefäßquerschnitt und Strömungsgeschwindigkeit ist aus Abb. 4.1 zu entnehmen. Die **Blutdruckamplitude** nimmt im arteriellen System mit wachsender Entfernung vom Herzen zu und nimmt im venösen System ab (E ist falsch). Die mittlere **Strömungsgeschwindigkeit** ist in der Aorta mit 30 cm/sec größer als in den großen Venen (< 10 cm/sec) (B ist falsch).

zu (C) Der größte Teil des **Strömungswiderstandes** (50%) ist in den terminalen Arterien und Arteriolen lokalisiert, die daher auch Widerstandsgefäße genannt werden.

zu (D) Das Histogramm zeigt die Verteilung der **Gefäßoberfläche des Gefäßsystems**. Die größte Gefäßoberfläche findet sich in den Kapillaren und postkapillären Venolen, die diese zum Stoffaustausch zwischen Gewebe und Interstitium benötigen.

4.1 – 8/95.1   **Antwort: C**

☞ Kommentar zu Frage 4.1 – 3/96.1.

Hier ist die Frage, welcher Parameter in den terminalen Arterien und Arteriolen am größten ist. Da die Orientierung der Parameter mit denen in Frage 4.1 – 3/96.1 übereinstimmt, sei hier auch auf obigen Kommentar verwiesen.

zu (C) Das Histogramm zeigt den jeweiligen Anteil der Gefäßabschnitte am gesamten **Strömungswiderstand.** Der größte Teil des Strömungswiderstandes ist in den terminalen **Arterien und Arteriolen** lokalisiert (50%), die daher auch Widerstandsgefäße genannt werden. Der Anteil der Kapillaren am totalen peripheren Strömungswiderstand beträgt nur noch 27%. Die **Venen** sind mit 7% und die **Arterien** mit 19% beteiligt, diese Verhältnisse werden im Schaubild der Aufgabe dargestellt.

4.1 – 8/95.2   **Antwort: B**

Der **mittlere Blutdruck (P_M)** ist definiert als der zeitliche Mittelwert der Druckwerte in einem Gefäßabschnitt. In zentralen Arterien kann er wie folgt berechnet werden:

$$P_M = P_D + \tfrac{1}{2} (P_S + P_D)$$

mit P_S =   systolischer Blutdruck
       P_D =   diastolischer Blutdruck

Daraus ergibt sich eine Abnahme des mittleren Blutdruckes in den Arterien des großen Kreislaufes mit zunehmender Entfernung vom Herzen. In der Aorta beträgt der mittlere Blutdruck etwa 100 mmHg, in den mittleren Arterien 95 mmHg und in den Arteriolen 70 – 80 mmHg (Aussage 1 richtig). Ursache für dieses Verhalten sind die unterschiedlichen elastischen Eigenschaften der einzelnen Arterienabschnitte, nicht der zunehmende Gesamtquerschnitt der arteriellen Strombahn nach peripher (Aussage 2 falsch).

4.1 – 3/95.1   Antwort: A

Der effektive Filtrationsdruck ist abhängig vom hydrostatischen Druck in Kapillaren und Interstitium sowie vom kolloidosmotischen Druck in Kapillaren und Interstitium, wobei der hydrostatische Druck in den Kapillaren die bestimmende Größe ist.

Bei Erhöhung des peripheren Kreislaufwiderstandes durch Arteriolenkonstriktion unter Sympathikusaktivierung fällt der hydrostatische Druck in den distal gelegenen Gefäßen, u.a. in den Kapillaren ab. Dies erniedrigt den effektiven Filtrationsdruck in den Kapillaren, und eine Einwärtsfiltration aus dem Interstitium mit Erhöhung des intravasalen Blutvolumens ist die Folge (beide Aussagen sind richtig).

4.1 – 8/93.1   Antwort: E

Volumenverteilung des Blutes im Körper: Venen 45%, Lungenkreislauf 20%, Herz 5%, Hochdrucksystem 7%, Kapillaren 10%.

Lernkasten 4.1   **Strömungsformen**

Im Gegensatz zur **laminaren Strömung** (Schichtströmung) bei der sich gedachte axial zylindrische Flüssigkeitsschichten in einem Gefäß gleich schnell parallel zur Gefäßachse fortbewegen, findet man bei der **turbulenten Strömung** auch Flüssigkeitsteilchen, die sich quer zur Gefäßachse bewegen (Wirbelbildung). Dadurch entstehen Druckverluste, die durch einen erhöhten Druckgradienten ausgeglichen werden müssen, wenn die gleiche Durchblutung aufrecht erhalten werden soll. Turbulente Strömungen finden sich an Arterienverengungen und -abgängen sowie in den proximalen Abschnitten der Aorta und der A. pulmonalis während der Austreibungszeit.

Der Strömungszustand einer Flüssigkeit in einem Gefäß kann durch die **Reynold-Zahl R_e** beschrieben werden. Sie errechnet sich wie folgt:

$$R_e = \frac{2r \cdot v \cdot \rho}{\eta}$$

mit   r   =   Radius des Gefäßes
       v   =   mittlere Strömungsgeschwindigkeit
       ρ =   Massendichte der Flüssigkeit
       η =   Viskosität der Flüssigkeit

Bei Werten $R_e > 400$ treten lokale Wirbel an Gefäßabgängen auf, bei Werten $R_e > 2000$ geht die laminare Strömung vollständig in eine turbulente Strömung über.

Lernkasten 4.1 Fortsetzung   **Strömungsformen**

Als Maß für die Durchblutung kann die Stromstärke I einer Arterie herangezogen werden. Sie errechnet sich für laminare Strömungen nach dem **Hagen-Poiseuilleschen Gesetz** wie folgt:

$$I = \frac{\Delta P \cdot \rho \cdot r^4}{8 \cdot \eta \cdot l}$$

mit
I	=	Stromstärke
ΔP	=	Druckdifferenz zwischen zwei Stellen eines (Gefäß)systems
r	=	Radius des Gefäßes
ρ	=	Massendichte
η	=	Viskosität des Blutes
l	=	Länge des Gefäßes

Damit vergrößert sich die **Stromstärke mit der 4. Potenz des Gefäßradius´** bei konstanter Druckdifferenz.

4.1 – 8/93.2   Antwort: C

☞ Lernkasten 4.1: „Strömungsformen"

Zunehmender Gefäßradius (r ↑), wachsende Strömungsgeschwindigkeit (v ↑) und abnehmende Viskosität (η ↓) begünstigen den Übergang von einer laminaren in eine turbulente Strömung. Dies läßt sich auch mit Hilfe der R_e-Zahl errechnen.

4.1 – 3/93.1   Antwort: E

☞ Lernkasten 4.1: „Strömungsformen"

In der Frage verkleinert sich der Gefäßradius von 5 mm auf 4,5 mm, also um den Faktor 0,9. Dieser geht in 4-facher Potenz in die Rechnung ein. Die Durchblutung beträgt also nur noch $0,9^4 = 0,65 = 65\%$ des Ausgangswertes. Sie ist demnach um 35% gesunken.

4.1 – 3/93.2   Antwort: E

Der **statische Blutdruck** (auch mittlerer Füllungsdruck genannt) entspricht dem Druck, der sich nach dem Ausschalten der Herztätigkeit und dem Ausgleich der unterschiedlichen Drücke im Gefäßsystem einstellt.

Er ist ein Maß für den Füllungszustand des Gefäßsystems und hängt vom Blutvolumen und dem Kontraktionszustand der Gefäße (Gefäßkapazität) ab (E ist richtig, B ist falsch). Er beträgt etwa 6 mmHg (D ist falsch).

zu (A) Der zentrale Venendruck (ZVD) ist im Stehen identisch mit dem Druck im rechten Vorhof. Er beträgt 2 – 4 mmHg.

zu (C) Der kritische Verschlußdruck hängt vom Gefäßtonus ab. Er beträgt normalerweise 20 mmHg, d.h. unterhalb dieses Druckwertes kommt die Gefäßdurchblutung zum Erliegen. Bei erhöhtem Gefäßtonus kann der kritische Verschlußdruck auf bis zu 60 mmHg ansteigen, bei Tonusverlust auf 1 mmHg absinken.

4.1 – 8/92.1   Antwort: A

☞ Lernkasten 4.1: „Strömungsformen"

Turbulente Strömungen können auftreten bei erniedrigter Blutviskosität oder bei Zunahme der Strömungsgeschwindigkeit (3, 4 sind falsch). Sie kommen bei körperlicher Ruhe genauso vor wie bei körperlicher Arbeit (2 ist falsch). Turbulente Strömungen rufen Druckverluste hervor, die durch einen erhöhten Druckgradienten ausgeglichen werden müssen, um die gleiche Durchblutung aufrechtzuerhalten (1 ist richtig).

4.1 – 8/92.2   Antwort: B

☞ Abb. 4.1: Zusammenhang zwischen Druck, Strömungsgeschwindigkeit und Gefäßquerschnitt im Körperkreislauf

Den größten Anteil am peripheren Widerstand haben die terminalen Arterien und Arteriolen (B ist richtig). Sie können durch Kontraktion ihrer glatten Muskulatur ihren Durchmesser verändern. Zu einem geringen Teil tragen auch die Kapillaren und Venolen zum peripheren Widerstand bei (C und D sind richtig).

4.1 – 8/91.1   Antwort: E

Die Dehnbarkeit von Gefäßen hängt in erster Linie von der Anzahl elastischer und deren Relation zu den kollagenen Fasern ab. Quantitativ wird dieses Verhältnis durch den **Volumenelastizitätskoeffizienten E´** beschrieben. Er wird wie folgt berechnet:

$$E' = \frac{\Delta P}{\Delta V}$$

mit   E´   =   Volumenelastizitätskoeffizient
         ΔP =   Druckänderung
         ΔV =   Volumenänderung

Der Volumenelastizitätskoeffizient gibt an, um wieviel sich der Druck bei einer Veränderung des Gefäßvolumens erhöht oder erniedrigt. Hat E´ einen hohen Wert ist das entsprechende Gefäß wenig dehnbar, hat E´ einen niedrigen Wert ist das Gefäß gut dehnbar.

Da Venen aufgrund ihres hohen Anteils elastischer Fasern 6 – 10mal dehnbarer als gleichnamige Arterien sind, haben sie einen niedrigeren Wert für E´ als Arterien (E ist falsch).

Das reziproke Verhältnis, also um wieviel sich das Gefäßlumen bei einer Druckveränderung erhöht oder erniedrigt, wird als Weitbarkeit oder **Compliance** bezeichnet ($\Delta V/\Delta P$) (D ist richtig). Diese Eigenschaft ist in der Aorta im Vergleich zu anderen Arterien besonders ausgeprägt.

> **Merke:** Die Aorta ist in der Lage, während der Systole Blut zu speichern und während der Diastole das gespeicherte Blut an die Peripherie abzugeben. Auf diese Weise wird die in Systole und Diastole erzeugte diskontinuierliche Strömung in eine kontinuierliche Strömung umgewandelt. Diese Eigenschaft wird **Windkessel-Funktion** der Aorta genannt.

Die Funktion des Windkesssels und damit das Ausmaß der Elastizität ist von folgenden Faktoren abhängig:

▶ **Blutdruck**: Je höher der Blutdruck, desto geringer ist die Dehnbarkeit und desto höher ist der Wert für E´ (C ist richtig).

▶ **Alter**: Mit zunehmendem Alter nimmt die Dehnbarkeit der Gefäße ab, also steigt der Wert für E´ an. Folglich ist E´ bei gleichem Blutdruck bei einem 80jährigen größer als bei einem 30jährigen (B ist richtig). Da die Aorta eines 10jährigen noch wächst, kann sie nicht soviel Blut speichern wie die ausgewachsene Aorta. Der Wert für E´ ist damit also größer (A ist richtig).

4.1 – 8/90.1   Antwort: D

Die Strömungsgeschwindigkeit ist der 2. Potenz des Gefäßradius' proportional, während die Stromstärke von der 4. Potenz des Gefäßradius' abhängt (Hagen-Pouseuillesches Gesetz).

Damit ergibt sich aus einer Verdopplung des Gefäßradius für die Strömungsgeschwindigkeit der Faktor 4 und für die Stromstärke der Faktor 16.

4.1 – 8/90.1   Antwort: D

zu (A) Unter Ruhebedingungen treten in der Regel Kontraktionen der Gefäßmuskulatur auf. Diese addieren sich zum **Basistonus** und verleihen den Gefäßen eine größere Spannung, den **Ruhetonus**.

zu (B), (D) Da der basale Gefäßtonus von der Innervation des Gefäßes unabhängig ist, zeigen weder sympathische noch parasympathische Einflüsse Auswirkungen auf ihn (B ist falsch, D ist richtig).

zu (C) Durch Erregung der α-Rezeptoren nimmt der Gefäßtonus zu. Dieser durch Noradrenalin bedingte Tonus addiert sich zum Basaltonus.

zu (E) Ca^{2+}-Antagonisten hemmen den Ca^{2+}-Einstrom in die glatte Muskulatur und reduzieren dadurch den Gefäßtonus.

4.2 Hochdrucksystem

Lernkasten 4.2	Blutdruck

Der **Druckpuls** hat einen charakteristischen Verlauf (☞ Abb. 4.2).

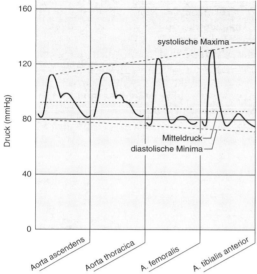

Abb. 4.2 Änderung des Druckpulses im Körperkreislauf (aus R. Klinke, S. Silbernagl: Lehrbuch der Physiologie, Thieme Verlag, 1994, S. 152, Abb. 8.20)

Sein Maximum ist der systolische Druck P_S, sein Minimum der diastolische Druck P_D. Die Differenz aus beiden Werten ist die **Blutdruckamplitude**. Von zentral (herznah) nach peripher (herzfern) kommt es im arteriellen System zu einer deutlichen Zunahme der Blutdruckamplitude: Der systolische Blutdruck nimmt fortlaufend zu, während der diastolische abnimmt.

In der Praxis wird der Blutdruck mit einer pneumatischen Manschette und einem Stethoskop bestimmt. Der systolische Blutdruck ist der Druck, der ausreicht die komprimierte Arterie gegen den Manschettendruck kurzfristig zu öffnen. Der diastolische Blutduck ist der Druck bei dem die Arterie ständig offen bleibt. Übersteigt der Blutdruck Werte von 160/95 mmHg liegt eine **Hypertonie** (Bluthochdruck) vor. Von einer **Hypotonie** spricht man bei systolischen Werten kleiner 100 mmHg.

Von der Blutdruckamplitude zu unterscheiden ist der **mittlere Blutdruck** P_M, der von zentral nach peripher abnimmt. Er entspricht der treibenden Kraft für die Blutströmung. Der mittlere Blutdruck P_M errechnet sich in zentralen Arterien nach:

$$P_M = P_D + \tfrac{1}{2}\,(P_S - P_D)$$

und in peripheren Arterien nach:

$$P_M = P_D + \tfrac{1}{3}\,(P_S - P_D)$$

In den herznahen Arterien bildet sich am Ende der Austreibungsphase des Herzens eine **Inzisur** aus, die durch den Rückstrom des Blutes in den linken Ventrikel zustande kommt. Sie ist mit Schluß der Aortenklappe (= II. Herzton) beendet.

In den herzfernen Arterien zeigt sich eine **dikrote Welle**, die durch die Reflexion der Pulswelle an Gefäßverzweigungen und am Übergang von mehr elastischen zu muskulären Arterien entsteht. Die Überlagerung dieser reflektierten Pulswellen führt zu einer erneuten Zunahme des Druckpulses.

4.2 – 3/97.1 Antwort: E

zu (C) und (E) Fällt der mittlere Blutdruck akut ab, sinkt die **Pressorezeptoraktivität** im Aortenbogen und Carotissinus. Dies führt zu einer Aktivierung des Sympathikus mit reflektorischer Tachykardie.

zu (A) Sinkt der Druck in den Nierenarterien um mehr als 10-15 mmHg, wird **Renin** freigesetzt. Dies gelangt in den Blutkreislauf, spaltet von Angiotensinogen das Dekapeptid Angiotensin I ab, aus dem durch weitere Spaltung das Oktapeptid Angiotensin II entsteht.

zu (B) Die **Nierendurchblutung** und damit auch die glumeruläre Filtrationsrate bleibt aufgrund der Autoregulation der Niere zwischen 80 und 180 mmHg weitgehend konstant. Sinkt der Blutdruck jedoch auf 70 mmHg, nimmt die Durchblutung sowie die glumeruläre Filtrationsrate ab.

zu (D) Die **ADH-Ausschüttung** wird über Barorezeptoren in der Wand des Aortenbogens und des Sinus caroticus stimuliert. Sie nimmt zu bei vermindertem Blutvolumen und bei Blutdruckabfall.

4.2 – 8/96.1 Antwort: E

zu (A) Bei der **Hyperthyreose** ist der Plasmaspiegel der Schilddrüsenhormone erhöht. Schilddrüsenhormone bedingen eine gesteigerte Katecholaminempfindlichkeit des Herzens. Über den Sympathikus kommt es zu einer Erhöhung der Herzfrequenz und somit auch des Herzzeitvolumens. Dadurch ist die Kreislaufzeit verkürzt.

zu (B) **Anämien** führen zur kompensatorischen Herzfrequenzerhöhung. Die Kreislaufzeit ist verkürzt.

zu (C) Bei einem **Rechts-Links-Shunt** fließt ein Teil des Blutes nicht aus dem rechten Herzen in die Lunge, sondern gleich durch einen Vorhof- oder Ventrikeldefekt in das linke Herz. So ist der Weg des Blutes und damit auch die Kreislaufzeit verkürzt.

zu (D) **Fieber** geht mit einer Herzfrequenzsteigerung einher. So kommt es auch hier zur verkürzten Kreislaufzeit.

zu (E) Eine **dekompensierte Herzinsuffizienz** führt zu einer Stauung des Blutes vor dem rechten Herzen. Das Schlagvolumen im großen Kreislauf nimmt ab. Das Herz ist nicht in der Lage, das anfallende Blut weiter zu transportieren. Dadurch **verlängert** sich die Kreislaufzeit. Auch Herzklappenfehler können zu einer verlängerten Kreislaufzeit führen.

4.2 – 8/96.2 Antwort: A

Die **Volumendehnbarkeit** errechnet sich aus der Volumenänderung ΔV dividiert durch die Druckänderung ΔP ($\Delta V/\Delta P$). Ist die Volumendehnbarkeit im kapazitiven System 200mal so groß wie im arteriellen System, während der Druck sich in beiden Systemen um den gleichen Betrag ändert, erhält das arterielle System bei 500 ml Flüssigkeitszufuhr davon nur den 200. Teil, nämlich 2,5 ml (A ist richtig).

Lernkasten 4.3   **Pulswellengeschwindigkeit**

Die systolsiche Drucksteigerung während einer Herzaktion läuft als tastbare **Pulswelle** mit hoher Geschwindigkeit über das arterielle System. Ihre Ausbreitungsgeschwindigkeit, die **Pulswellengeschwindigkeit PWG**, darf nicht mit der Strömungsgeschwindigkeit des Blutes verwechselt werden: Die Pulswelle ist bereits nach 0,2 s in den Arteriolen des Fußes angelangt, während ein Erythrozyt nach dieser Zeit gerade die Aorta descendens erreicht hat.

Die PWG hängt von der Dehnbarkeit der Gefäße sowie vom Verhältnis zwischen Wanddicke und Radius der Gefäße ab: Sie ist um so größer, je weniger dehnbar eine Gefäßwand ist und je kleiner der Gefäßradius ist. In der Aorta beträgt die PWG etwa 4 – 6 m/s, in den weniger dehnbaren Gefäßen vom muskulären Typ und mit kleinerem Radius, wie z. B. der A. radialis, steigt sie auf etwa 8-12 m/s. Im höheren Alter steigt die PWG aufgrund des Elastizitätsverlustes der Gefäße an. Eine maximale PWG wird bei arteriosklerotisch veränderten, starren Gefäßen beobachtet. Weiterhin nimmt sie auch bei erhöhtem Blutdruck und erhöhtem Schlagvolumen zu, weil es wegen der stärkeren passiven Dehnung zu einer eingeschränkten Dehnbarkeit kommt.

4.2 – 3/96.1   **Antwort: B**

☞ Lernkasten 4.2: „Blutdruck"

Die Zeitdifferenz zwischen Öffnen und Schließen der Aortenklappe beinhaltet die Austreibungsphase der Systole. Dem Schluß der Aorten- und Pulmonalklappe am Ende der Austreibungsphase entspricht der II. Herzton. Nun breitet sich die Pulswelle über das arterielle Gefäßsystem aus. In etwa 0,2 s hat sie die Fußarteriolen erreicht. In entsprechend kürzerer Zeit wird sie die A. carotis erreicht haben und nicht erst nach 0,3 s (1, 3 sind falsch).

4.2 – 3/96.2   **Antwort: C**

☞ Lernkasten 4.2: „Blutdruck"

Die Amplitude der arteriellen Pulswelle wird vom Herzen zu den peripheren Arterien stetig größer.

4.2. – 3/95.1   **Antwort: E**

☞ Lernkasten 4.3: „Pulswellengeschwindigkeit"

Die Pulswellengeschwindigkeit ist erheblich höher als die Blutströmungsgeschwindigkeit (3 ist richtig). Sie ist um so höher, je weniger dehnbar ein Gefäß ist und je kleiner der Gefäßradius ist. Daher nimmt sie nach peripher hin zu (2 ist richtig). Auch ein erhöhter Blutdruck hat eine Zunahme der Pulswellengeschwindigkeit zur Folge (1 ist richtig).

4.2 – 3/95.2   **Antwort: D**

Die Spitzengeschwindigkeit des Strompulses nimmt im arteriellen System peripherwärts ab (Aussage 1 ist falsch). Ursache ist die Zunahme des funktionellen Gefäßquerschnittes von 4 cm^2 in der Aorta auf etwa 3000 cm^2 in den Kapillaren (☞ Abb. 4.1: „Zusammenhang zwischen Druck, Strömungsgeschwindigkeit und Gefäßquerschnitt im Körperkreislauf").

Die Dehnbarkeit der Gefäße im arteriellen System nimmt nach peripher ab (zentral: Arterien vom elastischen Typ, peripher: Arterien vom muskulären Typ) (Aussage 2 ist richtig).

Dies hat eine Zunahme der Pulswellengeschwindigkeit zur Folge.

4.2 – 8/94.1   **Antwort: B**

☞ Lernkasten 4.2: „Blutdruck"

zu (A) und (B) Der systolische Blutdruck in der A. pulmonalis beträgt ebenso wie im rechten Ventrikel ca. 25 mmHg. Der diastolische Druck liegt in der A. pulmonalis allerdings bei ca. 10 mmHg und im rechten Ventrikel bei weniger als 5 mmHg. Damit beträgt die Blutdruckamplitude in der A. pulmonalis 15 mmHg und ist kleiner als die im rechten Ventrikel (20 mmHg).

4.2 – 8/94.2   **Antwort: C**

☞ Lernkasten 4.2: „Blutdruck"

Der spätere Druckanstieg in der A. femoralis als in der Aorta ergibt sich aus der Pulswellengeschwindigkeit und der Entfernung Aorta – A. femoralis. Der mittlere Blutdruck nimmt nach peripher ab (4 ist falsch).

4.2 – 8/94.3   **Antwort: E**

☞ Lernkasten 4.3: „Pulswellengeschwindigkeit"

Das Verhältnis von Druck und Volumen im arteriellen System ändert sich mit zunehmendem Elastizitätsverlust der Gefäße.

Als theoretisches Elastizitätsmaß E gilt:

$$E = \frac{\Delta P}{\Delta V} \quad \text{in mmHg}/\text{ml}$$

mit ΔP = Druckänderung
       ΔV = Volumenänderung

Für das arterielle System ergibt sich daraus, daß eine Volumenzunahme von 1 ml zu einem Druckanstieg von 1 mmHg führt.

Damit wird deutlich, daß die Zunahme des Füllungsvolumens über einen Druckanstieg zu einer erhöhten Pulswellengeschwindigkeit führt (2 – 4 sind richtig), während die PWG in dehnbaren Gefäßen abnimmt (1 ist falsch).

4.2 – 3/94.1   Antwort: C

Achtung, hier ist nach dem zeitlichen Abstand vom Beginn des Druckanstiegs (Anspannungsphase des Herzens) bis zu Inzisur der Pulskurve der Aorta gefragt. Dieser beträgt 280 ms. Bei den üblichen Lehrbuchabbildungen beginnt die Zeitachse meist während der Füllungsphase des Herzens.
Die Inzisur befindet sich dann nach ca. 500 ms.

4.2 – 3/94.2   Antwort: B

☞ Abb. 4.1: „Zusammenhang zwischen Druck, Strömungsgeschwindigkeit und Gefäßquerschnitt im Körperkreislauf"
zur 1. Aussage: Die mittlere Strömungsgeschwindigkeit in den Kapillaren ist kleiner als die in der Aorta, da der Gesamtquerschnitt der Kapillaren erheblich größer ist (richtig).
zur 2. Aussage: Der mittlere Blutdruck in den Kapillaren des Körperkreislaufes ist sowohl im Liegen als auch im Stehen immer niedriger als der mittlere Aortendruck (richtig, aber Verknüpfung falsch).

4.2 – 3/93.1   Antwort: E

Die mittlere Strömungsgeschwindigkeit im Gefäßsystem eines jungen gesunden Menschen beträgt 20 cm/s (0,2 m/s). Die Pulswellengeschwindigkeit in der Aorta beträgt in diesem Fall etwa 4 – 6 m/s.
Das Verhältnis der beiden Größen ist 0,2 m/s : 5 m/s = 1 : 25.

4.2 – 8/92.1   Antwort: D

Der venöse Rückstrom zum Herzen wird maßgeblich bestimmt vom zentralen Venendruck, vom mittleren Füllungsdruck der Venen und vom Strömungswiderstand in den Venen. Werden 500 ml Blut intravenös infundiert, steigt in den Venen das „Blutangebot". Dadurch steigen gleichzeitig der zentrale Venendruck und der mittlere Füllungsdruck. Letzterer entspricht einem Maß für den Füllungszustand der Gefäße (2 ist richtig). Folglich muß auch der venöse Rückstrom zum rechten Herzen steigen, der unter normalen Bedingungen der entscheidende Faktor für das Herzschlagvolumen ist (3 ist richtig).
Wird vom Herzen mehr Blut ausgeworfen, steigt auch das Volumen und der Druck im arteriellen System. Das vermehrte Blutvolumen übt auf die Gefäßwände einen stärkeren Druck aus (= Füllungsdruck), der dann in den Kapillaren für einen verstärkten Flüssigkeitsaustausch mit dem Interstitium verantwortlich ist. Es wird mehr Flüssigkeit in das Interstitium abgepreßt, und das interstitielle Flüssigkeitsvolumen steigt. 500 ml reichen allerdings nicht aus, um das Volumen im arteriellen Teil um 100 ml ansteigen zu lassen, da der größte Anteil der Infusion in den Venen gespeichert wird (1 ist falsch).

4.2 – 3/92.1   Antwort: D

☞ Lernkasten 4.2: „Blutdruck"
Der systolische Blutdruck nimmt entlang der Arterien des Körperkreislaufs zu (Aussage 1 ist falsch).
Während die Aorta einen Querschnitt von 4 cm^2 aufweist, steigt dieser bis zu den Kapillaren auf 3000 cm^2 an.
Dies hat eine abnehmende Strömungsgeschwindigkeit des Blutes zur Folge, der systolische Blutdruck wird dadurch jedoch nicht beeinflußt (Aussage 2 ist richtig).

4.2 – 3/92.2   **Antwort: C**

Das Schlagvolumen des Herzens nimmt ohne Änderung der Herzfrequenz zu, wenn der venöse Rückstrom zum Herzen ansteigt. Dies kann z. B. durch eine Änderung der Körperhaltung oder durch Bluttransfusionen geschehen. Wenn ein größeres Schlagvolumen ausgeworfen wird, wird der Windkessel der Aorta stärker gedehnt. Der systolische Blutdruck steigt an, während der diastolische Druck konstant bleibt (1, 3 sind falsch, 2 ist richtig)

Der mittlere arterielle Blutdruck wird in großen Arterien wie folgt berechnet:

$$P_M = P_D + \tfrac{1}{2} (P_S - P_D)$$

Steigt der systolische Druck, erhöht sich auch der mittlere Druck. Ebenso vergrößert sich auch die Blutdruckamplitude.

Der gleiche Effekt wird beobachtet, wenn das Schlagvolumen gleich bleibt, die Dehnung der Gefäße jedoch nachläßt, wie es z. B. im Alter der Fall ist.

4.2 – 8/91.1   **Antwort: B**

☞ Lernkasten 4.2: „Blutdruck"

zu (A) und (B)   Die Blutdruckamplitude nimmt von herznah nach herzfern zu.

zu (C), (D) und (E)   Rechter Ventrikel, Sinus coronarius und Vena cava inferior gehören zum Niederdrucksystem. Die Druckschwankungen sind hier gering.

4.3   Niederdrucksystem

Lernkasten 4.4	Zentraler Venendruck

Der **zentrale Venendruck** (**ZVD**) ist identisch mit dem Druck im rechten Vorhof. Mit seiner Hilfe kann der **Füllungsgrad** des Gefäßsystems bestimmt werden: Sein Wert ist in erster Linie vom *Blutvolumen* abhängig. Er beträgt etwa 2–4 mmHg und zeigt in Abhängigkeit von der Herzaktion pulsatorische Schwankungen. Aufgrund dieser physiologischen Schwankungen liegt der ZVD nicht stets unter dem atmosphärischen Druck. Weiterhin zeigt der Füllungsgrad *respiratorische Schwankungen*, die sich wie folgt erklären:

Während tiefer Inspiration sinken intrapleuraler und intrathorakaler Druck ab (werden stärker negativ). Diese Abnahme führt zu einem Unterdruck im Thorax und zu einem Überdruck im Abdomen, so daß es zur Venenerweiterung im Thorax kommt. Dies hat einen Sog zur Folge, der den venösen Blutrückstrom während der Inspiration fördert. Über den **Frank-Starling-Mechanismus** kommt es durch das venöse Mehrangebot zu einer Vergrößerung des Schlagvolumens des rechten Herzens. Durch diese reaktive Mehrarbeit des rechten Herzens sinkt daher der ZVD während forcierter Inspiration. Eine **Verminderung des ZVD** tritt weiterhin bei Hypovolämie (Verminderung des Blutvolumens) und nach Gabe von Vasodilatatoren ein. Ein **erhöhter ZVD** liegt bei einer Vergrößerung des Herzvolumens vor z. B. bei Hypervolämie, nach Gabe vasokonstriktorischer Medikamente oder einer Verminderung der Herzleistung (Herzinsuffizienz).

4.3 – 3/97.1   Antwort: C

Beim **Übergang vom Liegen zum Stehen** (Orthostase) steigt der hydrostatische Druck in den Beingefäßen, so daß sich die leicht dehnbaren Venen (Kapazitätsgefäße) weiten und etwa 500 ml Blut mehr aufnehmen (E ist falsch). Dieses Blut kommt hauptsächlich aus den intrathorakalen Blutgefäßen, so daß der venöse Rückstrom zum linken Herzen und das Schlagvolumen abnehmen (C ist richtig). Über eine reflektorische Aktivierung des Sympathikus steigt die Herzfrequenz (A ist richtig) und der Tonus in den arteriellen Widerstands- sowie in den venösen Kapazitätsgefäßen (D ist falsch). Der totale periphere Widerstand steigt aufgrund der Vasokonstriktion der Widerstandsgefäße in der Skelettmuskulatur, der Haut, in den Nieren und im Splanchnikusgebiet an (B ist falsch).

4.3 – 3/97.2   Antwort: D

zu (1) Beim Stehenden ist der hydrostatische Druck in den Beinvenen aufgrund der Blutvolumenverlagerung höher als im Liegen. Entsprechend besteht in den Venen oberhalb der Herzebene ein verminderter hydrostatischer Druck. Im Sinus sagittalis superior ist dieser Druck subatmosphärisch und beträgt ungefähr -15 mmHg.

zu (3) Die Lunge ist durch den Pleuraspalt mit der Thoraxwand verbunden. Da die intrapleurale Flüssigkeit sich nicht ausdehnen kann, herrscht im Pleuraspalt aufgrund der Retraktionskraft der Lunge ein gegenüber der Umgebung negativer Druck.

zu (2) Die hydrostatische Indifferenzebene befindet sich 5 – 10 cm unterhalb des Zwerchfells. An diesem Ort im Gefäßsystem verändert sich der Druck bei Lagewechsel nicht. Er ist gegenüber der Umgebung mit etwa 1 mmHg positiv.

4.3 – 8/96.1   Antwort: B

☞ Lernkasten 4.4: „Zentraler Venendruck"

zu (1) und (2)   Eine Verminderung der Kontraktionskraft des Herzens entspricht einer Verminderung der Herzleistung. Das Blut staut sich vor dem Herzen und der zentrale Venendruck steigt an.

zu (3) Ein Abfall des zentralen Venendruckes tritt auf bei Verminderung des Blutvolumens (Hypovolämie) sowie bei Vasodilatation.

Lernkasten 4.5   **Venenpuls**

Als **Venenpuls** bezeichnet man Druck- und Volumenschwankungen in den herznahen Venen, die im wesentlichen den Druckverlauf im rechten Vorhof wider-
spiegeln.

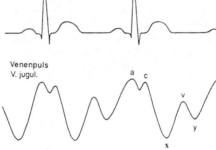

Abb. 4.3 Zusammenhang zwischen EKG und Venendruckkurve (aus M.-A. Schoppmeyer,
S. Schmidt: Physiologie, Mediscript-Verlag, 1995, S. 176, Abb. 4.24)

Ursache der einzelnen Druckschwankungen sind:

▶ *Vorhofkontraktion* → **a-Welle**
▶ *Vorwölbung der Klappen in den rechten Vorhof*
    während der Anspannungsphase des Ventrikels → **c-Welle**
▶ *Verschiebung der Ventilebene* in Richtung Herzspitze → **x-Senke**
▶ *Druckanstieg im Vorhof* bei noch geschlossenen
    Klappen durch frühdiastolischen Rückfluß → **v-Welle**
▶ *Druckabfall im Vorhof* durch Öffnen der Klappen und
    Bluteinstrom in den Ventrikel → **y-Senke**

4.3 – 8/96.2   **Antwort: A**

☞ Lernkasten 4.5: „Venenpuls"
Die a-Welle des Venenpulses spiegelt die Vorhofkontraktion wider.

4.3 – 3/96.1   **Antwort: D**

☞ Lernkasten 4.4: „Zentraler Venendruck"
zu (1) Aufgrund physiologischer Schwankungen ist der ZVD nicht stets sub-
        atmosphärisch (1 ist falsch).
zu (2), (3) und (4) Der ZVD steigt mit zunehmendem Blutvolumen an (3 ist richtig).
        Außerdem zeigt er pulsatorische Schwankungen und sinkt bei einer forcierten
        Inspiration (2 – 4 sind richtig).

4.3 – 3/96.2   **Antwort: E**

Beim Aufstehen aus dem Liegen (**Orthostase**) „versacken" etwa 500 ml Blut im Bein-
und Beckenvenensystem. Dieser interne Aderlaß hat Auswirkungen auf das Herz-
Kreislaufsystem:
▶ Abnahme des Schlagvolumens aufgrund der verschlechterten Füllungsbedin-
    gungen des Herzens (A ist falsch).

▶ Kurzfristiger Abfall des Herzzeitvolumens, da die Herzfrequenz bei abfallendem Schlagvolumen nicht sofort regulatorisch erhöht wird (B ist falsch).

▶ Abfall des arteriellen Mitteldrucks.

▶ Abfall des zentrale Blutvolumens und damit des ZVD (D ist falsch).

▶ Zunahme des Bein-Beckenblutvolumens.

▶ Abnahme der Darmdurchblutung (C ist falsch).

▶ Geringe Abnahme der Blutdruckamplitude, da aufgrund der Zunahme des peripheren Widerstandes der Blutdruck konstant bleibt.

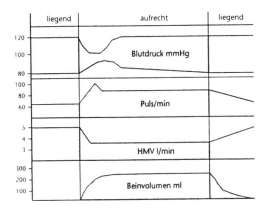

Abb. 4.4 Veränderungen beim Übergang vom Liegen zum Stehen (aus M.-A. Schoppmeyer, S. Schmidt: Physiologie, Mediscript-Verlag, 1995, S. 171, Abb. 4.1)

Regulatorisch kommt es zu folgenden Gegenmaßnahmen des Organismus:

▶ Aktivierung pressorischer Areale in der Medulla oblongata mit Aktivierung des Sympathikus.

▶ Zunahme der Herzfrequenz um 20 – 25%.

▶ Zunahme des gesamten peripheren Widerstandes um 40%.

Beim Aufstehen aus dem Liegen wird also mit Hilfe einer sympathischen Gegenregulation das Absinken des Füllungsdruckes kompensiert.

4.3 – 8/95.1   **Antwort: D**

☞ Lernkasten 4.4: „Zentraler Venendruck"

Der zentrale Venendruck ist der Druck im rechten Vorhof. Er kann durch einen Katheter direkt gemessen werden.

Lernkasten 4.6   **Hydrostatischer Indifferenzpunkt bzw. -ebene**

Der **hydrostatische Indifferenzpunkt** liegt ca. 5 – 10 cm unterhalb des Zwerchfells und bezeichnet die Ebene im Gefäßsystem, in der sich der Druck des venösen Systems bei Lagewechsel (z. B. vom Liegen zum Stehen) nicht ändert.

In den unterhalb der Indifferenzebene liegenden Gefäßen addiert sich beim stehenden Menschen zum jeweils vorherrschenden Gefäßinnendruck die hydrostatische Druckkomponente. In den oberhalb dieser Ebene liegenden Gefäßen vermindert sie sich entsprechend. In Höhe des rechten Vorhofs beträgt der Druck im Stehen etwa Null (= Atmosphärendruck). Im Hals- und Gesichtsbereich sind die Venen kollabiert. Im knöchernen Schädel können die Venen aufgrund ihrer Gewebsfixierung nicht kollabieren.

4.3 – 3/95.1 Antwort: E

☞ Lernkasten 4.6: „Hydrostatischer Indifferenzpunkt bzw. -ebene"

zu (A) und (B) Am hydrostatischen Indifferenzpunkt verändert sich der Druck in den Venen bei Lagewechsel unter normalen Bedingungen nicht (Aussagen falsch).

zu (C) Beim **Valsalva-Versuch** werden die Bauch- und Exspirationsmuskeln bei geschlossener Glottis angespannt, so daß der intrathorakale Druck steigt. Der venöse Blutrückstrom zum Herzen wird vermindert, so daß der Druck im peripheren Venensystem ansteigt. Der Druck am hydrostatischen Indifferenzpunkt steigt ebenfalls.

zu (D) Bei Zunahme des Blutvolumens steigt der mittlere venöse Druck am hydrostatischen Indifferenzpunkt.

zu (E) Beim **orthostatischen Kollaps** (Bewußtlosigkeit infolge einer Minderdurchblutung des Gehirns) vermindert sich das intrathorakale Blutvolumen zugunsten des extrathorakalen um ca. 600 ml, ohne daß Regulationsmechanismen suffizient eingreifen. Das Blut „versackt" in den Beinvenen. Der mittlere venöse Druck am hydrostatischen Indifferenzpunkt sinkt.

4.3 – 3/95.2 Antwort: C

☞ Lernkasten 4.5: „Venenpuls"

zu (A) und (E) Der Venendruck kommt zustande durch retrograd übertragene Druckänderungen vom rechten Vorhof. Er wird in den herznahen Venen gemessen.

zu (B) Die c-Welle kommt durch die Vorwölbung der Klappen in den rechten Vorhof während der Anspannungsphase des Ventrikels zustande.

zu (C) Die x-Senke spiegelt die Verschiebung der Ventilebene in Richtung Herzspitze wider.

zu (D) Ursache der a-Welle ist die Vorhofkontraktion.

4.3 – 8/94.1 Antwort: C

☞ Lernkasten 4.5: „Venenpuls"

In den herznahen großen Venen entsteht infolge des Druckabfalls im rechten Vorhof und der Verschiebung der Ventilebene während der Austreibungsphase ein erstes Strömungsmaximum. Ein weiters Strömungsmaximum tritt auf, wenn das im Vorhof gesammelte Blut nach Öffnung der AV-Klappen in den Ventrikel strömt.

4.3 – 8/94.2 Antwort: E

☞ Lernkasten 4.5: „Venenpuls"

Die Senkung von v nach y kommt durch den Einstrom des Blutes aus dem rechten Vorhof in die rechte Kammer zustande.

4.3 – 3/94.1 Antwort: A

☞ Lernkasten 4.2: „Blutdruck" und Lernkasten 4.5: „Venenpuls"

zu (A) Der mittlere intravasale Druck in der Aorta verändert sich nicht. In den nachfolgenden Gefäßabschnitten nimmt er ab.

zu (B) In den Fußvenen addiert sich zum venösen Druck im Liegen von wenigen mmHg ein hydrostatischer Druck, der im Stehen mehr als 80 mmHg beträgt, so daß beim ruhigen Stand der Venendruck im Fußbereich größer als 60 mmHg ist.

zu (C) In allen oberhalb der hydrostatischen Indifferenzebene liegenden Gefäßen ist der Druck im Stehen niedriger als im Liegen. Im Halsbereich (V. subclavia) kann er negativ sein.

zu (D) Beim Übergang vom Liegen zum Stehen (Orthostase) kommt es zu einer Umverteilung des Blutes.
Aufgrund der hohen intravasalen Drücke in den Beinvenen und deren hoher Dehnbarkeit „versacken" kurzfristig etwa 400 – 600 ml Blut in den Beinvenen.

zu (E) Die Blutdruckamplitude nimmt im Körperkreislauf von der Aorta zur Peripherie hin zu.

4.3 – 8/93.2   Antwort: D

Bei der **Inspiration** steigt durch den zunehmenden negativen intrathorakalen Druck der transmurale Druck in den intrathorakalen Gefäßen an, was über eine Gefäßdehnung zu einer Abnahme des Strömungswiderstandes und zu einem Abfall des intravasalen Druckes führt (B, C sind richtig). Die hiermit beschriebene „Saugwirkung" führt zu einem Anstieg des intrathorakalen Blutvolumens (D ist falsch) und zu einer Erhöhung des venösen Rückstroms zum rechten Herzen (A ist richtig). Nach dem Frank-Starling-Mechanismus steigt das Schlagvolumen des rechten Herzens an (E ist richtig).

4.3 – 8/93.3   Antwort: C

☞ Lernkasten 4.5: „Venenpuls"
Der frühdiastolische venöse Rückstrom bewirkt den Anstieg von x nach v.

4.3 – 3/93.1   Antwort: E

Beim Hinlegen aus stehender Position erhöht sich der venöse Rückfluß zum Herzen, weshalb sich das Schlagvolumen und das Herzzeitvolumen erhöhen (Frank-Starling-Mechanismus) (A, B sind richtig). Insgesamt bewirkt das Hinlegen eine Aktivierung des Parasympathikus bei gleichzeitiger Hemmung des Sympathikus, weshalb die Herzfrequenz nicht ansteigt (E ist falsch). Gleichzeitig fördert der Parasympathikus die Darmdurchblutung (C ist richtig).
Aufgrund der niedrigen Drücke im Lungenstromgebiet beeinflussen hämodynamische Effekte die Durchblutung der Lunge wesentlich stärker als die Durchblutung im Körperstromgebiet. Das zentrale Blutvolumen, das als die Summe aus diastolischen Volumen des linken Herzens und Blutvolumen der Lunge definiert ist, erhöht sich in der Liegeposition (D ist richtig).

4.3 – 3/93.2   Antwort: C

☞ Lernkasten 4.4: „Zentraler Venendruck"

zu (B) Beim Valsalva-Versuch (☞ auch Kommentar zu Frage 4.3 – 3/95.1) wird der venöse Rückstrom des Blutes behindert, wodurch der zentrale Venendruck auf Werte bis 100 mmHg ansteigen kann.

4.3 – 8/91.1   **Antwort: A**

Durch die Kontraktion der Beinmuskulatur (z. B. beim Gehen) werden die Venen komprimiert (**Muskelpumpe**). Die Venenklappen, die beim ruhigen Stehen geöffnet sind, schließen sich und verhindern so einen Rückstrom des Blutes in die Peripherie, so daß es zum Herzen fließen muß.

4.3 – 8/90.1   **Antwort: E**

☞ Kommentar zu Frage 4.3 – 3/95.1
Beim Valsalva-Versuch wird durch Kontraktion der Exspirationsmuskulatur bei gleichzeitigem Schluß der Glottis ein hoher intrathorakaler Druck erzeugt.
zu (A) Durch die Kontraktion von Bauch- und Thoraxmuskulatur kann der Pleuradruck auf positive Werte ansteigen (richtig).
zu (B) Der Pleuradruck liegt aufgrund der Eigenelastizität der Lunge mit dem daraus resultierenden Unterdruck im Pleuraspalt immer unter dem intrapulmonalen Druck (richtig).
zu (C), (D) Durch den verminderten Rückfluß von Blut zum rechten Vorhof sowie durch das Auspressen von Blut aus der Lunge in den großen Kreislauf sinkt das intrathorakale Blutvolumen (richtig).
zu (E) Durch das verminderte venöse Blutangebot wirft der linke Ventrikel weniger Blut in den großen Kreislauf aus. Der arterielle Blutdruck sinkt.

4.3 – 3/86.1   **Antwort: D**

☞ Lernkasten 4.6 „Hydrostatischer Indifferenzpunkt"
Der hydrostatische Indifferenzpunkt ist der Punkt im Gefäßsystem, an dem sich der Druck bei Lagewechsel nicht ändert. Er liegt etwa 5 – 10 cm unterhalb des Zwerchfells. In allen oberhalb dieses Punktes gelegenen Gefäßen ist der Druck im Stehen niedriger als im Liegen.

4.4 Gewebsdurchblutung

4.4 – 3/96.1   **Antwort: D**

Es werden drei Mechanismen unterschieden, die zu einer **Vasodilatation** der Muskelgefäße führen können und somit eine Mehrdurchblutung des Gewebes zur Folge haben:

▶ Die **Transmitter** des Sympathikus Adrenalin und Noradrenalin bewirken in geringen Mengen eine Vasodilatation, während hohe Dosen zur Vasokonstriktion führen. Der Parasympathikus bewirkt über Acetylcholin eine geringe Gefäßdilatation.

▶ **Lokale Faktoren** (insbesondere Stoffwechselprodukte, die bei vermehrter Arbeit entstehen), wie erhöhte K^+- oder H^+-Konzentration, erniedrigter O_2-Partialdruck, erhöhte Adenosinkonzentration, erhöhte Osmolarität sowie Wärme führen zur lokalen Vasodilatation.

▶ **Hormonale Steuerung** durch Kallikrein, Bradykinin, Histamin und Prostaglandin führt zu einer Gefäßdilatation.

Die Skelettmuskelgefäße verfügen über keine nervale Steuerung, sondern **regulieren ihre Durchblutung nahezu autonom**, um bei vermehrter körperlicher Arbeit zu einer vermehrten Durchblutung zu kommen (A, B, D und E sind falsch). Eine große Rolle spielen dabei lokal-chemische Faktoren (C ist richtig).

Lernkasten 4.7   **Pressorezeptoren (Barorezeptoren)**

Der **Pressorezeptoren-Regelkreis** dient der Regulation des arteriellen Blutdrucks. In der Gefäßwand von Aortenbogen und Carotissinus befinden sich **Dehnungsrezeptoren**, die über afferente Fasern des N. vagus (von der Aorta) und des N. glossopharyngeus (vom Carotissinus) ständig Impulse zum Hirnstamm aussenden. Ihr adäquater Reiz ist die Dehnung der Gefäßwand. Ein Blutdruckanstieg führt zu einer Frequenzzunahme der Aktionspotentiale. Diese Impulse führen im Bereich der Medulla oblongata zu einer **Hemmung sympathischer** und zu einer **Erregung parasympathischer** Strukturen. Dadurch kommt es zu einer **Vasodilatation**. Zugleich nehmen Herzfrequenz und Kontraktionskraft des Herzens ab, so daß der Blutdruck absinkt. Blutdruckabnahme führt dann zu einer Abnahme der Impulsfrequenz der Pressorezeptoren.

Pressorezeptoren sind **PD-Rezeptoren** (☞ auch Lernkasten 15.2: „Proportional-Differential-Rezeptoren"). Sie reagieren proportional zum Druckreiz, aber auch differential, d.h. nach der zeitlichen Änderung des Druckreizes. Insbesondere folgende Größen haben Einfluß auf ihre Entladungsfrequenz:

▶ Mittlerer arterieller Blutdruck
▶ Arterielle Blutdruckamplitude
▶ Steilheit des arteriellen Druckanstieges

Daneben spielen aber auch die verschiedenen Pulsqualitäten eine Rolle.
Auch eine manuelle Kompression der Teilungsstelle der A. carotis (**Carotis-Druck-Versuch**) führt zu einer Aktivitätszunahme der Pressorezeptoren.

4.4 – 8/95.1   **Antwort: A**

☞ Lernkasten 4.7: „Pressorezeptoren (Barorezeptoren)"
Diesen beiden Aussagen ist so nichts mehr hinzuzufügen.

4.4 – 3/93.1   **Antwort: D**

☞ Lernkasten 4.7: „Pressorezeptoren (Barorezeptoren)"
zu (C) und (D) Hemmung des Sympathikus und Erregung des Parasympathikus bewirken eine Vasodilatation (C ist richtig) und eine Senkung der Herzfrequenz (D ist falsch).
zu (E) Als Folge einer Erregung der Barorezeptoren werden abgesehen von Kreislaufzentren in der Medulla oblongata weitere Funktionen des ZNS gehemmt. Die Atmung wird gedämpft, der Muskeltonus sinkt, das EEG zeigt Synchronisationstendenzen (Aussage richtig).

4.4 – 8/92.1   **Antwort: E**

☞ Lernkasten 4.7: „Pressorezeptoren (Barorezeptoren)"

zu (1), (2) und (3) Zunahme des mittleren arteriellen Blutdrucks, der arteriellen Blutdruckamplitude und der Steilheit des arteriellen Druckanstiegs erhöhen die Frequenz der afferenten Impulse aus den Pressorezeptoren und führen so zu einer Blutdrucksenkung.

zu (4)   Mit jeder Herzaktion ändert sich die Dehnung der Gefäßwände und damit auch die Frequenz der afferenten Impulse der Pressorezeptoren.

4.4 – 3/92.1   **Antwort: E**

Die Endothelzellen setzen aufgrund einer mechanischen Endothelstimulation verschiedene Substanzen frei, die einen dilatierenden Effekt auf das Gefäß haben (2 ist richtig).

Hierzu gehört u.a. der **Endothelium-derived-relaxing factor** (**EDRF = Stickoxid = NO**)

Die parasympathische Dilatation der Herzkranzgefäße wird über EDRF vermittelt. So führt auch die Infusion von Acetylcholin zu einer Freisetzung von EDRF (3 ist richtig).

Steigen bei erhöhtem Blutdruck die auf die Gefäßwand wirkenden Scherkräfte, so wird ebenfalls EDRF freigesetzt. Demgegenüber führt ein höherer transmuraler Druck zu einer verminderten Freisetzung (1 ist richtig).

4.4 – 8/91.1   **Antwort: D**

☞ Lernkasten 4.7: „Pressorezeptoren (Barorezeptoren)"

Eine gesteigerte Erregung der arteriellen Pressorezeptoren steigert den Vagotonus und senkt damit auch die Herzfrequenz (2, 4 sind richtig, 3 ist falsch). Der Blutdruck fällt ab (1 ist falsch). Eine Vasodilatation bewirkt eine Abnahme des Widerstandes (5 ist falsch).

4.5 Organkreisläufe

Die **spezifische Ruhedurchblutung** wird in ml/min pro 100 g Gewebe gemessen. Die **absolute Ruhedurchblutung**, gemessen in ml/min, errechnet sich aus der spezifischen Durchblutung mal Organgewicht. Deshalb zeigen kleine Organe trotz hoher spezifischer Durchblutung eine relativ niedrige absolute Durchblutung (Herz, Niere). Als Konsequenz benötigen z.B. Haut und Skelettmuskel insbesondere bei Arbeit eine höhere Durchblutung als alle Organe zusammen.

Tabelle 4.1		Ruhedurchblutung verschiedener Organe	
Organ	Ruhedurch-blutung (% des HZV)	spezifische Ruhedurchblutung (ml/min pro 100 g)	absolute Ruhedurchblutung ml/min
Herz	5	80 – 90	250
Skelettmuskel	19	2 – 4	1100
Niere	22	400	1200
Gehirn	14	50 – 60	750
Darm	19	50	1100
Haut	6	10	300
Leber	9	30	500
Fettgewebe	4	8	200

4.5 – 3/97.1 **Antwort: D**

Zu einer reaktiven Hyperämie kommt es nach Unterbrechung der Blutzufuhr in einem Gewebe. Zu dieser Hyperämie tragen neben myogenen und endothelialen auch lokal-metabolische Faktoren bei. Hierzu gehören:
▶ Anstieg des pCO_2 (A ist falsch)
▶ Abfall des pO_2 (Ausnahme Pulmonalgefäße)
▶ Abfall des pH-Wertes (B ist falsch)
▶ Anstieg der K^+-Konzentration in Skelettmuskel, Herz und Gehirn
▶ Anstieg der Adenosin-Konzentration (D ist richtig)

4.5 – 8/96.1 **Antwort: C**

In der A. pulmonalis herrscht ein systolischer Druck von 20 – 25 mmHg und ein diastolischer Druck von 0 – 10 mmHg, so daß sich daraus ein Mitteldruck von 10 – 15 mmHg ergibt (D ist falsch).
Bereits geringe Drucksteigerung in der A. pulmonalis, wie es bei einer Durchblutungszunahme bei körperlicher Arbeit vorkommt, führen zu einer Erweiterung und Widerstandsabnahme der Lungengefäße (C ist richtig).
Lungengefäße werden vorwiegend von sympathischen Fasern innerviert (B ist falsch).
Ein weiteres Charakteristikum des Lungenkreislaufs ist der **Euler-Liljestrand-Reflex**, der besagt, daß sich die kleinen Lungengefäße bei Erniedrigung des pO_2 konstringieren, so daß schlecht belüftete Alveolarbereiche auch sparsamer durchblutet werden (E ist falsch).

4.5 – 8/96.2 — Antwort: D

☞ Tabelle 4.1: „Ruhedurchblutung verschiedener Organe"
Die Durchblutung des Herzmuskels beträgt 250 ml/min und nicht wie in der Aufgabe angegeben 800 ml/min (D ist falsch).

4.5 – 3/96.1 — Antwort: E

☞ Tabelle 4.1: „Ruhedurchblutung verschiedener Organe"
Auf den O_2-Verbrauch pro Gramm Gewebe kann mit Hilfe der spezifischen Ruhedurchblutung eines Organes rückgeschlossen werden. Diese ist für den Skelettmuskel am niedrigsten.

4.5 – 8/95.1 — Antwort: C

zu (A) An den Gefäßen der Haut bewirkt Adrenalin sowohl in hoher als auch in niedriger Konzentration eine Vasokonstriktion.
zu (B) Noradrenalin führt an der Haut zu einer Vasokonstriktion.
zu (C) Bradykinin entsteht durch enzymatische Spaltung aus einem α_2-Globulin des Blutplasmas und bewirkt an der Haut eine Vasodilatation.
Ebenso verhält sich auch Kallidin.
zu (D) Vasopressin (Adiuretin, ADH) bewirkt eine Vasokonstriktion.
zu (E) Oxytocin bewirkt während der Geburt heftige Kontraktionen der Uterusmuskulatur. In der Stillzeit kontrahieren sich unter dem Einfluß von Oxytocin die Milchgänge, was zur Milchejektion führt.

4.5 – 8/95.2 — Antwort: B

☞ Tab. 4.1: „Ruhedurchblutung verschiedener Organe"
Die höchste Durchblutung, bezogen auf 1 g Organgewicht, haben die Nieren mit 4 l/min.

4.5 – 8/95.3 — Antwort: D

In den glomerulären Kapillaren der Niere beträgt der Blutdruck etwa 48 mmHg. Damit liegt er höher als in den Kapillaren von Pankreas, Leber, Gehirn und Darm, wo etwa 25 mmHg gemessen werden.

4.5 – 8/93.1 — Antwort: E

Die Lungengefäße reagieren auf eine Steigerung des Perfusionsdruckes passiv mit ihrer Erweiterung und der Abnahme des Strömungswiderstandes (E ist richtig). In anderen Gefäßen erfolgen bei Drucksteigerungen dagegen geringe Zunahmen der Stromstärke. Ursache ist die autoregulative Reaktion der glatten Gefäßmuskulatur (**Bayliss-Effekt**), die auf Dehnung mit einer Kontraktion reagiert. D. h. mit einer Blutdruckerhöhung geht eine Zunahme des Strömungswiderstandes einher, so daß die Durchblutung sich kaum verändert. Am ausgeprägtesten zeigt sich diese myogene Autoregulation an Nieren- und Gehirngefäßen.
Im Pulmonalkreislauf wird der Strömungswiderstand in den präkapillären Gefäßen vor allem durch die Änderung der O_2- und CO_2-Partialdrücke variiert. Niedrige O_2- und CO_2-Partialdrücke führen zur Vasokonstriktion, wodurch die Durchblutung der lokalen Ventilation angepaßt wird. Eine dauerhafte Erhöhung des zentralen Perfusi-

onsdruckes bewirkt allerdings auch dort eine Abnahme des Strömungswiderstandes, die im Gegensatz zu den anderen Kreislaufregionen dauerhaft ist.
Lungengefäße enthalten wenig Muskulatur und verhalten sich wie dehnbare Gummischläuche.

4.5 – 3/93.1   Antwort: A

☞ Tab. 4.1: „Ruhedurchblutung verschiedener Organe"
Durch das Herz fließt, bei körperlicher Ruhe, der geringste Anteil des Herzzeitvolumens, nämlich 5 %.

4.5 – 8/92.1   Antwort: C

Durch mechanische Unterbindung der Skelettmuskelgefäße kommt es nach Entfernung des Durchblutungshindernisses zu einer überschießenden Durchblutung (**reaktive Hyperämie**). Das Ausmaß der Hyperämie ist von der Stoffwechselleistung, der Größe des nachfolgenden nicht durchbluteten Organabschnittes und der Dauer der Unterbindung abhängig. Experimentell wurde gezeigt, daß humorale Faktoren für diese Vasodilatation verantwortlich sind, so daß von einer metabolischen Vasodilatation gesprochen werden kann (C ist richtig), die von neuralen Mechanismen (z. B. β-Rezeptoren) unabhängig ist (B, D sind falsch). Die Dauer der Hyperämie liegt im Sekunden- bis Minutenbereich. Niemals beträgt sie aber 20 – 40 Minuten (E ist falsch). Mit dem Blutdruck hat die reaktive Hyperämie direkt nichts zu tun (A ist falsch).

4.5 – 8/91.1   Antwort: C

☞ Tab. 4.1: „Ruhedurchblutung verschiedener Organe"
Die Niere ist das Organ, in dem die spezifische Ruhedurchblutung am höchsten ist.

4.5 – 3/89.1   Antwort: C

Der organvenöse O_2-Partialdruck wird durch die Durchblutung und den spezifischen O_2-Verbrauch des jeweiligen Organs bestimmt. Ein gutes Maß für den O_2-Verbrauch ist die arterio-venöse O_2-Differenz.
Die Nieren werden im Verhältnis zu ihrem Gewicht sehr stark durchblutet (22% des HZV). Der größte Teil der Durchblutung dient jedoch den Kontroll- und Ausscheidungsfunktionen der Nieren. Daraus resultiert eine sehr geringe arterio-venöse O_2-Differenz, d. h. ein hoher organvenöser O_2-Partialdruck.
Aufgrund seiner geringen Durchblutung (5% des HZV) im Verhältnis zum O_2-Verbrauch erfolgt im Herzen schon unter Ruhebedingungen eine maximale O_2-Ausschöpfung. Ein Mehrverbrauch bei Belastung kann nur durch eine Erhöhung der Durchblutung, d. h. der Erweiterung der Koronargefäße gedeckt werden. Aufgrund des hohen O_2-Verbrauches im Herzen liegt ein besonders niedriger organvenöser O_2-Partialdruck vor.
Der O_2-Verbrauch und somit auch der organvenöse O_2-Partialdruck des Gehirns liegt zwischen diesen beiden Extremen.

Tabelle 4.2.		O$_2$-Bedarf verschiedener Organe	
Organ	O$_2$-Bedarf (mmo/min · g)	arteriovenöse O$_2$-Differenz (mmol/l)	O$_2$-Ausschöpfung (%)
Herz	4,0	5,0	57
Nieren	2,4	0,6	7
Leber	2,5	2,5	28
Gehirn	1,5	3,0	34
Haut	0,04	0,14	4
Skelettmuskulatur			
(Ruhe)	0,1	2,5	28
(Arbeit)	7,0	7,0	80

4.5 – 8/87.1   **Antwort: C**

☞ Tab. 4.1: „Ruhedurchblutung verschiedener Organe"

zu (A) Der O$_2$-Bedarf der Leber wird nur zu 40% aus dem volloxygenierten Blut der A. hepatica gedeckt. Der Rest wird durch die V. portae bereit gestellt.

zu (B) und (D) Die Durchblutung der Leber beträgt ca. 9% des HZV und ca. 30 ml/min pro 100g.

zu (C) Durch vasomotorisch ausgelöste Kapazitätsänderungen können aus der Leber kurzfristig mehr als 50% des gespeicherten Blutvolumens freigesetzt werden.

zu (E) Die Durchblutung der Leber wird über den Strömungswiderstand der Leberarteriolen geregelt. Die Lebersinusoide besitzen als Kapillaren keine kontraktilen Elemente, können also auch ihre Weite und damit den Strömungswiderstand nicht verändern.

4.5 – 8/87.1   **Antwort: B**

Die Regulation der **Gehirndurchblutung** unterliegt fast ausschließlich einer lokalmetabolischen Steuerung.

Eine Hyperkapnie (Anstieg des pCO$_2$ von normal 40 mmHg auf 48 mmHg) stellt einen sehr starken metabolischen Reiz dar. Sie führt zu einer deutlichen Durchblutungssteigerung, die den Abtransport des CO$_2$ beschleunigt.

zu (A) Geistige Anspannung, kann je nach strapazierter Hirnregion zu einer lokal leicht erhöhten Durchblutung führen.

zu (C) Ein arterieller Mitteldruck von 130 mmHg führt aufgrund der im Gehirn stark ausgeprägten myogenen Autoregulation nicht zu einer Durchblutungssteigerung. Erst bei Druckwerten über 200 mmHg dekompensiert die Regulation und die Durchblutung und der Blutdruck steigen stark an.

zu (D) α-Rezeptorenblocker greifen nicht direkt in die Regulation der Hirndurchblutung ein. Durch die Wirkung an peripheren Gefäßen oder systemisch über zentrale Kreislaufzentren werden vasokonstriktorische Effekte aufgehoben und es kommt zum Blutdruckabfall. Die Hirndurchblutung würde abnehmen.

zu (E) Ein Abfall des arteriellen pO$_2$ von normal 100 mmHg auf 70 mmHg führt nur zu einer geringfügigen Absenkung der O$_2$-Sättigung. Dieser Reiz ist wesentlich schwächer als die unter (B) beschriebene Hyperkapnie.

4.5. – 8/86.1   **Antwort: C**

Adrenalin führt nicht nur über eine Stimulation der α-Rezeptoren, sondern über eine Stimulation der β_2-Rezeptoren zu einer Dilatation der Gefäße in der Skelettmuskulatur und damit zu einer vermehrten Durchblutung. Die genauere Wirkung von Adrenalin wird in Kapitel 11 „Vegetatives Nervensystem" behandelt.

4.6 Fetaler und plazentarer Kreislauf

Lernkasten 4.8	Fetaler Blutkreislauf

Die Kreislaufbedingungen unterscheiden sich beim Fetus von den Kreislaufbedingungen nach der Geburt. Der Fetus wird über die Plazenta mit O_2-reichem Blut versorgt. So übernimmt die Plazenta die Funktion der fetalen Lunge und außerdem auch die der Nieren und des Darmes.

Innerhalb des fetalen Kreislaufes finden sich **drei Kurzschlüsse**, die sich nach der Geburt in der Regel schnell verschließen:

▶ **Ductus venosus Arantii** zwischen V. umbilicalis und V. cava inferior:
   Über diesen Kurzschluss umgehen 50% des Blutes die Leber.

▶ **Foramen ovale** zwischen rechtem Vorhof und linken Vorhof:
   35% des O_2-reichen Blutes umgehen so den Lungenkreislauf.

▶ **Ductus arteriosus Botalli** zwischen rechter Herzkammer und Aorta ascendes:
   60% des O_2-reichen Blutes umgehen so den Lungenkreislauf.

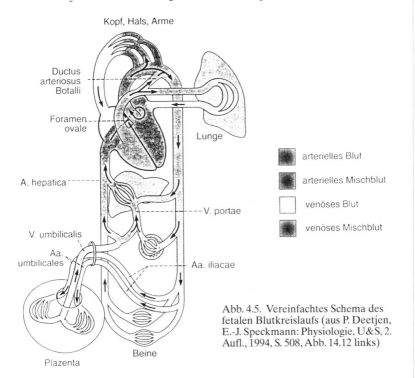

Abb. 4.5. Vereinfachtes Schema des fetalen Blutkreislaufs (aus P. Deetjen, E.-J. Speckmann: Physiologie, U&S, 2. Aufl., 1994, S. 508, Abb. 14.12 links)

Der arterielle Blutdruck des Feten beträgt etwa 60 mmHg, seine Herzfrequenz liegt bei 130–160/min.

4.6 – 8/93.1   **Antwort: A**

☞ Lernkasten 4.8 „Fetaler Blutkreislauf"

zu (A) Die Förderleistung der beiden parallel geschalteten Ventrikel beträgt zusammen $200 - 300$ ml $\cdot$ min^{-1} wobei $50 - 60\%$ über die Aa. umbilicales durch die Plazenta und 40% durch den fetalen Körper fließen.

zu (B), (C) Der mittlere arterielle Blutdruck des Feten beträgt am Ende der Gravidität $60 - 70$ mmHg, die Herzfrequenz liegt bei $130 - 160$/min.

zu (D) Die fetale Lunge wird aufgrund ihres hohen Strömungswiderstandes relativ gering durchblutet.

zu (E) Die O_2-Sättigung des Blutes in der V. umbilicalis beträgt 80%, in der fetalen V. cava inferior 67% und in der fetalen Aorta nur 60%.

4.6 – 3/92.1   **Antwort: D**

☞ Lernkasten 4.8 „Fetaler Blutkreislauf"

Da die O_2-Sättigung im Uterus nur noch 80% beträgt, kann die Aufsättigung des fetalen Blutes also auch nur maximal 80% betragen. Dies entspricht einem O_2-Partialdruck von etwa 45 mmHg. Der arterielle O_2-Partialdruck beträgt hingegen etwa 95 mmHg (1 ist falsch).

In der Plazenta nimmt der O_2-Partialdruck des mütterlichen Blutes von etwa 90 mmHg auf etwa 20 mmHg ab. Gleichzeitig steigt der kindliche O_2-Partialdruck von etwa 10 mmHg auf die erwähnten 45 mmHg (2 ist richtig). Dabei ist daran zu denken, daß das fetale Hämoglobin (HbF) eine höhere Affinität zum O_2 besitzt. Das bedeutet, daß der O_2-Gehalt bei z.B. 30 mmHg im kindlichen Blut höher ist als im mütterlichen Blut.

4.6 – 8/89.1   **Antwort: C**

☞ Lernkasten 4.8 „Fetaler Blutkreislauf"

zu (A) Obwohl die O_2-Bindungskurve nach links verschoben ist, wird das Hämoglobin in der Plazenta nur zu etwa 80% mit O_2 gesättigt

zu (B) Die Herzfrequenz des Feten liegt am Ende der Gravidität bei $130 - 160$/min.

zu (C) $50 - 60\%$ des vom Herzen geförderten Blutvolumens fließt über die Aa. umbilicales zur Plazenta. Der restliche Anteil versorgt den fetalen Körper.

zu (D) Der mittlere arterielle Blutdruck des Feten beträgt etwa $8{,}7$ kPa ($= 65$ mmHg)

zu (E) Der Blutfluß in der Aorta descendens ist höher (ca. 170 ml/min) als in der Aorta ascendens (ca. 150 ml/min). Von den 150 ml/min in der Aorta ascendens werden zwar 50 ml/min an die obere Körperpartie abgegeben, es kommen jedoch zu den verbliebenen 100 ml/min 70 ml/min aus dem Ductus arteriosus hinzu.

4.6 – 3/86.1   **Antwort: D**

☞ Lernkasten 4.8 „Fetaler Blutkreislauf"

Mit der Geburt ändern verschiedene Organe ihre Funktionsweise bzw. übernehmen neue Funktionen. Dies betrifft vor allem Lunge, Herz und Kreislauf (A, B, C, D sind richtig).

Die Strömungsrichtung in den Vv. hepaticae kehrt sich bei der Umstellung des kindlichen Kreislaufs nach der Geburt jedoch nicht um.

5 Atmung

Aufgabe der Atmung ist es, **Sauerstoff (O_2)** aufzunehmen und **Kohlendioxid (CO_2)** abzugeben. O_2 gelangt aus der Umgebungsluft mit der Inspiration in die Alveolen, von wo es durch Diffusion in die Alveolen aufgenommen wird. Vom Blut gelangt das O_2 zu den Zellen, wo es zu CO_2 umgesetzt wird. Das CO_2 wird vom Blut zurück zur Lunge transportiert und dort abgeatmet. Über die Abgabe von CO_2 nimmt die Lunge weiterhin Einfluß auf den Säure-Basen-Haushalt.

5.1 Grundlagen

5.1 – 3/96.1   Antwort: B

Das Volumen eines Gases ist von der Temperatur T und dem Druck P und der Wasserdampfmenge P_{H_2O} (☞ allgemeines Gasgesetz) abhängig. Unter physiologischen Bedingungen ist auch die Wasserdampfmenge zu beachten. Aus diesem Grund ist es notwendig, die Bedingungen anzugeben, unter denen ein bestimmtes Gasvolumen gemessen wurde.
Folgende Standardbedingungen werden unterschieden:

▶ **STPD-Bedingungen** (**s**tandard **t**emperature, **p**ressure, **d**ry), denen die physikalischen Normbedingungen zugrunde liegen
T = 273 K = 0 °C,
P = 760 mmHg = 101 kPa, P_{H_2O} = 0 mmHg = 0 kPa
▶ **BTPS-Bedingungen** (**b**ody **t**emperature, **p**ressure, **s**aturated), denen die in der Lunge herrschenden Bedingungen zugrunde liegen
T = 273K +37K = 310K,
P = Umgebungsluftdruck P_B, P_{H_2O} = 6,3 kPa
▶ **ATPS-Bedingungen** (**a**mbient **t**emperature, **p**ressure, **s**aturated), denen die Bedingungen bei Spirometermessung zugrunde liegen
T = Zimmer- bzw. Spirometertemperatur,
P = Umgebungsluftdruck P_B, P_{H_2O}= Sättigungsdruck des Wassers bei Spirometertemperatur = volle Wasserdampfsättigung

Das **allgemeine Gasgesetz** lautet:

$$V = n \cdot R \cdot \frac{T}{P}$$

mit   V   =   Volumen eines Gases
       n   =   Anzahl der Mole
       R   =   Allgemeine Gaskonstante, R = 8,31 J1 $\cdot$ K^{-1} $\cdot$ mol^{-1}
       T   =   Temperatur in K
       P   =   Druck

5.1 – 3/91.1 **Antwort: E**

Aus den Alveolen diffundiert O_2 in die Lungenkapillaren, CO_2 nimmt den umgekehrten Weg. Treibende Kraft ist dabei die zwischen den beiden Räumen herrschende Druckdifferenz. Die pro Zeiteinheit diffundierte Substanzmenge wird durch das **1. Fick´sche Diffusionsgesetz** beschrieben:

$$m\,(t) = k \cdot \frac{F}{d} \cdot \Delta P$$

mit	m (t)	=	pro Zeiteinheit diffundierte Substanzmenge
k	=	Kroghscher Diffusionskoeffizient, Materialkonstante abhängig vom Diffussionsmedium, Temperatur, Art und Größe der diffundierenden Teilchen
F	=	Fläche der Diffusionsschicht
d	=	Dicke der Diffusionsschicht
ΔP	=	Partialdruck der Gase

Damit steht die Dicke der Diffusionschicht in einem reziproken Verhältnis zur diffundierenden Gasmenge. (Antwort E)

5.2 Atemmechanik

Die Messung der verschiedenen Lungenvolumina erfolgt mit Hilfe eines Spirometers. Aus dem Spirogramm können folgende Größen abgelesen werden:

▶ **Atemzugvolumen V_T**: ein- bzw. ausgeatmetes Volumen (ca. 0,5 l)
▶ **Exspiratorisches Reservevolumen ERV**: Volumen, das nach normaler Ausatmung zusätzlich ausgeatmet werden kann (ca. 1,5 l)
▶ **Inspiratorisches Reservevolumen IRV**: Volumen, das nach normaler Einatmung zusätzlich eingeatmet werden kann (ca. 3,5 l)
▶ **Vitalkapazität VC**: maximales Atemzugvolumen (ca. 5,6 l)

Aus dem Spirogramm können nicht abgelesen werden:

▶ **Funktionelle Residualkapazität FRC**: Restvolumen, das nach normaler Ausatmung in der Lunge verbleibt (ca. 3,2 l)
▶ **Residualkapazität**: Restvolumen, das nach maximaler Ausatmung in der Lunge verbleibt (ca. 1,4 l)
▶ **Totalkapazität TLC**: maximales Lungenvolumen (Vitalkapazität + Residualkapazität) (ca. 7 l)

Die funktionelle Residualkapazität FRC ist das Restvolumen, das nach normaler Ausatmung noch in der Lunge verbleibt. Sie kann nur mit indirekten Methoden gemessen werden (z.B. Helium-Mischmethode) und nicht mittels Spirometer.

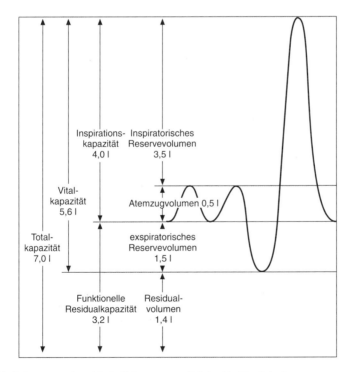

Abb. 5.1 Spirogramm (aus M.-A. Schoppmeyer, S. Schmidt: Physiologie, Mediscript-Verlag, 1995, S. 186, Abb. 5.1)

5.2 – 3/97.1 **Antwort: C**

zu (C) Alveolarepithelzellen Typ II bilden und sezernieren Surfactant. Dieser setzt die Oberflächenspannung in den Alveolen herab und verhindert so deren Kollaps.

zu (A) Die Blut-Gas-Barriere (Blut-Luft-Schranke) wird von der alveolarkapillären Membran gebildet. Sie besteht aus Alveolarepithelzellen Typ I, die mit ihrer Basalmembran meist mit den Kapillarendothelzellen verschmolzen sind.

zu (B) Fremdkörper werden von Alveolarmakrophagen (Staubzellen) phagozytiert.

zu (D) Antikörper werden von Plasmazellen produziert und sezerniert. Antikörper vom Typ IgA befinden sich überwiegend in Sekreten und auf Schleimhäuten.

zu (E) Die Vorstufe der Alveolarmakrophagen sind Blutmonozyten.

5.2 – 3/97.2 **Antwort: D**

Bei Inspiration werden die elastischen Fasern der Lunge gedehnt. Diese Dehnung und die Oberflächenspannung der Alveolen verursachen die Retraktionskraft (= Rückstellkraft, Bestreben der Lunge, sich zusammenzuziehen) der Lunge.

zu (D) Die Oberflächenspannung in den Alveolen wird durch den Surfactant herabgesetzt. Vermindert sich die Konzentration des Surfactants in den Alveolen, erhöht sich die Oberflächenspannung und damit die Retraktionskraft der Lunge.

zu (A) Nimmt die Zahl der elastischen Fasern ab, vermindert sich auch die Retraktionskraft der Lunge.

zu (B) Die weniger dehnbaren Kollagenfasern wirken der Ausdehnung der Lunge bei Inspiration entgegen. Vermindert sich ihre Zahl, vermindert sich folglich auch Retraktionskraft der Lunge.

zu (C) Ein kleines Lungenvolumen dehnt die Lunge weniger stark. Demzufolge ist auch die Retraktionskraft der Lunge geringer als bei einem großen Lungenvolumen.

zu (E) Der elastische Dehnungszustand der Lunge ist abhängig von der Differenz zwischen intrapulmonalem und intrapleuralem Druck, dem transmuralen Druck. Je größer diese Differenz ist, desto stärker ist die Lunge gedehnt und desto größer ist damit auch ihre Retraktionskraft.

5.2 – 8/96.1 **Antwort: C**

Die Totelkapazität umfasst das gesamte Lungenvolumen (ca. 7 l).

Die **funktionelle Residualkapazität** ist definiert als das Volumen, das nach normaler Exspiration noch in der Lunge enthalten ist. Sie setzt sich zusammen aus dem exspiratorischen Reservevolumen und dem Residualvolumen und beträgt etwa 3,2 l. Somit wird deutlich, daß die funktionelle Residualkapazität etwa 45% der Totalkapazität beträgt.

5.2– 8/96.2   Antwort: D

Das **Atemzeitvolumen** ist das Produkt aus Atemzugvolumen und Atemfrequenz:

Atemzugvolumen · Atemfrequenz = Atemminutenvolumen in l/min

Es beträgt: 0,5 l · 14 = 7 l/min

Soll sich nun die Atemfrequenz bei gleichbleibendem Atemminutenvolumen erhöhen, muß das Atemzugvolumen abnehmen (1 ist falsch). Der Patient atmet flach und schnell. Dies führt zur vermehrten Belüftung von Nasen-Rachen-Raum, Trachea und Bronchien, der Totraumventilation (2 ist richtig). Der Totraum beschreibt die Lufträume, die zwar belüftet werden, aber nicht am Gasaustausch teilnehmen. Für den alveolären Gasaustausch ist die alveoläre Ventilation entscheidend. Sie errechnet sich:

Alveoläre Ventilation = (Atemzugsvolumen – Totraumvolumen) · Atemfrequenz

Eine verminderte alveoläre Ventilation führt zur Abnahme des pO_2 und zur Zunahme des pCO_2 (3 ist richtig).

5.2 – 3/96.1   Antwort: B

Surfactant besteht aus Lipoproteinen und Lecithin, die von den Alveolarepithelzellen Typ II der Lunge produziert werden (C, E sind richtig). Er kleidet als oberflächenaktive Substanz die Innenfläche der Alveolen aus und reduziert die Oberflächenspannung zwischen Luft und Alveolarwand (A, B sind falsch). Dies verhindert eine Atelektasenbildung der Lunge (D ist richtig).

Nach dem **Gesetz von Laplace** gilt für die Wandspannung T:

$$T = P \cdot r$$

mit   T   =   Wandspannung
          P   =   transmuraler Druck
          r   =   Radius

Nehmen Druck und Radius der Alveolen ab, wie es bei der Exspiration der Fall ist, so läßt gleichzeitig die Wandspannung nach und die Alveolen fallen zusammen. Dieser Alveolenkollaps wird durch den Surfactant verhindert.

Lernkasten 5.2   **Atemzyklus**

Ein Atemzyklus besteht aus Inspiration und Exspiration:

Die **Inspiration** kommt durch Anspannung der Inspirationsmuskulatur (Zwerchfell, Mm. intercostales externi) zustande, die eine Entfaltung von Thorax und Lunge nach sich zieht. Dadurch entsteht sowohl im Pleuraspalt als auch in Atemwegen und Lunge gegenüber der Außenluft ein Unterdruck (negativer **intrapleuraler Druck P_{Pleu}**, negativer **intrapulmonaler Druck** oder **Alveolardruck P_{Pul}**), so daß Luft in die Lunge einströmt. Zum Ende der Inspiration ist der intrapulmonale Druck wieder entsprechend dem der Außenluft, da alle Alveolen mit Luft gefüllt sind.

Die darauf folgende **Exspiration** erfolgt passiv durch die elastischen Rückstellkräfte von Lunge und Thorax (vergleichbar einer gedehnten Feder, die von selbst wieder in ihre Ruhelage zurückkehrt). Der intrapulmonale Druck erreicht positive Werte, da die Luft nicht schnell genug aus der Lunge entweichen kann. Ist das Atemzugvolumen entwichen, befinden sich Lunge und Thorax im Zustand größtmöglicher Entspannung, der **Atemruhelage**. Der intrapulmonale Druck beträgt wieder Null. Auf den Pleuraspalt wirken die elastischen Retraktionskräfte der Lunge ein und erzeugen hier auch in Atemruhelage einen Druck, der geringer als der der Außenluft ist, d.h. er ist negativ. Der Unterdruck sorgt dafür, daß die durch einen dünnen Flüssigkeitsfilm getrennten Pleurablätter aneinander haften und die Lunge an der Thoraxwand gehalten wird.

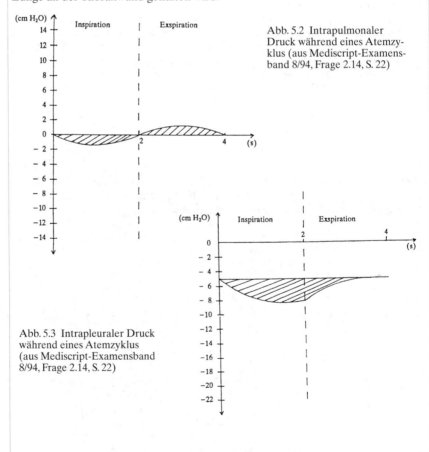

Abb. 5.2 Intrapulmonaler Druck während eines Atemzyklus (aus Mediscript-Examensband 8/94, Frage 2.14, S. 22)

Abb. 5.3 Intrapleuraler Druck während eines Atemzyklus (aus Mediscript-Examensband 8/94, Frage 2.14, S. 22)

5.2 – 8/95.1   Antwort: A

Beim Aufrichten aus dem Liegen verlagern sich Baucheingeweide und Zwerchfell nach kaudal. Das hat zur Folge, daß die Lunge sich besser entfalten kann und damit entsprechend gut belüftet werden kann. Die **Atemruhelage** (Lunge und Thorax befinden sich im Zustand größtmöglicher Entspannung) verschiebt sich in Richtung Inspiration.
Beide Aussagen wie auch die Verknüpfung sind richtig.

5.2 – 8/95.2   Antwort: D

zu (D) Die **funktionelle Residualkapazität FRC** ist das Gasvolumen, das nach normaler Ausatmung noch in der Lunge verbleibt. Sie errechnet sich aus dem exspiratorischen Reservevolumen und der Residualkapazität. (☞ Lernkasten 5.1 „Lungenvolumina")
Bestimmen läßt sich die FRC durch eine **Indikatorverdünnungstechnik** z.B. der Helium-Einwaschmethode oder der Stickstoff-Auswaschmethode und nicht allein mit dem Spirometer. Dafür wird ein Proband an ein Spirometersystem angeschlossen, das eine bestimmte Menge Helium oder Stickstoff enthält. Das Gas verteilt sich gleichmäßig in Lunge und Spirometer. Nun kann die funktionelle Residualkapazität nach folgender Formel errechnet werden:

$$V_{Sp} \cdot F_{He1} = F_{He2} \cdot V_{FRC} + F_{He2} \cdot V_{Sp}$$

mit V_{Sp} = Volumen des Spirometersystems
       V_{FRC} = Funktionelle Residualkapazität
       F_{He1} = Heliumkonzentration vor dem Versuch
       F_{He2} = Heliumkonzentration nach dem Versuch.

Aufgelöst nach der funktionellen Residualkapazität ergibt sich:

$$V_{FRC} = \frac{V_{SP}(F_{He_1} - F_{He_2})}{F_{He2}}$$

5.2 – 8/95.3   Antwort: C

Der **Tiffeneau-Test** (forciertes Exspirogramm, Einsekundenkapazität) wird in der **Lungenfunktionsdiagnostik** eingesetzt, um obstruktive Ventilationsstörungen mit einem erhöhten Atemwegswiderstand festzustellen. Der Patient atmet nach maximaler Inspiration so schnell und so tief wie möglich aus. Das innerhalb der ersten Sekunde ausgeatmete Volumen wird spirographisch gemessen und als Anteil der Vitalkapazität angegeben. Werte unter 70% deuten auf einen erhöhten Atemwegswiderstand und damit auf eine obstruktive Lungenfunktionsstörung hin.

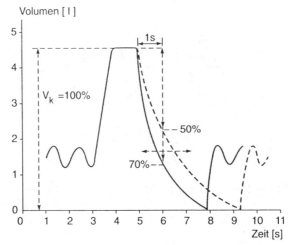

Abb. 5.4 Exspiratorische Sekundenkapazität (Tiffeneau-Test) beim Gesunden (durchgezogene Linie) und bei obstruktiver Atemstörung (gestrichelt). V_K: Vitalkapazität (aus P. Deetjen, E.-J. Speckmann: Physiologie, U&S, 2. Aufl., 1994, S. 246, Abb. 6.8)

zu (A) Aussagen über die Compliance (Dehnbarkeit) der Lunge können mit Hilfe der Ruhedehnungskurve der Lunge gemacht werden. Der Tiffeneau-Test gibt darüber keine Auskunft.

zu (B) Die Vitalkapazität (Volumen vom höchsten Punkt der Kurve bis zum niedrigsten) ist in beiden Kurven gleich groß.

zu (C), (E) Die maximale Atemstromstärke wird durch die Steilheit der Kurve wiedergegeben. Sie ist in der gestrichelten Kurve erniedrigt. Dies weist auf einen **erhöhten Atemwegswiderstand** hin (C ist richtig).

zu (D) Eine genaue Aussage über die Einsekundenkapazität läßt sich anhand der Kurve nicht machen, da an der x-Achse keine Skalierung angegeben ist.

5.2 – 8/94.1   **Antwort: D**

Für die **Ruhedehnungskurve** des Atemapparates (Lunge und Thorax) werden für verschiedene ein- und ausgeatmete Lungenvolumina die dazugehörigen intrapulmonalen Drücke (Druckdifferenz zwischen Alveolen und Atmosphäre) bestimmt und gegeneinander aufgetragen. Die Ruhedehnungskurve hat einen S-förmigen Verlauf, der im Bereich der normalen Atemexkursionen jedoch nahezu linear verläuft. Hier stehen die Erweiterungstendenzen des Thorax und das Verkleinerungsbestreben der Lunge im Gleichgewicht. Die Steilheit der Ruhedehnungskurve stellt ein Maß für die Dehnbarkeit von Lunge und Thorax dar. Sie wird als **Compliance** bezeichnet und berechnet sich:

$$C = \frac{\Delta V}{\Delta P_{pul}}$$

mit   C   = Compliance

           ΔV = Δ Lungenvolumen

           ΔP_{pul} = Druckdifferenz zwischen Alveolen und Atmosphäre

Sie beträgt beim gesunden Erwachsenen im Bereich der normalen Atemexkursion – dies trifft für den Punkt R der Abbildung zu – 0,1 l/cm H_2O = 1 l/kPa = 0,1 l/hPa. Weiterhin kann auch die Steigung der Kurve im Punkt R berechnet werden. Wenn ΔV wie in der Abbildung z.B. 2 l beträgt, beträgt das dazugehörige ΔP 20 hPa. In die Formel eingesetzt ergibt sich:

$$C = \frac{2l}{20\ hPa} = 0,1\ hPa^{-1}$$

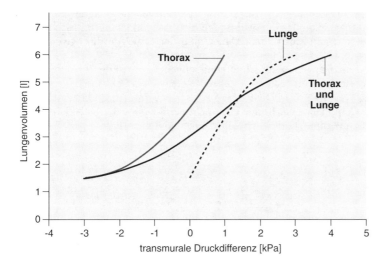

Abb. 5.5 Ruhedehnungskurve des Thorax, der Lunge und des gesamten ventilatorischen Systems (aus Mediscript-Examensband 3/93, Frage 2.25, S. 27)

5.2 – 8/94.2 Antwort: D

☞ Kommentar zu Frage 5.1 – 3/96

Nach dem allgemeinen Gasgesetz gilt für Volumen in Abhängigkeit von der Temperatur:

$$\frac{V_1}{V_2} = \frac{T_1 \cdot P_2}{T_2 \cdot P_1} \qquad \text{umgeformt} \qquad V_1 = \frac{T_1 \cdot P_2 \cdot V_2}{T_2 \cdot P_1}$$

Benötigt werden die Standardbedingungen für STPD: T = 273 K, P = 101,3 kPa; für BTPS: T = 310 K, P entspricht vereinfacht 101,3 kPa; für ATPS (in der Frage angegeben): T = 293 K (entsprechen 20 °C), P entspricht vereinfacht 101,3 kPa. Eingesetzt in die obige Formel ergibt sich:

$$V_{STPD} = \frac{273K \cdot 101,3\ kPa \cdot 0,5\ l}{293K \cdot 101,3\ kPa} = 0,45\ l$$

$$V_{BTPS} = \frac{310K \cdot 101,3\ kPa \cdot 0,5\ l}{293K \cdot 101,3\ kPa} = 0,55\ l$$

5.2 – 8/94.3   **Antwort: C**

☞ Lernkasten 5.2: „Atemzyklus"

zu (A) Der intrapleurale Druck ist die Druckdifferenz zwischen Pleuralspalt und
Außenraum. Bei normaler In- und Exspiration kann er keine positiven Werte
annehmen.

zu (B) Der Pleuraspalt ist mit wenig Flüssigkeit gefüllt, die nicht ausdehnbar ist.
Demzufolge bleibt die Lunge bei Inspiration an der Thoraxinnenfläche haften, der intrapleurale Raum vergrößert sich nicht.

zu (C) In Atemruhelage ist der Alveolardruck nahezu Null, weil zwischen Mund und
Alveolen eine Verbindung besteht, die einen Druckausgleich mit der Außenluft ermöglicht. Bei Inspiration kann die Luft aufgrund des Strömungswiderstandes der Atemwege nicht schnell genug in den vergrößerten
Alveolarraum einströmen. Daher muß der Druck in den Alveolen negativ
werden. (Aussage richtig)

zu (D) Wird die Lunge bei der Einatmung aufgebläht, wird die Inspiration über die
Dehnungsrezeptoren des Lungenparenchyms reflektorisch gehemmt (**Hering-Breuer-Reflex**). Die Rezeptoren selbst werden nicht gehemmt.

zu (E) Die Compliance der Lunge entspricht der Steigung der Ruhedehnungskurve.
Diese nimmt mit zunehmendem Lungenvolumen ab.

5.2 – 3/94.1   **Antwort: B**

zu (1) Während der Inspiration wird die Lunge im Vergleich zur Atemruhelage stärker gedehnt.

zu (2) In Atemruhelage hat die Lunge das Bestreben, aufgrund der Oberflächenspannung der Alveolen und ihrer Eigenelastizität ihr Volumen zu verkleinern.
Dies hat zur Folge, daß im flüssigkeitsgefüllten Pleuraspalt ein subat-
mosphärischer Druck herrscht. Erweitert sich der Thorax während der Inspiration wird der intrapleurale Druck stärker negativ. Bei der Exspiration
nimmt diese Negativität wieder ab.

zu (3) Das Residualvolumen ist das Volumen, das nach maximaler Exspiration noch
in der Lunge zurückbleibt. Es verändert sich während In- und Exspiration
nicht.

5.2 – 3/94.2   **Antwort: B**

☞ Lernkasten 5.2: „Atemzyklus"

zu (B) Die treibende Kraft für den Gasaustausch zwischen Alveolen und Umwelt
sind die unterschiedlichen Drücke in diesem Bereich. Bei der Inspiration muß
der intraalveoläre Druck (P_{Pul}) niedriger als der atmosphärische Druck sein,
bei der Exspiration müssen sich diese Verhältnisse umkehren. Wenn der atmosphärische Druck gleich Null gesetzt wird, ist P_{Pul} während der Inspiration
negativ, während der Exspiration positiv. Diagramm B spiegelt diese Verhältnisse am ehesten wider.

5.2 – 8/93.1   Antwort: E

☞ Kommentar zu Frage 5.2-8/95.3

Mit Hilfe des **Tiffeneau-Testes** (forciertes Exspirogramm) kann die **Vitalkapazität** (Volumen der ausgeatmeten Luft), die **absolute Sekundenkapazität** (das in der ersten Sekunde maximal ausatembare Volumen) und die **relative Sekundenkapazität** (bezogen auf die Vitalkapazität) bestimmt werden (A, B, D). Die **maximale Atemstromstärke**, erkennbar als steilster Verlauf der Ausatemkurve, kann ebenfalls aus dem Spirogramm abgelesen werden (C).

Der genaue **Atemwegswiderstand ist mit Hilfe des Tiffeneau-Testes nicht zu ermitteln**. Zur Bestimmung des Atemwegswiderstandes muß die Druckdifferenz zwischen Mund und Alveolen und gleichzeitig die Atemstromstärke bestimmt werden. Hierfür wird ein **Körperplethysmograph** benötigt (deshalb Antwort E).

5.2 – 8/93.2   Antwort: C

Bei offener Glottis muß der Druck im Alveolarraum bezogen auf den Außendruck 0 sein, da eine Verbindung zwischen den zwei Räumen besteht und es so zum Druckausgleich kommt.

Der Druck im Pleuraspalt ist negativ, um die Lunge an den gedehnten Thorax zu pressen. Aufgrund der höheren Sogwirkung muß er negativer als in Atemruhelage sein, z.B. – 1 kPa (C ist richtig).

5.2 – 8/93.3   Antwort: E

☞ Lernkasten 5.2: „Atemzyklus"

zu (A), (D) Der Alveolardruck **sinkt bei der Inspiration ab** und steigt bei der Exspiration wieder an. Der Druck in den oberen Atemwegen verhält sich bei geöffneter Glottis und geschlossenem Mund und Nase funktionell wie der Alveolardruck.

zu (B) Der Pleuradruck nimmt bei der **Inspiration zunächst ab** und bei der Exspiration wieder zu.

zu (C) Die Differenz zwischen Alveolardruck und Pleuradruck ergibt nicht den in der Frage dargestellten Kurvenverlauf.

Deshalb trifft keine Aussage zu.

5.2 – 8/93.4   Antwort: E

☞ Kommentar zu Frage 5.2 – 3/96.1

zu (A), (B) Surfactant besteht aus Lipoproteinen und Lecithin, die von den Alveolarepithelzellen Typ II der Lunge produziert werden und setzt die Oberflächenspannung der Aleolarwand im Vergleich zu Wasser herab.

zu (C), (E) Bei Anwesenheit von Surfactant wird die Oberflächenspannung der Alveolen herabgesetzt. Es muß somit weniger Druck aufgewendet werden, um ein bestimmtes Volumen in die Lunge einzuatmen. Die Compliance (Dehnbarkeit der Lunge) ist demnach hoch und die Druck/Volumen-Arbeit vermindert.

zu (D) Vor der 30. Embryonalwoche wird der Surfactant noch unzureichend produziert. Bei einem frühgeborenen Kind kann es daher zu einem Atemnotsyndrom kommen, bei dem die Kraft der Atemmuskulatur nicht zur Entfaltung der Alveolen ausreicht. Folge ist eine Atelektasenbildung.

5.2 – 3/93.1   **Antwort: B**

☞ Lernkasten 5.2: „Atemzyklus"

Die Kurve 2 entspricht dem Pleuradruck. Zu Beginn der Inspiration liegt er bei etwa – 4 cmH$_2$O und sinkt dann auf etwa –6 cmH$_2$O ab. Am Ende der Exspiration steigt er wieder auf etwa –4 cmH$_2$O an.

zu (A) Der **Alveolardruck** ist jener Druck, der in den Lungenalveolen meßbar ist. Er verhält sich vergleichbar einem Luftballon: Bläßt man Luft hinein, steigt der Druck an (der Ballon bläht sich auf), läßt man Luft heraus, sinkt der Druck (der Ballon schrumpft). Damit kommt der Alveolardruck hier nicht in Frage (A ist falsch).

zu (B) Der **Pleuradruck** entsteht dadurch, daß die beiden Pleurablätter eng aufeinander liegen (durch einen dünnen Flüssigkeitsfilm getrennt) und die äußere Pleura parietalis nach außen, die innere Pleura visceralis nach innen ziehen. Es entsteht auf diese Weise ein Unterdruck im Pleuraraum. (B ist richtig).

zu (C) Die Differenz der Druckkurven nimmt zu, nicht ab (C ist falsch).

zu (D) Während der Inspiration senkt sich das Zwerchfell kaudal und preßt den Bauchraum zusammen. Der Druck im Bauchraum steigt also an (D ist falsch).

zu (E) Der Druck in den oberen Atemwegen verhält sich bei geöffneter Glottis und geschlossenem Mund und Nase funktionell wie der Druck in den Alveolen (E ist falsch).

5.2 – 3/93.2   **Antwort: C**

☞ Kommentar zu Frage 5.2 – 8/94.1

Es wird die Ruhedehnungskurve des gesamten ventilatorischen Systems unterschieden von der der Lunge allein und der des Thorax allein. Für die Ruhedehnungskurve des Thorax wird der intrapleurale Druck P_{Pleu} (Druck zwischen Pleuralspalt und Außenraum) gegen das dazugehörige Atemvolumen aufgetragen. Die Steilheit dieser Kurve nimmt mit dem Lungenvolumen zu. Für die Ruhedehnungskurve der Lunge wird die Differenz aus intrapulmonalem und intrapleuralem Druck P_{Pul} – P_{Pleu} gegeneinander aufgetragen. Die Steilheit dieser Kurve nimmt mit dem Lungenvolumen ab.

Der genaue Verlauf der Ruhedehnungskurven ist aus Abb. 5.5 zu entnehmen.

5.2 – 3/93.3   **Antwort: C**

zu (1), (2) Beim Valsalva-Versuch spannt die Versuchsperson nach tiefer Inspiration bei geschlossenen Atemwegen die Exspirations- und Bauchmuskeln stark an. Dadurch erhöhen sich der intrapulmonale Druck und der Pleuradruck, wobei der Pleuradruck auch positive Werte annehmen kann. Der intrapulmonale Druck nimmt jedoch nicht auf 100 kPa zu.

zu (3) Die Pleura viszeralis überträgt die Druckerhöhung in der Lunge auf den Pleuraspalt, so daß Druckunterschiede größer 10 kPa nicht vorkommen.

5.2 – 3/93.4 Antwort: B

Die **Atemwiderstände** werden eingeteilt in:

▶ **Elastische Widerstände**, hervorgerufen durch die elastischen Kräfte von Lunge und Thorax

▶ **Visköse Widerstände**, hervorgerufen durch die Strömungswiderstände in den leitenden Atemwegen (Atemwegswiderstand), den nicht-elastischen Gewebewiderständen und den Trägheitswiderständen.

Der Atemwegswiderstand (R = **Resistance**) wird von den Strömungsverhältnissen in der Trachea und den großen Bronchien bestimmt. Die kleinen Bronchien und Bronchiolen spielen aufgrund ihres großen Gesamtquerschnittes eine untergeordnete Rolle. Der Atemwegswiderstand wird berechnet:

$$R = \frac{\Delta P}{V} \text{ in } \frac{kPa \cdot s}{1}$$

mit
R	= Resistance	
ΔP	= Druckdifferenz zwischen Mund und Alveolen	
V	= Atemstromstärke	

Er beträgt bei ruhiger Mundatmung etwa:
$1 - 2 \, cmH_2O \cdot s \cdot 1^{-1}$ bzw. $0,1 - 0,2 \, kPa \cdot s \cdot 1^{-1}$ (B ist richtig).

5.2 – 3/92.1 Antwort: B

Die Strömung der Atemgase durch die leitenden Atemwege pro Zeiteinheit, also die Atemstromstärke, wird durch die Druckdifferenz zwischen Alveolar- und Außenraum sowie den Atemwegswiderstand R bestimmt (☞ Kommentar 5.2 – 3/93.4). In der Abbildung gibt die Steilheit der Kurve die Größe des Atemwegswiderstandes an: Je steiler die Kurve, desto größer der Atemwegswiderstand. (Aussage 2)

Trägt man den intrapulmonalen Druck gegen die dazugehörigen Lungenvolumina auf, denn erhält man eine Ruhedehnungskurve von Lunge und Thorax. Die Steilheit der Ruhedehnungskurve ist ein Maß für die **Elastizität** von Lunge und Thorax zusammen. Sie errechnet sich aus der Volumendifferenz pro Druckdifferenz und wird **Volumendehnbarkeit** oder **Compliance** genannt (☞ Kommentar 5.2 – 8/94.1). Die **Steilheit der Ruhedehnungskurve** ändert sich also bei einer Änderung der Compliance.

Funktionsstörungen, die mit einer verminderten Compliance einhergehen, werden als restriktive Ventilationsstörung bezeichnet. Jetzt ist in dieser Abbildung aber **nicht das Volumen**, sondern die **Atemstromstärke** aufgetragen, so daß **nicht** von der **Compliance** und folglich auch **nicht** von **restriktiven Ventilationsstörungen** die Rede ist (1 und 3 sind falsch).

5.2 – 3/92.2 Antwort: D

☞ Lernkasten 5.2: „Atemzyklus"

Während der Inspiration nimmt der intrapulmonale Druck langsam zu. Sind alle Alveolen mit Luft gefüllt, entspricht er dem der Außenluft (1 ist falsch). Der intrapleurale Druck ist durch die Ausdehnung der Lunge jedoch weiterhin negativ (negativer als in Atemruhelage) (3 ist richtig). Am Ende der Exspiration, wenn alle Luft aus den Alveolen entwichen ist, beträgt der intrapulmonale Druck 0 und ist damit etwa gleich groß wie in Atemruhelage (2 ist richtig).

Tabelle 5.1	Normalwerte atemmechanischer Parameter	
Parameter	**Normalwert Männer**	**Normalwert Frauen**
Totalkapazität	71	6,21
Vitalkapazität	5,61 (80% der Totalkapazität)	5,01
Residualkapazität	1,41	1,21
Funktionelle Residualkapazität	3,21	2,81
Atemzugvolumen	0,51	0,51
Exspiratorisches Reservevolumen	1,51	1,31
Inspiratorisches Reservevolumen	3,51	3,21
Einsekundenkapazität	4,51 (70% der Vitalkapazität)	4,01
Atemgrenzwert	120 – 170 l/min	100 – 150 l/min
Compliance des Atemapparates	1,3 l/kPa	1,31 l/kPa
Compliance des Thorax	2,6 l/kPa	2,6 l/kPa
Compliance der Lunge	2,6 l/kPa	2,6 l/kPa
Atemwegswiderstand	0,13 kPa · 1–1 · s	0,13 kPa · 1–1 · s
Maximale exspiratorische Atemstromstärke	10 l/s	10 l/s

5.2 – 3/89.1   Antwort: B

☞ Tab. 5.1: „Normalwerte atemmechanischer Parameter"
zu (1) Die maximale exspiratorische Atemstromstärke beträgt 10 l/s.
zu (2) Die Einsekundenkapazität beträgt 70% der Vitalkapazität. (Aussage falsch)
zu (3) Der Atemgrenzwert beträgt 120 – 170 l/min. (Aussage falsch)
zu (4) Die Totalkapazität beträgt 7 l.

5.2– 8/88.1   Antwort: D

☞ Lernkasten 5.2: „Atemzyklus"
zu (1) Der intrapleurale Druck ist immer negativ (Aussage falsch).
zu (2) Der intrapleurale Druck wirkt sich auf den gesamten Raum zwischen Lungenoberfläche und Thoraxwand, also auch auf den Ösophagus aus. Er wird deshalb auch als intrathorakaler Druck bezeichnet. Mit Hilfe eines Ballonkatheters kann im schlaffen Teil des Ösophagus (nicht im Bereich der Sphinkteren) dieser Druck gemessen werden.
zu (3) Die aktive Inspirationsbewegung führt zu einer Zunahme des Thoraxvolumens und somit zunächst zu einem Absinken des intrapulmonalen Druckes. Gleichzeitig strömt Luft aufgrund des sich aufbauenden Druckgradienten von außen in die Lunge. Bei einem erhöhten Atemwegswiderstand (z.B. bei Asthma) kann die Luft diesen Druckgradienten nicht schnell genug abbauen und der intrapulmonale Druck wird verstärkt negativ.
zu (4) Die Lunge ist gegenüber der Thoraxwand durch den Pleuraspalt getrennt und frei beweglich. In Atemruhelage ist die Lunge leicht gedehnt und versucht sich aufgrund ihrer Eigenelastizität zusammenzuziehen. So kommt es zu einem negativen intrapleuralen Druck in einer Größenordnung von ungefähr –5 cmH$_2$O.

5.2 – 8/87.1   Antwort: C

☞ Kommentar zu Frage 5.2 – 8/95.2

Die **funktionelle Residualkapazität** kann z.B. mit Hilfe der Helium-Einwasch-methode bestimmt werden. Wird der Proband an ein geschlossenes Spirometer-system angeschlossen, verteilt sich das Helium gleichmäßig über Lunge und den Spirometerbehälter. Da sich die Gesamtmenge Helium nicht verändert, gilt folgende Massenbilanz:

$$V_{Sp} \cdot F_{He1} = F_{He2} \cdot V_{FRC} + F_{He2} \cdot V_{Sp}$$

mit V_{Sp} =   Volumen des Spirometersystems
            V_{FRC} =   Funktionelle Residualkapazität
            F_{He1} =   Heliumkonzentration vor dem Versuch
            F_{He2} =   Heliumkonzentration nach dem Versuch.

Aufgelöst nach der funktionellen Residualkapazität ergibt sich:

$$V_{FRC} = \frac{V_{SP}(F_{He_1} - F_{He_2})}{F_{He_2}}$$ werden die Werte eingefügt, ergibt sich

$$V_{FRC} = 4\,l\,\frac{(0,2\,l/l - 0,1\,l/l)}{0,1\,l/l} = 4\,l$$

Die funktionelle Residualkapazität beträgt also 4 l.

5.2 – 8/86.1   Antwort: B

Die **Compliance** ist ein Maß für die Dehnbarkeit, gemessen in l/kPa (☞ auch Kommentar 5.2-8/94.1). Ihr Reziprokwert wird **Elastance** genannt und ist ein Maß für die Steifigkeit. Mit steigender Dehnung nimmt die Dehnbarkeit (Compliance) ab, die Steifigkeit (Elastance) also zu. Die Compliance kann nach folgenden Formeln für Lunge (C_L), Thorax (C_{Th}) und den gesamten Atemapparat (C_{L+Th}) berechnet werden:

$$C_L = \frac{\Delta V}{\Delta\,(P_{pul}) - P_{P1}} \qquad C_{Th} = \frac{\Delta V}{\Delta\,P_{P1}} \qquad C_{Th+L} = \frac{\Delta V}{\Delta P_{Pul}}$$

Die Werte der Elastance von Lunge und Thorax addieren sich zur Gesamtelastance des Atemapparates:

$$\frac{1}{C_{L+Th}} = \frac{1}{C_L} + \frac{1}{C_{Th}}$$

Beträgt die Compliance der Lunge 2 l/kPa und die Compliance des Thorax 2 l/kPa, ist ihre Gesamtcompliance also halb so groß und beträgt 1 l/kPa.

$$\frac{1}{C_{L+Th}} = \frac{1}{2} \cdot \frac{kPa}{l} + \frac{1}{2} \cdot \frac{kPa}{l} = 1\,\frac{kPa}{l} \quad bzw. \quad C_{L+Th} = 1\,\frac{1}{kPa}$$

Stellt man sich Lunge und Thorax wie zwei ineinander gestülpte Luftballons vor, lassen sie sich zusammen schwerer aufblasen als jeder für sich allein. Es ist also plausibel, daß C_{Th+L} kleiner ist als C_{Th} und C_L.

5.3 Gasaustausch

5.3 – 8/96.1   **Antwort: A**

Die x-Achse zeigt die Zunahme der alveolären Ventilation, die y-Achse den alveolären pCO_2. Die Partialdrücke von O_2 und CO_2 in den Alveolen sind abhängig von der Atemfrequenz. Der pCO_2 nimmt bei Hyperventilation zu, bei Hypoventilation nimmt er ab. Der pCO_2 verhält sich genau umgekehrt. Wird die alveoläre Ventilation erhöht (Hyperventilation) und die CO_2-Produktion im Körper bleibt konstant, so sinkt der alveoläre pCO_2 auf 20 mmHg. Dieses Verhältnis wird am besten in Abbildung A dargestellt. Abbildung A ist die einzige Darstellung unter allen Antwortmöglichkeiten, in der zum Ausdruck kommt, daß mit zunehmender alveolärer Ventilation der pCO_2 abnimmt.

Lernkasten 5.3	**Ventilation**

Die **Ventilation** (Lungenbelüftung) wird durch die Anzahl und die Tiefe der einzelnen Atemzüge V_T bestimmt. Von jedem Atemzug gelangt jedoch nur ein Teil des Atemgases in den Alveolarraum und steht damit dem Gasaustausch zur Verfügung. Dieser Anteil entspricht der alveolären Ventilation V_A. Der Rest des Atemgases verbleibt im **anatomischen Totraum** (deadspace) V_D. Dieser setzt sich zusammen aus den zuleitenden Atemwegen, in denen kein Gasaustausch stattfindet: Nase, Larynx, Pharynx, Trachea, Bronchien, Bronchiolen. Im anatomischen Totraum wird die Luft von Staub gereinigt, befeuchtet und erwärmt. Vom anatomischen Totraum ist der **funktionelle Totraum** zu unterscheiden, da unter bestimmten pathologischen Verhältnissen größere Lungenareale existieren, die nicht belüftet werden. Diese Areale addieren sich zum anatomischen Totraum und ergeben den funktionellen Totraum.
Das Atemzugvolumen setzt sich also wie folgt zusammen:

$$V_T = V_A + V_D$$

Damit ergibt sich die alveoläre Ventilation aus der Differenz von Atemzugvolumen und Totraum. Da die **Größe des Totraumes mit 150 ml anatomisch vorgegeben** ist, kann eine Steigerung der alveolären Ventilation nur durch eine Vertiefung der Atemzüge erreicht werden. Eine Zunahme der Atemfrequenz, wie z.B. beim Hecheln, führt dagegen in erster Linie zu einer Zunahme der Totraumbelüftung.

5.3 – 3/96.1   **Antwort: C**

Die nachfolgende Tabelle gibt die wichtigsten Blutgaswerte an.

Tabelle 5.2		**Blutgaswerte**
	Arterielles Blut	**Venöses Blut**
pCO_2 (O_2-Partialdruck)	95 mmHg	40 mmHg
pCO_2 (CO_2-Partialdruck)	40 mmHg	46 mmHg
O_2-Sättigung	97%	73%
O_2-Gehalt	0,2 l O_2/l Blut	0,15 l O_2/l Blut
CO_2-Gehalt	0,5 l CO_2/l Blut	0,54 l CO_2/l Blut

Bei der alveolären Ventilation sinkt der pCO_2 in den Alveolen durch O_2-Abgabe ans Hämoglobin, während der pCO_2 in den Alveolen ansteigt. Bei einer Verdoppelung der alveolären Ventilation (Hyperventilation) steigt der alveoläre P_{O_2} an, gleichzeitig sinkt der alveoläre pCO_2 um etwa die Hälfte im Vergleich zur Ruheatmung.

	Ruheventilation (5 l/min)	Hyperventilation (10 l/min)	Hypoventilation (2,5 l/min)
pO_2	97 mmHg	125 mmHg	65 mmHg
pCO_2	40 mmHg	20 mmHg	80 mmHg

Verdoppelt sich neben der alveolären Ventilation gleichzeitig die CO_2-Produktion und die CO_2-Abgabe vom Blut in die Alveolarluft, so bleibt der pCO_2 konstant (C ist richtig).

Lernkasten 5.4 — **Ventilationsstörungen**

Ventilationsstörungen haben in der Regel eine Minderbelüftung der Lunge zur Folge. Es werden zwei große Gruppen von Ventilationsstörungen unterschieden:
▶ Restriktive Ventilationsstörungen
▶ Obstruktive Ventilationsstörungen
Bei einer **restriktiven Ventilationsstörung** ist die Ausdehnungsfähigkeit der Lunge eingeschränkt, d.h. die Compliance ist erniedrigt wie z.B. bei einer Lungenfibrose, einer Raumforderung (Tumor) innerhalb der Lunge u.a.
Bei einer **obstruktiven Ventilationsstörungen** sind die Atemwege z.B. durch Schleim, Schleimhautschwellung oder Bronchokonstriktion derart eingeengt, daß der visköse Atemwiderstand und damit auch die Atemarbeit erhöht ist. Da die Atemarbeit ständig gegen einen erhöhten Widerstand erfolgen muß, kann es zu einer Überblähung der Lunge mit einem im fortgeschrittenen Stadium erhöhten Residualvolumen kommen.
Die Ventilationsstörungen können mit Hilfe der Spirometrie differenziert werden.

Tabelle 5.3 — **Ventilationsstörungen**

	Restriktive Ventilationsstörung	Obstruktive Ventilationsstörung
Compliance	erniedrigt	
Resistance		erhöht
Vitalkapazität	erniedrigt	
Tiffeneau-Test		erniedrigt (< 70%)
Atemgrenzwert	erniedrigt	erniedrigt
Atemwegswiderstand		erniedrigt
Atemarbeit		erhöht

Als **Atemgrenzwert** wird das Gasvolumen bei maximaler, willkürlicher Hyperventilation bezeichnet. Dafür läßt man einen Probanden am Spirometer mit einer Atemfrequenz von 40 – 60/min forciert hyperventilieren. Er liegt für einen jungen Mann zwischen 120 und 170 l/min.
Die **Atemarbeit** ist die Arbeit, die zur Überwindung der elastischen und viskösen Widerstände von Lunge und Thorax aufgebracht werden muß. Sie errechnet sich aus dem Produkt von Druck und Volumen.

5.3 – 3/95.1   Antwort: B

☞ Lernkasten 5.4: „Ventilationsstörungen"

zu (1) Die Vitalkapazität ist bei obstruktiven Erkrankungen in der Regel normal.

zu (2) Die Compliance ist bei obstruktiven Erkrankungen normal.

zu (3) Die **Sekundenkapazität** (1-Sekunden-Ausatmungskapazität, Tiffeneau-Test) eignet sich gut, um obstruktive Funktionsstörungen zu erkennen. Man versteht darunter das Volumen, das innerhalb 1 Sekunde forciert ausgeatmet werden kann. Die relative Sekundenkapazität bezieht sich auf die Vitalkapazität. Bei der obstruktiven Störung ist infolge der erhöhten Strömungswiderstände die Ausatmung verzögert und damit die relative Sekundenkapazität erniedrigt.

zu (4), (5) Bei einer obstruktiven Ventilationsstörung kommt es zu einem verlängerten Exspirium mit Beanspruchung der Bauchmuskulatur und der Mm. costales interni, die Atemarbeit ist erhöht.

5.3 – 8/94.1   Antwort: C

☞ Lernkasten 5.4: „Ventilationsstörungen"

zu (A) Hier handelt es sich um eine leichte restriktive Ventilationsstörung.

zu (B) Hier handelt es sich um eine leichte obstruktive Ventilationsstörung.

zu (C) Hier handelt es sich um eine ausgeprägte restriktive Ventilationsstörung (richtig).

zu (D) Hier handelt es sich um eine obstruktive Ventilationsstörung.

zu (E) Bei einer ausgeprägten obstruktiven Ventilationsstörung kann zusätzlich die Vitalkapazität erniedrigt sein.

5.3 – 3/94.1   Antwort A

Die folgende Frage ist zu beantworten, wenn man sich klar macht, daß die **Lungenperfusion** (Lungendurchblutung) von der Lungenbasis zur Lungenspitze fast linear abnimmt (D ist falsch). In den Lungenarterien herrscht ein geringer Blutdruck, der aufgrund der Höhendifferenz zwischen Basis und Spitze in den oberen Lungenbereichen sogar unter den Alveolardruck fällt, so daß die Kapillaren dort weitgehend kollabiert sind.

zu (A) Das **Ventilations-Perfusions-Verhältnis** beschreibt den Quotienten Lungenventilation V_A durch Lungenperfusion Q: V_A/Q. Die Unterschiede des Ventilations-Perfusions-Verhältnisses in den einzelnen Lungenregionen gehen maßgeblich auf die inhomogene Lungenperfusion zurück. Die unterschiedliche regionäre alveoläre Ventilation spielt eine untergeordnete Rolle.

Da die Lungenperfusion an der Lungenbasis besser ist als in den Lungenspitzen resultiert für die Lungenspitzen ein kleineres Ventilations-Perfusions-Verhältnis als für die Lungenbasis. In den Lungenspitzen beträgt es etwa 0,65, an der Lungenbasis 3,0.

zu (B), (C) Der alveoläre pO_2 sowie der alveoläre pCO_2 sind vom Verhältnis der alveolären Ventilation zur Lungenperfusion abhängig. Da in der Lungenbasis aufgrund der verbesserten Durchblutung mehr O_2 und mehr CO_2 ausgetauscht werden kann, ist der alveoläre pCO_2 der Lungenbasis sowie der alveoläre pO_2 der Lungenbasis niedriger als der entsprechende Partialdruck der Lungenspitze.

zu (E) Der O_2-Gehalt des endkapillären Blutes beträgt in der Lungenspitze 0,21 O_2/l Blut, in der Lungenbasis 0,19 l O_2/l Blut. Daher ist auch die O_2-Sättigung des endkapillären Blutes der Lungenbasis höher als die der Lungenspitze.

5.3 – 3/94.2   **Antwort: D**

Mit Hilfe der **Bohr´schen Formel** wird der funktionelle Totraum bestimmt, in dem kein Gasaustausch stattfindet. Geht man davon aus, daß die gesamte ausgeatmete CO_2-Menge aus den Alveolen und nicht aus dem Totraum stammt, ergibt sich folgende Gleichung:

$$V_T \cdot F_E CO_2 = V_E \cdot F_A CO_2$$

Außerdem gilt:

$$V_D = V_E + V_D$$

Wird die zweite Formel in die erste eingesetzt und umgeformt, vereinfacht sich die Bohr´sche Formel:

$$V_D = V_T \cdot \frac{F_A CO_2 - F_E CO_2}{F_A CO_2}$$

mit V_T = Atemzugvolumen
      V_D = Totraumvolumen
      V_E = Exspiratorisches Reservevolumen (1 ist richtig)
      $F_A CO2$ = alveoläre CO_2-Fraktion (3 ist richtig)
      $F_E CO_2$ = CO_2-Fraktion in der gemischten Exspirationsluft (4 ist richtig).

Die Atmungsfrequenz (2) wird also nicht benötigt.

5.3 – 8/92.1   **Antwort: D**

☞ Lernkasten 5.4: „Ventilationsstörungen"
zu (1) Die Totalkapazität, also das Gesamtluftvolumen der Lunge nach maximaler Inspiration, ist bei Patienten mit einer obstruktiven Lungenerkrankung nicht vermindert. Im fortgeschrittenen Stadium kann sie sogar ansteigen, weil es durch die erschwerte Exspiration zu einer Lungenüberblähung kommt. (Aussage richtig)
zu (2) Die statische Compliance ist ein Maß für die Dehnbarkeit der Lunge. Sie ist bei obstruktiven Ventilationsstörungen nicht verändert. Bei restriktiven Ventilationsstörungen ist sie hingegen vermindert. (Aussage richtig)
zu (3) Eine obstruktive Ventilationsstörung ist gekennzeichnet durch einen erhöhten Atemwegswiderstand und damit auch durch eine erhöhte Sekundenkapazität. (Aussage falsch)

5.3 – 8/91.1   **Antwort: D**

☞ Lernkasten 5.4: „Ventilationsstörungen"
Bei einer rein obstruktiven Ventilationsstörung ist der Atemwegswiderstand erhöht (2) mit der Folge einer verminderten Einsekundenkapazität (4) und eines verminderten Atemgrenzwertes (5).
Die Compliance des Thorax (1) und die Vitalkapazität (3) sind bei restriktiven Ventilationsstörungen vermindert.

5.3 – 3/87.1 **Antwort: A**

zu (A) Beim Gesunden sind die Austauschbedingungen für O_2 in der Lunge ausreichend für eine nahezu vollständige Angleichung des Partialdruckes im Blut an den innerhalb der Alveolen. Die Ursache für einen Unterschied zwischen arteriellem und alveolärem pO_2 kann also nur darin liegen, daß nicht das gesamte Blut in Kontakt mit der Austauschfläche der Lunge tritt. Dieser sogenannte **physiologische Shunt** hat zur Folge, daß weniger als 5% des Herz-Zeit-Volumens nicht mit O_2 angereichert werden. Dies ist z.T. Blut aus den Vv. bronchiales und arterio-venösen Anastomosen im Pulmonalkreislauf, z.T. stammt es aus schlecht durchbluteten Lungenbezirken.

Durch die Beimischung dieses Blutes sinkt der arterielle pO_2 unter den des alveolären.

Die Aussagen (B) – (E) nehmen keinen Einfluß auf diesen Unterschied.

5.4 Atemgastransport im Blut

Lernkasten 5.5	Sauerstoffbindungskurve

O_2 wird in den Erythrozyten reversibel an Hämoglobin gebunden. Dabei kann jedes Molekül Hämoglobin maximal vier Moleküle O_2 binden. Die entstehende Anlagerungsverbindung heißt **Oxyhämoglobin** (HbO_2). Der Anteil des Oxyhämoglobins an der Gesamthämoglobinmenge ist abhängig von der Konzentration des physikalisch gelösten O_2 im Blut und damit auch vom O_2-Partialdruck (pO_2). Wird der pO_2 gegen die prozentuale O_2-Sättigung des Gesamthämoglobins aufgetragen, erhält man die **O_2-Bindungskurve**. Sie hat einen charakteristischen S-förmigen Verlauf. Dieser kommt durch die unterschiedliche Affinität der vier Häm-Gruppen des Hämoglobins für O_2 zustande. Bindet das erste Häm, so erhöht sich die O_2-Bindungsaffinität für das zweite Häm usw.

Der S-förmige Verlauf ist sowohl für die O_2-Aufnahme in der Lunge als auch für die O_2-Abgabe in den Geweben günstig. Im Bereich des normalen alveolären pO_2 verläuft die Kurve flach, so daß der pO_2 abfallen kann, ohne daß das arterielle Blut merklich weniger O_2-gesättigt ist. Der steile Verlauf der Kurve bei mittleren Drücken erleichtert im kapillären Blut dagegen die O_2-Abgabe.

Im Gegensatz dazu verläuft die **O_2-Bindungskurve des Myoglobins** nicht sigmoid und bei geringem pO_2 steiler. Ursache ist der Aufbau des Myoglobins, das nur aus einer Untereinheit besteht. Die Abgabe von O_2 an den Muskel ist dadurch erleichtert. Myoglobin wirkt z.B. im Herzmuskel als Kurzzeitspeicher für O_2.

Zahlreiche Faktoren können die **O_2-Affinität des Hämoglobins** beeinflussen. Dabei ändert sich vor allem der Verlauf der O_2-Bindungskurve, weniger ihre Form. Eine **Affinitätsabnahme** zeigt sich als eine **Rechtsverschiebung der Bindungskurve**. Sie kann hervorgerufen werden durch:

▶ Erhöhte Temperatur
▶ Erniedrigung des pH-Wertes, Erhöhung der H^+-Konzentration (Azidose)
▶ Erhöhung des pCO_2
▶ Erhöhung des intraerythrozytären 2,3-Bisphosphoglycerats (2,3-BPG)

Lernkasten 5.5 Fortsetzung   Sauerstoffbindungskurve

Eine **Affinitätszunahme** zeigt sich als eine **Linksverschiebung der Bindungskurve**.
Sie kann hervorgerufen werden durch:

▶ Erniedrigte Temperatur
▶ Erhöhung des pH-Wertes, Erniedrigung der H^+-Konzentration (Alkalose)
▶ Erniedrigung des pCO_2
▶ Erniedrigung des intraerythrozytären 2,3-Bisphosphoglycerats (2,3-BPG)

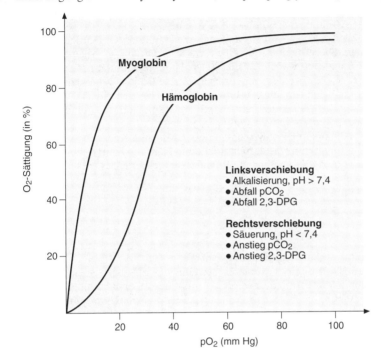

Abb. 5.6 Sauerstoffbindungskurve des Hämoglobins und Myoglobins
(aus M.-A. Schoppmeyer, S. Schmidt: Physiologie, Mediscript-Verlag, 1995, S. 187, Abb. 5.6)

5.4 – 3/97.1   **Antwort: E**

☞ Lernkasten 5.4: „Sauerstoffbindungskurve"

Eine **Rechtsverschiebung der Sauerstoffbindungskurve** bedeutet, daß die Affinität
des Hämoglobins zum O_2 abnimmt, d.h. bei gleichem pO_2 ist weniger O_2 an Hämoglobin gebunden. Bei einer Zunahme der Hämoglobinkonzentration im Blut verschiebt sich die Sauerstoffbindungskurve jedoch zu einem erhöhten O_2-Gehalt. Es
kann mehr O_2 transportiert werden (E ist falsch).
Eine Rechtsverschiebung der Sauerstoffbindungskurve erfolgt durch:

▶ Anstieg des pCO_2 im Blut (B ist richtig)
▶ Erwärmung des Blutes (C ist richtig)
▶ Absinken des pH-Wertes des Blutes (D ist richtig).

5.4 – 3/96.1 {: Antwort: D}

5.4 – 3/96.1   **Antwort: D**

zu (A) Fetales Hämoglobin (HbF) stellt 80% des Hämoglobins nach der Geburt. Es wird dann langsam durch HbA ersetzt. Das fetale Hämoglobin hat eine höhere Affinität zum O_2. Dies führt zu einer Linksverschiebung der O_2-Bindungskurve (☞ Lernkasten 5.5). So kommt es auch noch bei niedrigen O_2-Partialdrücken zu einer ausreichenden O_2-Sättigung des Blutes.

zu (B) 2,3-Biphosphoglycerat ist ein Metabolit des Glucosestoffwechsels, es bindet sich an HbA, wodurch die Sauerstoffaffinität verringert wird und es zu einer Rechtsverschiebung der Sauerstoffbindungskurve kommt. HbF hat eine niedrigere Affinität zu 2,3 Biphosphoglycerat.

zu (D) Anstelle des O_2 kann auch **Kohlenmonoxid** (CO) vom Hämoglobin gebunden werden. Diese beiden Moleküle konkurrieren um die Anlagerungsstelle an der Hämgruppe, wobei CO eine 300 mal höhere Affinität besitzt, in der Atemluft jedoch nur in einer sehr geringen Konzentration vorhanden ist. CO bindet nicht an die endständige Aminogruppe des Hämoglobin. Dagegen ist CO_2 in der Lage, an die Eiweißkomponente des Hämoglobins zu binden, es entsteht dann eine Carbaminoverbindung (Carbamt).

zu (E) Beim Abbau der Erythrozyten in Leber, Milz und Knochenmark wird Hämoglobin freigesetzt. Das darin enthaltene Häm wird durch die Hämoxigenase in einer NADPH-abhängigen Reaktion aufgespalten, es entsteht Biliverdin.

5.4 – 8/95.1   Antwort: A

☞ Lernkasten 5.5: „Sauerstoffbindungskurve"
2,3-Bisphosphglycerat ist ein Metabolit des Glucosestoffwechsels. Es bindet an adultes Hämoglobin und vermindert so die Affinität des O_2 zum Hämoglobin. (Aussage richtig) Bei einer hohen Konzentration von 2,3-Bisphosphoglycerat im Erythrozyten kann O_2 folglich leichter an das Gewebe abgegeben werden. (Aussage richtig)

5.4 – 8/95.2   Antwort: E

zu (A), (B), (C), (D) Bei einem pO_2 zwischen 20 und 40 kPa ist das Blut nahezu vollständig mit O_2 gesättigt (☞ Abb. 5.6: „Sauerstoffbindungskurve"). Der pCO_2, die Temperatur, der pH-Wert und der intraerythrozytäre Gehalt an 2,3-Bisphosphoglycerat haben in diesem Bereich nur noch einen unwesentlichen Einfluß auf die O_2-Konzentration des Blutes.

zu (E) Bei einem pO_2 von 20 – 40 kPa ist das Hämoglobin nahezu vollständig mit O_2 gesättigt (horizontaler Verlauf der O_2-Bindungskurve). Die O_2-Konzentration im Blut kann erniedrigt sein, wenn der Hämoglobingehalt oder die Anzahl der Erythrozyten im Blut vermindert sind. Ursache ist die damit verbundene erniedrigte Transportkapazität des Blutes für O_2. So zeigt sich klinisch bei einer ausgeprägten Anämie Atemnot aufgrund des O_2-Mangels.

Lernkasten 5.6   Kohlendioxidtransport

CO_2 muß als Endprodukt der Zellatmung von der Peripherie zurück in die Lunge transportiert werden. Dem Blut stehen dabei folgende Transportformen zur Verfügung:

Physikalisch gelöst (10%):
▶ Die Menge des physikalisch gelösten CO_2 hängt linear vom pCO_2 des Blutes ab. Bei 37 °C werden etwa 10% des anfallenden CO_2 in physikalisch gelöster Form transportiert.

Chemisch gebunden (90%):
▶ Bicarbonat (HCO_3^-) in Plasma und Erythrozyten: CO_2 diffundiert in die Erythrozyten und wird dort mittels des Enzyms Carboanhydrase schnell zu H_2CO_3 hydriert:
▶ $CO_2 + H_2O \Leftrightarrow H_2CO_3$
Die darauf folgende Dissoziation: $H_2CO_3 \Leftrightarrow H^+ + HCO_3^-$ benötigt kein eigenes Enzym. Im Erythrozyten liegt nun eine große Menge HCO_3^- vor. Diese Ionen diffundieren im Austausch gegen Cl^- aus den Erythrozyten ins Plasma (**Hamburger Shift**). Die entstandenen H^+-Ionen werden vom Hämoglobin abgepuffert.
▶ Carbaminoverbindung (Carbamat): CO_2 kann direkt an die Eiweißkomponente des Hämoglobins angelagert werden: $Hb\text{-}NH_2 + CO_2 \Leftrightarrow Hb\text{-}NH\text{-}COO^- + H^+$.

In der Lunge wird CO_2 aus seiner Bindung freigesetzt, diffundiert in den Alveolarraum und kann abgeatmet werden.

Die **CO_2-Bindungskurve** gibt den Zusammenhang zwischen der CO_2-Konzentration und dem pCO_2 wieder. Sie liegt für desoxygeniertes Blut etwas höher als für oxygeniertes Blut. Das bedeutet, daß bei gleichem pCO_2 desoxygeniertes Blut mehr CO_2 bindet als oxygeniertes Blut. Dieses Phänomen wird als **Haldane-Effekt** bezeichnet. Er ist für den CO_2-Transport von erheblicher Bedeutung: Die O_2-Entsättigung in den Geweben führt zu einer gesteigerten CO_2-Bindung des Blutes und damit zum verbesserten CO_2-Transport vom Gewebe zur Lunge. In der Lunge kann das CO_2 dann, aufgrund des dort erhöhten pO_2 besser in die Alveolen diffundieren.

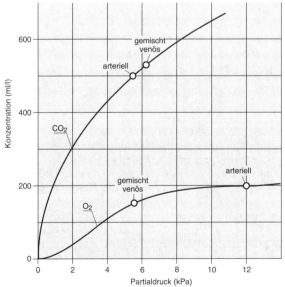

Abb. 5.7 CO_2-Bindung im vollständig oxygeniertem und desoxygeniertem Blut
(aus M.-A. Schoppmeyer, S. Schmidt: Physiologie, Mediscript-Verlag, 1995, S. 419, Abb. 5.95)

5.4 – 3/95.1   **Antwort: D**

☞ Lernkasten 5.6: „Kohlendioxidtransport"

Die CO_2-Konzentration des Blutes setzt sich zusammen aus einem chemisch gebundenen Anteil und einem geringen physikalisch gelösten Anteil. Der physikalisch gelöste Anteil ist im oxygenierten und desoxygenierten Blut gleich groß (1 ist falsch). Demgegenüber nimmt das extra- und intraerythrozytäre HCO_3^- im desoxygenierten Blut (2 und 3 sind richtig) sowie das an Hämoglobin als Carbamat gebundene CO_2 zu.

5.4 – 3/95.2   **Antwort: B**

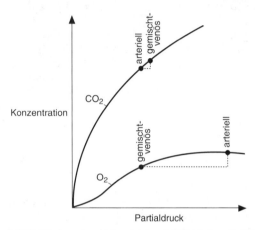

Abb. 5.8 O2- und CO2-Bindungskurve im gleichen Maßstab (aus R. Klinke, S. Silbernagel: Lehrbuch der Physiologie, Thieme Verlag 1994, 1. Auflage, S. 247, Abb. 10.40)

Die Abbildung 5.8 zeigt, daß im Bereich zwischen arteriellen und gemischt-venösen Partialdrücken sowohl die CO_2-Bindungskurve steiler verläuft als auch die CO_2-Gesamtkonzentration höher liegt (Aussagen 1 + 2 sind richtig, Verknüpfung falsch). Mit steigendem pCO_2 nimmt die gebundene CO_2-Menge immer weiter zu, da die Bildung von Bicarbonat nahezu unbeschränkt fortlaufen kann. Im Gegensatz dazu nähert sich die O_2-Bindungskurve asymptotisch einem Maximalwert, da das Hämoglobin ein begrenztes O_2-Bindungsvermögen besitzt.

5.4 – 3/95.3   **Antwort: C**

☞ Lernkasten 5.5: „Sauerstoffbindungskurve"

zu (A), (B) Unter Normalbedingungen beträgt der Halbsättigungsdruck P_{50} für O_2 (Blut ist zu 50% mit O_2 gesättigt) 27 mmHg. Vermindert sich im arteriellen Blut die Affinität des Hämoglobins zum O_2, verschiebt sich die O_2-Bindungskurve nach rechts, was einen Anstieg des Halbsättigungsdrucks zur Folge hat.

zu (C) Nimmt die Affinität des Hämoglobins zum O_2 ab, verbessert sich die O_2-Abgabe aus dem Blut ans Gewebe, da bei gleicher O_2-Sättigung der die Diffusion treibende pO_2 erhöht ist. Dieser Effekt tritt z.B. bei schwerer körperlicher Arbeit auf.

zu (D) Eine Abnahme der intraerythrozytären Konzentration an 2,3-Bisphosphoglycerat bewirkt eine Affinitätszunahme.

zu (E) Eine respiratorische Alkose (= Erniedrigung der $[H^+]$) bewirkt ebenfalls eine Affinitätszunahme.

5.4 – 8/94.1 **Antwort: A**

zu (A) Während der Inspiration strömt Umgebungsluft mit einem pO_2 von 150 mmHg und einem pCO_2 von 0,2 mmHg in die Alveolen ein. Im venösen Blut der A. pulmonalis herrscht ein pO_2 von 40 mmHg und ein pCO_2 von 100 mmHg vor. Der Konzentrationsunterschied zwischen Alveolen und Kapillaren ist die Ursache, daß CO_2 mit Beginn der Inspiration aus dem Blut in den Alveolarraum diffundiert und der pCO_2 im Verlauf der Inspiration ansteigt.

zu (B) Da O_2 im Verlauf der Inspiration aus den Alveolen ins Blut diffundiert, nimmt der pO_2 im Verlauf der Inspiration ab.

zu (C) Der alveoläre Gesamtdruck (= intrapulmonaler Druck) nimmt während der Inspiration ab und während der Exspiration wieder zu (☞ Abb. 5.2 „Intrapulmonaler Druck während eines Atemzyklus").

zu (D) Der Pleuradruck nimmt während der Inspiration ab und während der Exspiration wieder zu (☞ Abb. 5.3: „Intrapleuraler Druck während eines Atemzyklus").

zu (E) Während der Inspiration steigt der transmurale Druck in den intrathorakalen Gefäßen. Die damit verbundene Gefäßdehnung führt zu einem Abfall des zentralen Venendruckes.

5.4 – 3/92.1 **Antwort: C**

O_2 liegt im Blut zum größten Teil an Hämoglobin gebunden vor. Physikalisch gelöst sind lediglich 0,13 mmol/l (Hb-gebundenes O_2: 9,3 mmol/l). Das entspricht einem Anteil etwa 1,3% (C ist richtig).

5.4 – 8/91.1 **Antwort: C**

Die wichtigsten Blutgaswerte ☞ Tabelle 5.2
Die A. pulmonalis führt O_2-armes venöses Blut vom Herzen zur Lunge. Das Blut hat eine O_2-Sättigung von etwa 72%.

5.4 – 8/91.1 **Antwort: C**

Merke: Kohlenmonoxid (CO) und O_2 konkurrieren um die Anlagerungsstelle an der Hämgruppe des Hämoglobins, wobei CO eine 300mal höhere Affinität besitzt und damit sehr fest an das Häm bindet. Bei Bindung von CO entsteht Carboxyhämoglobin. Das Hämoglobin fällt dann für den O_2-Transport aus und ein Erstickungstod kann auftreten. CO-Vergiftungen kommen selten vor, da das Gas in der Atemluft nur in sehr geringen Konzentrationen vorhanden ist und nur sehr langsam aus den Alveolen ins Blut übertritt.

Das aufgenommene V_{CO} berechnet sich wie folgt:
Die Gasaufnahme pro Zeiteinheit V ist definiert als Produkt von der **Diffusionskapazität D** und der Partialdruckdifferenz ΔP zwischen zwei durch eine Membran getrennten Gasräumen (Alveolarraum und Blut).

Im beschriebenen Fall gilt für das CO:

$$V_{CO} = D_{CO} \cdot \Delta P_{CO}$$

mit D_{CO} = 300 ml/min/kPa
ΔP_{CO} = 0,2 kPa, da bei einem Gesunden kein CO im Blut enthalten ist (Ausnahme: Raucher).

Die CO-Aufnahme pro Minute ist demnach:

$$V_{CO} = 0,2 \cdot 300 \text{ ml/min} = 60 \text{ ml/min}.$$

In 2 min werden also 120 ml CO aufgenommen (C ist richtig).

5.4 – 8/91.2   Antwort: C

☞ Lernkasten 5.6: „Kohlendioxidtransport"
Im Blut wird CO_2 in folgenden Formen transportiert:
10% physikalisch gelöst
30% als Bicarbonat in den Erythrozyten
50% als Bicarbonat im Plasma
10% als Carbamat angelagert an Hämoglobin
Damit ist Aussage C richtig.

5.4 – 8/88.1   Antwort: A

☞ Lernkasten 5.6: „Kohlendioxidtransport"
zu (1) Aufgrund der Abpufferung von H^+-Ionen durch Hämoglobin kommt die Hydratationsreaktion im Erythrozyten nicht zum Erliegen.
zu (2) Zur Wiederholung: Eine Erhöhung des pCO_2 führt zu einer verminderten O_2-Affinität des Hämoglobins (Sauerstoffbindungskurve wird nach rechts verschoben).
zu (3) Etwa 10% des CO_2 wird als Carbaminohämoglobin im Blut transportiert.
zu (4) Die physikalische Löslichkeit des CO_2 im Blut ist u.a. abhängig von der Temperatur. Die Hämoglobinkonzentration hat keinen Einfluß darauf.

Lernkasten 5.7	**Höhenakklimatisation**

Der pO_2 in der Atemluft nimmt mit zunehmender Höhe über dem Meeresspiegel exponentiell ab. Um einer arteriellen Hypoxie ($O_2 \downarrow$) vorzubeugen erfolgen **Anpassungsreaktionen** des Organismus:

▶ Über periphere Chemorezeptoren erfolgt eine Stimulation des Atemzentrums. Die darauf einsetzende Hyperventilation verbessert den O_2-Antransport, gleichzeitig wird jedoch vermehrt CO_2 abgeatmet mit der Folge einer **respiratorischen Alkalose**. Der erniedrigte pCO_2 sowie der erhöhte pH-Wert führen wiederum zu einer Drosselung der Atmung.

▶ Nach einigen Tagen normalisiert sich die respiratorische Alkalose aufgrund der **vermehrten Ausscheidung von HCO_3^-**, so daß die Atemdrosselung aufgehoben ist und die Hyperventilation wieder ausgeprägter auftritt.

▶ Langfristig erfolgt eine **Stimulation der Erythropoetinausschüttung** in der Niere mit nachfolgender Polyglobulie und Anstieg des Hämoglobins mit verbessertem O_2-Transport.

5.4 – 3/87.1 **Antwort: B**

☞ Lernkasten 5.7: „Höhenakklimatisation"

Die Sauerstoffbindungskapazität, also die Menge an O_2, die in einer definierten Menge Blut gebunden ist, ist abhängig von der Hämoglobinkonzentration im Blut. **1 g Hämoglobin bindet in vivo etwa 1,34 ml molekularen Sauerstoff (Hüfnersche Zahl)**. Bei einer Hämoglobinkonzentration von 150 g/l beträgt die O_2-Kapazität also 0,201 l O_2/l Blut.

Bei längerem Höhenaufenthalt kommt es aufgrund des dort herrschenden O_2-Mangels zu einer Stimulierung der **Erythropoetinausschüttung** in der Niere und damit zu einer verstärkten Erythropoese im Knochenmark. Dabei kann die Hämoglobinkonzentration von 150 g/l auf über 200 g/l ansteigen. Infolgedessen ist auch die maximale O_2-Bindungskapazität erhöht (Aussage 1 ist richtig).

Die durch die Hypoxie ausgelöste Hyperventilation führt zu einer vermehrten CO_2-Abgabe und einer respiratorischen Alkalose. Die O_2-Bindungskurve des Hämoglobins wird nach links verschoben. Diese Verschiebung wird zunächst durch Erhöhung des 2,3-DPG kompensiert. Nach längerer Anpassung aber führt eine Überkompensation zur Rechtsverschiebung der Kurve. Dadurch wird die O_2-Abgabe ins Gewebe erleichtert (Aussage 2 ist richtig, Verknüpfung falsch).

5.4 – 8/86.1 **Antwort: E**

☞ Lernkasten 5.5: „Sauerstoffbindungskurve"

zu (E) Temperaturerhöhung verschiebt die O_2-Bindungskurve nach rechts, führt also zur Abnahme der O_2-Affinität des Hämoglobins.

5.5 Säure-Basen-Gleichgewicht und Pufferung

Lernkasten 5.8	Pufferbasen

Die Konzentration an H^+-Ionen wird durch den **pH-Wert** (negativer dekadischer Logarithmus der H^+-Ionen-Konzentration) beschrieben. Er muß in sehr engen Grenzen (**7,35 – 7,45**) konstant gehalten werden. Dafür sorgen die verschiedenen Puffersysteme des menschlichen Organismus und die Regulationsorgane Lunge und Niere.

Die Summe aller im Blut vorkommenden pufferwirksamen Anionen werden als **Gesamtpufferbasen** bezeichnet.

Sie haben die Eigenschaft als Anionen schwacher Säuren H^+ binden zu können. Dazu gehören:

▶ Bikarbonat-Kohlensäure-System: $CO_2 + H_2O \Leftrightarrow H_2CO_3 \Leftrightarrow HCO_3^- + H^+$
▶ Anorganische Phosphate
▶ Proteine

Funktion der Gesamtpufferbasen ist es, Abweichungen des pH-Wertes zu kompensieren und damit eine **Alkalose** (pH-Wert ↑) oder **Azidose** (pH-Wert ↓) auszugleichen. Die Gesamtkonzentration der Pufferbasen beträgt 48 mmol/l, wobei das Bikarbonatsystem mit 24 mmol/l den größten Anteil ausmacht. Die Phosphate und Proteine werden auch als **Nichtbicarbonatpuffer** zusammengefaßt. Sie sind überwiegend intrazellulär aktiv und puffern im geschlossenen System. Abweichungen von der Gesamtkonzentration der Pufferbasen bezeichnet man als Basenüberschuß (**Base excess, BE**), der sowohl positive als auch negative Werte annehmen kann.

Lernkasten 5.9   **Störungen des Säure-Basen-Haushaltes**

Störungen des Säure-Basen-Haushaltes können auftreten als Folge eines Verlustes oder einer vermehrten Produktion von Bicarbonat oder saurer Valenzen sowie einer Störung von Lunge oder Niere. Abweichungen des pH-Wertes in den sauren Bereich (< 7,4) werden als **Azidose**, Abweichungen in den alkalischen Bereich (> 7,4) als **Alkalose** bezeichnet.

Ursachen können entweder respiratorischer oder metabolischer Art sein. **Respiratorische Störungen** beantwortet der Organismus mit einer **metabolischen Kompensation**, **metabolische Störungen** beantwortet er mit einer **respiratorischen Kompensation**. Ziel ist die Normalisierung des pH-Wertes.

Tabelle 5.4   **Störungen des Säure-Basen-Haushaltes und ihre Kompensation**

	Ursache	pH	pCO_2	BE	aktuelle $[HCO_3^-]$
Respiratorische Azidose	Hypoventilation z.B. bei Asthma bronchiale, Lungenemphysem	↓	↑	–	↑
kompensiert:		–	↑	↑	↑
Respiratorische Alkalose	Hyperventilation z.B. psychogen, bei Höhenaufenthalt	↑	↓	–	↓
kompensiert:		–	↓	↓	↓
Metabolische Azidose	Diarrhoe (Verlust alkalischen Darmsaftes, Diabetes mellitus (Ketosäuren↑), Niereninsuffizienz (H⁺-Ausscheidung↓)	↓	–	↓	↓
kompensiert:		–	↓	↓	↓
Metabolische Alkalose	Erbrechen (HCl↓)	↑	–	↑	↑
kompensiert:		–	↑	↑	↑

5.5 – 3/97.1   **Antwort: E**

☞ Tabelle 5.4: „ Störungen des Säure-Basen-Haushaltes und ihre Kompensation"

Eine **respiratorische Azidose** entsteht, wenn zu wenig CO_2 abgeatmet wird. Dadurch steigt der arterielle PCO_2 über den Normbereich von 35-45 mmHg (A ist richtig). Ursache kann z.B. eine Lungenfunktionsstörung sein.

Bei einer Hyperventilation wird dagegen zu viel CO_2 abgeatmet, so daß es zu einer **respiratorischen Alkalose** kommt (E ist falsch). Steigt der pCO_2 im Blut, nimmt auch die H⁺-Ionen-Konzentration im Blut zu (☞ folgende Reaktionsgleichung:

$$H_2O + CO_2 \leftrightarrow H_2CO_3 \leftrightarrow HCO_3^- + H^+).$$

H⁺-Ionen werden durch Nichtbicarbonat-Pufferbasen abgefangen, so daß sich deren Konzentration erniedrigt (C ist richtig). Die Konzentration der Gesamtpufferbasen bleibt jedoch unverändert, da die Bicarbonatkonzentration in dem Maße zunimmt wie die Konzentration der Nichtbicarbonat-Pufferbasen abnimmt (B, D sind richtig).

5.5 – 8/96.1   **Antwort: A**

☞ Tab. 5.4: „Störungen des Säure-Basen-Haushaltes und ihre Kompensation"
Wird eine Blutprobe mit erhöhtem pCO_2 äquilibriert, so erhöht sich der pCO_2 der Blutprobe, die CO_2-Konzentration nimmt zu (entspricht einer respiratorischen Azidose). Dadurch läuft folgende Reaktion vermehrt ab:

$$CO_2 + H_2O \leftrightarrow H_2CO_3 \leftrightarrow HCO_3^- + H^+$$

H^+ werden durch die Nicht-Bikarbonatpufferbasen abgepuffert, während sich das aktuelle Bikarbonat erhöht. Der pH-Wert sinkt (3, 4 sind falsch). Die Pufferbasenkonzentration und somit auch der Basenüberschuß bleiben gleich. (1, 2 sind richtig).

5.5 – 8/96.2   **Antwort: E**

☞ Tab. 5.4: „Störungen des Säure-Basen-Haushaltes und ihre Kompensation"
Ein positiver Basenüberschuß von 10 mmol/l kann sowohl eine metabolische Alkalose anzeigen als auch eine respiratorische Azidose, die metabolisch kompensiert worden ist. Um diese Menge an Basenüberschuß durch Säurezugabe zu kompensieren, muß die Menge der Blutprobe bekannt sein (E ist richtig). Die Faustregel bei metabolischen Alkalosen lautet:

Geschätzter Bedarf an Säure   (Arginin-Hydrochlorid) = positiver Base excess
                  in ml   in kg Körpergewicht · 0,3.

Zu (A) Unter Pufferkapazität versteht man die Fähigkeit des Puffersystems, trotz Zusatz von H^+ oder OH^--Ionen den pH-Wert konstant zu halten.
Zu (B) Der pCO_2 wird bei einer metabolischen Alkalose normal sein, bei einer respiratorisch kompensierten metabolischen Alkalose ist er erhöht. Auch unerheblich in diesem Zusammenhang, Aussage (B) ist falsch.
Zu (C) Hämoglobin ist ein wichtiges Puffersystem, das zu den Proteinen gehört. Die Pufferkapazität des Gesamtblutes ist auch von der Hämoglobinkonzentration abhängig. Trotzdem ist es für die Berechnung der benötigten Säure unerheblich.
Zu (D) Der Hämatokrit beschreibt den prozentualen Anteil fester Zellbestandteile am Gesamtblutvolumen. Aussage (D) ist falsch.

5.5 – 3/96.1   **Antwort: B**

☞ Tab. 5.4: „Störungen des Säure-Basen-Haushaltes und ihre Kompensation"
Ein negativer BE deutet auf eine nicht-respiratorische Azidose hin, die nicht kompensiert ist.

5.5 – 8/93.1   **Antwort: E**

Ein unzureichend durchbluteter Muskel schöpft das O_2 im arteriellen Blut stärker aus, d.h. der pO_2 und die O_2-Sättigung auf der venösen Seite werden abnehmen. (1 + 2 sind richtig). Bei O_2-Mangel baut der Muskel anaerob Glykogen zur Energiegewinnung ab. Es kommt zur Bildung von Milchsäure. Diese sauren Valenzen werden von Pufferbasen abgepuffert, weshalb die Pufferbasenkonzentration auf der venösen Seite erniedrigt ist (3 ist richtig).

5.5 – 3/93.1   Antwort: B

Mit zunehmender Höhe nimmt der Luftdruck und damit auch proportional dazu der pO_2 und der pCO_2 der Atemluft ab. Aufgrund des erniedrigten pO_2 stellt sich eine arterielle Hypoxie ein. Der Atemantrieb ist gesteigert und führt über eine Hyperventilation zu einer respiratorischen Alkalose (Aussage 1 richtig). Der erniedrigte pCO_2 der Inspirationsluft ist nicht Ursache der respiratorische Alkalose (Aussage 2 ist falsch).

5.5 – 8/92.1   Antwort: C

Das Bicarbonatsystem arbeitet nach folgender Gleichung:

$$CO_2 + H_2O \Leftrightarrow H_2CO_3 \Leftrightarrow HCO_3^- + H^+$$

Die Gleichgewichtseinstellung dieser Reaktion ist abhängig vom Druck und der Temperatur, in der sie stattfindet und von der Konzentration der Edukte und der Produkte. Liegt viel H^+ vor, liegt das Gleichgewicht dieser Reaktion stark auf der linken Seite. Gibt es umgekehrt viel CO_2 und wenig H^+, liegt das Gleichgewicht stark auf der rechten Seite, d.h. CO_2 wird im Blut zu größeren Anteilen in Form von HCO_3^- transportiert. Die Gleichgewichtskonstante einer Reaktion ist nicht veränderbar und hat daher auch keinen Einfluß auf die Pufferkapazität eines Systems (Aussage 2 ist falsch).

Alle CO_2-transportierenden Systeme sind Puffersysteme. Sie stehen im Gleichgewicht zueinander; d.h. der relative Anteil des einen Systems wird durch die Aufnahmekapazität der anderen Systeme bestimmt. Kann nun viel H^+ von Nicht-Bicarbonatpuffern neutralisiert werden, liegt das Gleichgewicht stark auf der rechten Seite der Reaktion. Es wird viel CO_2 in Form von HCO_3^- transportiert (Aussage 1 ist richtig).

5.5 – 8/92.2   Antwort: E

Das Serum-Ca^{2+} liegt im Plasma zu 40% gebunden an Proteine vor. Die Proteinbindung ist abhängig vom pH-Wert. Sie steigt bei einer Alkalose (Hyperventilation) und sinkt bei einer Azidose (Hypoventilation) (Aussage 2 ist falsch).
Eine Abnahme des extrazellulären Ca^{2+} (wie hier durch verstärkte Bindung des Ca^{2+} an Serumproteine bei Hyperventilation) führt zu einer Erhöhung der Membranleitfähigkeit für Na^+ und K^+. Folge ist eine Steigerung der neuromuskulären Erregbarkeit bis hin zur Tetanie. Man spricht hier auch von einer Hyperventilationstetanie (Aussage 1 ist falsch).

Nach der **György-Formel** gilt:

$$K = \frac{[K^+] \cdot [HPO_4^{2-}] \cdot [HPO_3^-]}{[Ca^{2+}] \cdot [Mg^{2+}] \cdot [H^+]}$$

Die neuromuskuläre Erregbarkeit ist gesteigert, wenn K erhöht ist. Im beschriebenen Fall wären $[H^+]$ und $[Ca^{2+}]$ vermindert und K damit größer. Es entwickelt sich eine Tetanie.

5.5 – 3/92.1 **Antwort: C**

☞ Tab. 5.4: „Störungen des Säure-Basen-Haushaltes und ihre Kompensation"
Bei einer respiratorischen Azidose, z. B. als Folge einer Lungenventilationsstörung, ist der pCO_2 im Blut erhöht (4 ist richtig). Dies führt zur Übersäuerung des Blutes mit Abfall des pH-Wertes. Nach einer Latenzzeit kompensiert die Niere diese Störung durch erhöhte H^+-Ionen-Ausscheidung bei gleichzeitigem Zurückhalten von HCO_3^- (1 ist richtig). Die Pufferbasenkonzentration ist erhöht (positiver base excess) (2 ist richtig).
Das Standardbikarbonat ist die Bikarbonatkonzentration im Plasma bei 37 °C, einem pCO_2 von 40 mmHg und vollständiger Sauerstoffsättigung der Erythrozyten. Es ist bei einer partiellen Kompensation einer respiratorischen Azidose erhöht (3 ist falsch).

5.5 – 3/86.1 **Antwort: D**

☞ Tab. 5.4: „Störungen des Säure-Basen-Haushaltes und ihre Kompensation"
zu (1) Bei einer metabolischen Alkalose ist der BE erniedrigt (Aussage falsch).
zu (2) Im Rahmen von Kompensationsmechanismen findet man bei länger bestehender respiratorischer Azidose einen erhöhten BE (Aussage richtig).
zu (3) Bei einer metabolischen Alkalose verlagert sich die CO_2-Bindungskurve nach oben, d. h. das Bindungsvermögen des Blutes für CO_2 nimmt zu (Aussage richtig).

5.6 Atmungsregulation

Lernkasten 5.10	Atmungsregulation

Die Atmung wird sowohl von zentral als auch von peripher gesteuert.
In der **Medulla oblongata** befinden sich das bulbäre Atemzentrum, das Neuronengruppen besitzt, die die Inspiration steuern und Neuronengruppen, die die Exspiration steuern. Die Informationen werden von dort an die Nn. phrenici geleitet, die das Zwerchfell motorisch innervieren und an motorische Fasern im Zervikalmark, die die übrige Atemmuskulatur versorgen. Weitere Neuronengruppen, die für die Atmung zuständig sind, liegen in der Pons.
Chemosensible Neurone liegen getrennt von den in- und exspiratorischen Neuronengruppen an der Ventralseite der Medulla oblongata. Wichtig für die Aktivität dieser Strukturen ist die H^+-Konzentration des Liquor cerebri, die durch den pCO_2 und die H^+-Konzentration beeinflußt wird.
In der Lunge selbst existieren **Dehnungsrezeptoren**, die bei zu starker Lungenblähung die Inspiration hemmen. Die Informationen darüber laufen über afferente Fasern des N. vagus zum Atemzentrum in der Medulla oblongata. Diesen Selbstschutz nennt man **Hering-Breuer-Reflex**. Vagusdurchtrennung führt zu einer tieferen und langsameren Atmung.
Weiterhin gibt es **periphere Chemorezeptoren**, die beidseits in der Carotisgabel liegen (Glomus caroticum). Ihre afferente Innervation erfolgt über den N. glossopharyngeus an das Atemzentrum in der Medulla oblongata. Stimulierende Reize stellen ein Abfall des pO_2 und ein Anstieg des pCO_2 sowie ein pH-Abfall im Plasma dar. Diese Reize werden mit einer Ventilationssteigerung beantwortet.

5.6 – 3/96.1 {Antwort: C}

☞ Lernkasten 5.10: „Atmungsregulation"

zu (A) In rechten Vorhof befinden sich Dehnungsrezeptoren, die bei vermehrter Dehnung zu einer verminderten ADH-Ausschüttung führen. ADH bewirkt eine erhöhte Wasserrückresorption im distalen Tubulus und im Sammelrohr. Ein erhöhtes Plasmavolumen führt damit zur Vorhofdehnung und so zur verminderten ADH-Sekretion mit vermehrter Diurese. Diesen Mechanismus nennt man **Henry-Gauer-Reflex**.

zu (B) Im Aortenbogen und im Carotissinus befinden sich Pressorezeptoren (Barorezeptoren), die an der Kreislaufregulation beteiligt sind.

zu (D) In der Carotisgabel (Glomus caroticum) befinden sich periphere Chemorezeptoren.

zu (E) An der Ventralseite der Medulla oblongata liegen chemosensible Neurone.

5.6 – 8/91.1 {Antwort: B}

☞ Lernkasten 5.10: „Atmungsregulation"

Hypoxie ist ein Abfall des pO_2, es werden die peripheren Chemorezeptoren stimuliert (A und E richtig, B falsch).

Hyperkapnie ist ein Anstieg des pCO_2 .

5.6 – 8/86.1 {Antwort: B}

☞ Lernkasten 5.10: „Atmungsregulation"

In der Lunge liegen Dehnungsrezeptoren, die bei zu starker Lungenblähung die Inspiration hemmen. Die Informationen darüber laufen über afferente Fasern des N. vagus zum Atemzentrum in der Medulla oblongata (Hering-Breuer-Reflex).

5.6 – 3/86.1 {Antwort: D}

Unter **Hyperventilation** versteht man eine im Verhältnis zum erforderlichen Gasaustausch des Körpers gesteigerte alveoläre Ventilation mit normalem bis erhöhtem arteriellen pO_2 und erniedrigtem pCO_2 (Hypokapnie und Alkalose) (Aussage D ist richtig).

zu (A), (B) Eine Erhöhung des pO_2 oder der pulmonalen O_2-Konzentration kann auch bei reiner O_2-Beatmung vorliegen.

zu (C) Auch bei schneller, flacher Atmung (z.B. im Kreislaufschock) ist die Atemfrequenz erhöht. Die alveoläre Ventilation ist in diesem Fall aber erniedrigt, weil das eingeatmete Luftvolumen hauptsächlich in den Totraumbereich gelangt.

zu (E) Eine erniedrigte exspiratorische O_2-Konzentration deutet auf einen erniedrigten intraalveolären pO_2 hin. Gründe sind:
  ▶ Hypoventilation
  ▶ erniedrigter atmosphärischer pO_2

5.7 Schutzmechanismen des Atemapparates

Bislang keine Fragen.

5.8 Nicht-respiratorische Funktionen des Atemapparates

Bislang keine Fragen.

5.9 Gewebsatmung

5.9 – 3/97.1 **Antwort: C**

Eine anämische Hypoxie ist eine unzureichende Sauerstoffversorgung der Zellen aufgrund einer zu geringen O_2-Kapazität des Blutes (B ist richtig).
Die O_2-Kapazität wird in erster Linie durch den Hämoglobingehalt des Blutes bestimmt. Ursachen einer verminderten O_2-Kapazität sind:

▶ verminderte Anzahl der Erythrozyten
▶ verminderter Hämoglobingehalt des Blutes z.B. bei Eisenmangel (zweiwertiges Eisen in der Häm-Gruppe ist für die O_2-Bindung verantwortlich) (E ist falsch)
▶ Hämoglobinfehlbildungen wie z.B. Sichelzellanämie
▶ Unwirksamkeit des Hämoglobin z.B. bei CO-Vergiftung (funktionelle Anämie).

zu (C) Die O_2-Sättigung ist der Anteil des mit O_2-beladenen Hämoglobins am gesamten Hämoglobin. Da bei einer verminderten O_2-Kapazität der gesamte Hämoglobingehalt des Blutes vermindert ist (Ausnahme: funktionelle Anämie), der oxygenierte Anteil jedoch gleich bleibt, verändert sich auch die arterielle O_2-Sättigung nicht.

zu (A),(D) Bei einer Abnahme der O_2-Kapazität ist der O_2-Gehalt und pO_2 im Blut erniedrigt. Passiert das Blut das Gewebe, nimmt der O_2-Gehalt weiter ab, da das Gewebe gleich viel O_2 aufnimmt, wie bei einer normalen O_2-Kapazität des Blutes. Folglich liegt im venösen sowie im gemischt-venösen Blut ein sehr niedriger pO_2 vor. Ebenso ist die gemischt-venöse O_2-Sättigung sehr gering, da das Verhältnis des oxygenierten Hämoglobins zum Gesamthämoglobulin gesunken ist.

6 Arbeits- und Leistungsphysiologie

6.1 Wirkung gesteigerter Muskeltätigkeit

Lernkasten 6.1	Körperliche Arbeit

Während körperlicher Arbeit findet eine Umstellung an die veränderten Bedingungen in zahlreichen Organen statt:

Atmung: Während körperlicher Arbeit nehmen sowohl Atemfrequenz als auch Atemzugvolumen zu. Die Atemfrequenz kann bei schwerer körperlicher Arbeit auf 45 – 60 Atemzüge/min gesteigert werden, das Atemzugvolumen auf etwa 2 l. Damit beträgt das maximale Atemzeitvolumen 90 – 120 l/min.
Zur Aufnahme von 1 l O_2 müssen 25 l Atemluft hin und her bewegt werden. Somit kann die O_2-Aufnahme während körperlicher Arbeit auf etwa 4 l gesteigert werden.

Herzfrequenz: Während leichter Belastungen steigt die Herzfrequenz nicht über 130/min. Es wird ein Plateau-Wert (steady state) erreicht, der über viele Stunden aufrechterhalten werden kann. Bei schwerer Arbeit zeigt die Herzfrequenz dagegen einen kontinuierlichen Anstieg (Ermüdungsanstieg) bis auf 200/min. Sie erreicht keinen steady state.
Das Verhalten der Herzfrequenz ist abhängig vom Alter, Geschlecht, Trainingszustand und Art der Belastung.

Schlagvolumen: Beim Untrainierten kann das Schlagvolumen von etwa 65 ml auf 80 ml gesteigert werden, beim Trainierten von 100 ml auf 150 ml.

Herzzeitvolumen: Das Herzzeitvolumen kann je nach Trainingszustand auf 15 – 25 l/min ansteigen, bei Hochleistungssportlern auch auf 30 l/min. Dies entspricht einer Steigerung um den Faktor 4.

Blutdruck: Der systolische Blutdruck steigt während körperlicher Arbeit kontinuierlich an, während der diastolische nahezu unverändert bleibt. Demzufolge steigen arterieller Mitteldruck und Blutdruckamplitude an.

Säure-Basen-Status: Während schwerer körperlicher Arbeit kommt es zur Milchsäurebildung mit Ausbildung einer metabolischen Azidose. Der pH-Wert fällt, die Pufferbasen sinken und der base excess (BE) ist negativ. Die erhöhte H^+-Konzentration löst in der Medulla oblongata eine Ventilationssteigerung aus. Es wird vermehrt CO_2 abgeatmet, der pCO_2 verringert sich und der pH-Wert normalisiert sich wieder. Zusätzlich wird in der Niere kompensatorisch vermehrt H^+ eliminiert und HCO_3^- erzeugt.

Lernkasten 6.1 Fortsetzung		Körperliche Arbeit

Nachfolgend sind die Änderungen während körperlicher Arbeit noch einmal zusammengefaßt. Je nach Trainingszustand des Probanden unterliegen sie Schwankungen:

	Ruhe	**schwere körperliche Arbeit**
O_2-Aufnahme (ml/min)	300	3000 – 4000
Atemfrequenz (Atemzüge/min)	12 – 16	45 – 60
Atemzugsvolumen (ml)	350	2000
Atemminutenvolumen (l/min)	4,5	90 – 120
O_2-Ausschöpfung (ml O_2/l Blut)	40 – 60	120 – 180
Schlagvolumen (ml)	60 – 70	80 – 150
Herzfrequenz (Schläge/min)	70	200
Herzzeitvolumen (ml/min)	7	15 – 30
Systolischer Blutdruck (mmHg)	120	180
Diastolischer Blutdruck (mmHg)	80	80

Der Zusammenhang zwischen der Sauerstoffaufnahme und der Herzfrequenz bei leichter Arbeit ist in Abb. 6.1 dargestellt. Der Sauerstoffverbrauch steigt an und stellt sich langsam auf einem neuen Niveau ein. Die anfängliche Sauerstoffschuld wird im Anschluß an die Belastung in der Erholungsphase getilgt.

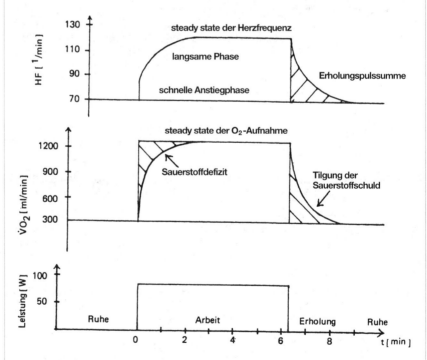

Abb. 6.1: Zusammenhang zwischen der Sauerstoffaufnahme und der Herzfrequenz bei leichter Arbeit (aus U. Gresser, D. Lüftner, M. Adjan: Physiologie, Mediscript-Verlag, 3. Aufl., S. 101)

6.1 – 3/97.1 **Antwort: D**

☞ Lernkasten 6.1: „Körperliche Arbeit"

Bei schwerer körperlicher Arbeit findet unter Sympathikuseinfluß eine Umverteilung der Durchblutung der einzelnen Organe statt. Hierbei wird die Durchblutung des Gehirns jedoch weitestgehend konstant gehalten (D ist richtig). Bei einer Steigerung des Herzzeitvolumens um das 4-5fache des Ruhewertes steigt die Durchblutung der Herzmuskulatur um das 4fache (E ist falsch). Die Durchblutung des Splanchnikusgebietes (Mesenterial-, Leber-, Milz- und Pankreasgefässe) sowie die der Nieren wird über α-Adrenorezeptoren der Gefäße gedrosselt. Im Darm kann die Durchblutung bis auf 20% der Ruhedurchblutung absinken (A, B, C sind falsch).

6.1 – 8/96.1 **Antwort: B**

☞ Lernkasten 6.1: „Körperliche Arbeit"

zu (1), (2) Während schwerer körperlicher Arbeit kommt es zur Milchsäurebildung mit Ausbildung einer metabolischen Azidose (1 ist richtig, 2 ist falsch).

zu (3) Die durchschnittliche **Schweißabgabe** während schwerer körperlicher Arbeit beträgt etwa 1 Liter pro Stunde. Zusätzlich werden Elektrolyte verloren. Es entwickelt sich eine hypotone Dehydratation. Da die Zellmenge im Blut sich nicht verändert, der Flüssigkeitsanteil jedoch abnimmt, muß der Hämatokrit (prozentualen Anteil fester Zellbestandteile am Gesamtblutvolumen) ansteigen.

zu (4) Bei Azidose kommt es zum Einstrom von H^+ in die Zelle im Austausch gegen K^+. Somit führt eine Azidose zur Hyperkaliämie. Umgekehrt führt eine Alkalose zur Hypokaliämie.

6.1 – 3/96.1 **Antwort: E**

☞ Lernkasten 6.1: „Körperliche Arbeit"

Während maximaler körperlicher Arbeit erfolgt eine Ventilationssteigerung mit Abfall des pCO_2.

zu (C) Durch die schwere körperliche Arbeit kommt es in der Muskulatur zu einer **stärkeren O_2-Ausschöpfung**. Wegen der durch Lactat und Stoffwechselprodukte entstehenden Azidose bei gleichzeitiger Temperaturerhöhung ist die Sauerstoffbindungskurve des Hämoglobins nach rechts verschoben. Somit kommt es zu einer geringeren Affinität des Sauerstoffs zum Hämoglobin, und der Sauerstoff wird dort abgegeben, wo er benötigt wird. Daher kommt es zu einem erniedrigten pO_2 im venösen Blut, somit auch in der A. pulmonallis, C stimmt.

zu (D), (E) Wegen des erhöhten Stoffwechsels aufgrund der Mehrarbeit kommt es **zunächst zu einem Anstieg des arteriellen pCO_2, dieser wird aber im weiteren Verlauf aufgrund der Hyperventilation gesenkt**, somit ist E falsch. Wegen der sich bildenden Azidose fällt der arterielle pH-Wert ab, Aussage D stimmt.

6.1 – 8/95.1 {Antwort: E}

Zu Beginn einer Arbeit gewinnt der Muskel in den ersten 2 – 3 s seine Energie über ATP (1 ist richtig). Ist der ATP-Speicher erschöpft, kann über Kreatinphosphat weitere 20 s Energie zur Verfügung gestellt werden (2 ist richtig). Auch das an Myoglobin gebundene O_2 ist schnell verbraucht (3 ist richtig). Mittels anaerober Glycolyse kann die Energiezufuhr weitere 30 s gesichert werden (4 ist richtig). Sobald über den Kreislauf genügend O_2 zur Verfügung gestellt werden kann, wird durch den aeroben Glycogenabbau Energie gewonnen.

6.1 – 3/95.1 {Antwort: B}

☞ Lernkasten 6.1: „Körperliche Arbeit" und Kommentar 6.1 – 8/96.1

zu (B) Während schwerer körperlicher Arbeit führt das durch den Muskelstoffwechsel vermehrt anfallende Laktat zur **metabolischen Azidose**, die **respiratorisch kompensiert** wird. Durch Hyperventilation wird CO_2 vermehrt abgeatmet, wodurch die metabolische Azidose kompensiert werden kann. Der **Base excess (BE)** beschreibt die Abweichung vom Wert der Normalpufferbasen (48 mmol/l). Im Normalfall ist er daher 0 (+-2) mmol/l. Liegt eine metabolische Azidose vor, ist er daher **normal** bis eventuell erniedrigt, (B) ist falsch.

zu (C) Bei körperlicher Arbeit steigt die **Körperkerntemperatur** infolge vermehrter Wärmebildung an. Das Ausmaß der Temperatursteigerung ist dabei abhängig von der geleisteten Arbeit. Bei Ausdauersportarten können Rektaltemperaturen von 41° C toleriert werden.

zu (E) Eine Azidose, wie sie bei schwerer körperlicher Arbeit auftritt, führt zum Einstrom von H^+ in die Zelle im Austausch gegen K^+. Somit entwickelt sich eine Hyperkaliämie.

6.1 – 3/95.2 {Antwort: E}

☞ Lernkasten 6.1: „Körperliche Arbeit"

zu (E) Bei körperlicher Arbeit kommt es zu einer vermehrten O_2-Ausschöpfung des arteriellen Blutes, was einen Abfall der O_2-Konzentration in der A. pulmonalis zur Folge hat. (Aussage ist falsch)

zu (D) Bei körperlicher Arbeit kommt es über eine Vasodilatation in der arbeitenden Muskulatur zu einer Verminderung des totalen peripheren Strömungswiderstandes.

6.1 – 3/95.3 {Antwort: D}

☞ Lernkasten 6.1: „Körperliche Arbeit"

zu (D) Während schwerer körperlicher Arbeit steigt die Herzfrequenz kontinuierlich an. Dies wird als Ermüdungsanstieg bezeichnet. Ein steady state wird nicht erreicht. Bei leichter körperlicher Arbeit wird dagegen ein steady state erreicht (Aussage ist richtig).

zu (A) Fällt bei schwerer körperlicher Arbeit der intrazelluläre Muskelglycogenvorrat ab, wird die Glycogenolyse in der Leber gesteigert und von dort Glucose zum Muskel transportiert. Der intravasale Glucosevorrat wird also ständig aus der Leber erneuert und vom Muskel wieder verbraucht. Dabei steigt er nicht um über 100% an wie in der Abbildung dargestellt. Fällt er bei langandauernder Arbeit auf ein gewisses Niveau ab, ist die Glucoseversorgung des Gehirns nicht mehr gesichert, es kommt zur Ermüdung.

zu (B) Bei Arbeitsbeginn fällt der ATP-Spiegel im Muskel ab und bleibt dann auf einem erniedrigten Niveau konstant. Er kann sich sowohl aus den Kreatinphosphat-Vorräten regenerieren als auch aus den Glycogenvorräten.

zu (E) Zu Beginn schwerer körperlicher Arbeit entsteht ein O_2-Defizit. Es kommt zu einer Steigerung des Atemantriebes, so daß vermehrt CO_2 abgeatmet wird und der arterielle pCO_2 sinkt.

6.1 – 8/94.1   Antwort: B

Bei erschöpfender körperlicher Arbeit kommt es zu einer metabolischen Azidose. Der pH-Wert ist erniedrigt. Dies führt zu einer Abnahme der O_2-Affinität zum Hämoglobin (Bohr-Effekt) und einer Rechtsverschiebung der O_2-Bindungskurve (☞ Lernkasten 5.5: „Sauerstoffbindungskurven").

6.1 – 8/94.2   Antwort: E

☞ Lernkasten 6.1: „Körperliche Arbeit"
Unter Ruhebedingungen liegt das Atemzeitvolumen bei etwa 7 l/min. Unter körperlicher Arbeit steigt es mit dem erhöhten O_2-Bedarf an und kann Werte von 100 l/min erreichen, was einer ca. 15fachen Steigerung entspricht. Arterielle Blutdruckamplitude, Herzfrequenz, Atemzeitvolumen sowie O_2-Konzentrationsdifferenz zwischen rechtem Ventrikel (venöses Blut) und linkem Ventrikel (arterielles Blut) steigen prozentual weniger an.

6.1 – 8/94.3   Antwort: D

Bei schwerer körperlicher Arbeit kommt es zu einer metabolischen Azidose mit erniedrigtem pH-Wert und erniedrigter Bicarbonatkonzentration im Plasma (normal 24 mmol/l). Kompensatorisch erfolgt eine Hyperventilation mit vermehrter Abatmung von CO_2 und erniedrigtem pCO_2 (normal 40 mmHg = 5,32 kPa). Dies trifft für Punkt D der Abbildung zu.

6.1 – 3/94.1   Antwort: B

Während körperlicher Ruhe deckt das Herz seinen Bedarf zu ca. 34% über die Fettsäureoxidation, zu 31% über die Glucoseoxidation, zu 28% über die Milchsäureoxidation und zu 7% aus der Verwertung von Pyruvat, Ketonkörpern und Aminosäuren. Während körperlicher Arbeit verschiebt sich dieses Verhältnis zugunsten der Milchsäureoxidation (61%). Die Fettsäureoxidation beträgt 21%, die Glucoseoxidation 16% und der Pyruvat-, Ketonkörper- und Aminosäureverbrauch 2%.

6.1 – 3/94.2   Antwort: D

zu (B), (C) Der linke Herzventrikel paßt sich an körperliche Arbeit durch eine Steigerung der kontraktilen Kraft des Myokards (Sympathikusaktivierung) an. Diese führt zu einer Verlagerung der isovolumetrischen Maxima zu höheren Drücken mit einer entsprechenden Zunahme der Steigung der Kurve der Unterstützungsmaxima. Der Ventrikel ist nun in der Lage, bei gleichem enddiastolischen Volumen das gleiche Schlagvolumen gegen einen höheren Druck zu befördern oder ein größeres Schlagvolumen auszuwerfen (☞ Lernkasten Herz 3.7 „Innervation des Herzens").

zu (D) Das endsystolische Volumen nimmt bei mittelschwerer dynamischer körperlicher Arbeit aufgrund einer sympathogen gesteuerten Kontraktilitätssteigerung ab.

zu (E) Bei körperlicher Arbeit (Sympathikusaktivierung) besteht an der Myokardzelle eine erhöhte Ca^{2+}-Leitfähigkeit. Dadurch wird die Erschlaffungsdauer durch eine Stimulation der Ca^{2+}-Pumpen in den Muskelzellen verkürzt.

6.1 – 3/94.3   Antwort: D

Bei körperlicher Arbeit kommt es zu einer **metabolischen** Azidose, da es aufgrund des anaeroben Stoffwechsels zu einem vermehrten Anfall von Lactat kommt. Das bei der Pufferung des Lactats entstehende CO_2 wird im Blut zur Lunge transportiert. Dort kann es über die Lunge (offenes System) abgeatmet werden (Aussage 2 ist richtig).

Eine respiratorische Azidose liegt vor, wenn das anfallende CO_2 nicht genügend abgeatmet werden kann. Dies kann bei einer Hypoventilation z.B. im Rahmen einer Narkose, beim Asthma bronchiale, beim Lungenemphysem u.a. vorkommen (Aussage 1 ist falsch).

6.1 – 8/93.1   Antwort: E

☞ Lernkasten 6.1: „Körperliche Arbeit"

Der arterielle Mitteldruck (PM) errechnet sich aus dem systolischen (PS) und diastolischen (PD) Blutdruck wie folgt:

$$PM = PD + \tfrac{1}{2}\,(PS - PD)$$

Da bei körperlicher Arbeit der systolische Blutdruck ansteigt (der diastolische Blutdruck bleibt nahezu unverändert), steigt auch der arterielle Mitteldruck an (Aussage 1 ist falsch).

Das Herz-Zeit-Volumen steigt bei körperlicher Arbeit um den Faktor an, um den der totale periphere Gefäßwiderstand absinkt (Aussage 2 ist falsch).

6.1 – 3/93.1   Antwort: E

☞ Lernkasten 6.1: „Körperliche Arbeit"

Bei maximaler dynamischer Arbeit steigt je nach Trainingszustand die Herzfrequenz etwa um das Dreifache, das Schlagvolumen etwa um das Doppelte, der systolische Blutdruck etwa um die Hälfte und das Herz-Zeit-Volumen um das Vierfache. Das Atemzeitvolumen kann demgegenüber von 7 l O_2/min in Ruhe auf 90 – 120 l O_2/min bei schwerer Arbeit gesteigert werden.

6.1 – 8/92.1   Antwort: E

zu (1) Kinder haben grundsätzlich eine höhere Herz- und Atemfrequenz als Erwachsene.

	Kinder	Erwachsene
Herzfrequenz	130 – 140/min	70/min.
Atemfrequenz	25/min	16 – 20/min.

zu (2) Frauen haben in der Regel ein kleineres Schlagvolumen als Männer. Daher muß die Herzfrequenz stärker ansteigen, damit die gleiche O_2-Menge aufgenommen werden kann.

zu (3) Bei Trainierten ist die Herzfrequenz in Ruhe und bei Belastung niedriger als bei Untrainierten, da das Herzschlagvolumen vergrößert ist.

6.1 – 8/92.2   Antwort: B

zu (A), (C), (D) Die Dauer der Systole (im EKG QT-Dauer) sowie die Dauer der isovolumetrischen Anspannungsphase steigen bei Verdoppelung der Herzfrequenz nicht.

zu (B) Bei steigender Frequenz wird die einzelne Herzaktion vorwiegend auf Kosten der Diastole verkürzt. Dies ist möglich, da der Großteil der Kammerfüllung zu Beginn der Diastole erfolgt und über Sympathikusaktivierung eine schnellere Erschlaffung der Kammer hervorgerufen wird.

zu (E) Der unter Arbeitsbedingungen aktivierte Sympathikus verursacht eine Verkürzung der AV-Überleitungszeit (positiv dromotrope Wirkung).

6.1 – 3/92.1   Antwort: D

☞ Lernkasten 6.1: „Körperliche Arbeit"

Die O_2-Aufnahme ist eine Funktion der arterio-venösen O_2-Konzentrationsdifferenz (O_2D_{av}) und des Herzzeitvolumens (HZV, Herzfrequenz · Schlagvolumen).

O_2-Aufnahme = O_2D_{av} · HZV

Aus dieser Gleichung wird deutlich, daß die O_2-Aufnahme bei körperlicher Arbeit stärker ansteigen muß als die arterio-venösen O_2-Konzentrationsdifferenz, das Herzzeitvolumen, die Herzfrequenz und das Schlagvolumen.

Die alveoläre Ventilation steigt während leichter bis mittelschwerer körperlicher Arbeit um denselben Faktor wie die O_2-Aufnahme. Bei schwerer körperlicher Arbeit kommt es zur Hyperventilation und damit zu einem stärkeren Anstieg der alveolären Atmung.

6.1 – 3/92.2   Antwort: D

Die Durchblutung verändert sich bei mittelschwerer Arbeit im Vergleich zum Ruhezustand wie folgt:

Gehirn	unverändert
Niere	halbiert
Leber	vermindert
Haut	vervierfacht
unbeteiligte Skelettmuskulatur	unverändert

6.1 – 3/92.3   **Antwort: A**

Bei körperlicher Arbeit ist die O_2-Ausschöpfung größer als im Ruhezustand. Deshalb erhöht sich die O_2-Konzentrationsdifferenz zwischen rechtem und linkem Ventrikel (Aussage 1 ist richtig).
Da der erhöhte O_2-Bedarf bei körperlicher Arbeit nicht nur durch ein erhöhtes Herzzeitvolumen, sondern auch durch eine vergrößerte O_2-Ausschöpfung des Gewebes ausgeglichen wird, steigt das Herzzeitvolumen weniger stark an als der O_2-Verbrauch (Aussage 2 ist richtig).

6.1 – 8/91.1   **Antwort: B**

☞ Lernkasten 6.1: „Körperliche Arbeit"
zu (B) Das Herzzeitvolumen wird überwiegend durch Zunahme der **Herzfrequenz** gesteigert. Das Schlagvolumen des Herzens steigt zu Beginn körperlicher Arbeit lediglich um 20 – 30% an.
zu (D) Der periphere Widerstand nimmt aufgrund der vermehrten Durchblutung der Muskulatur ab.
zu (E) Nur bei einem erhöhten venösen Rückstrom zum Herzen kann das Herzzeitvolumen als Anpassung an den erhöhten O_2-Bedarf zunehmen.

6.2   Leistungsdiagnostik

Lernkasten 6.2	Dauerleistung

Es werden zwei Bereiche der Leistungsfähigkeit unterschieden, die durch die **Dauerleistungsgrenze** voneinander getrennt sind:
▶ Dauerleistungsfähigkeit: Arbeit kann ohne muskuläre Ermüdung mindestens acht Stunden durchgehalten werden
▶ Höchstleistungsfähigkeit: Arbeit ist durch muskuläre Ermüdung zeitlich limitiert
Die Dauerleistungsgrenze ist wie folgt charakterisiert:
Pulsfrequenz: Konstante Arbeitspulsfrequenz unter 130/min ohne Ermüdungsanstieg.
Erholungspulssumme: Anzahl der Pulsschläge, die in der Erholungsphase über der Ausgangspulsfrequenz liegen.
Leistung: Maximal 1,5 Watt/kg Körpergewicht, die Dauerleistungsgrenze liegt bei einem 20 – 30jährigen untrainierten Mann bei etwa 100 Watt
O_2-Aufnahme: konstant nicht über 1,5 l/min
O_2-Schuld: unter 4 l
Blutlactatkonzentration: Bei leichter Arbeit wird die anaerobe Glycolyse mit Lactatentstehung nach etwa einer Minute vom aeroben Glucoseabbau abgelöst. Daher kommt es zu keinem wesentlichen Anstieg der Blutlactatkonzentration (Grenzwert 2,2 mmol/l). Bei Arbeit oberhalb der Dauerleistungsgrenze wird die Glucose nur anaerob abgebaut. Es kommt daher zu einer erheblichen Anhäufung von Lactat.

6.2 – 3/90.1 **Antwort: E**

☞ Lernkasten 6.2: „Dauerleistung"
Bei einer Erhöhung des Blutlactatspiegels über 2,2 mmol/l ist die Dauerleistungsgrenze überschritten.

6.2 – 3/89.1 **Antwort: B**

☞ Lernkasten 6.1: „Körperliche Arbeit" und Lernkasten 6.2: „Dauerleistung"
Bei maximaler Belastung fällt der alveoläre CO_2-Partialdruck ab, da die laktatbedingte Azidose zu einer vermehrten Ventilation führt, die ein vermehrtes Abatmen von CO_2 bewirkt.
zu (A) Der **Wirkungsgrad** gibt den Anteil des Energieumsatzes an, der in äußere Leistung umgesetzt wird. Der Rest wird als Wärme freigesetzt. Eine aussagekräftige Bestimmung des Wirkungsgrades ist nur bei einem Gleichgewichtszustand zwischen O_2-Aufnahme und O_2-Abgabe möglich (steady state).

6.2 – 3/88.1 **Antwort: D**

☞ Lernkasten 6.2: „Dauerleistung"
Ein gesunder untrainierter 20 – 30jähriger kann eine O_2-Schuld von etwa 4 l eingehen bevor seine Dauerleistungsgrenze erreicht ist.

6.3 Training

Lernkasten 6.3	Training

Durch **Ausdauertraining** kann die Leistungsfähigkeit erhöht werden. Training besteht aus der gezielten und regelmäßigen Muskelanspannungen, die sich zunächst in einer **Kraft-** und später auch in einer **Dickenzunahme der Muskulatur** bemerkbar machen. Diese Veränderungen zeigen sich auch am Herzen, was zu einer **Steigerung des Schlagvolumens** bis auf das Doppelte und damit auch zu einer **Steigerung des Herz-Zeit-Volumens** führt. Daneben kommt es u.a. zu einer **besseren Vaskularisation der Muskulatur**, einer **Erhöhung der Pufferkapazität des Blutes**, einer **verbesserten Atemmechanik** und einer verbesserten Koordination der Bewegungen.

6.3 – 3/97.1 **Antwort: D**

☞ Lernkasten 6.3: „ Training"
zu (D) Ausdauertrainierte erreichen im Vergleich zu Untrainierten bei Arbeit stark erhöhte Werte für den O_2-Verbrauch pro Minute und pro kg Körpergewicht: bis zu 80 ml·min^{-1}·kg^{-1}. Bei körperlicher Ruhe ist dieser Wert jedoch gleich: ca. 3,5 ml·min^{-1}·kg^{-1}.
Durch Ausdauertraining steigt das Schlagvolumen des Herzens (B ist falsch) und das Atemzugvolumen (C ist falsch). Ausdauertrainierte können in körperlicher Ruhe drei bis vier Schlagvolumina in ihrem Herzen haben, im Gegensatz zu zwei Schlagvolumina beim Untrainierten. Damit ist auch das enddiastolische Volumen im linken Herzventrikel beim Ausdauersportler höher als beim Nichttrainierten (E ist falsch). In körperlicher Ruhe führt das zu niedrigen Herzfrequenzen (A ist richtig).

6.3 – 8/93.1   **Antwort: B**

☞ Lernkasten 6.3: „Training"

Ausdauertrainierte haben im Vergleich zu Untrainierten bei größerem Herzvolumen und Herzgewicht ein erhöhtes Herzschlagvolumen in Ruhe (B ist richtig). Ihr Herzzeitvolumen ist bei erniedrigter Ruhefrequenz jedoch gleich dem eines Untrainierten (A ist falsch). Atemzeitvolumen und O_2-Verbrauch sind in Ruhe nicht erhöht, erreichen aber bei Arbeit höhere Maximalwerte als bei Untrainierten (C, D sind falsch). Die Gesamtzahl der Erythrozyten von Ausdauertrainierten ist zwar erhöht, geht aber mit einer Zunahme des Blutvolumens einher, weshalb der Hämatokrit nicht erhöht ist (E ist falsch).

6.3 – 3/93.1   **Antwort: B**

☞ Lernkasten 6.3: „Training"

Ausdauertrainierte haben durch eine **Herzhypertrophie (Sportlerherz)** ein erhöhtes Schlagvolumen, weshalb sie in Ruhe bei gleichem Herzzeitvolumen eine niedrigere Herzfrequenz besitzen (1 ist richtig, 4 ist falsch). Die Herzhypertrophie beinhaltet zum einen eine Zunahme der Wanddicke, zum anderen vergrößern sich die Herzhöhlen selbst, weshalb das enddiastolische Volumen des linken Ventrikels vergrößert ist (2 ist richtig).

Die maximale Herzfrequenz liegt beim Trainierten wie Untrainierten bei 200/min, da bei höheren Frequenzen die Zeit für die diastolische Füllung zu kurz wird (3 ist falsch).

6.3 – 8/91.1   **Antwort: D**

☞ Lernkasten 6.3: „Training"

Durch Ausdauertraining können Herzvolumen, maximales Atemzeitvolumen, maximales Herzzeitvolumen und maximale O_2-Aufnahme erhöht werden (A, B, C, E sind falsch). Die maximale Herzfrequenz liegt beim Trainierten wie Untrainierten bei 200/min, da bei höheren Frequenzen die Zeit für die diastolische Füllung zu kurz wird (D ist richtig). Unter Ruhebedingungen liegt die Herzfrequenz des Trainierten unter der des Untrainierten.

6.4   Ermüdung und Erholung

Bislang keine Fragen.

6.5 Überlastung

6.5 – 8/96.1   Antwort: C

Muskelkater tritt gewöhnlich 1 – 2 Tage nach erhöhter Muskelbelastung auf. Eine erhöhte Milchsäurekonzentration oder sonstige saure Stoffwechselmetabolite stellen keine Erklärung für seine Entstehung dar, da diese Stoffwechselprodukte nach 1 – 2 Tagen längst via Blutweg abtransportiert worden sind (C ist falsch). In Experimenten fand man heraus, daß es während der Belastung als auch nach dem Maximum des entstandenen Muskelkaters zu einem massiven Anstieg der Kreatinphosphokinase kommt. Außerdem konnte man mikroskopisch Risse in den Z-Scheiben der Muskelfasern erkennen. Daher geht man davon aus, daß der Muskelkater eine **Schädigung von Muskelfasern** darstellt (A ist richtig). Besonders ausgeprägt sind diese Mikrotraumen nach Bremsbelastungen (D ist richtig). Der Schmerz dieser Muskeltraumen wird durch Schmerz-vermittelnde chemische Substanzen, wie **Histamin, Prostaglandine, H⁺, Bradykinine** und anderen Entzündungsmediatoren vermittelt (E ist richtig). Die Fortleitung des Schmerzes erfolgt durch schnell leitende afferente dünn myelinisierte A-Fasern, die den hellen Schmerz leiten, und von langsam leitenden afferenten marklosen C-Fasern, die den diffusen Schmerz, wie er beim Muskelkater auftritt, leiten (B ist richtig).

6.5 – 8/89.1   Antwort: B

Bei schwerer körperlicher Arbeit kommt es durch vermehrte Lactat-Produktion zur metabolischen Azidose mit einem Abfall des Standardbicarbonats. Die metabolische Azidose bewirkt kompensatorisch eine vermehrte Ventilation, die ein Absinken des alveolären und arteriellen pCO_2 zur Folge hat (Aussagen richtig, Verknüpfung falsch).

7 Ernährung, Verdauungstrakt, Leber

7

Aufgabe des Gastrointestinaltraktes ist es, die aufgenommene Nahrung in resorbierbare Bestandteile aufzuspalten, zu transportieren und in den Körper aufzunehmen. Dies geschieht durch die **Sekretion** verschiedener Verdauungsenzyme ins Darmlumen, wo Kohlenhydrate, Eiweiße und Fette gespalten (**Verdauung**) werden. Diese werden dann aus dem Darmlumen in das Blut und die Lymphe aufgenommen (**Resorption**) und gelangen so zum Ort ihres Verbrauches.

7.1 Ernährung

Für einen Erwachsenen wird folgende tägliche Nahrungszufuhr empfohlen:

▶ 55 – 65% **Kohlenhydrate**: 60% der täglich aufgenommenen Kohlenhydrate sind Stärke, 30% Saccharose, 10% Lactose und geringe Anteile freier Glucose und Fructose

▶ 25 – 30% **Fette**: 90% der täglich aufgenommenen Fette sind Triglyzeride mit meist langkettigen Fettsäuren, Der Rest setzt sich zusammen aus Cholesterin, Cholesterinestern, Phospho- und Glykolipiden

▶ 10 – 15% **Eiweiße**

▶ Zellulose und andere Balaststoffe sorgen für eine weiche Konsistenz des Stuhls und regen die Peristaltik an.

7.1 – 8/95.1   **Antwort: E**

Der tägliche Bedarf eines Erwachsenen an Eisen beträgt 10 – 20 mg und ist damit im Vergleich zu Phosphor: 800 mg, Calcium: 800 mg, Chlor: 2,0 g und Kalium: 2,5 g am geringsten.

7.1 – 3/94.1   **Antwort: B**

zu (A) Vitamin A kommt in Gemüse, Obst, Eiern, Milch, Leber u. a. vor. Es ist ein fettlösliches Vitamin, das auch in Form seiner Provitamine (Carotinoide, β-Carotin) aufgenommen werden kann.

zu (B) Vitamin B_{12} wird nur von Mikroorganismen, besonders von anaeroben Bakterien synthetisiert. Das im menschlichen Kolon von Mikroorganismen gebildete Vitamin B_{12} kann jedoch nicht resorbiert werden. Daher ist der Mensch von der Zufuhr aus tierischer Nahrung (Leber, Fleisch) abhängig. Das oral zugeführte Vitamin B_{12} wird im terminalen Ileum mit Hilfe des im Magen gebildeten **Intrinsic-Factors** resorbiert. Bei rein pflanzlicher Ernährung droht am ehesten ein Mangel an diesem Vitamin.

zu (C) Vitamin C findet sich in Obst, Gemüse u.a.

zu (D) Wichtige Quellen des Vitamin D sind Milch, Eier, Fisch, Leber u. a.

zu (E) Vitamin E findet sich in fast allen Lebensmitteln, besonders aber in Pflanzenölen.

7.2 Motorik des Magen-Darm-Traktes

Innerhalb des Magen-Darm-Traktes wird der Nahrungsbrei (**Chymus**) langsam Richtung Darmausgang vorgeschoben und mit Verdauungssekreten durchmischt. Durch regelmäßige Kontraktions- und Erschlaffungsphasen der longitudinal und zirkulär verlaufenden Muskelschichten kommt es zu peristaltischen Bewegungen (**Peristaltik**). Diese Bewegungen werden unwillkürlich über das enterische Nervensystem (**Plexus myentericus, Plexus submucosus**), das mit seinen Neuronen und Zellkörpern in der Wand des Magen-Darm-Traktes liegt, gesteuert. Eine parasympathische (**N. vagus**) und sympathische (**G. coeliacum**) Innervation übt zusätzlich hemmende und fördernde Einflüsse auf den Magen-Darm-Trakt aus.

Lernkasten 7.1 **Innervation des Magen-Darm-Traktes**

Die Motorik des Magen-Darm-Traktes erfolgt unwillkürlich (Ausnahme Nahrungsaufnahme, Defäkation). Sie ist gekennzeichnet durch die Peristaltik, die im gesamten Magen-Darm-Trakt zu finden ist. **Peristaltik** besteht aus einer aboralen Relaxation und oralen Kontraktion der ringförmigen (zirkulären) Muskulatur. Sie ist im gesamten Magen-Darm-Trakt zu finden und wird über das enterale Nervensystem gesteuert (Plexus myentericus, Plexus mucosus) (Ausnahme oberes Drittel des Ösophagus). Die Neurone des enteralen Nervensystems liegen in der Magen- und Darmwand und können auch ohne jeden Einfluß von außen arbeiten. Eine zusätzliche parasympathische Innervation durch den N. vagus fördert jedoch die Motorik, die sympathische Innervation durch das Ganglion coeliacum hemmt sie. Ziel der Peristaltik ist der langsame Vorschub des Chymus und eine gleichzeitige Durchmischung mit Verdauungsenzymen.

Lernkasten 7.2 **Transport des Chymus**

Durch Zurückschieben des Nahrungsbreis (**Chymus**) mit der Zunge in den Gaumen wird der **Schluckreflex** ausgelöst, an dem ein Vielzahl von Muskeln beteiligt ist. U.a. wird das Gaumensegel angehoben, so daß der Nasopharynx verschlossen ist. Die Trachea wird durch die Epiglottis verschlossen, so daß ein „Verschlucken" verhindert wird. Daraufhin relaxiert der **obere Ösophagussphincter** und der Chymus wird innerhalb von 10 sec durch die Peristaltik des Ösophagus in den Magen befördert. Der Ösophagus besteht im oberen Drittel aus quergestreifter Muskulatur, die somatomotorisch innerviert wird, die unteren zwei Drittel bestehen aus **glatter Muskulatur**, die wie der gesamte Magen-Darm-Trakt viszeromotorisch innerviert werden. Durch den relaxierten **unteren Ösophagussphincter** gelangt der Chymus in den Magen. Beide Ösophagussphincteren zeigen nach ihrer Erschlaffung eine vorübergehenden Druckerhöhung über den Ruhewert, wodurch eine Regurgitation des Chymus verhindert wird.

Der **Magen** faßt etwa 1,5 l Chymus. Je nach Zusammensetzung verbleibt dieser unterschiedlich lange im Magen und wird dann durch peristaltische Kontraktionswellen in kleinen Portionen durch den kurzzeitig geöffneten Pylorus ins Duodenum gepreßt. Teilweise wird er von dort wieder in den Magen zurückbefördert (Retropulsion), was eine effizientere Durchmischung und Zerkleinerung des Chymus zur Folge hat.

Im **Dünndarm** erfolgen in erster Linie **Segmentationsbewegungen** (rhythmischer Wechsel von Kontraktions- und Erschlaffungsphasen) im Minutenrhythmus, die eine gute Durchmischung des Chymus gewährleisten und ihn langsam weiter Richtung Kolon transportieren. Die Segmentationsbewegungen werden durch kurze peristaltische Wellen abgelöst.

Die Peristaltik des Magen und die Segmentationsrhythmik des Dünndarms beruhen auf der **myogenen Automatie** (☞ Kap. 13.2 „Glatte Muskulatur"). Die Muskelzellen sind ähnlich wie beim Herzmuskel durch gap junctions verbunden (☞ Kap. 3.1 „Elektrophysiologie des Herzens"). Die Erregung entsteht autonom in Schrittmacherzellen und breitet sich von dort aus.

Im **Kolon** finden Segmentationsbewegungen, Peristaltik in orale und aborale Richtung (Antiperistaltik) sowie propulsive **Massenbewegungen** statt. Kontraktionen der zirkulären Muskulatur rufen die Haustrierung des Kolons hervor. Die Kolonpassagezeit liegt zwischen 12 und 48 Stunden.

7.2 – 8/96.1 **Antwort: D**

Der **Akkommodationsreflex** beschreibt das Prinzip, daß der Magen nach Eintritt von Chymus aus dem Ösophagus reflektorisch erschlafft, damit der Mageninnendruck trotz erhöhter Füllung nicht ansteigt (C ist richtig). Dieser Reflex wird afferent und efferent über den N. vagus geleitet (E ist richtig, D ist falsch). Adäquater Reiz für die Magenerschlaffung ist die Dehnung der Magenwand (B ist richtig). Bei Einblasen von ca. 1600 ml Luft erhöht sich der Mageninnendruck beispielsweise um nicht mehr als 10 mmHg (C ist richtig). Diese Relaxation erfolgt vorwiegend im Fundus und oberen Corpus (A ist richtig) mit dem Ergebnis einer verlängerten Verweildauer des Chymus im Magen, so daß dieser gut durchmischt werden kann

---

7.2 – 8/96.2 **Antwort: C**

☞ Lernkasten 7.2: „Transport des Chymus"

zu (1) Die Muskulatur des oberen Ösophagusdrittels ist quergestreift, die Muskulatur der unteren zwei Drittel ist glatt. Die quergestreifte Muskulatur wird von efferenten und afferenten Fasern des N.vagus versorgt. Die glatte Muskulatur wird vom Plexus myentericus innerviert, der zwischen Längs- und Ringmuskelschicht liegt und in dem parasympathische Fasern von prä- auf postganglionär umgeschaltet werden. Der Plexus myentericus vermittelt seine Wirkung auch über Fasern, die Serotonin oder VIP als Transmitter freisetzen (Aussage falsch).

zu (2) Gastrin wird von den G-Zellen des Magenantrums und des Duodenums produziert und ins Blut sezerniert. Adäquater Reiz für seine Freisetzung stellt die Magendehnung dar. Neben anderen Wirkungen fördert es die Antrummotorik und erhöht den Tonus der unteren Ösophagussphincteren.

zu (3) Beim Schlucken kommt es im Bereich des oberen Ösophagussphincters zum kurzzeitigen Druckabfall mit anschließendem Druckanstieg auf Werte zwischen 50 und 100 mmHg. Der Druckabfall des unteren Ösophagussphincters setzt zwar etwas später ein, aber nicht erst, wenn sich die Nahrung im unteren Drittel des Ösophagus befindet.

7.2 – 8/93.1   Antwort: B

zu (A) Die Schrittmacherzellen des Magens befinden sich am Übergang Corpus – Fundus zwischen der Längs- und Ringmuskulatur.

zu (B) In den Schrittmacherzellen des distalen Magens entstehen alle 20 Sekunden Potentialschwankungen (**slow waves**), die Richtung Pylorus wandern. Ob und wie oft diese Erregungswellen zu effektiven Kontraktionen führen, hängt von verschiedenen neuronalen und hormonellen Einflüssen ab. So erhöhen Gastrin und Pankreozymin-Cholezystokinin die Kontraktionsfrequenz, GIP und Somatostatin senken sie.

zu (C) Eine lokale Reizung der Magenwand durch Speisen führt einerseits direkt reflektorisch, andererseits indirekt über eine Gastrinausschüttung zu einer erhöhten Kontraktionsbereitschaft des distalen Magens.

zu (D) Die Frequenz der slow waves beträgt etwa 3/min.

zu (E) Die Kontraktionswellen breiten sich nur bis zum Pylorus aus.

7.2 – 8/89.1   Antwort: E

☞ Lernkasten 7.2: „Transport des Chymus"

zu (A), (E) Die **Kolonpassagezeit** ist je nach Nahrungszusammensetzung sehr variabel. Sie liegt in der Regel zwischen ein und drei Tagen. Faserstoffreiche Nahrung (Ballaststoffe) verkürzt sie.

zu (B), (D) Im Kolon erfolgen **segmentale Kontraktionen** (Haustrierungen), **peristaltische Wellen** und **propulsive Massenbewegungen**. Massenbewegungen finden zwei- bis dreimal täglich statt. Sie sind gekennzeichnet durch ein Verschwinden der Haustrierung und ein gleichzeitiges Erschlaffen der Tänien. Die daraufhin auftretende Kontraktion pflanzt sich entlang des erschlafften Dickdarms Richtung Anus fort und transportiert so eine nicht unerhebliche Menge Stuhl. Sie ist häufig zeitgleich mit der Nahrungsaufnahme (gastrokolischer Reflex).

zu (C) Bei Füllung des terminalen Ileums erschlafft der an der Ileozäkalklappe gelegene Sphincter, so daß pro Tag etwa 1 – 2 l Chymus portionsweise in das Kolon übertreten.

7.2 – 3/88.1   Antwort: B

☞ Lernkasten 7.2: „Transport des Chymus"

> **Merke: Primäre Peristaltik** entsteht als Fortsetzung des willkürlichen Schluckens. Als **sekundäre Peristaltik** bezeichnet man Kontraktionswellen, die infolge einer lokalen Wanddehnung auftreten.

zu (A), (B) Der Ösophagus besteht in seinem oberen Drittel aus quergestreifter, im übrigen Teil aus glatter Muskulatur. Im Bereich der quergestreiften Muskulatur wird die Peristaltik durch den N. vagus ausgelöst. Nach einem beidseitigen Ausfall dieses Nerven ist eine primäre Peristaltik nicht mehr möglich. Im Bereich der glatten Muskulatur wird die Peristaltik vom Plexus myentericus und Plexus submucosus gesteuert. Peristaltische Kontraktionen werden also unwillkürlich nerval ausgelöst.

zu (C) Die Peristaltik im Ösophagus ist so kräftig, daß auch ein Nahrungstransport entgegen der Schwerkraft möglich ist.

zu (D) Die Innervation des oberen Ösophagusabschnittes erfolgt über den N. vagus.

zu (E) Eine Durchtrennung des Muskelschlauches des Ösophagus beeinflußt die Peristaltik nicht, solange der N. vagus nicht verletzt ist.

7.3 Sekretion

Lernkasten 7.3	Speichel

Täglich werden 1 – 1,5 l **Mundspeichel** gebildet, der sich wie folgt zusammensetzt:
▶ 99% Wasser
▶ Elektrolyte: Na^+, K^+, Cl^-, HCO_3^-
▶ Makromoleküle: Amylase, Glykoproteine, Mucopolysaccharide, Lysozyme, Immunglobuline

Der **Primärspeichel** der Drüsenacini ist blutisoton (290 mosm/l). Die Resorption von Na^+ und Cl^- ohne gleichzeitige Wasserresorption führt jedoch dazu, daß der Speichel zusehends hypoton wird (50 mosm/l). Gleichzeitig werden K^+ und HCO_3^- sezerniert. Änderungen der Zusammensetzung des Speichels kommen durch Veränderungen der Speichelsekretionsrate zustande. Mit steigender Sekretion nimmt die Na^+-, Cl^- und HCO_3^--Konzentration im Speichel zu, gleichzeitig sinkt die K^+-Konzentration. Ursache dafür ist, daß mit steigender Sekretionsrate die Durchflußzeit durch das Gangsystem verkürzt ist, weshalb nicht mehr genügend Zeit zur Na^+-Resorption bzw. K^+-Sekretion zur Verfügung steht.

Die Osmolalität nimmt also mit steigender Sekretionsrate zu, weil für die hypotonisierenden Austauschprozesse im Gangsystem weniger Zeit zur Verfügung steht. Der Speichel nähert sich wieder der Beschaffenheit des Primärsekrets. Er wird isoton.

Die **Speichelsekretion** wird sowohl sympathisch (Transmitter Noradrenalin) als auch parasympathisch (Transmitter Acetylcholin) gefördert. Während der Sympathikus eine muköse Sekretion über α_1-Rezeptoren auslöst, bewirkt der Parasympathikus eine wäßrige Sekretion.

7.3 – 3/97.1   Antwort: D

Bilirubin ist ein Abbauprodukt des **Häms**, das im wesentlichen beim Abbau von Hämoglobin entsteht (A ist richtig). Der Abbau beginnt mit der Ringeröffnung des Häms. Das entstandene Spaltprodukt **Biliverdin** wird durch die Biliverdinreduktase zu schwer wasserlöslichem **Bilirubin** reduziert, das als *indirektes, nicht konjugiertes Bilirubin* an Albumin gebunden zur Leber transportiert wird (B ist richtig). Dort erfolgt unter Zurücklassen des Albuminrestes die carriervermittelte Aufnahme in die Leberzelle. Damit Bilirubin in die Galle ausgeschieden werden kann, wird es mit Glucuronsäure konjugiert. Das nun *direkte, konjugierte Bilirubin* ist wasserlöslich und wird aktiv durch die Zellmembran in die Lebercanaliculi sezerniert (C ist richtig). Im Darm entsteht durch Darmbakterien über Mesobilirubin dann Urobilinogen und Stercobilinogen (E ist richtig). Diese reagieren schließlich zu Urobilin bzw. Stercobilin. Etwa 20 % dieser im Darm entstandenen Stoffe werden rückresorbiert und gelangen über den enterohepatischen Kreislauf erneut zur Leber (D ist falsch). Der größere Teil wird über den Darm ausgeschieden, ein kleinerer Teil über die Nieren.

7.3 – 8/96.1   Antwort: E

☞ Lernkasten 7.3: „Speichel"
Der Primärspeichel ist blutisoton (290 mosm/l) (Aussage ist falsch, Aussagen 2 – 4 sind richtig).

Lernkasten 7.4   Magensaft

Vom Magen werden täglich 2 – 3 l Magensaft sezerniert. Die größte Menge wird dabei von den exokrinen Magendrüsen im Corpus und Fundus produziert, die drei verschiedene Zelltypen enthalten:

▶ **Hauptzellen** (Parietalzellen) sezernieren Pepsinogen
▶ **Belegzellen** sezernieren Magensäure (HCl), Intrinsic-Faktor
▶ **Nebenzellen** sezernieren Mucine und Bicarbonat

Weiterhin enthält die Epithelschicht des Magenantrums **G-Zellen**, die Gastrin sezernieren.

Pepsinogen ist die inaktive Vorstufe des proteolytischen Enzyms Pepsin. Es wird aus den Hauptzellen per Exozytose freigesetzt. Reize dafür sind u.a. Gastrin und nervale cholinerge Reize. Es wird bei einem pH-Wert ≤ 3 zu Pepsin aktiviert.

Aufgabe der Magensäure ist die Eiweißdenaturierung, die Aktivierung von Pepsinogen zu Pepsin und die Abtötung von Bakterien.

Die **Magensäuresekretion wird gefördert** durch:

▶ **N. vagus** über den Transmitter Acetylcholin.
▶ **Gastrin**, das von G-Zellen des Antrums und des Duodenums freigesetzt wird und über den Blutweg zu den Belegzellen des Magenfundus gelangt.
   Stimulierend auf die Gastrinsekretion wirken:
       - Mäßige Dehnung des Magens oder der Darmwand
       - Eiweißreiche Kost
       - Acetylcholin (N. vagus)
       - Ca^{2+}
       - Alkohol
       - Röststoffe.
   Hemmend auf die Gastrinsekretion wirken:
       - Überdehnung des Magens
       - Sekretin
       - HCl.
▶ **Histamin** vermittelt über H_2-Rezeptoren eine fördernde Wirkung auf die Belegzellen.

Die **Magensäuresekretion wird gehemmt** durch:

▶ Niedrigen pH-Wert im Magen
▶ Niedrigen pH-Wert und hohen Fettgehalt im Duodenum. Die dadurch freigesetzten Peptidhormone, wie Sekretin, GIP, VIP, Somatostatin (SIH) hemmen die Belegzellen.

Aufgabe der Mucine ist es, den Magen vor Säureschäden (Selbstandauung) und als Gleitfilm vor mechanischen Schäden zu schützen.

Lernkasten 7.5   Gastrointestinale Hormone und Enzyme

Sekretin ist ein Peptidhormon, das aus den S(ekretin)-Zellen des duodenalen und jejunalen Epithels bei einem pH-Wert ≤ 4 freigesetzt wird. Neben seiner hemmenden Wirkung auf die Magensaftsekretion erfüllt es folgende Aufgaben:

▶ Hemmung der Magenentleerung
▶ Wachstumshemmende Wirkung am Magenepithel
▶ Steigerung der Bicarbonatsekretion im Pankreas
▶ Alkalisierung der Galle im Gallengangssystem
▶ Hemmung der Wasser- und Salzresorption in der Gallenblase

Lernkasten 7.5 Fortsetzung — Gastrointestinale Hormone und Enzyme

Gastrin wird von den G-Zellen sezerniert, die im Antrum und Pylorusbereich des Magens sowie im Duodenum lokalisiert sind. Seine Wirkungen sind:
▶ Stimulation der HCl-Sekretion
▶ Förderung der Magenentleerung
▶ Wachstumsfördernde Wirkung auf die Epithelien von Magen und Duodenum
▶ Stimulation der Sekretion von Pankreassaft und Galle
▶ Förderung der Gallenblasenkontraktion.

Somatostatin (SIH) wird im Hypothalamus, in den D-Zellen der Langerhans-Inseln und in den Epithelzellen von Magen und Duodenum gebildet. Seine Wirkungen sind:
▶ Hemmung der HCl-Sekretion
▶ Hemmung der Gastrinfreisetzung
▶ Wachstumshemmende Wirkung am Magenepithel
▶ Hemmung der Sekretion von Insulin, Glucagon und Prolactin
▶ Hemmung der Sekretion des Wachstumshormons Somatotropin aus dem Hypophysenvorderlappen. SIH kann daher auch zur Behandlung der Akromegalie eingesetzt werden.

Cholecystokinin (CCK) wird in den I-Zellen der duodenalen und jejunalen Schleimhaut gebildet. Seine Ausschüttung wird durch Trypsin gehemmt, stimuliert wird sie durch die Anwesenheit von freien Fettsäuren, Peptiden, Aminosäuren und Glucose im Darm. Seine Wirkungen sind:
▶ Förderung der Pepsinogensekretion
▶ Hemmung der HCl-Sekretion
▶ Förderung der Pankreassaftsekretion, insbesondere der Verdauungsenzyme
▶ Förderung der Gallenblasenkontraktion.

Neurotensin zählt zu den über 20 bekannten neuroaktiven Peptiden (wie z.B. auch das **VIP** (vasoactive intestinal polypeptide)), die z.T. über ähnliche Eigenschaften wie Transmitter verfügen. Es wird in den N-Zellen im Ileum gebildet und hemmt die Magensaftsekretion.

GIP (gastric inhibitory peptide) wird von den K-Zellen des gesamten Dünndarms gebildet. Es wird ausgeschüttet bei Anwesenheit von Glucose, Fett und Aminosäuren sowie bei einem niedrigen pH-Wert im oberen Dünndarm. Seine Wirkungen sind:
▶ Hemmung der HCl-Sekretion
▶ Hemmung der Magenentleerung
▶ Förderung der Insulinfreisetzung.

Histamin wird von den Mastzellen im gesamten Körper gebildet. Außerdem wird es von den endokrinen Zellen der tubulären Magendrüsen auf vagale Reize hin ausgeschüttet und entfaltet seine Wirkung über die H_2-Rezeptoren an den Beleg- und Hauptzellen des Magens. Seine Wirkungen dort sind:
▶ Förderung der HCl-Sekretion
▶ Hemmung der Magenentleerung.
H_2-Rezeptoren-Blocker werden therapeutisch zur Verminderung der Säureproduktion beim Magengeschwür eingesetzt.

7.3 – 3/96.1　　　　　　　　　　　　　　　　　　　　　　**Antwort: E**

☞ Lernkasten 7.4: „Magensaft" und 7.5: „Gastrointestinale Hormone und Peptide"
Histamin fördert am Magen die Magensaftsekretion und hemmt die Magenent-
leerung. (Aussage richtig)
Sekretin, Somatostatin, Neurotensin und GIP hemmen die Magensaftsekretion.

7.3 – 3/96.2　　　　　　　　　　　　　　　　　　　　　　**Antwort: E**

☞ Lernkasten 7.4: „Magensaft" und 7.5: „Gastrointestinale Hormone und Peptide"
Gastrin wirkt fördernd auf die Magensaftsekretion. Saurer Magensaft wirkt über eine
negative Rückkopplung hemmend auf die weitere Gastrinausschüttung. Weiterhin
wirken Sekretin und eine Überdehnung des Magens hemmend auf die Gastrinsekretion.
Demgegenüber wirken mäßige Dehnung des Magens oder der Darmwand, eiweiß-
reiche Kost, Acetylcholin (N. vagus), Ca^{2+}, Alkohol, Röststoffe stimulierend auf die
Gastrinsekretion. Die Aussagen A – D sind richtig.

7.3 – 8/95.1　　　　　　　　　　　　　　　　　　　　　　**Antwort: E**

Die **Leber** erfüllt eine Vielzahl von Aufgaben im menschlichen Organismus. Neben
ihren Funktionen im Stoffwechsel der Kohlenhydrate, Fette, Proteine, Hormone und
Vitamine spielt sie eine wichtige Rolle bei der Entgiftung von endogen gebildeten
und exogen zugeführten toxischen Substanzen z.B. Medikamenten.
zu (A) Der durch verschiedene Stoffwechselprozesse entstehende Ammoniak wird
　　　　in der Leber durch Umwandlung in Harnstoff entgiftet.
zu (B) Steroide werden zum Teil von der Leber über die Galle in den Darm sezer-
　　　　niert und können dann über den enterohepatischen Kreislauf wieder aufge-
　　　　nommen werden. Ein anderer Teil der Steroide wird in der Leber durch Re-
　　　　duktion der Ketogruppen inaktiviert.
zu (C) In der Leber werden neben den fettlöslichen Vitaminen A, D, E und K auch
　　　　Vitamin B_{12} (= Cobalamin) und Folsäure gespeichert.
zu (D) Somatomedine werden unter Einwirkung des Wachstumshormons STH in der
　　　　Leber gebildet.
zu (E) Glucagon wird in den A-Zellen der Langerhans-Inseln des Pankreas syntheti-
　　　　siert.

7.3 – 8/95.2　　　　　　　　　　　　　　　　　　　　　　**Antwort: A**

☞ Lernkasten 7.4: „Magensaft" und 7.5: „Gastrointestinale Hormone und Peptide"
Sekretin wirkt hemmend auf die HCl-Sekretion im Magen. Neben einem niedrigen
pH-Wert im Magen und Duodenum sowie einem hohen Fettgehalt im Duodenum
wirken folgende Peptidhormone hemmend auf die HCl-Sekretion der Belegzellen:
GIP, VIP, Somatostatin.

7.3 – 8/95.3   **Antwort: D**

☞ Lernkasten 7.4: „Magensaft" und 7.5: „Gastrointestinale Hormone und Peptide"
Die G-Zellen des Magens sezernieren Gastrin.
zu (A) Schleim wird von den Nebenzellen sezerniert.
zu (B) HCl wird von den Belegzellen sezerniert.
zu (C) CCK wird von der duodenalen und jejunalen Schleimhaut gebildet.
zu (E) Pepsinogen wird aus den Hauptzellen freigesetzt.

Lernkasten 7.6	Galle

Täglich werden von den Hepatozyten in der Leber etwa 600 – 800 ml Galle produziert. Sie gelangt entweder direkt ins Duodenum oder wird in der Gallenblase durch Entzug von NaCl und Wasser eingedickt und gespeichert. Galle enthält:
▶ Wasser
▶ Elektrolyte
▶ **Gallensäuren**, die aus Cholesterin synthetisiert und mit der Aminosäure Glycin oder Taurin konjugiert werden. Überschreiten Gallensäuren in der Galle oder im Dünndarm eine bestimmte Konzentration, bilden sie spontan mit Lipiden winzige Aggregate, die **Mizellen**.
▶ Cholesterin, das mit den Gallensäuren und Phospholipiden Mizellen bildet.
▶ Phospholipide (vor allem Lecithin)
▶ Steroide
▶ **Bilirubin**, das aus dem Hämoglobinabbau stammt und konjugiert mit UDP-Glucuronsäure in die Galle sezerniert wird.
▶ Medikamente und andere Fremdstoffe
Die Gallensekretion wird gefördert durch Sekretin, Cholecystokinin, Glucagon und Insulin.
Eine Gallenblasenkontraktion erfolgt durch Stimulation über den N. vagus (Acetylcholin) oder durch Cholecystokinin.

7.3 – 3/95.1   **Antwort: D**

☞ Lernkasten 7.6: „Galle"
zu (B) 98% der mit der Galle sezernierten Gallensäuren werden im terminalen Ileum durch einen sekundär-aktiven Na^+-Cotransport ins Blut rückresorbiert und stehen damit wieder für die Fettverdauung zur Verfügung. Dieser Kreislauf: Leber → Galle → Darm → Leber wird als **enterohepatischer Kreislauf** bezeichnet.
zu (D) Die Bildung von Gallensäuren in den Hepatozyten nimmt bei einem vermehrten Rückfluß der Gallensäuren aus dem enterohepatischen Kreislauf ab. Dies geschieht über eine negative Rückkopplung. (Aussage ist falsch)
zu (E) Es wird ein gallensäureabhängiger von einem gallensäureunabhängigen Gallenfluß unterschieden. Beim gallensäureabhängigen Gallenfluß werden um so mehr Gallensäuren sezerniert, je höher die Gallensäurekonzentration im Portalvenenblut ist. Damit steigt gleichzeitig der Gallenfluß. Beim gallensäureunabhängigen Gallenfluß ziehen Bilirubin und andere Substanzen bei ihrer Sekretion Wasser mit, was einen Anstieg des Gallenflusses zur Folge hat.

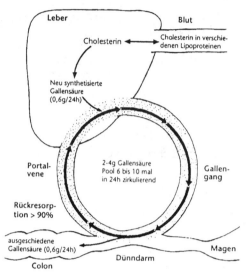

Abb. 7.1 Enterohepatischer Kreislauf (aus M.-A. Schoppmeyer, S. Schmidt: Physiologie, Mediscript-Verlag, 1995, S. 210, Abb. 7.11)

7.3 – 8/94.1   **Antwort: C**

☞ Lernkasten 7.4: „Magensaft" und 7.5: „Gastrointestinale Hormone und Peptide"
zu (C) **Mucine** werden von den Nebenzellen des Magens produziert. Ihre Produktion steht nicht im beschriebenen Zusammenhang mit der Protonenkonzentration im Magensaft. Mucine bilden den Schleimfilm der Magenschleimhaut und haben folgende Wirkungen:
- ▶ Schutz des Epithels vor Säureschäden, mechanischen Verletzungen und Austrocknung
- ▶ Schmiermittel für feste Nahrungsbestandteile

7.3 – 8/94.2   **Antwort: C**

☞ Lernkasten 7.4: „Magensaft" und 7.5: „Gastrointestinale Hormone und Peptide"
zu (4) GIP stimuliert die Insulinausschüttung der B-Zellen der Langerhans-Inseln. Diese stimulierende Wirkung äußert sich schon bei Nahrungszufuhr bevor die Nahrungsbestandteile enteral resorbiert worden sind, die Glucose- bzw. Aminosäurekonzentration im Plasma also noch nicht angestiegen ist.

7.3 – 3/94.1   **Antwort: A**

An der luminalen Membran der Belegzellen des Magens werden H^+-Ionen durch eine ATPase gegen K^+-Ionen ausgetauscht (A ist richtig). Für jedes H^+, das in das Lumen transportiert wird, verläßt ein HCO_3^- im Austausch gegen Cl^- die Zelle in Richtung Blut. Cl^- wiederum gelangt über Cl^--Kanäle an der luminalen Membran ins Lumen.

7.3 – 3/94.2   **Antwort: E**

☞ Lernkasten 7.4: „Magensaft" und 7.5: „Gastrointestinale Hormone und Peptide"
Vom Duodenum werden u.a. folgende Hormone sezerniert: Sekretin, Somatostatin,
GIP, Gastrin, Cholecystokinin.

7.3 – 3/94.3   **Antwort: D**

Die hier getroffenen Aussagen zur Verdauung wurden bereits in verschiedenen Kommentaren besprochen. Zur Wiederholung:
zu (A) Beim gallensäureabhängigen Gallenfluß stimuliert eine hohe Gallensäurekonzentration im Portalvenenblut die weitere Gallensäuresekretion und damit auch den Gallenfluß.
zu (B) Die Cholecystokinin-Pankreozymin-Sekretion wird vor allem durch mizellarisierte Fettsäuren angeregt, weiterhin auch durch Peptide, Aminosäuren und Glucose.
zu (C) Die Wasser- und Hydrogencarbonatsekretion in den Pankreasgangzellen wird durch Sekretin stimuliert. Diese Wirkung wird über eine intrazelluläre Erhöhung des cAMP vermittelt.
zu (D) Cortisol hemmt die Mucinproduktion im Magen und steigert die HCl-Sekretion (ulzerogene Wirkung).
zu (E) Somatostatin hemmt die HCl- und Gastrinsekretion sowie die Enzymsekretion der azinären Pankreaszellen.

7.3 – 3/94.4   **Antwort: C**

Beim Abbau von Hämoglobin entsteht über die Zwischenstufe **Biliverdin** das kaum
wasserlösliche **Bilirubin**. An Albumin gebunden wird es als indirektes Bilirubin zur
Leber transportiert und dort mit UDP-Glucuronsäure konjugiert. Das wasserlösliche, direkte **Bilirubinglucuronid** wird von den Hepatozyten aktiv in die Gallenkanälchen sezerniert (1 ist richtig).
Die tägliche Bilirubinausscheidung mit der Galle beträgt etwa 200-250 mg. Davon
werden ca. 15% in der unkonjugierten Form aus dem Darm rückresorbiert (enterohepatischer Kreislauf) (3 ist falsch).
Bei einem Verschluß der ableitenden Gallenwege z.B. durch einen Gallenstein gelangt kein Bilirubin mehr in den Darm. Folglich treten Bilirubin und weitere gallenpflichtige Stoffe (Gallensäuren, Cholesterin und Gallenenzyme) ins Plasma über (2
ist richtig).

7.3 – 3/94.5   **Antwort: B**

Sekretin wird bei einem duodenalen pH < 4,5 ins Duodenum sezerniert. An den Ausführungsgängen des Pankreas führt es zu einer wäßrigen, bicarbonatreichen Sekretion (3 ist richtig) mit einem Anstieg des pH-Wertes (1 ist falsch). Die Cl⁻-Sekretion
nimmt nach Sekretingabe ab (2 ist falsch), die K⁺- und Na⁺-Sekretion sowie die Osmolalität des Pankreassaftes bleiben unbeeinflußt.
Zu weiteren Wirkungen des Sekretins ☞ Kommentar zu Frage 7.3 – 3/96.1.

7.3 – 3/94.6 Antwort: E

Der pH-Wert ist der negative dekadische Logarithmus der H^+-Konzentration. Das bedeutet, daß ein pH = 1 einer H^+-Konzentration von 10^{-1} mmol/ml entspricht. Bei 10 ml Magensaft mit einem pH-Wert von 1 entspricht dies:
10^{-1} mmol/ml · 10 ml = 1 mmol.
Da H^+ eine einwertig positive Säure ist, kann sie mit der gleichen Menge HCO_3^- (einwertig negative Base) neutralisiert werden. Folglich wird 1 mmol HCO_3^- benötigt, um den pH-Wert im Dünndarm zu neutralisieren.

7.3 – 3/94.7 Antwort: C

☞ Lernkasten 7.4: „Magensaft"
zu (A), (B) Stimulierung der Histaminrezeptoren vom Typ H_2 und Gastrin aktivieren die Magensäureproduktion.
zu (C) Die Magensäureproduktion unterliegt einer negativen Rückkoppelung, wird also bei niedrigem pH-Wert gehemmt.
zu (D) H^+ wird aktiv von der H^+-K^+-ATPase aus den Belegzellen ins Lumen transportiert und steht dort für die Bildung von HCl zur Verfügung. Demzufolge nimmt bei einer erhöhten Aktivität der H^+-K^+-ATPase die HCl Produktion zu.

7.3 – 8/93.1 Antwort: E

☞ Lernkasten 7.6: „Galle"
zu (A) Das molare Mischungsverhältnis in der Galle sieht beim Gesunden wie folgt aus: Cholesterin 5%, Gallensäuren 80%, Lecithin 15%.
zu (B) Bei erhöhter Gallensalzkonzentration im Plasma erhöht sich die Gallensekretion der Leberzellen (gallensalzabhängige Cholerese).
zu (C) Cholezystokinin-Pankreozymin fördert die Gallenblasenkontraktion und bewirkt so einen Gallenfluß von der Gallenblase ins Duodenum.
zu (D) Bilirubin liegt in der Galle ausschließlich in konjugierter Form vor.
zu (E) Galle ist erforderlich für den Transport nicht-wasserlöslicher Substanzen, sei es für die Resorption von Fetten oder für die Ausscheidung von z.B. Steroidhormonen, Cholesterin und Fremdstoffen wie Medikamenten.

7.3 – 8/93.2 Antwort: C

zu (A) Die Bakterienflora gelangt in der Nachgeburtsperiode auf oralem Weg in den Magen-Darm-Trakt des Neugeborenen (Aussage unerheblich).
zu (B) Beim Neugeborenen wird vermehrt Hämoglobin abgebaut. Zum Zeitpunkt der Geburt beträgt das Hämoglobin etwa 18-20 g/dl. Nach einem Jahr hat es Werte von 12 – 14 g/dl erreicht (Aussage falsch).
zu (C) Beim Neugeborenen findet sich erst eine geringe Aktivität der UDP-Glucuronyl-Transferase in der Leber. Dieses Enzym katalysiert die Bindung des Bilirubins an die UDP-Glucuronsäure, wodurch das wasserlösliche konjugierte (direkte) Bilirubin entsteht, das dann über die Galle ausgeschieden wird. Aufgrund dieser Unreife kann es bei einem Neugeborenen zu einem Anstieg des Bilirubins im Serum kommen.

zu (D) Nur ein geringer Teil des Bilirubins wird als Bilirubin-Diglucuronid über die Niere in den Harn ausgeschieden. Das in die Galle sezernierte Bilirubin-Diglucuronid gelangt in den Darm und wird von den Darmbakterien weiter abgebaut. Ein Teil der Abbauprodukte kann im Darm rücksorbiert werden und der Leber über den Portalkreislauf wieder zugeführt werden (enterohepatischer Kreislauf). Der größere Teil wird mit dem Stuhl ausgeschieden.

7.3 – 8/93.3   Antwort: B

☞ Lernkasten 7.6: „Galle“
zu (A), (E) Gallensäuren sind amphipathe Stoffe. Das bedeutet, daß sie sowohl hydrophile als auch lipophile Anteile besitzen und damit befähigt sind, Mizellen zu bilden.
zu (B) Gallensäuren werden in den Leberzellen aus Cholesterin synthetisiert und anschließend entweder mit der Aminosäure Glycin oder Taurin zu Glycocholat bzw. Taurocholat konjugiert. Diese Konjugierung fördert ihre Wasserlöslichkeit.

7.3 – 8/93.4   Antwort: C

☞ Lernkasten 7.2: „Speichel“
Änderungen der Zusammensetzung des Speichels kommen durch Veränderungen der Speichelsekretionsrate zustande. Mit steigender Sekretion nimmt die Na^+-, Cl^-- und HCO_3^--Konzentration im Speichel zu, gleichzeitig sinkt die K^+-Konzentration (C ist richtig, B, D, E sind falsch). Mit steigender Sekretionsrate nimmt auch die Osmolalität des Speichels zu.

7.3 – 3/93.5   Antwort: E

☞ Lernkasten 7.2: „Speichel“
zu (1) und (2) Die Speichelsekretion wird durch Acetylcholin und Noradrenalin gefördert.
zu (3) Substanz P, auch Tachykinin genannt, ist ein aktivierendes Neuropeptid, das im Magen-Darm-Trakt die Kontraktion der glatten Muskelzellen fördert, und die Speichelsekretion im Mund verstärkt.

7.3 – 3/93.6   Antwort: C

Die Löslichkeit des Cholesterins ist abhängig von der Konzentration an Gallensäuren und Lecithin in der Galle. Ein Absinken der Gallensäurekonzentration oder ein Anstieg der Lecithinkonzentration fördert die Ausfällung des Cholesterins und damit die Bildung cholesterinhaltiger Gallensteine (Aussage 1 richtig). Dabei beruht die Löslichkeit des Cholesterins jedoch nicht auf der Bildung von Cholesterol-Gallensäureester, sondern auf der Bildung von Mizellen (Aussage 2 falsch).

7.3 – 3/93.7   Antwort: B

☞ Lernkasten 7.5.: „Gastrointestinale Hormone und Peptide“
Sekretin hemmt die Magenentleerung und führt demnach zu keiner Erweiterung des Pylorus (3 ist falsch). Es steigert die Bicarbonatsekretion im Pankreas (2 ist falsch) sowie die Alkalisierung der Gallensekretion der Leber (1 ist richtig).

7.3 – 3/93.8   **Antwort: C**

☞ Lernkasten 7.5.: „Gastrointestinale Hormone und Peptide"
zu (C) **Motilin** wird in den M-Zellen des Duodenums gebildet.
   Es fördert die Magenentleerung, indem es den Pylorus erschlaffen läßt.

7.3 – 3/93.9   **Antwort: B**

Die Belegzellen des Magens besitzen in ihrer an das Drüsenlumen grenzenden Zellmembran eine H^+-K^+-ATPase (2 ist richtig). Eine Na^+-K^+-ATPase befindet sich an
der Zellmembran, die zur Blutseite weist (1 ist falsch).

Lernkasten 7.7	**Zusammensetzung des Pankreassaft**

Vom **Pankreas** werden täglich etwa 2 l Verdauungssaft sezerniert. Dabei wird von
den Azinuszellen ein neutrales, chloridreiches Sekret produziert, in dem die Verdauungsenzyme gelöst sind, während die Epithelzellen der Ausführungsgänge eine
alkalische Flüssigkeit mit hoher Bicarbonatkonzentration produzieren. Aufgabe
des Bicarbonats ist die Neutralisierung des sauren Chymus, der aus dem Magen ins
Duodenum gelangt. So wird der pH-Wert angehoben und die Verdauungsenzyme
können ihre Wirkung entfalten. Um eine Selbstandauung des Pankreas zu verhindern, werden die Verdauungsenyme z.T. in Form inaktiver Vorstufen (Proenzyme)
sezerniert und im Darmlumen durch eine Proteolyse aktiviert.
Folgende Verdauungsenzyme bzw. deren Vorstufen (Proenzyme) werden vom
Pankreas sezerniert:

Zur Proteinverdauung (Proteasen):
▶ *Trypsinogen:* Wird mittels der in der intestinalen Mukosa synthetisierten En-
   teropeptidasen zu Trypsin aktiviert.
▶ *Chymotrypsinogen:* Wird durch Trypsin als Katalysator in Chymotrypsin überführt.
▶ *Proelastase:* Wird im Darm zur Elastase aktiviert, spaltet Elastin und Kollagen.
▶ *Procarboxypeptidase A + B:* Wird durch Trypsin als Katalysator zu Carboxypeptidase aktiviert, welches Aminosäuren vom COO^--Ende eines Peptids abspaltet.

Zur Fettverdauung:
▶ *Lipase:* Spaltet Triglyceride in Fettsäuren und Monoglyceride, wird durch Gal-
   lensäuren aktiviert
▶ *Cholesterinesterase (Cholesterolesterase):* Spaltet Cholesterinester in Cho-
   lesterin und Fettsäuren
▶ *Phospholipase A*

Zur Kohlenhydratverdauung:
▶ α–*Amylase:* Spaltet Stärke und Glykogen in Maltose
▶ *Ribonuklease* und *Desoxyribonuklease:* Spalten RNA bzw. DNA in Ribo-
   nukleotide.

Lernkasten 7.7   **Stimulation des Pankreassaftes**

Gefördert wird die Sekretion des Pankreassaftes durch:
- *Sekretin*, das besonders die Produktion einer bikarbonatreichen Flüssigkeit fördert
- *Cholecystokinin*, das in den I-Zellen des Duodenums und Jejunums gebildet wird und die Sekretion der Verdauungsenzyme stimuliert
- *N. vagus* (Acetylcholin), der die Sekretion von Verdauungsenzymen stimuliert.

Gehemmt wird die Sekretion des Pankreassaftes durch:
- *Glucagon*
- *Somatostatin*
- *Pancreatic Peptid (PP)*
- *Sympathikus* (Nn. splanchnici)

Die Sekretion des Pankreassaftes wird angeregt durch einen niedrigen pH-Wert, hohen Fettgehalt, Aminosäuren, Peptide, Ca^{2+} oder Mg^{2+} im Duodenallumen.

7.3 – 3/93.10   **Antwort: E**

☞ Lernkasten 7.8: „Stimulation des Pankreassaftes"
zu (A) Die Proteinasen werden als Vorstufen (Proenzyme) gebildet.
zu (C), (D) Die Mucinproduktion wird durch cholinerge Reize stimuliert, durch Glucocortikoide gehemmt.
zu (E) Die Ausschüttung des gastroinhibitorischen Peptids (GIP) aus den GIP-Zellen des Duodenums und Jejunums wird durch Glukose, Aminosäuren und Fettsäuren **gefördert**.

7.3 – 3/89.1   **Antwort: E**

An der luminalen Membran der Belegzellen des Magens werden mit Hilfe einer K^+/H^+-ATPase H^+ ins Lumen und K^+ aus dem Lumen in die Zelle transportiert (B,C sind richtig). Weiterhin gelangen K^+ und Cl^- über Kanalproteine ins Lumen (A, D sind richtig).
Die Na^+/K^+-Pumpe befindet sich auf der Blutseite. Na^+ wird nicht ins Magenlumen, sondern ins Blut befördert.

7.3 – 8/87.1   **Antwort: D**

☞ Lernkasten 7.4: „Magensaft"
Die Gastrinbildung und -sekretion im Magen wird durch mäßige Dehnung des Magens gefördert. Demgegenüber wirkt eine Überdehnung des Magens hemmend auf die Gastrinsekretion.

7.3 – 8/86.1   **Antwort: B**

☞ Lernkasten 7.8: „Stimulation des Pankreassaftes"
Die Sekretion des Pankreassaftes wird gefördert durch Cholecystokinin, Sekretin und Stimulation des Parasympathikus (N. vagus mit Transmitter Acetycholin). Hemmend wirken: Glucagon, Somatostatin, Pancreatic Peptid und Stimulation des Sympathikus (Nn. splanchnici).

7.3 – 8/86.2   **Antwort: C**

☞ Lernkasten 7.5: „Gastrointestinale Hormone und Peptide"
zu (3)   Cholecystokinin-Pankreozymin regt im Pankreas die Sekretion der Verdauungsenzyme an. Die Sekretion eines bicarbonat- und volumenreichen Sekretes wird durch Sekretin stimuliert.

7.4   Aufschluss der Nahrung

7.4 – 3/96.1   **Antwort: E**

☞ Lernkasten 7.8: „Stimulation des Pankreassaftes"
zu (E)   Dem enterohepatischen Kreislauf unterliegen u.a. Gallensäuren, jedoch nicht die Verdauungsenzyme des Pankreas.

7.4 – 8/95.1   **Antwort: E**

Mizellen beinhalten die lipophilen Chymusbestandteile und sind für deren Resorption durch die intestinalen Epithelzellen notwendig. Voraussetzung für die Bildung von Mizellen sind Gallensäuren, deren hydrophiler Teil nach außen gewandt ist und deren lipophiler Teil Kontakt zum Inneren der Mizelle hat.
zu (A), (B) Taurocholat und Glycocholat sind Gallensäuren, die in der Lage sind, in einer wäßrigen Lösung Mizellen zu bilden.
zu (C)   Im Kern der Mizellen können die fettlöslichen Vitamine A, D, E und K, Cholesterin, Phospholipide und andere apolare Lipide eingelagert werden.
zu (D)   2-Monoacylglycerine besitzen hydrophobe und hydrophile Gruppen. Sie sind daher befähigt, in einer wäßrigen Lösung Mizellen zu bilden.
zu (E)   Lipide zirkulieren im Blut an Proteine gebunden in Form von Lipoproteinen (Chylomikronen, VLDL, LDL, HDL). Lipoproteine sind variable Aggregate, die in der Leber bzw. im Darm gebildet werden. Ihre Proteinkomponente, die je nach Lipoprotein einen verschieden großen Anteil ausmacht, wird als Apolipoprotein (Typ AI – III, B, CI – III und E) bezeichnet. Sie sind kein typischer Bestandteil der Mizellen.

7.4 – 3/95.1   Antwort: D

zu (A) Die Enteropeptidase (früher Enterokinase) ist ein Peptid des Bürstensaumes, das Trypsinogen in Trypsin überführt.

zu (B) Hydrogencarbonat (Bicarbonat) ist in einer Konzentration von ca. 100 mmol/l im Pankreassaft enthalten. Es hebt den pH-Wert des stark sauren Chymus im Duodenum an, so daß die Verdauungsenzyme ihre optimale Wirksamkeit entfalten können.

zu (C) Tyrosin ist eine Aminosäure, aus der u.a. Adrenalin und Noradrenalin synthetisiert werden.

zu (D) Trypsin überführt neben Chymotrypsinogen in Chymotrypsin weitere Proteasen in ihre aktive Form am **Wirkort**, z.B. Procarboxypeptidase in Carboxypeptidase.

zu (E) Der **Intrinsic-Faktor** ist ein Glycoprotein, das von den Belegzellen des Magens sezerniert wird und für die intestinale Resorption von Vitamin B_{12} benötigt wird.

7.4 – 3/95.2   Antwort: C

☞ Lernkasten 7.7: „Zusammensetzung des Pankreassaftes"

zu (C) Die Maltase ist ein Enzym des Bürstensaums des Dünndarms, das Maltose und Maltotriose zu Glucose spaltet.

7.4 – 8/94.1   Antwort: E

☞ Lernkasten 7.7: „Zusammensetzung des Pankreassaftes"

zu (E) Die Enterokinase (Enteropeptidase) hydrolysiert Trypsinogen zu Trypsin. Sie wird in der Duodenalschleimhaut gebildet.

7.4 – 8/94.2   Antwort: A

In Mizellen eingelagert finden sich neben den Lipolyseprodukten auch die fettlöslichen Vitamine A, D, E und K.

7.4 – 3/94.1   Antwort: E

zu (A) Die Na^+-Resorption im Kolon steht unter Kontrolle von Aldosteron, das den Einstrom an der luminalen Bürstensaummembran erhöht. K^+ wird hauptsächlich parazellulär über tight junctions entlang des durch Na^+ hervorgerufenen elektrischen Potentialgradienten ins Lumen sezerniert. So führt eine erhöhte Na^+-Resorption zu einer erhöhten K^+-Sekretion.

zu (B), (D) Unverdauliche Pflanzenfasern wie Cellulose, Hemicellulose, Pektine und Lignine können durch menschliche Verdauungsenzyme nicht gespalten werden. Hierzu sind jedoch Bakterien in der Lage. Ein Teil dieser Faserstoffe wird durch Anaerobier in 2- bis 4-kettige Fettsäuren (Acetessigsäure, Buttersäure, Propionsäure) gespalten. Diese machen einen Großteil der Anionen im Kolon aus. Sie werden überwiegend durch sezerniertes Bicarbonat neutralisiert.

zu (C) 99% der Darmflora bestehen aus obligaten Anaerobiern: hauptsächlich Bifidus und Bacteroides. 1% entfällt auf E. coli und Enterokokken.

zu (E) Das Stuhlgewicht beträgt bei normaler Ernährung in Mitteleuropa 100 – 200 g pro Tag. Werte über 200g/Tag sprechen für Durchfall.

7.4 – 3/94.2   **Antwort: C**

☞ Lernkasten 7.7: „Stimulation des Pankreassaftes"

zu (A) Maltase befindet sich im Bürstensaum der Darmmukosa, spaltet Maltose und Isomaltose zu Glucose und ist damit an der gastrointestinalen Verdauung beteiligt.

zu (C) Kathepsine (man unterscheidet A – D) sind Proteasen, die in den Lysosomen (intrazellulär) lokalisiert sind, also nicht an der gastrointestinalen Verdauung teilnehmen.

zu (B), (D), (E) Aminopeptidase, Lipase und Carboxypeptidase A und B sind Enzyme des Pankreassaftes, die proteolytisch bzw. lipolytisch wirken.

7.4 – 8/93.1   **Antwort: A**

Die Phospholipase A_2 ist ein lipolytisches Enzym des Pankreassaftes, das Esterbindungen in Phosphogliceriden in Position 2 spaltet.

zu (B) Die Lipoproteinlipase findet sich im Fettgewebe.

zu (C) Die Lactase findet sich im Bürstensaum der Enterozyten.

zu (D) Pepsinogen ist ein Proenzym des Magensaftes.

zu (E) Carboanhydrase findet sich in der Niere, in den Erythrozyten und in der Magenschleimhaut.

7.4 – 8/88.1   **Antwort: C**

Normalerweise ist das untere Ileum, das gesamte Kolon und Rektum ab dem 1. Lebensmonat durch 400 verschiedene Bakterienspezies besiedelt. 99% davon sind Anaerobier, weniger als 1% werden von E. coli und Enterokokken gestellt.

Aufgaben der **Darmflora** sind u.a.:

▶ Produktion von Vitamin K, Biotin und Folsäure (1 ist richtig)

▶ Abbau von Bilirubin zu Urobilinogen bzw. Stercobilinogen (2 ist richtig)

▶ Produktion von kurzkettigen Fettsäuren, Methan und Wasserstoff aus Ballaststoffen wie z.B. Cellulose. Diese können vom Menschen nicht mehr verwertet werden. Eine vollständigere Celluloseverwertung ermöglichen Mikroorganismen bei Wiederkäuern (3 ist falsch).

7.5 Resorption

7.5 – 3/96.1   **Antwort: B**

Der Glucosetransport entlang der Zellmembranen von Adipozyten und Hepatozyten erfolgt passiv. Hier folgt Glucose ihrem Konzentrationsgradienten, d.h. sie diffundiert in Zellen, deren Glucose-Konzentration niedriger ist als die des umgebenden Milieus (3, 4 sind richtig).

Entlang der Bürstensaummembran der Mukosazellen und entlang der luminalen Tubuluszellmembran wird Glucose gegen einen Konzentrationsgradienten aktiv in die Zelle aufgenommen. Vermittelt wird dieser Transport durch einen Carrier, der Glucose gleichzeitig mit Na^+ in die Zelle transportiert (Na^+-Glucose-Cotransport). Die hierfür benötigte Energie wird von der Na^+/K^+-ATPase zur Verfügung gestellt (1, 2 sind falsch).

7.5 – 8/95.1   **Antwort: D**

zu (A) Glucose wird über ein sekundär aktives Na$^+$-Cotransportsystem im Bürstensaumepithel vor allem des Duodenums und Jejunums absorbiert.

zu (B), (E) In der Bürstensaummembran vorwiegend des Duodenums und Jejunums können mindestens fünf verschiedene Na$^+$-abhängige Transportsysteme für Aminosäuren unterschieden werden:
- ▶ für neutrale Aminosäuren (Glycin)
- ▶ für saure Aminosäuren
- ▶ für β-Aminosäuren (β-Alanin)
- ▶ für Iminosäuren
- ▶ für Phenylalanin/Methionin

zu (C) Eisen wird im oberen Dünndarm absorbiert. Dabei wird zweiwertiges Eisen leichter absorbiert als dreiwertiges Eisen. Vitamin C fördert die Eisenabsorption, da es die Oxidation von Fe^{2+} zu Fe^{3+} hemmt.

zu (D) Cobalamin (Vitamin B$_{12}$) wird im Duodenum an den Intrinsic-Faktor gebunden. In dieser gebundenen Form wird es im **unteren Ileum** resorbiert. Der Intrinsic-Faktor wird von den Belegzellen des Magens produziert. Er schützt das Cobalamin vor der Zerstörung durch Verdauungsenzyme (E ist falsch).

7.5 – 3/95.1   **Antwort: A**

☞ Kommentar zu Frage 7.5 – 8/95.1

Neben dem Vitamin B$_{12}$ werden Gallensäuren im Ileum resorbiert (A ist richtig).

zu (B), (C) Die Resorption von Fetten und Aminosäuren erfolgt vorwiegend im Duodenum und Jejunum.

zu (D) Eisen wird im oberen Dünndarm resorbiert.

zu (E) Folsäure kommt in grünen Blättern, Hefe und Leber vor, wird aber auch von Darmbakterien gebildet. Die Resorption findet vorwiegend im proximalen Jejunum mittels eines aktiven Transportmechanismus statt.

7.5 – 3/94.1   **Antwort: D**

Nach Absorption der Lipolyseprodukte aus dem Darmlumen werden diese als **Chylomikronen** in der Darmlymphe weitertransportiert.

zu (1), (2) Chylomikronen bestehen zu 86 – 92% aus Triglyceriden, zu 0,8 – 1,4% aus Cholesterinestern, zu 0,8 – 1,6% aus freiem Cholesterin (2 ist richtig), zu 6 – 8% aus Phospholipiden und zu geringen Mengen aus fettlöslichen Vitaminen. Ihr Proteinanteil macht lediglich 1 – 1,5% aus (1 ist richtig).

zu (3) Chylomikronen heften sich an die Bindungsstellen des Kapillarendothels im Muskel und Fettgewebe. Dort werden die Triglyceride der Chylomikronen durch eine Lipoproteinlipase abgespalten.
Die Chylomikronen schrumpfen mit zunehmender Eliminierung der Triglyceride (= remnants). Sie koppeln sich vom Kapillarendothel ab und werden von der Leber aufgenommen.

zu (4) Die Triglyceride und Chylomikronen werden innerhalb weniger Minuten von Lipoproteinasen hydrolysiert, die in den Kapillaren des Fettgewebes und anderer peripherer Gewebe lokalisiert sind.

7.5 – 3/93.1   **Antwort: B**

zur 1. Aussage: Ein Mangel an Intrinsic-Faktor führt zu einer Anämie, da die Vitamin B_{12}-Resorption im terminalen Ileum gestört ist. Vitamin B_{12} ist ein essentielles Coenzym für die DNA-Synthese (Aussage richtig).

zur 2. Aussage: Ein Folsäure-Mangel führt langfristig ebenfalls zu einer Anämie aufgrund einer DNA-Synthesestörung (Aussage richtig). Die Folsäureresorption ist jedoch nicht an die Anwesenheit des Intrinsic-Faktor gebunden. Ein Folsäuremangel kann bei Fehlernährung oder als Nebenwirkung von Medikamenten auftreten (Verknüpfung falsch).

7.5 – 3/93.2   **Antwort: D**

☞ Kommentar zu Frage 7.5-3/94.1

Chylomikronen transportieren Lipolyseprodukte nach deren Absorption aus dem Verdauungstrakt in der Darmlymphe (A ist richtig). Sie bestehen zu 86 – 92% aus Triglyceriden (D ist falsch), zu 0,8 – 1,4% aus Cholesterinestern, zu 0,8 – 1,6% aus freiem Cholesterin, zu 6 – 8% aus Phospholipiden (C ist richtig) und zu geringen Mengen aus fettlöslichen Vitaminen. Ihr Proteinanteil macht lediglich 1 – 1,5% aus (B ist richtig). Sie werden von Lipoproteinasen abgebaut (E ist richtig).

7.5 – 3/91.1   **Antwort: D**

Tab. 7.1	Resorption und Zufuhr von Flüssigkeit im Gastrointestinaltrakt	
	Zufuhr	**Resorption**
orale Flüssigkeitsaufnahme	1 – 2 l	–
Speichel	1 l	–
Magensaft	2 l	–
Galle-Pankreas-Sekret	2 l	–
Dünndarmflüssigkeit	3 l	8 l
Kolon		0,5 l
Gesamt	**8 – 9 l**	**8,5 l**

In Dünn- und Dickdarm werden täglich durchschnittlich 8,5 l Flüssigkeit resorbiert und nur eine geringe Menge (ca. 0,1 l) täglich mit dem Stuhl ausgeschieden.

7.5 – 8/90.1   **Antwort: C**

Vitamin B_{12} kommt vor allem in Fisch, Fleisch, Eiern und Milch vor. Ein Mangel an Vitamin B_{12} hat meist keine diätetische Ursache (C ist richtig). Nur selten findet man Mangelerscheinungen bei strengen Vegetariern. Das klassische Krankheitsbild, die makrozytäre Vitamin B_{12}-Mangel-Anämie, beruht meist auf einer Resorptionsstörung, die folgende Ursachen haben kann:

▶ Magenoperation, atrophische Gastritis: Die Belegzellen des Magens produzieren den für die Resorption notwendigen Intrinsic-Faktor. Bei Fehlen dieses Faktors kann Vitamin B_{12} nicht resorbiert werden (A und E sind richtig).

▶ Ileum-Operationen, bzw. Ileum-Erkrankungen (z.B. Morbus Crohn): Das terminale Ileum ist der Resorptionsort des Vitamin B_{12}.

▶ Fischbandwurm: Ein Parasit, der im Ileum Vitamin B_{12} verbraucht.

▶ Sehr, sehr selten Transcobalamin-Mangel: Transcobalamin ist ein Bindungsprotein, das mit Vitamin B_{12} einen Komplex bildet. Nur dieser Komplex ermöglicht den Transport des Vitamins in die Leber, wo es gespeichert wird. Auch der Transport ins Knochenmark, wo Vitamin B_{12} zur Synthese der Blutzellen benötigt wird, ist abhängig von diesem Protein.

7.5 – 3/90.1   **Antwort: A**

zu (A), (B), (E) Die Eisenbilanz wird durch die Resorption im oberen Dünndarm reguliert, nicht durch seine Ausscheidung. Normalerweise werden von den 10 – 20 mg Eisen, die der Mensch täglich aufnimmt, nur etwa 10% resorbiert. Liegt eine Eisenmangelanämie vor, so kann dieser Prozentsatz bis auf 25% ansteigen.

zu (C) Eisen wird vorwiegend in seiner zweiwertigen Form resorbiert, doch kann auch dreiwertiges Eisen aufgenommen werden.

7.5 – 8/88.1   **Antwort: E**

Stärke stellt den Hauptanteil der täglichen Kohlenhydratnahrung dar, gefolgt von Saccharose und Maltose (A ist falsch). Der Abbau dieser Polysaccharide beginnt bereits im Mund durch die Amylase, die $1{,}4$–α–glycosidische Bindungen spaltet. β-glykosidische Bindungen, die z.B. in der Cellulose vorkommen, können vom Menschen im Gegensatz zum Pflanzenfresser nicht gespalten werden (B ist falsch). Die entstehenden Oligosaccharide werden von den Oligosaccharidasen der intestinalen Bürstensaummembran zu Monosacchariden (80% Glucose, 15% Fructose, 5% Galactose) hydrolysiert (E ist richtig) und sofort von benachbarten Carrierproteinen ins Zellinnere transportiert. Glucose und Galactose werden dabei mit Hilfe eines Na^+-Cotransportes aktiv in die Mucosazellen aufgenommen, während für Fructose nur passive Vorgänge nachgewiesen sind (D ist falsch). In der Regel sind die Kohlenhydrate bereits am Ende des Jejunums absorbiert (C ist falsch).

8 Energie- und Wärmehaushalt

Der menschliche Organismus ist auf die Zufuhr von Energie angewiesen. Dafür werden aus der Umgebung Nährstoffe aufgenommen, in energieärmere Verbindungen umgesetzt und als Stoffwechselendprodukte wieder ausgeschieden. Die dabei freiwerdende Energie benötigt der Organismus zur Aufrechterhaltung seiner Zelleistungen (u.a. Synthesearbeit, Erzeugung von Konzentrationsgradienten).
Bei diesen Prozessen entsteht zusätzlich Wärme.

8.1 Energiehaushalt

Lernkasten 8.1	Energiegehalt der Nahrung

Der menschliche Organismus gewinnt seine Energie aus der Oxidation von Kohlenhydraten, Eiweißen und Fetten. Zur Bestimmung des Energiegehaltes dieser Nährstoffe werden diese in einem **Kaloriemeter** verbrannt und die dabei freiwerdende Wärme gemessen. Der Brennwert von Nährstoffen ist definiert als diejenige Wärmemenge, die bei der Verbrennung von einem Gramm Nährstoff frei wird. Dabei ist der physikalische Brennwert vom physiologischen Brennwert zu unterscheiden. Der **physikalische Brennwert** gibt die Energiemenge an, die bei vollständiger Verbrennung eines Gramms Nährstoff zu H_2O und CO_2 entsteht.
Im menschlichen Stoffwechsel können Eiweiße jedoch nicht vollständig verbrannt werden. Sie werden in einer relativ hochwertigen Form als Harnstoff ausgeschieden, man spricht hier vom **physiologischen Brennwert**. Kohlenhydrate und Fette haben einen identischen physikalischen und physiologischen Brennwert, da sie im Organismus vollständig abgebaut werden können. Eiweiße hingegen haben einen niedrigeren physiologischen als physikalischen Brennwert, weil sie im Körper nicht vollständig abgebaut werden können.
Tab. 8.1 gibt physiologische und physikalische Brennwerte für die einzelnen Nährstoffe an (1 kcal = 4,2 kJ):

Tabelle 8.1		Brennwerte einzelner Nährstoffe
	Physikalischer Brennwert	**Physiologischer Brennwert**
Kohlenhydrate	17 kJ/g = 4,1 kcal/g	17 kJ/g = 4,1 kcal/g
Eiweiß	23 kJ/g = 5,5 kcal/g	17 kJ/g = 4,1 kcal/g
Fett	39 kJ/g = 9,3 kcal/g	39 kJ/g = 9,3 kcal/g

8.1 – 3/97.1   **Antwort: A**

☞ Lernkasten 8.1: „Energiegehalt der Nahrung" und Tabelle 8.1: „Brennwerte einzelner Nährstoffe".
Der physiologische Brennwert der Nahrungsglyzeride beträgt 39 kJ/g. Er entspricht dem physikalischen Brennwert.

8.1 – 8/96.1   Antwort: A

Der Energieumsatz im Körper ist in erster Linie abhängig von der körperlichen Tätigkeit. Weiterhin haben Körperoberfläche, Geschlecht, Alter sowie die Konzentration der verschiedenen Hormone einen Einfluß.

> **Merke:** Der **Grundumsatz** ist definiert als die Energie, die bei Ruhe, Nüchternheit, thermischer Indifferenz und psychischer Entspannung umgesetzt wird. Es sind also alle umsatzsteigernden Faktoren ausgeschaltet. Er beträgt für einen 70 kg schweren Mann etwa 7000 kJ (= 7 MJ). Zur Bestimmung des Grundumsatzes muß ein Proband nüchtern sein, während der Messung entspannt liegen. Die Umgebungstemperatur muß der Behaglichkeitstemperatur entsprechen.
> Der **Ruheumsatz** (Grundumsatz + Umsatz durch Nahrungsaufnahme und leichte Bewegung) liegt bei etwa 8000 kJ (= 8 MJ).

Entsprechend der Tätigkeit eines Menschen steigt sein Energiebedarf.

Tabelle 8.2	Energiebedarf des Menschen
Tätigkeit	**Energiebedarf**
vorwiegend sitzend	8000 – 10.000 kJ/d
vorwiegend sitzend und gehend	11.000 – 12.000 kJ/d
Schwerarbeiter	17.000 kJ/d
Schwerstarbeiter	21.000 kJ/d
Schlaf	270 kJ/d
Sitzen	420 kJ/d
Gehen	840 kJ/d

8.1 – 3/96.1   Antwort: C

☞ Tab. 8.1: „Brennwerte einzelner Nährstoffe"
Ein Gramm Fett hat einen doppelt so hohen physiologischen Brennwert wie ein Gramm Kohlenhydrate oder Eiweiß.

> **Lernkasten 8.2**   **Kalorisches Äquivalent des O_2/Respiratorischer Quotient**
>
> Die aus den Nährstoffen freigesetzte Energie wird einerseits Form von **ATP** (Adenosintriphosphat) gespeichert, andererseits als **Wärme** freigesetzt. Die Energieausbeute ist dabei abhängig von den verbrannten Nährstoffen.
> Die Energieausbeute pro Liter verbrauchten O_2 wird als das **energetisches** bzw. **kalorisches Äquivalent des O_2** bezeichnet. Es unterscheidet sich je nach oxidierten Substraten.
> Der Energieverbrauch kann mit Hilfe des **respiratorischen Quotienten (RQ)** bestimmt werden:
>
> $$RQ = \frac{CO_2 - Abgabe}{O_2 - Aufnahme} = \frac{V_{CO_2}}{V_{O_2}}$$

Lernkasten 8.2 Fortsetzung	Kalorisches Äquivalent des O_2/Respiratorischer Quotient

Da die Mengen des verbrauchten O_2 und produzierten CO_2 variieren, je nachdem welche Substanzen oxidiert werden, kann der Energiegehalt eines unbekannten Substrats so bestimmt werden.

Bei der vollständigen Oxidation von Glucose beträgt der respiratorische Quotient z.B. 1, da die gleiche Anzahl O_2-Moleküle verbraucht wie CO_2-Moleküle produziert werden. Kalorische Äquivalente und respiratorischer Quotient der einzelnen Nährstoffe sind aus Tab. 8.2 zu entnehmen.

Tabelle 8.2	Kalorische Äquivalente des O_2/Respiratorischer Quotient	
Substanz	**Kalorisches Äquivalent**	**Respiratorischer Quotient**
Proteine	18,8 kJ/l O_2 = 4,5 kcal/l O_2	0,8
Kohlenhydrate	21,4 kJ/l O_2 = 5,1 kcal/l O_2	1,0
Fette	19,6 kJ/l O_2 = 4,7 kcal/l O_2	0,7
gemischte mittel-europäische Kost	20,2 kJ/l O_2 = 4,8 kcal/l O_2	0,8

8.1 – 8/95.1   Antwort: C

☞ Lernkasten 8.2: „Kalorisches Äquivalent des O_2/Respiratorischer Quotient"
Der respiratorische Quotient beträgt bei reinem Fettumsatz 0,7, bei reinem Kohlenhydratumsatz 1,0. Er ist abhängig vom Verhältnis CO_2-Bildung/O_2-Verbrauch bei der Oxidation der jeweiligen Substanz. Die physiologischen Brennwerte (Energiemenge, die beim Abbau einer Substanz frei wird) von Fett (39 kJ/g) und Kohlenhydraten (17 kJ/g) haben darauf keinen Einfluß.

8.1 – 3/95.1   Antwort: C

☞ Lernkasten 8.2: „Kalorisches Äquivalent des O_2/Respiratorischer Quotient"
Der Energieumsatz kann mit Hilfe der vom Organismus eingesetzten O_2-Menge berechnet werden. Dabei beträgt die pro Liter O_2 freiwerdende Energie bei gemischter mitteleuropäischer Kost etwa 20 kJ.
Werden während eines 20minütigen Laufes 2 l O_2/min aufgenommen beträgt die insgesamt aufgenommene O_2-Menge in dieser Zeit 20·2 l = 40 l. Dies entspricht einem Energieverbrauch von 40·20 kJ = 800 kJ.

8.1 – 8/94.1   Antwort: D

☞ Lernkasten 8.1: „Brennwerte einzelner Nährstoffe"
Die physiologisch nutzbare Energie beträgt von:
▶   50 g   Triglyceriden   50 g · 39 kJ/g = 1950 kJ
▶   100 g   tierischem Eiweiß   100 g · 17 kJ/g = 1700 kJ
▶   300 g   Stärke (Kohlenhydrate)   300 g · 17 kJ/g = 5100 kJ
insgesamt also 1950 kJ + 1700 kJ + 5100 kJ = 8750 kJ.

8.1 – 3/94.1   **Antwort: C**

zu (A), (E) Für die Glukoseoxidation gilt:

$C_6H_{12}O_6 + 6\,O_2 \Leftrightarrow 6\,CO_2 + 6\,H_2O + 2826\ kJ$, damit wird pro Mol O_2 ein Mol CO_2 frei, und es entstehen 6 mol H_2O.

zu (C) Der Grundumsatz eines 70 kg schweren Menschen beträgt etwa 7000 kJ/d. Bei der Oxidation von einem Mol Glukose werden 2826 kJ frei, also **erheblich weniger**.

zu (B) 6 Mol O_2 entsprechen einem Volumen von $6 \cdot 22{,}4\ l = 134{,}4\ l$.

zu (D) Der respiratorische Quotient errechnet sich:

$$RQ = \frac{V_{CO_2}}{V_{O_2}} = \frac{CO_2 - Abgabe}{O_2 - Aufnahme}$$

Bei der Glukoseverbrennung ist die O_2-Aufnahme gleich der CO_2-Abgabe, der RQ folglich 1.

8.1 – 3/94.2   **Antwort: C**

☞ Tab. 8.1: „Brennwerte einzelner Nährstoffe"

Die physiologischen Brennwerte betragen für Eiweiß 17 kJ/g, Äthanol (Alkohol) 29,7 kJ/g und Fett 38,9 kJ/g.

Geordnet nach der Höhe ihrer physiologischen Brennwerte ergibt sich:
Fett > Äthanol > Eiweiß.

8.1 – 3/93.1   **Antwort: C**

1.   Wird ein Liter Sauerstoff im Körper verbrannt, wird dabei eine Energie von 21 kJ frei. Dieser Wert wird auch „**kalorisches Äquivalent**" genannt.
2.   Eine Energie von **0,06 kJ pro Minute** entspricht einem Energieumsatz von **1 Watt**.

Nun zur Rechnung:

Eingeatmet werden 0,21 Liter Sauerstoff pro Liter Luft, ausgeatmet nur noch 0,17 Liter Sauerstoff pro Liter Luft. Insgesamt werden also $(0{,}21 - 0{,}17 =)$ 0,04 Liter Sauerstoff pro Liter Luft verbraucht. Hat der Patient ein Atemzeitvolumen von 15 Litern pro Minute, werden also insgesamt $(0{,}04 \cdot 15\ l =)$ 0,6 Liter Sauerstoff in einer Minute verbraucht. Nach dem kalorischen Äquivalent (s.o.) entspricht dies einer Energie von $(0{,}6 \cdot 20\ kJ =)$ 12 kJ pro Minute. Dies entspricht einem Energieumsatz von $(12 : 0{,}06 =)$ **200 Watt** (C ist richtig).

8.1 – 8/92.1   **Antwort: E**

☞ Lernkasten 8.1: „Brennwerte einzelner Nährstoffe"

Der physiologische Brennwert von Fett beträgt 39 kJ/g. 90 g Fett enthalten folglich 39 kJ/g · 90 g = 3510 kJ. Der biologische Brennwert von Eiweiß beträgt 17 kJ/g. Um eine äquikalorische Menge Eiweiß zu sich zu nehmen, müssen also 3510 kJ : 17 kJ/g = 206,5 g Eiweiß aufgenommen werden.

8.1 – 8/92.2   **Antwort: D**

zu (1) Das kalorische Äquivalent der Fette beträgt 19,6 kJ/l O_2. Der physiologische Brennwert der Fette beträgt dagegen 39 kJ/g. (Aussage falsch)

zu (2) Der respiratorische Quotient für die Fettverbrennung beträgt 0,7. (Aussage richtig)

zu (3) In den westlichen Industrieländern liefern Fette 20 - 50% der Nahrungsenergie. Empfohlen wird folgende Verteilung der Energiezufuhr: 25% Fett, 25% Proteine, 50% Kohlenhydrate.(Aussage richtig)

8.1 – 3/92.1   **Antwort: D**

Da der respiratorische Quotient in der Aufgabe nicht angegeben ist, geht man von einer Verbrennung gemischter mitteleuropäischer Kost mit einem respiratorischen O_2-Äquivalent von 20 kJ/l O_2 aus. Das bedeutet für 20 kJ Energieumsatz benötigt der Körper 1 l O_2, für 1 kJ Energieumsatz demnach 1/20 l O_2 und für 8 kJ 8 · 1/20 l O_2 = 400 ml O_2.

8.1 – 8/91.2   **Antwort: B**

☞ Tab. 8.1: „Brennwerte einzelner Nährstoffe"
Stärke ist ein Kohlenhydrat. Da Kohlenhydrate und Eiweiß einen etwa gleich hohen physiologischen Brennwert besitzen, müssen 90 g Stärke aufgenommen werden.

8.1 – 8/91.3   **Antwort: A**

☞ Lernkasten 8.2: „Kalorisches Äquivalent des O_2/Respiratorischer Quotient"
Nach der Formel

$$C_6H_{12}O_6 + 6O_2 \Leftrightarrow 6CO_2 + 6H_2O + 2826 \text{ kJ}$$

wird bei der reinen Glukoseverbrennung genau so viel O_2 verbraucht wie CO_2 gebildet.
Der respiratorische Quotient ist also 1.

8.1 – 3/88.1   **Antwort: B**

Aus der Abbildung kann ein O_2-Verlust von 1,5 l in 6 min abgelesen werden. Das entspricht 15 l in einer Stunde.
Ein O_2-Verbrauch von 1 l entspricht einen Energieumsatz von 20 kJ, bei 15 l O_2/h bedeutet das: 15 l O_2/h · 20 kJ/1 O_2 = 300 kJ/h.

8.1 – 8/87.1   **Antwort: B**

☞ Tab. 8.1: „Brennwerte einzelner Nährstoffe"
Über 21 Tage werden 21·160 kJ = 3360 kJ überschüssig aufgenommen. Bei einem Brennwert für Fett von 39 kJ/g entspricht das einer Fettmasse von 3360 kJ: 39 kJ/g = 86 g.

8.2 Wärmehaushalt und Temperaturregulation

Aufgabe der Temperaturregulation beim Menschen als homoiothermes Lebewesen ist es, eine konstante Körperkerntemperatur zu erhalten. Der Sollwert beträgt 37 °C mit circadianen Schwankungen von ± 0,5 °C. Längerdauernde Sollwertverstellungen erfolgen während des Menstruationszyklus und pathologischerweise bei Fieber.

Der Sollwert wird im thermoregulatorischen Zentrum des Hypothalamus mit dem jeweiligen Istwert verglichen. Informationen darüber erhält das thermoregulatorische Zentrum über eigene Thermorezeptoren, Thermorezeptoren der Haut sowie des Rückenmarks.

Ein Absinken der Körperkerntemperatur führt zu einer gesteigerten Wärmebildung und einer verminderten Wärmeabgabe. Ein Ansteigen der Körperkerntemperatur ruft entgegengesetzte Effekte hervor.

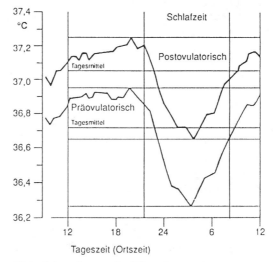

Abb. 8.1 Tageszeitliche Schwankungen der Körpertemperatur
(aus M.-A. Schoppmeyer, S. Schmidt: Physiologie, Mediscript-Verlag, 1995, S. 219, Abb. 8.5)

Lernkasten 8.3	Wärmeabgabe

Es werden verschiedene Arten der Wärmeabgabe unterschieden:

▶ **Wärmestrahlung**: Von der Körperoberfläche wird Wärme durch Strahlung abgegeben. Es handelt sich dabei um einen reinen Energietransport. Die abgestrahlte Wärmemenge ist abhängig von der Temperatur der Hautoberfläche und der Temperatur der Umgebungsgegenstände. Ist der Gegenstand der Umgebung wärmer als die Haut, nimmt der Körper von dort Strahlungswärme auf, ist er kälter, kann die Haut in diese Richtung Strahlungswärme abgeben.

▶ **Wärmekonvektion**: Wärme wird von der Haut an die umgebende Luft abgegeben. Dafür muß die Luft kühler sein als die Haut. Wird die bereits erwärmte Luftschicht durch Wind weiterbewegt (Wärmekonvektion), verstärkt dies die Wärmeabgabe. Wärmekonvektion ist abhängig vom Temperaturunterschied zwischen Körper und Luftschicht, Wärmeleitfähigkeit sowie Wärmekapazität des umgebenden Mediums und der Körperoberfläche.

Lernkasten 8.3 Fortsetzung	Wärmeabgabe

▶ **Wärmekonduktion**: Wärme wird durch Leitung abgegeben. Eisen ist ein guter Wärmeleiter, Wasser und Blut sind relativ schlechte Wärmeleiter. Wärmekonduktion ist abhängig vom Temperaturunterschied zwischen Körper und Material und der Wärmeleitfähigkeit des Materials. Bei Kältebelastung kann die Wärmeabgabe durch Strahlung, Konvektion und Konduktion vermindert werden, indem die Hautdurchblutung verringert wird (**Vasokonstriktion** der Hautgefäße).

▶ **Schweißsekretion**, **Verdunstung (Evaporation)**: Wärme wird durch Verdunstung von Wasser abgegeben. Die Verdunstung ist abhängig von der Differenz des Wasserdampfdruckes auf der Körperoberfläche und in der Umgebungsluft. Auch ein nichtschwitzender Mensch gibt über die **Perspiratio insensibilis** (Abgabe von Wasser durch Verdunstung über die Körperoberfläche ohne Beteiligung der Schweißdrüsen) bis zu 900 ml Wasser pro Tag ab.

Wird der Körper langfristig höheren Umgebungstemperaturen ausgesetzt, kommt es zu einer langsamen **Akklimatisation**. Diese ist gekennzeichnet durch verstärkte Schweißsekretion bei vermindertem Salzgehalt im Schweiß und durch gesteigerten Durst mit vermehrter Flüssigkeitszufuhr.

8.2 – 8/96.1   **Antwort: B**

☞ Lernkasten 8.3: „Wärmeabgabe"

Für die Wärmeabgabe durch Konvektion ist es Voraussetzung, daß die Temperatur der Umgebung geringer ist als die der Haut.

8.2 – 8/95.1   **Antwort: C**

Die Behaglichkeitstemperatur ist abhängig von der Lufttemperatur, der Luftfeuchte, der Strahlungstemperatur und der Windgeschwindigkeit.

Diese vier Faktoren können sich bis zu einem gewissen Grad gegenseitig ausgleichen.

zu (1) Eine dünne subcutane Fettschicht stellt eine schlechtere Isolierung des Organismus dar, weshalb sich auch nur eine relativ dünne äußere Körperschale ausbilden kann. Die Behaglichkeitstemperatur liegt in diesem Fall vergleichsweise höher.

zu (2) Je kälter die umgebenden Wände sind, desto höher muß die Temperatur der umgebenden Luft sein, um ein Behaglichkeitsgefühl zu erzeugen.

zu (3) Je niedriger die Windgeschwindigkeit ist, desto niedriger ist die Behaglichkeitstemperatur.

zu (4) Bei körperlicher Arbeit sinkt die Behaglichkeitstemperatur. Für einen sitzenden, leicht bekleideten Menschen beträgt die Behaglichkeitstemperatur etwa 25 °C bei einer relativen Luftfeuchte von 50% und gleicher Wand- und Lufttemperatur. Bei leichter körperlicher Arbeit sinkt sie auf 22 °C.

8.2 – 3/94.1   **Antwort: D**

Der **Wirkungsgrad** gibt den Anteil des Energieumsatzes an, der in äußere Leistung umgesetzt wird. Der Rest der Energie wird in Form von Wärme freigesetzt. Der Wirkungsgrad berechnet sich:

$$\text{Wirkungsgrad (\%)} = \frac{\text{geleistete Arbeit}}{\text{umgesetzte Energie}} \cdot 100$$

Wenn der Bruttowirkungsgrad bei einer Leistung von 150 W 20% beträgt, werden 80% der Energie als Wärme frei. Dem entsprechen 600 W.

8.2 – 8/93.1   **Antwort: E**

☞ Lernkasten 8.3: „Wärmeabgabe"
Bei den hier beschriebenen Behaglichkeitsbedingungen (kein Kältezittern, keine Schweißbildung) erfolgt in Ruhe der Hauptanteil der Wärmeabgabe durch Strahlung (60%), gefolgt von Konvektionsströmen (20%) und der Evaporation/Verdunstung (20%), die sich aus der Perspiratio insensibilis und der Perspiratio sensibilis zusammensetzt.

8.2 – 3/93.1   **Antwort: A**

> **Merke: Fieber** ist eine Verstellung der Körperkerntemperatur zu höheren Werten durch Erregung des Temperaturzentrums im Hypothalamus (D ist falsch). Es wird hervorgerufen durch **Pyrogene** (fiebererzeugende Stoffe), die von außen zugeführt werden (exogen) oder die im Körper entstehen (endogen). Zu den exogenen Pyrogenen zählt insbesondere ein hitzelabiles Polysaccharid, das in Bakterienmembranen vorkommt (Endotoxin) und Leukozyten zur Produktion endogener Pyrogene anregt (A ist richtig, C ist falsch). Bei Beginn des Fiebers ist der Körper relativ zum Sollwert zu kalt. Muskelzittern und Schüttelfrost sind die daraus resultierenden Regulationsmechanismen. Umgekehrt wird bei Fieberabfall durch Gefäßerweiterung und Schweißsekretion die Körperkerntemperatur wieder auf den erniedrigten Sollwert gesenkt.

zu (B) Hyperthermie ist eine Erhöhung der Körpertemperatur ohne Veränderung des Temperatursollwertes.

zu (E) Der Temperaturanstieg bei Fieber ist mit einer Vasokonstriktion der Hautgefäße verbunden, da durch die Erhöhung des Temperatursollwertes zunächst die Körpertemperatur relativ zu niedrig ist. Der Körper reagiert mit mehr wärmeerhaltenden Maßnahmen, der Patient hat gleichzeitig Fröstelgefühle.

8.2 – 3/93.2   **Antwort: C**

☞ Lernkasten 8.3: „Wärmeabgabe"
Die Verdunstung, also auch die Perspiratio insensibilis, ist abhängig von der Differenz des Wasserdampfdruckes auf der (Körper) Oberfläche und in der Umgebungsluft.

zu (A) Die Wasserabgabe über die Perspiratio insensibilis beträgt bei Indifferenztemperatur bis zu 900 ml pro Tag.

zu (B) Bei Indifferenztemperatur erfolgt die Wärmeabgabe zu 60% über Strahlung, zu 20% über Konvektionsströme und zu weiteren 20% über Verdunstung.

zu (D) Die Perspiratio insensibilis ist unabhängig von der individuellen Hitzeanpassung. Sie hängt von der Temperatur und der Luftfeuchtigkeit ab.

zu (E) Die Sekretion ekkriner Schweißdrüsen (Perspiratio sensibilis) wird über cholinerge sympathische Nervenfasern ausgelöst. Die Perspiratio insensibilis unterliegt nicht der Steuerung über das vegetative Nervensystem.

8.2 – 3/92.1   **Antwort: C**

Sinn der komplexen Regelkreise zur Thermoregulation ist es, die Körperkerntemperatur konstant zu halten. Die Meldung über eine Kälteeinwirkung kommt zunächst von kutanen Kälte- und Wärmerezeptoren, die Impulse zum Hypothalamus leiten. Zu diesem Zeitpunkt ist die Körperkerntemperatur noch nicht gesunken.

Die Existenz von inneren Thermorezeptoren ist umstritten. Sicher nachweisen konnte man nur „Wärmeneurone". Es handelt sich dabei um Nervenzellen, die eine Aktivitätszunahme bei lokaler Erwärmung erkennen lassen. Der Einfluß auf die Thermoregulation scheint begrenzt.

Lernkasten 8.4   **Wärmebildung**

Bei einer Umgebungstemperatur, die unter der Körpertemperatur liegt, muß zusätzlich Wärme vom Körper erzeugt werden. Dies erfolgt durch:

▶ **aktive körperliche Betätigung**

▶ **Kältezittern**, was einer unwillkürlichen tonischen rhythmischen Muskelaktivität entspricht.

▶ **zitterfreie Wärmebildung** (bei Neugeborenen) v.a. im braunen Fettgewebe, das sich durch eine hohe Mitochondriendichte auszeichnet.

8.2 – 8/91.1   **Antwort: C**

☞ Lernkasten 8.3: „Wärmeabgabe" und Lernkasten 8.4: „Wärmebildung"

zu (A) Da die Umgebungstemperatur unter der Körpertemperatur liegt, muß durch obige Mechanismen Wärme erzeugt werden.

zu (B) Die Behaglichkeitstemperatur eines leicht bekleideten Menschen bei 50% Luftfeuchtigkeit beträgt 25 – 26 °C. Für einen nackten Menschen, der hier beschrieben ist, muß es bei 50% Luftfeuchtigkeit mindestens 28 °C warm sein, damit er sich wohl fühlen kann.

zu (C) In Ruhe erfolgt der Hauptanteil der Wärmeabgabe durch Strahlung (ca. 60%), gefolgt von Konvektion (20%) und Verdunstung (20%). Bei körperlicher Anstrengung wird der überwiegende Wärmeanteil durch Verdunstung abgegeben (ca. 70%).

zu (D) Auch bei absoluter Windstille gibt es eine natürliche bzw. freie Konvektion: Ist die Haut wärmer als die umgebende Luft, erwärmen sich die anliegenden Luftschichten. Sie gleiten durch ihre niedrigere Dichte nach oben ab und werden durch nachströmende kühlere Schichten ersetzt.

zu (E) Im beschriebenen Fall versucht der Körper die Wärmeabgabe zu senken. Dies geschieht vorwiegend durch eine Reduzierung der Hautdurchblutung, was durch Vasokonstriktion der Arterien und arterio-venösen Anastomosen erzielt wird. Der venöse Abstrom in den Extremitäten geschieht dabei v.a. über das tiefe Venensystem.

8.2 – 3/89.1   **Antwort: D**

☞ Lernkasten 8.4: „Wärmebildung"

zu (2) Der Oberflächen-Volumen-Quotient ist beim reifen Neugeborenen ungefähr
dreimal so groß wie beim Erwachsenen. Weitere wärmeregulatorische Nach-
teile bestehen in einer dünneren Körperschale und einem dünneren Fettpol-
ster.

9 Wasser- und Elektrolythaushalt, Nierenfunktion

9

9.1 Wasser- und Elektrolythaushalt

Der menschliche Organismus besteht (abhängig von Alter und Fettgehalt) zu etwa 65% aus Wasser. Dieses Wasser verteilt sich auf verschiedene voneinander getrennte Kompartimente. Etwa $^2/_3$ des Gesamtkörperwassers befindet sich in den Zellen, im **Intrazellularaum**. Der Rest ist im **Extrazellularraum**. Dieser wird unterteilt in den Plasmaraum, den interstitiellen Raum und den transzellulären Raum. Über den Extrazellularraum läuft die Regulation und der Umsatz von Wasser und Elektrolyten. Nachfolgende Tabelle gibt eine kurze Übersicht über die extra- und intrazellulären Ionenkonzentrationen.

Tabelle 9.1		Ionenkonzentrationen
Ion	**Konzentration extrazellulär**	**Konzentration intrazellulär**
Natrium (Na$^+$)	143 mmol/l	12 mmol/l
Kalium (K$^+$)	4 mmol/l	155 mmol/l
Chlorid (Cl$^-$)	103 mmol/l	3,8 mmol/l
Calcium (Ca^{2+})	2,4 mmol/l	0,00012 mmol/l
Bicarbonat (HCO$_3^-$)	25 mmol/l	8 mmol/l

9.1 – 3/97.1   **Antwort: B**

☞ Lernkasten 9.2: „Ursache von Ödemen".

Kommt es zu pathologischen Flüssigkeitsansammlungen im Gewebe, entstehen Ödeme. Ursachen dafür können u.a. sein:

▶ Anstieg des Blutdrucks in den venösen Teilen der Kapillaren z. B. bei venösem Rückstau (E ist richtig)

▶ Abfall des onkotischen Druckes durch verminderte Proteinkonzentration im Plasma z. B. durch Proteinurie (B ist falsch, D ist richtig)

▶ Anstieg der Proteindurchlässigkeit der Kapillaren (A ist richtig)

▶ Gestörter Lymphabfluss z.B bei Verödung von Lymphgefäßen (C ist richtig).

9.1 – 3/97.2   Antwort: C

☞ Lernkasten 9.1: „Kolloidosmotischer und hydrostatischer Druck".
Der effektive Filtrationsdruck P_{eff} ergibt sich aus der Differenz der hydrostatischen Drücke ΔP und der kolloidosmotischen Drücke $\Delta\pi$ zwischen Kapillarinnerem und interstitieller Flüssigkeit:

$$P_{eff} = \Delta P - \Delta\pi \cdot \sigma =$$

$$= (P_{Kapillare} - P_{Interstitielle\ Flüssigkeit}) - (\pi_{Kapillare} - \pi_{Interstitielle\ Flüssigkeit}) \cdot \sigma$$

Wird der interstitielle hydrostatische Druck oder der intravasale onkotische Druck erhöht, nimmt der effektive Filtrationsdruck im venösen Teil der Kapillare ab, d.h. der effektive Filtrationsdruck von außen nach innen nimmt zu, so daß die Einwärtsfiltration zunimmt (2, 3 sind richtig). Eine Erhöhung des intravasalen hydrostatischen Drucks oder des interstitiellen onkotischen Drucks steigern den effektiven Filtrationsdruck und damit die Auswärtsfiltration (1,4 sind falsch).

9.1 – 3/96.1   Antwort: C

90% der Elektrolyte des Extrazellularraumes (EZR) sind Na^+-Salze (NaCl, $NaHCO_3^-$), die daher auch hauptsächlich für den osmotischen Druck in der extrazellulären Flüssigkeit und damit für das Volumen des EZR verantwortlich sind. Bei ausgeprägtem Kochsalz (NaCl)-Mangel ist die Extrazellularflüssigkeit hypoton, sie hat also eine niedrigere Osmolarität als das Plasma. Folge ist der Wassereinstrom in die Zellen höherer Osmolarität, die daraufhin anschwellen. Dadurch ist das extrazelluläre Volumen, also das Plasmavolumen vermindert (Hämokonzentration) und das intrazelluläre Volumen nimmt zu (A, B sind falsch, C ist richtig). Es entsteht eine hypotone Dehydratation. Dieser Zustand kann z. B. entstehen, wenn nach starkem Schwitzen (Na^+-Verlust) Na^+-armes Wasser getrunken wird.
Nachfolgend eine kurze Übersicht über die verschiedenen Volumen- und Konzentrationsänderungen im Intra- und Extrazellularraum:

Tabelle 9.2			Regulation des Wasser- und Elektrolythaushaltes	
	Extrazellulär		**Intrazellulär**	
	osmotische Konzentration	Volumen	osmotische Konzentration	Volumen
Hypertone Dehydratation H_2O-Mangel: Schwitzen, Durst	↑	↓	↓	↓
Hypotone Dehydratation NaCl-Mangel: Schwitzen	↓	↓	↑	↑
Hypertone Hyperhydratation H_2O-Überschuß	↓	↑	↓	↑
Hypotone Hyperhydratation H_2O-Mangel	↑	↑	↓	↓

Isotone Hyper- oder Dehydratationen beeinflussen nur das Volumen von Intra- und Extrazellularraum, nicht jedoch die osmotische Konzentration intra- und extrazellulär.

zu (D)   **Merke: Aldosteron** ist ein Mineralcorticoid, das in der Nebennierenrinde produziert wird.
Wirkungen: Na^+-Resorption und K^+-Sekretion im distalen Tubulus der Niere. Durch die Na^+-Resorption wird sekundär auch Wasser resorbiert und somit das Extrazellularvolumen erhöht.
Aldosteron wird vermehrt freigesetzt bei:
  ▶ Verminderung des Blutvolumens
  ▶ Hyponatriämie und Hyperkaliämie, bei Kochsalzmangel ist die Aldosteronausschüttung daher eher erhöht
  ▶ Angiotensin II bewirkt eine vermehrte Aldosteronfreisetzung bei Abfall des Plasmavolumens oder eingeschränkter Nierendurchblutung
  ▶ ACTH wirkt stimulierend auf die Aldosteronsynthese.

zu (E)   Der **zentrale Venendruck (ZVD)** ist der mittlere Druck im rechten Vorhof (3 – 7 cmH_2O). Er ist abhängig vom Blutvolumen. So ist er bei Herzinsuffizienz erhöht, da sich Blut vor dem rechten Herzen staut. Ebenso ist er erhöht bei gesteigertem Blutvolumen (Infusionen). Bei Kochsalzmangel ist das Volumen des EZR vermindert, der zentrale Venendruck ist erniedrigt, E ist falsch.

Lernkasten 9.1   **Kolloidosmotischer und hydrostatischer Druck**

Für die Entstehung von interstitiellen Ödemen ist das Zusammenspiel von **kolloidosmotischem Druck** in den Kapillaren π_{Kap} und **hydrostatischem Druck** in den Kapillaren P_{Kap} entscheidend.
Der kolloidosmotische Druck beträgt etwa 25 mmHg (= 3,3 kPa). Er ist abhängig von der Zahl der osmotisch wirksamen Teilchen (z. B. Eiweißmoleküle). Die korpuskulären Bestandteile des Blutes haben keinen Einfluß auf ihn. Ursache ist das Bestreben kolloidal gelöster Plasmaproteine, sich mit Wasser zu umgeben. Dadurch bildet sich eine Hydrathülle um die Plasmaproteine.
60% der Plasmaproteine werden vom relativ kleinen Albumin (MG 69 000) gestellt. Die größeren Globuline (MG 44 000 – 20 000 000) machen 40% aus. Da es beim osmotischen Druck auf die Teilchenzahl ankommt, ist das Albumin wegen seiner relativ hohen Konzentration bei kleinem Molekulargewicht für ungefähr 80% des kolloidosmotischen Druckes verantwortlich. Die Globuline verursachen 20% des Druckes.
Der kolloidosmotische Druck im Gefäßnetz wirkt dem hydrostatischen Druck entgegen. Übersteigt der hydrostatische Druck im Gefäß den kolloidosmotischen Druck, so kommt es zur Abpressung von Flüssigkeit in den interstitiellen Raum (**Filtration**), ist umgekehrt der kolloidosmotische Druck größer als der hydrostatische Druck, so wird Flüssigkeit aus dem interstitiellen Raum in das Gefäß zurückresorbiert (**Reabsorption**). So kommt es im arteriellen Schenkel des Gefäßnetzes aufgrund des hydrostatischen Druckes zu einer Abpressung von Flüssigkeit in den interstitiellen Raum. Im venösen Schenkel strömt der Hauptteil der Flüssigkeit aus dem interstitiellen Raum in das venöse Gefäß zurück, so daß die zuvor im arteriellen Schenkel abgepreßte Flüssigkeit wieder in das Gefäßnetz gelangt.
Der kolloidosmotische Druck im Interstitium π_{IF} und hydrostatische Druck im Interstitium P_{IF} sind vernachlässigbar klein.

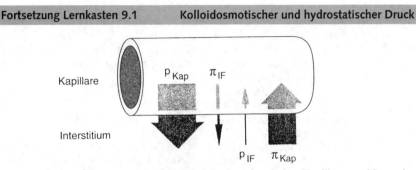

Abb. 9.1. Treibende Kräfte für den Flüssigkeitsaustausch zwischen Kapillaren und Interstitium (p = hydrostatischer Druck, p = Kolloidosmotischer Druck, Kap = Kapillarinneres, IF = interstitielle Flüssigkeit) (aus P. Deetjen, E.-J. Speckmann: Physiologie, U&S, 2. Aufl., 1994, S. 333, Abb. 8.29)

Lernkasten 9.2: **Ursache von Ödemen**

Ein **Ödem** ist die vermehrte Flüssigkeitsansammlung im Intrazellularraum oder im Interstitium. Es entsteht durch die **Verlagerung von Plasmawasser ins Interstitium.**
Ödeme aufgrund eines erniedrigten kolloidosmotischen Druckes in den Gefäßen:
▶ Proteinverluste über die Niere
  (z. B. nephrotisches Syndrom)
▶ Verminderte Proteinproduktion
  (z. B. Leberzirrhose, Unterernährung)
▶ Erhöhte Proteindurchlässigkeit der Kapillaren
  (z. B. anaphylaktischer Schock)
Ödeme aufgrund eines erhöhten hydrostatischen Druckes in den Gefäßen:
▶ erhöhter Druck im venösen Kapillarschenkel
  (z. B. Herzinsuffizienz)
▶ Venöse Abflußstörung
  (z. B. Thrombose)
▶ Lymphatische Abflußstörung
  (z. B. Tumor, Infektion, Fehlanlage)

9.1 – 3/96.2 **Antwort: A**

☞ Lernkasten 9.1: „Kolloidosmotischer und hydrostatischer Druck" und 9.2 „Ursache von Ödemen"
Eine niedrige Proteinkonzentration im Plasma begünstigt die Ödembildung.
zu (B) Ist der zentralvenöse Druck erhöht, so weist dies auf ein erhöhtes Blutvolumen hin. Der hydrostatische Druck im Gefäßsystem ist erhöht, was eine Ödembildung fördert.
zu (C) Histamin wird aus den Granula der Mastzellen freigesetzt. Es erhöht die Gefäßpermeabilität und damit den Austritt von Flüssigkeit aus den Gefäßen. So kommt es zu interstitiellen Ödemen.

zu (D) Durch Blockierung des Lymphabflusses kann es zur Erhöhung des hydrostatischen Druckes kommen und eine interstitielle Ödembildung begünstigt werden.

zu (E) Wandert Albumin aufgrund einer erhöhten Kapillardurchlässigkeit in den interstitiellen Raum, kommt es zur Erhöhung des kolloidosmotischen Druckes im interstitiellen Raum und zur Verminderung in den Gefäßen. Dieser Vorgang fördert die interstitielle Ödembildung.

9.1 – 8/95.1   Antwort: C

☞ Lernkasten 9.1: „Kolloidosmotischer und hydrostatischer Druck".
Hauptverantwortlich für die Erzeugung des kolloidosmotischen Druckes ist das Albumin, sein Anteil am KOD beträgt 25 mmHg (1 ist falsch). Der KOD ist unabhängig von der Zellkonzentration (2 ist falsch).

9.1 – 8/93.1   Antwort: E

Wird Meerwasser mit einem NaCl-Gehalt von 30 g/l getrunken, so kann es zunächst zu einer hypertonen Hyperhydratation kommen, die sich aber bald in eine hypertone Dehydratation umwandelt. Ursache ist die höhere NaCl-Konzentration von Meerwasser als die maximal über den Urin ausscheidbare NaCl-Konzentration. Der Körper muß damit das überschüssige NaCl unter Verbrauch von Körperwasser ausscheiden.

9.1 – 8/92.1   Antwort: B

zu (1), (2) Ursachen einer erhöhten K$^+$-Konzentration im Plasma können sein:
- ▶ Verminderte renale Ausscheidung
- ▶ K$^+$-Übertritt aus dem IZR, wie bei einer metabolischen Azidose
- ▶ Ausgeprägter Katabolismus, wie bei schwerer körperlicher Arbeit
- ▶ Massive parenterale K$^+$-Zufuhr (Infusionsfehler)
- ▶ Hormonale Regulationsstörungen bei primärer oder sekundärer Nebenniereninsuffizienz (z. B. Morbus Addison).

zu (3) Die verstärkte Sekretion von Aldosteron beim Hyperaldosteronismus (Conn-Syndrom) führt zur Hypernatriämie, Hypokaliämie, Hypomagnesiämie und zur Alkalose, 3 ist falsch.

zu (4) Durch Insulin wird die K$^+$-Aufnahme in die Zellen gefördert. Dadurch sinkt die K$^+$-Konzentration im Plasma, 4 ist falsch.

9.1 – 8/91.1   **Antwort: E**

> **Merke: ADH** (Adiuretin, antidiuretisches Hormon) wird zusammen mit Oxytocin im Nucleus supraopticus und Nucleus paraventricularis gebildet und von dort mittels axonalem Transport in den Hypophysenhinterlappen befördert. Ein adäquater Reiz für die ADH-Freisetzung ist ein Anstieg der osmotischen Konzentration im Bereich des Hypothalamus (> 300 mosm/kg H2O), der über spezielle Osmorezeptoren gemessen wird. Bei Zunahme des osmotischen Druckes und bei Wassermangel wird so ADH ausgeschüttet.
> ADH führt zu einer Steigerung der Permeabilität für Wasser im distalen Tubulus und im Sammelrohr, so daß die Diurese reduziert wird. Ist die ADH-Ausschüttung vermindert, wird vermehrt Wasser ausgeschieden und es kommt zur **Diurese**.

Diabetes insipidus, längerfristige Hyperpnoe (Wasserverluste über die Lunge), hohe Umgebungstemperatur und osmotische Diurese führen zur hypertonen Dehydratation, da hypotone Flüssigkeit abgegeben wird.

9.1 – 8/91.2   **Antwort: E**

Der Wassergehalt ist im Fettgewebe mit 10% am niedrigsten. Der Wassergehalt von Leber, Lunge, Skelettmuskel und Gehirn liegt im Bereich von 70 – 80%.

9.1 – 8/90.1   **Antwort: D**

Durch die Zunahme des intravasalen Volumens mit Absinken der Hämoglobinkonzentration und Hämatokrit bei Infusion von 2 l isotoner Kochsalzlösung steigt das Herzzeitvolumen. Bei Patienten mit latenter Herzinsuffizienz droht bei solchen Infusionsvolumina ein Lungenödem, da sich das Blut vor dem rechten Herz in die Lunge staut.

zu (A) Die Gefahr eines Hirnödems besteht bei einer hypotonen Hyperhydratation.

zu (B) Die ADH-Ausschüttung sinkt, damit vermehrt Flüssigkeit über die Niere ausgeschieden werden kann.

zu (C) Das Extrazellularvolumen vergrößert sich.

zu (E) Bei Zunahme des intravasalen Volumens nimmt der Blutdruck zunächst zu, reflektorisch wird allerdings über den N. vagus die Herzaktion vermindert und durch eine Hemmung der sympathischen Gefäßinnervation der periphere Widerstand gesenkt.

9.1 – 8/87.1   Antwort: E

Da sich schweres Wasser (D_2O) gleichmäßig im gesamten Körperwasser verteilt, ist es durch Bestimmung seiner Konzentration nach Gabe einer definierten Menge D_2O möglich, den Gesamtkörperwasserraum zu bestimmen. Wenn 100 g appliziertes D_2O nach 2 Stunden in einer Konzentration von 2 g/l im Blut vorliegt, muß das Gesamtkörperwasser 50 l betragen.

9.1 – 3/87.1   Antwort: B

☞ Lernkasten 9.1: „Kolloidosmotischer und hydrostatischer Druck"
Sinkt die Albuminkonzentration im Plasma, gelangt Wasser aus den Blutgefäßen ins Interstitium mit Ausbildung eines interstitiellen Ödems. Globuline sind nur zu 20% am KOD beteiligt, Erythrozyten leisten keinen Beitrag zum KOD, somit sind (1) und (2) falsch.

9.1 – 3/87.2   Antwort: B

Harnstoff kann aufgrund seiner Lipidlöslichkeit wesentlich besser die Zellmembran passieren als Na^+. Dadurch sinkt die durch die hypertone Harnstofflösung bedingte erhöhte Osmolarität des Blutes bald wieder ab.
Da NaCl die Zellwand nur schlecht passieren kann, führt eine hypertone Kochsalzlösung zu einem erhöhten osmotischen Druck im Blut, der eine Schrumpfung der Zellen bewirkt. Der erhöhte osmotische Druck stellt den adäquaten Reiz für die Osmorezeptoren im Hypothalamus dar über deren Aktivierung ein Durstgefühl ausgelöst wird.

zu (A) Nicht die Affinität einer bestimmten Substanz zu den Osmorezeptoren (Durstrezeptoren) im Hypothalamus, sondern die Gesamtosmolarität des Blutes stellt den adäquaten Reiz für die Osmorezeptoren dar.

zu (C) Entscheidend für die Permeabilität einer Substanz durch die Zellmembran ist häufig weniger die Größe eines Moleküls als vielmehr die Polarität, da die Zellmembran aus Lipiden aufgebaut ist, in denen sich unpolare Substanzen besser lösen.

zu (D) Die Clearance von Na^+ liegt bei 1 ml/min, die von Harnstoff bei 68 ml/min. Diese Werte sind jedoch nicht konstant. Die Harnstoffclearance nimmt mit steigender Diurese zu, die Na^+-Clearance steigt mit zunehmender extrazellulärer Na^+-Konzentration bzw. zunehmendem Extrazellularvolumen. Diese unterschiedlichen Clearance-Werte sind jedoch nicht der Grund für das unterschiedliche Durstverhalten nach Gabe von Kochsalz- bzw. Harnstofflösung.

zu (E) Die Osmolarität und nicht das Wasserbindungsvermögen der Ionen führt zur Verlagerung von Wasser aus dem Intra- in den Extrazellularraum.

9.1 – 3/86.1   **Antwort: A**

☞ Tabelle 9.2: „Regulation des Wasser- und Elektrolythaushaltes".

Wird dem Körper mehr Na^+ als Wasser zugeführt, so steigt der osmotische Druck im Extrazellularraum an. Als Folge fließt intrazelluläre Flüssigkeit in den Extrazellularraum, bis der osmotische Druck in beiden Kompartimenten wieder gleich ist. Dabei verkleinert sich der Intrazellulärraum (zelluläre Exsikkose). Der Extrazellularraum vergrößert sich. Dieses Phänomen tritt z. B. nach Trinken von Meerwasser auf (Schiffbrüchige).

zu (B) Bei der isotonen Hyperhydratation beobachtet man eine Vergrößerung des Extrazellularraumes. Da sich die Osmolarität nicht ändert, verändert sich auch das Intrazellularvolumen nicht.

zu (C) Bei der hypotonen Hyperhydratation (Wasservergiftung) vergrößert sich aufgrund der verminderten Osmolarität im Extrazellularraum sowohl das Extra- als auch das Intrazellularvolumen.

zu (D) Bei der auch als Durstexsikkose bezeichneten hypotonen Dehydratation kommt es zunächst zu Flüssigkeitsverlusten im Extrazellularraum. Aufgrund der zunehmenden Osmolarität im Extrazellularraum strömt Wasser aus dem Intra- in den Extrazellularraum und das Intrazellularvolumen nimmt ab. Wird dem Extrazellularraum mehr Na^+ als Wasser entzogen, so kommt es durch die unterschiedlichen osmotischen Druckverhältnisse zum Einstrom von Flüssigkeit aus dem Extra- in den Intrazellularraum.

zu (E) Auch bei einer hypotonischen Dehydratation infolge gestörter Wasserrückresorption in den Nieren beobachtet man eine Abnahme des extrazellulären Flüssigkeitsvolumens.

9.1 – 8/86.2   **Antwort: C**

☞ Lernkasten 9.1: „Hydrostatischer und kolloidosmotischer Druck"

Das Filtervolumen V in den Kapillaren hängt vom hydrostatischen Druck in den Kapillaren P_{Kap}, dem hydrostatischen Druck im Interstitium P_{IF}, dem kolloidosmotischen Druck in den Kapillaren π_{Kap}, dem kolloidosmotischen Druck im Interstitium π_{IF} und dem Filtrationskoeffizienten k ab:

$$V = k \cdot (P_{Kap} + \pi_{IF} - P_{IF} - \pi_{Kap})$$

zu (C) Niedermolekulare Substanzen und Elektrolyte sind an der Entstehung des kolloidosmotischen Druckes nur unwesentlich beteiligt, da sie die Kapillarmembran passieren können.

9.2 Niere

Aufgaben der Niere sind die Regulation des Wasser-, Elektrolyt- und Säure-Basen-Haushaltes sowie die Ausscheidung von Stoffwechselendprodukten und Fremdstoffen.

Daneben ist die Niere an der Produktion verschiedener Hormone und Enzyme wie Renin, Erythropoetin und Calcitriol beteiligt.

Lernkasten 9.3   **Bau und Funktion der Niere**

Um ihre vielfältigen Aufgaben erfüllen zu können, besteht die Niere aus einem komplexen Bausystem mit verschiedenen, spezialisierten Zelltypen. Eine Funktionseinheit der Niere wird **Nephron** genannt. Dort erfolgen an unterschiedlichen Stellen die Filtration des Blutes, Resorption, Sekretion und schließlich Exkretion des Endharns:

1. Im **Glomerulum** erfolgt die Abfiltration des Primärharns aus dem Blut, das über das Vas afferens zugeführt wird. Der Primärharn enthält alle Plasmabestandteile, die ein Molekulargewicht kleiner 5 – 10 kD besitzen. Vom Glomerulum gelangt er in das **Tubulussystem**.

2. Bereits im **proximalen Tubulus** werden durch aktive Transportmechanismen Substanzen (z. B. Aminosäuren, HCO_3^-, Glucose, Phosphat) rückresorbiert. Ebenfalls beginnt hier die Resorption von Ionen und damit eng gekoppelt auch die passive Resorption z. B. von Wasser, Cl^-. Außerdem findet eine transzelluläre Sekretion von Stoffwechselprodukten und körperfremden Substanzen statt. Im proximalen Tubulus werden insgesamt etwa 70% des Primärharnvolumens rückresorbiert.

3. Die **Henle´sche Schleife** dient mit Hilfe des Gegenstromprinzips der Harnkonzentrierung.

4. Im **distalen Tubulus** erfolgt eine weitere Na^+- und Cl^--Resorption. Die Osmolalität des Harns bleibt jedoch wegen der Sekretion von u. a. NH_3 und K^+ weiterhin gleich (leicht hypoton).

5. In den **Sammelrohren** wird der Urin unter Einfluß von ADH bei der Passage durch das hypertone Nierenmark zunehmend konzentriert. Gegenüber dem Plasma ist eine maximal 4,5fache Konzentrierung möglich. Der Endharn (0,7-1,5 l/d) gelangt über die Nierenpapillen ins Nierenbecken.

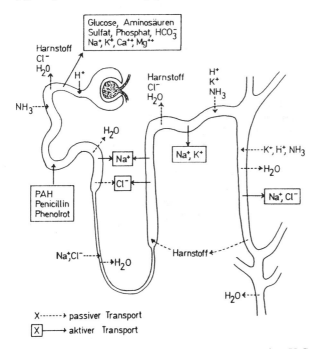

Abb. 9.2 Aufbau der Niere mit verschiedenen Transportvorgängen (aus U. Gresser, D. Lüftner, M. Adjan: Physiologie, Mediscript-Verlag, 3. Aufl., S. 160, Abb. 9.11)

9.2 – 3/97.1

Antwort: B

☞ Lernkasten 9.3: „Bau und Funktion der Niere"

Unter **Antidiurese** versteht man die Harnkonzentrierung durch Hemmung der Wasserausscheidung.

Diese Harnkonzentrierung wird durch das Gegenstromsystem im **Nierenmark** ermöglicht: Das Interstitium des Nierenmarks wird dabei papillenwärts zunehmend hyperton, so daß der Harn in den Sammelrohren sich bei Anwesenheit von ADH durch Wasseraustritt der Osmolarität des umgebenden Interstitiums angleicht. Im Endharn im Nierenbecken ist die Osmolarität des Interstitiums etwa 4,5fach so hoch (ca. 1200 mosmol/kg) wie die des Blutplasmas (ca. 200 mosmol/kg) (B ist richtig).

In den **Kapselraum** zwischen Bowmann'scher Kapsel und Glomerulus wird der plasmaisotone Primärharn abfiltriert (C ist falsch). Entlang des nachfolgenden **proximalen Tubulus** bleibt der Harn unverändert isoton, da der Resorption von Na^+, Cl^-, HCO_3^- u.a. Wasser nachfolgt (A ist falsch). Im absteigenden Teil der **Henle´schen Schleife** wird der Harn hyperton. Im aufsteigenden, dicken Schenkel kann das Wasser dagegen dem aktiven Transport von NaCl nicht nachfolgen, so daß der Harn hypoton wird. Bei Antidiurese wird durch ADH der Harn im distalen Tubulus wieder isoton, da ein osmotischer Ausgleich mit dem isotonen Interstitium der Nierenrinde stattfindet (D, E sind falsch).

9.2 – 3/97.2

Antwort: D

zu (1) **Glucose** wird unter normalen Bedingungen vollständig im proximalen Tubulus resorbiert. Dies erfolgt über einen sekundär-aktiven Cotransport mit Na^+. Der Carrier hierfür liegt in der Bürstensaummembran. Er transportiert Glucose gegen einen Konzentrationsgradienten, der gleichzeitig auch Na^+ mit seinem Konzentrationsgradienten in die Zelle schafft. Der Na^+-Konzentrationsgradient wird durch eine primär-aktive Na^+-K^+-ATPase unter Energieverbrauch erzeugt.

zu (2) **Neutrale und saure Aminosäuren** wie z. B. Glutamat werden wie Glucose über einen sekundär-aktiven Cotransport mit Glucose in die proximale Tubuluszelle aufgenommen.

zu (3) Die **Rückresorption von Na^+** wird durch Aldosteron im distalen Tubulus und in den Sammelrohren erhöht.

zu (4) Calcitonin senkt den **Ca^{2+}-Spiegel** im Blut. Dies geschieht über eine verlangsamte Osteolyse, vermehrten Einbau von Ca^{2+} in die Knochen und eine verminderte Ca^{2+}-Resorption in den Darm.

zu (5) **Freie Fettsäuren** sind im Blut an Albumin gebunden und können den glomerulären Filter aufgrund ihrer Molekülgröße sowie der negativen Ladung des Albumins kaum passieren. Eine Rückresorption ist damit nicht erforderlich.

Lernkasten 9.4　　　　　　　**Regulation des Säure-Basen-Haushaltes**

Neben der Lunge übt die Niere wichtige Funktionen bei der Regulation des Säure-Basen-Haushaltes aus. Über den Urin kann die Ausscheidung von H^+ verändert werden. Sie ist abhängig vom jeweiligen Säure-Basen-Status des Organismus. So steigt die H^+-Ausscheidung bei Azidose und sinkt bei Alkalose.
Dies geschieht über folgende Mechanismen:

1.　Sowohl im proximalen als auch im distalen Tubulus und im Sammelrohr wird H^+ im Austausch gegen Na^+ an der luminalen Membran ins Tubuluslumen sezerniert. Dieses Austauschsystem wird durch eine **intrazelluläre Azidose** aktiviert. Im Tubuluslumen gehen die H^+-Ionen auf HCO_3^--Fang:

$$H^+ + HCO_3^- \rightleftharpoons HCO_3^- \rightleftharpoons CO_2 + H_2O$$

Das entstehende CO_2 diffundiert zurück in die Tubuluszelle und reagiert dort mit H_2O zu H_2CO_3 und weiter zu H^+ und HCO_3^-. Folgende Reaktion läuft unter Beschleunigung des membranständigen Enzyms Carboanhydrase in der Tubuluszelle ab:

$$CO_2 + H_2O \overset{\text{CA}}{\rightleftharpoons} H_2CO_3 \rightleftharpoons H^+ + HCO_3^-$$

Die so entstandenen HCO_3^--Ionen werden ins Blut abgegeben und können dort den pH-Wert beeinflussen.
Bei einer Azidose wird entsprechend viel H^+ gegen Na^+ ausgetauscht, was die Resorption von HCO_3^- ins Blut fördert und so eine Azidose kompensieren kann. Bei schwerer Azidose können Harn-pH-Werte von 4,4 erreicht werden.
Bei einer **Alkalose** sinkt die H^+-Sekretion, so daß HCO_3^- vermehrt im Urin erscheint.

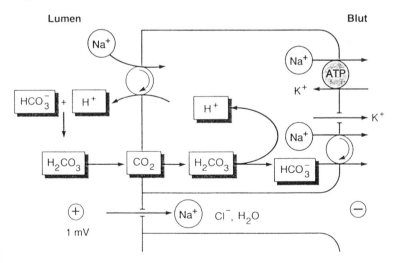

Abb. 9.3 Mechanismus des Na^+- und HCO_3^--Transports im proximalen Tubulus (aus P. Deetjen, E.-J. Speckmann: Physiologie, U&S, 2. Aufl., 1994, S. 371, Abb. 9.12b, oben)

Fortsetzung Lernkasten 9.4	Regulation des Säure-Basen-Haushaltes

2. Ein kleinerer Teil H^+ wird mit Hilfe von Nichtbicarbonatpuffern wie dem Phosphat mit dem Urin ausgeschieden.

$$HPO_4^{2-} + H^+ \rightleftharpoons H_2PO_4^-$$

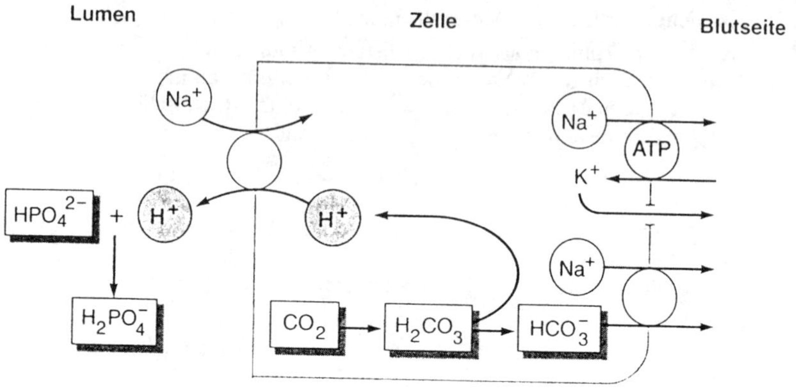

Abb. 9.4 Mechanismus der Protonensekretion mit Hilfe von Phosphatpuffern (aus P. Deetjen, E.-J. Speckmann: Physiologie, U&S, 2. Aufl., 1994, S. 384, Abb. 9.18a)

3. In den Tubuluszellen der Niere wird aus Glutamin mittels der Glutaminase Glutamt und Ammoniak (NH_3) gebildet. NH_3 wandert passiv, da es lipidlöslich und elektroneutral ist, aus der Tubuluszelle ins Tubuluslumen, wo folgende Reaktion abläuft:

$$NH_3 + H^+ \rightleftharpoons NH_4^+$$

Bei niedrigem pH-Wert ist die Niere so in der Lage, H^+-Ionen als Ammoniumionen (NH_4^+) auszuscheiden. Mit Hilfe dieses Mechanismus werden etwa 30 mmol H^+ pH-neutral ausgeschieden.
Im Bedarfsfall kann die NH_4^+-Ausscheidung auf das 10fache gesteigert werden.

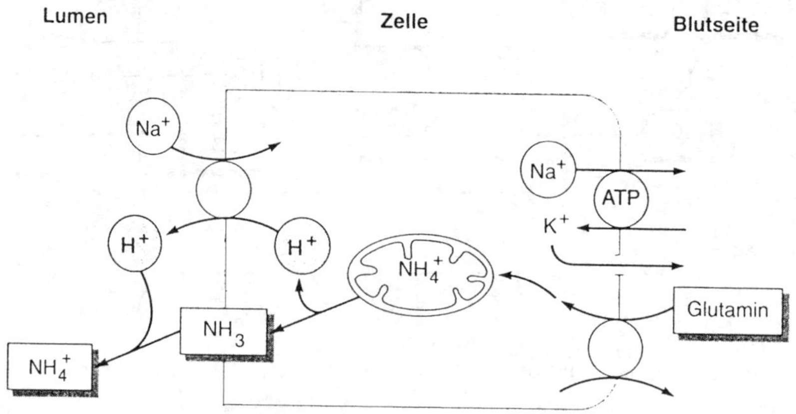

Abb. 9.5 Mechanismus der Ammoniumausscheidung (aus P. Deetjen, E.-J. Speckmann: Physiologie, U&S, 2. Aufl., 1994, S. 384, Abb. 9.18b)

9.2 – 3/97.3   **Antwort: A**

zu (A) Na^+ wird im Glomerulus frei filtriert. Vom filtrierten Na^+ werden mehr als 99% wieder aus dem Tubulus resorbiert und weniger als 1% ausgeschieden. Sinkt die glomeruläre Filtratonsrate auf 10% der Norm, erscheint lediglich $^1/_{10}$ der normalen Menge an Na^+ im Filtrat. Hiervon wird jedoch nach wie vor der größte Teil rückresorbiert.

zu (B) Aldosteron fördert die Na^+-Resorption im distalen Tubulus und Sammelrohr der Niere. Bei einer verminderten Aldosteronausschüttung kann es folglich nicht zu einer Na^+-Retention im Körper kommen.

zu (C) Die K^+-Sekretion ist bei einer erhöhten Na^+-Resorption gesteigert. Eine vermehrte Na^+-Resorption ist somit meistens mit einer erhöhten K^+-Sekretion (Hypokaliämie) verbunden.

zu (D) Mit Hilfe der Carboanhydrase (CA) wird zur Regulation des Säure-Basen-Haushaltes aus Wasser und Kohlendioxid Kohlensäure gebildet:

$$CO_2 + H_2O \; \underset{\overline{}}{\overset{\boxed{CA}}{\rightleftharpoons}} \; H_2CO_3 \; \rightleftharpoons \; H^+ + HCO_3^-$$

H^+ wird im Austausch gegen Na^+ ins Tubuluslumen sezerniert. Wird die Carboanhydrase gehemmt, wird renal vermehrt Na^+ ausgeschieden.

zu (E) Bei Durchfall, Erbrechen und Schwitzen kommt es zum Na^+-Verlust, nicht zu einer Na^+-Retention.

9.2 – 3/97.4   **Antwort: A**

☞ Lernkasten 9.4: „Regulation des Säure-Basen-Haushaltes"

zu (A), (E) Aus Glutamin wird Glutamat und Ammoniak (NH_3) gebildet. NH_3 diffundiert in das Tubuluslumen und bindet dort H^+, so daß Ammonium (NH_4^+) entsteht. NH_4^+ wird über die Niere als Ammoniumchlorid ausgeschieden.

zu (B) Mengenmäßig ist das wichtigste stickstoffhaltige Ausscheidungsprodukt Harnstoff. Er wird in der Leber aus NH_3 und HCO_3^- gebildet und über die Nieren mit dem Urin ausgeschieden. Täglich werden etwa 20–35 g (=330–580 mmol) ausgeschieden. Die tägliche Ausscheidung von NH_4^+ bzw. NH_3 beträgt etwa 20–50 mmol.

zu (C) Harnsäure ist das Endprodukt des Purinabbaus beim Menschen. Seine Ausscheidung über die Nieren beträgt abhängig von der Nahrungsaufnahme 350–2000 mg. Die renal ausgeschiedenen NH_4^+-Ionen stehen in keinem Zusammenhang mit der Harnsäuresynthese.

zu (D) Zu den titrierbaren Säuren zählen Phosphat (ca. 80%), Harnsäure (ca. 20%), Citrat und Sulfat. Diese Säuren heißen titrierbar, da ihre Menge durch Rücktitrieren mit NaOH bis zum Blut-pH-Wert von 7,4 bestimmt werden kann. NH_4^+ gehört nicht zu den titrierbaren Säuren.

9.2 – 3/97.5 Antwort: D

Glucose wird mit dem Urin ausgeschieden, wenn die Glucosekonzentration im Plasma einen **Schwellenwert von 10 mmol/l** überschreitet. Dann ist das Na^+-Glucose-Transportsystem in der Niere gesättigt. Dies ist z. B. bei einem Diabetes mellitus der Fall, bei dem aufgrund von Insulinmangel Hyperglykämien auftreten (3 ist richtig). Ebenfalls tritt eine Glucoseausscheidung auf, wenn der Na^+-Glucose-Carrier im Nierentubulus geschädigt ist (2 ist richtig).

Ein Diabetes insipidus entsteht bei ADH-Mangel oder bei fehlenden ADH-Rezeptoren in der Niere. ADH steigert die Wasserresorption in den distalen Tubuli und den Sammelrohren der Niere. Bei einem Diabetes insipidus wird daher vermehrt Wasser ausgeschieden (1 ist falsch).

9.2 – 3/97.6 Antwort: D

☞ Lernkasten 9.9: „Hormone/Enzyme der Niere"

zu (1) **Calcitriol** ($1,25(OH)_2$-Cholecalciferol, Vitamin D) wird in mehreren Organen synthetisiert: In der Haut entsteht aus 7-Dehydrocholesterin durch UV-Bestrahlung Cholecalciferol. Dieses wird in der Leber zu 25-OH-Cholecalciferol umgewandelt. Das wirksame Calcitriol wird dann in der Niere aus 25-OH-Cholecalciferol gebildet.

zu (2) **Renin** wird in spezialisierten Muskelzellen des Vas afferens des juxtaglomerulären Apparates der Niere gebildet.

zu (3) **Erythropoetin** wird beim Erwachsenen zu 90% in den Nieren gebildet. Die Leber als Produktionsort ist nur während der Fetalzeit von Bedeutung.

zu (4) **ADH** wird in Neuronen des Hypothalamus gebildet und von dort durch axoplasmatischen Transport zum Hypophysenhinterlappen transportiert.

9.2 – 8/96.1 Antwort: D

☞ Lernkasten 9.3: „Regulation des Säure-Basen-Haushaltes"

zu (D) Im proximalen Tubulus läuft die Na^+-Resorption isoosmotisch, d.h. Na^+ und Wasser werden im gleichen Umfang resorbiert. Wasser folgt osmotisch den gelösten Teilchen. Bei diesem osmotischen Wasserfluß treibt nun das Wasser selbst wieder Na^+ mit sich (**solvent drag**). Aus diesem Grund ist die resorbierte Na^+-Menge im proximalen Tubulus auch nicht unabhängig von der glomerulären Filtrationsrate.

9.2 – 8/96.2 Antwort: D

☞ Lernkasten 9.3: „Regulation des Säure-Basen-Haushaltes"

zu (A) Eine respiratorische Azidose entsteht häufig in Folge einer Lungenfunktionsstörung mit verminderter Abatmung der sauren CO_2-Valenzen. Die Kompensation der respiratorischen Azidose erfolgt auf renalem Weg. Dabei ist HCO_3^-/CO_2-System nicht mehr wirksam, weil die Ursache der Störung die pCO_2 Erhöhung ist.

Es läuft die folgende Reaktion ab:

$$CO_2 + H_2O \rightleftharpoons H_2CO_3 \rightleftharpoons HCO_3^- + H^+$$

Die anfallenden H^+-Ionen werden dann von den Nicht-Bikarbonatpufferbasen abgepuffert.

zu (B) Die Reaktion von CO_2 und H_2O zu H_2CO_3 wird durch die Carboanhydrase katalysiert. Die Dissoziation von H_2CO_3 in HCO_3^- und H^+ läuft so schnell ab, daß dazu kein eigenes Enzym notwendig ist.

zu (C) Die Summe aller im Blut vorkommenden pufferwirksamen Anionen werden als **Gesamtpufferbasen** bezeichnet. Dazu gehören die Bicarbonatpuffer und die Nicht-HCO_3^--Puffer: Das Phosphatpuffersystem und das Proteinpuffersystem. Die Gesamtkonzentration der Pufferbasen beträgt **48 mmol/l**, wobei das Bicarbonatsystem mit 24 mmol/l den größten Anteil ausmacht.

zu (D) Bei einer metabolischen Azidose wird der pH-Wert respiratorisch kompensiert: HCO_3^- wird in die Erythrozyten aufgenommen und dissoziiert über H_2CO_3 zu CO_2 und H_2O. CO_2 wird abgeatmet.

zu (E) Das Phosphatpuffersystem ist als Puffersystem quantitativ von geringer Bedeutung, da die Phosphationen nur in geringer Konzentration vorliegen.

Lernkasten 9.5   **Clearance**

In den Glomeruli der Nieren werden pro Tag etwa 180 l **Primärharn** (Ultrafiltrat) vom Blut abfiltriert. Dieser Primärharn entspricht in seiner Zusammensetzung in etwa der des Plasmas. Lediglich Makromoleküle mit einem Molekulargewicht größer 5 – 10 kD werden nicht frei filtriert. Die glomeruläre Filtration ist ein druckabhängiger passiver Prozeß.

Auf seinem Weg durch das Tubuluslumen verändert sich der Primärharn dann wesentlich in Menge und Zusammensetzung, so daß schließlich etwa 2 l **Endharn** mit einer sehr unterschiedlichen Ausscheidungsrate für die verschiedenen Substanzen ausgeschieden wird. Dies geschieht über folgende Mechanismen:

▶ Sekretion in das Tubuluslumen
▶ Resorption aus dem Tubuluslumen
▶ Synthese und Abbau im Tubuluslumen

Die **Clearance** ist das Plasmavolumen, das pro Zeiteinheit von einer bestimmten Substanz befreit wird. Sie berechnet sich wie folgt:

$$\text{Clearance} = \frac{V_U \cdot C_U}{C_P} \text{ (in ml/min)}$$

mit V_U = Urinzeitvolumen (ml/min)
$\quad\quad C_U$ = Konzentration der Substanz im Urin
$\quad\quad C_P$ = Konzentration der Substanz im Plasma

Wird eine Substanz glomerulär frei filtriert, tubulär weder resorbiert noch sezerniert und in der Niere nicht synthetisiert noch abgebaut, entspricht die Clearance dieser Substanz der **glomerulären Filtrationsrate GFR**. Diese Bedingungen erfüllt das Polysaccharid **Inulin**, das aus ca. 20 Fructosemolekülen (Molekulargewicht 5000) besteht und im menschlichen Stoffwechsel nicht vorkommt.

Nach der obigen Formel läßt sich die **Inulin-Clearance** berechnen, indem man bei konstanter Inulindauerinfusion die Plasmakonzentration, die in einem bestimmten Zeitraum produzierte Harnmenge und die Inulinkonzentration im Harn mißt. Die Inulin-Clearance von 120 ml/min entspricht dabei der glomerulären Filtrationsrate. Da dieses Verfahren im klinischen Alltag jedoch sehr aufwendig ist, wird in der Klinik die **Kreatinin-Clearance** bestimmt. Kreatinin entsteht im Muskelstoffwechsel und wird aufgrund seines geringen Molekulargewichtes frei filtriert.

Da Kreatinin geringfügig tubulär sezerniert wird, entspricht seine Clearance nicht exakt der glomerulären Filtration.

9.2 – 8/96.3 **Antwort: D**

Ein Medikament mit einer Molekülmasse von 435 wird in den Glomeruluskapillaren frei filtriert. Ab einem Molekulargewicht von etwa 5 – 10 kD ist die Filtrierbarkeit eingeschränkt, Moleküle über 50000 (z. B. Albumin) werden nicht mehr frei filtriert. Der Anteil des Medikaments, der im Plasma in freier Form vorliegt (10 %) wird glomerulär filtriert und weder tubulär sezerniert noch resorbiert. Der an Plasmaproteine gebundene Anteil (90 %) wird aufgrund seines hohen Molekulargewichtes nicht filtriert. Das bedeutet, daß die Clearance des Medikamentes der glomerulären Filtrationsrate entspricht. Da die glomeruläre Filtrationsrate 100 ml/min beträgt und lediglich 10 % des Medikaments filtriert werden, beträgt die renale Clearance 10 ml/min.

Lernkasten 9.6 **Nierendurchblutung**

Die Niere ist eines der bestdurchbluteten Organe des menschlichen Organismus. Ihre Durchblutung beträgt beim Erwachsenen etwa 1,2 l/min. Die renale Durchblutung (**renaler Blutfluß**, **RBF**) kann mit Hilfe des Hämatokrits und des renalen Plasmaflusses (RPF) berechnet werden. Der renale Plasmafluß beträgt entsprechend dem Plasmaanteil des Blutes ca. 0,6 l/min.

Der **renale Plasmafluß** kann mit Hilfe der **PAH-Clearance** gemessen werden. PAH (para-Aminohippursäure) wird glomerulär frei filtriert, im proximalen Tubulus sezerniert und nicht resorbiert, so daß das Nierenvenenblut nach einer einzigen Nierenpassage bis auf ca. 10 % von PAH geklärt ist. Geht man vereinfachend davon aus, daß die Menge an PAH, die mit dem renalen Plasmafluß in die Niere gelangt auch im Urin ausgeschieden wird, gilt:

$$RPF \cdot [PAH]_{Pl} = V_U \cdot [PAH]_U$$

$$RPF = \frac{V_U \cdot [PAH]_U}{[PAH]_{Pl}}$$

mit   RPF   = renaler Plasmafluß
   $[PAH]_{Pl}$ = PAH-Konzentration im Plasma
   $[PAH]_U$ = PAH-Konzentration im Urin
   V_U = Harnzeitvolumen

Mit Hilfe des Hämatokrits kann man den renalen Blutfluß RBF berechnen:

$$RBF = \frac{RPF}{1 - Hkt}$$

Lernkasten 9.7 **Regulation der Nierendurchblutung**

Die Durchblutung der Niere steigt mit dem mittleren Blutdruck bis etwa 80 mmHg linear an. Bei einer weiteren Steigerung des mittleren Blutdrucks bleibt die Nierendurchblutung bis etwa 180 mmHg weitgehend konstant, so daß Blutdruckschwankungen in diesem Bereich die Nierendurchblutung in der Regel nicht verändern. Dies beruht auf einer zunehmenden Erhöhung des renalen Strömungswiderstandes bei Blutdruckanstieg, der auf der **myogenen Autoregulation** der Niere beruht. Daran beteiligt ist der **Bayliss-Effekt**: Zug an glatten Gefäßmuskelzellen löst deren Kontraktion aus. Das hat zur Konsequenz, daß bei intravasaler Druckzunahme durch die Kontraktion der Muskelzellen der Gefäßradius vermindert und der Strömungswiderstand erhöht wird. So wird eine Zunahme der Organdurchblutung verhindert. Durch diese myogene Autoregulation kann die Durchblutung im Bereich von 80 mmHg bis 180 mmHg nahezu konstant gehalten werden.

9.2 – 8/96.4   **Antwort: D**

☞ Lernkasten 9.6: „Nierendurchblutung" und Lernkasten 9.7: „Regulation der Nierendurchblutung".

zu (A) Die glomeruläre Filtrationsrate (GFR) beträgt etwa 120 ml/min, die renale Durchblutung 1,2 l/min.

Lernkasten 9.8	Harnkonzentrierung

Durch das **Gegenstromprinzip** im Bereich der Henle´schen Schleife kann eine hohe Osmolalität im Niereninterstitium aufgebaut werden, die ihrerseits durch Wasserentzug aus den Sammelrohren die Harnkonzentrierung ermöglicht.

Die treibende Kraft für das System ist der aktive Na^+- und Cl^--Transport im dicken aufsteigenden Teil der Henle´schen Schleife. Dieser Schleifenteil ist wasserundurchlässig. Der Harn wird dadurch leicht hypoton, das Interstitium jedoch hyperton. Im Gegensatz dazu ist der absteigende Schenkel wasserpermeabel. Er steht infolgedessen mit der interstitiellen Osmolalität im Gleichgewicht. Der niedrige Gradient „auf gleicher Höhe" zwischen dem auf- und absteigenden Schenkel der Henle´schen Schleife wird so zu einem hohen Gradient aufgebaut (300 – 1100 mosm).

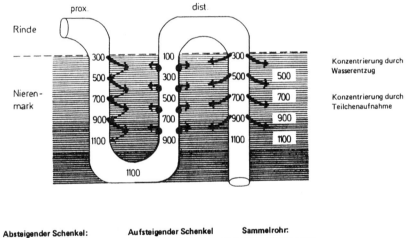

Absteigender Schenkel:
Durch Wasserentzug und Teilchenaufnahme Konzentrierung.

Aufsteigender Schenkel
Durch aktive NaCl-Resorption (bei Wasserundurchlässigkeit) Verdünnung.

Sammelrohr:
Durch Wasserentzug Konzentrierung. ADH beeinflußt Wasserdurchlässigkeit.

Abb. 9.6 Harnkonzentrierung im Gegenstromprinzip (aus U. Gresser, D. Lüftner, M. Adjan: Physiologie, Mediscript-Verlag, 3. Aufl., S. 165, Abb. 9.16)

9.2 – 8/96.5   **Antwort: D**

Die Osmolalität des Primärharns ist mit ca. 290 mosm/kg H_2O plasmaisoton. Der Endurin kann in seiner Osmolalität zwischen 50 (hypoton) und 1200 mosm/kg H_2O (hyperton) schwanken. Bei **Antidiurese** wird ein hypertoner Endurin produziert, bei **Diurese** kann ein hypotoner Endurin produziert werden.

Große Bedeutung für die Antidiurese hat das **ADH**. Es erhöht die Wasserpermeabilität des Sammelrohres und des distalen Tubulus, so daß unter seinem Einfluß Wasser vermehrt resorbiert wird.

Folgende Mechanismen tragen zur **Harnkonzentrierung** bei:

▶ Proximaler Tubulus: $^2/_3$ des Primärharns werden resorbiert. Der Primärharn bleibt jedoch isoton, weil der Na^+-Resorption Wasser im gleichen Umfang osmotisch folgt (1 ist falsch).

▶ Henle´sche Schleife: Im absteigenden Schenkel diffundiert aufgrund der hohen Osmolalität des Nierenmarks Wasser ins Interstitium. Im aufsteigenden Schenkel wird NaCl aktiv ins Interstitium transportiert. Wasser kann nicht passiv folgen (relative Wasserimpermeabilität). Die Henle´sche Schleife verläßt daher ein hypotoner Harn.

▶ Distaler Tubulus, Sammelrohr: Unter ADH-Einfluß erhöht sich die Wasserpermeabilität des Sammelrohres, so daß Wasser ins Interstitium (hypertones Nierenmark) diffundiert. So kann sich bei Antidiurese die Osmolalität des Urins gegenüber der Osmolalität des Plasmas um ein Vielfaches erhöhen. In Abwesenheit von ADH kommt es zur Wasserdiurese, weil die Wasserdurchlässigkeit des distalen Tubulus und des Sammelrohres sehr gering ist, und Wasser vermehrt ausgeschieden wird. In diesem Fall kann die Osmolalität sogar unter die des frühdistalen Tubulus sinken (3 ist richtig). Die Osmolalität des Endurins ist um ein Mehrfaches höher als die des proximalen Tubulus.

9.2 – 8/96.6   **Antwort: A**

Merke: Glucose wird glomerulär frei filtriert. Im proximalen Tubulus wird sie tubulär resorbiert, so daß der Urin nahezu glucosefrei ist. Diese Resorption erfolgt über einen Carrier im sekundär aktiven Cotransport mit Na^+. Der Carrier besitzt eine begrenzte Kapazität, sobald alle Bindungsplätze besetzt sind, kann der Glucosetransport nicht mehr gesteigert werden. Bei normalen Glucosekonzentrationen im Blut von 100 mg/dl ist die maximale Transportkapazität noch nicht erreicht, deshalb wird bei dieser Blutglucosekonzentration keine Glucose renal ausgeschieden. Steigt die Blutglucosekonzentration allerdings über den Schwellenwert von 180 mg/dl (10 mmol/l) an, so kann nicht mehr die gesamte filtrierte Glucose rückresorbiert werden und es kommt zur Glucosurie. Ab einer Blutglucosekonzentration von 350 mg/100 ml steigt die Glucoseausscheidung linear mit der Plasmakonzentration an. Osmotisch gebundenes Wasser wird analog verstärkt ausgeschieden.

zu (A) Diese Kurve zeigt, daß erst ab einer Schwellenkonzentration eine Substanz ausgeschieden wird. Dies entspricht obigem Prinzip.

zu (D) Diese Abbildung zeigt die Ausscheidung von Inulin. Inulin wird glomerulär frei filtriert, dann weder tubulär sezerniert noch resorbiert. Die ausgeschiedene Menge im Harn verhält sich linear zur Plasmakonzentration.

zu (E) Hier wird die Beziehung Plasmakonzentration und ausgeschiedener Menge von einer Substanz gezeigt, die glomerulär frei filtriert wird und zusätzlich tubulär sezerniert. Ein Beispiel dafür wäre die Paraaminohippursäure (PAH).

9.2 – 8/96.7   **Antwort: A**

In der Harnblase werden ab einer Füllung von 150 – 200 ml Flüssigkeit Dehnungsrezeptoren aktiviert, die den **Miktionsreflex** auslösen (3 ist falsch). Somatische Afferenzen ziehen von der Harnblase zu einem eigenen Blasenreflexzentrum im Hirnstamm nahe dem Locus coeruleus in der Pons (Aussage 1 ist richtig). Efferent des-
cendierende Bahnen erreichen das Sacralmark (Höhe: S_2-S_4), von welchem parasympathische Fasern zum M. detrusor ziehen und die Blasenkontraktion auslösen. Die efferenten Bahnen sind prä- und postganglionär parasympathisch (Aussage 2 ist
falsch).

Lernkasten 9.9	Hormone/Enzyme der Niere

In der Niere werden Renin, Erythropoetin und Vitamin D produziert.
Renin wird im juxtaglomerulären Apparat der Niere von spezialisierten Muskelzellen des Vas afferens gebildet. Renin selbst ist kein Hormon, sondern ein pro-
teolytisches Enzym, das aus Angiotensinogen, einem in der Leber gebildeten α_2-
Globulin, Angiotensin I abspaltet. Angiotensin I wird durch eine im Blut und in der
Lunge vorkommende Peptidase, dem Converting-Enzym, zu der eigentlich blut-
druckwirksamen Substanz Angiotensin II katalysiert. Stimuli für die Renin-
freisetzung sind:
▶ Erniedrigter Druck in den präglomerulären Arteriolen, der durch Hypotonie
   und Hypovolämie verursacht werden kann.
▶ Hyponatriämie
Renin vermittelt über Angiotensin II folgende Wirkungen:
▶ Vasokonstriktion
▶ Aldosteronfreisetzung aus der Nebennierenrinde → Na^+-Retention und K^+-Se-
   kretion
⇒ Blutdruckerhöhung
Erythropoetin ist ein Glycoprotein, das zu 90% in der Niere gebildet wird. Der
Rest wird in der Leber synthetisiert. Erythropoetin steigert die Erythrozytenpro-
liferation und -differenzierung im Knochenmark. Wichtigster Stimulus der Erythropoetinausschüttung ist ein erniedrigter arterieller O_2-Partialdruck. Ebenso aktiviert akuter Blutverlust über eine renale Minderdurchblutung die Erythro-
poetinbildung in der Niere.
An der Produktion von **Vitamin D** (= **Calcitriol** = **1,25-(OH)$_2$-Cholecalciferol**) sind
mehrere Organe beteiligt. In der Haut entsteht unter UV-Einstrahlung aus 7-De-
hydrocholesterin über eine Zwischenstufe (Prävitamin D) Cholecalciferol (= Vitamin D_3). Cholecalciferol wird in der Leber zu 25-OH-Cholecalciferol hydroxy-
liert. Anschließend entsteht in der Niere die eigentlich wirksame Substanz 1,25-
(OH)$_2$-Cholecalciferol.

9.2 – 8/96.8   **Antwort: E**

☞ Lernkasten 9.9: „Hormone/Enzyme der Niere"
zu (E) Erythropoetin vermittelt als Glycoprotein seine Wirkung über einen Rezeptor an der Membranaußenseite. Es gehört somit nicht zu den lipophilen Hormonen, die in die Zielzelle diffundieren und intrazellulär ihre Wirkung vermitteln.

9.2 – 3/96.1　　　　　　　　　　　　　　　　　　　　**Antwort: A**

☞ Lernkasten 9.9: „Hormone/Enzyme der Niere"

zu (A) Prothrombin (= Faktor II) ist ein Gerinnungsfaktor, der mittels Faktor V und Ca^{2+} zu Thrombin aktiviert wird. Mit Ausnahme des Ca^{2+} werden die Gerinnungsfaktoren in der Leber und nicht in der Niere produziert.

zu (C) Eiweiß läßt sich im Organismus nicht vollständig zu Kohlendioxid und Wasser verbrennen. Um die verbleibenden Stickstoffmoleküle auszuscheiden, produziert der Körper mit relativ hohem Energieaufwand Harnstoff, der dann von der Niere eliminiert wird.

9.2 – 3/96.2　　　　　　　　　　　　　　　　　　　　**Antwort: D**

Diurese bedeutet eine erhöhte Urinausscheidung (> ca. 1 ml/min). Sowohl systemische Faktoren als auch lokale Faktoren im Tubulus und Sammelrohr können die Diurese beeinflusen.

zu (A) Ein erhöhter Blutdruck kann eine erhöhte Nierenmarksdurchblutung zur Folge haben, was dann zur **Druckdiurese** führt. Eine erhöhte Markdurchblutung erniedrigt jedoch auch die Osmolarität des Nierenmarks, weil NaCl und Harnstoff (die für die hohe Interstitiumosmolalität zuständig sind) durch die erhöhte Durchblutung ausgewaschen werden. Die hohe Osmolalität des Nierenmarkes ist aber nötig, um eine ausreichende Urinkonzentrierung zu gewährleisten, denn so strömt Wasser wegen der hohen Osmolalität im Interstitium aus dem Harnstrom ins Interstitium. Wird also durch einen erhöhten Blutdruck die Osmolalität des Interstitiums erniedrigt, strömt das Wasser nicht mehr aus dem Harnstrom ins Interstitium und der Urin wird weniger konzentriert ausgeschieden, der Körper verliert Wasser es kommt zur Diurese.

zu (B) Bei hoher Blutglucose-Konzentration steigt die Glucoseausscheidung, dabei bindet Glucose osmotisch Wasser, das so vermehrt ausgeschieden wird.
　　☞ Kommentar zu Frage 9.2-8/96.6.

zu (C) ADH verhindert eine Diurese.
　　☞ Kommentar zu Frage 9.1-8/91.1.

zu (D) Das Blutplasma hat eine normale Osmolalität von 280 – 300 mosm/kg H_2O. Steigt die Plasmamolalität auf 305 mosm/kg H_2O an, so wird durch diesen Anstieg der osmotischen Plasmakonzentration ADH-Freisetzung ausgelöst und es kommt infolge ADH-Freisetzung zur Antidiurese.

zu (E) **Aldosteron** ist ein Mineralcorticoid, das in der Nebennierenrinde produziert wird. Es hat folgende Wirkungen: Förderung der Na^+-Resorption und die K^+-Sekretion im distalen Tubulus. Durch die Na^+-Resorption wird sekundär auch Wasser resorbiert, woraus ein Anstieg des Extrazellularvolumens resultiert. Ist die Aldosteronfreisetzung blockiert, kommt es zu einer gesteigerten Diurese, weil Na^+ und damit auch Wasser vermehrt ausgeschieden wird .
Die Aldosteronfreisetzung wird durch folgende Faktoren gefördert:
▶ Verminderung des Blutvolumens
▶ Hyponatriämie und Hyperkaliämie
▶ Angiotensin II wird durch Renin- und nachfolgender Angiotensin I-Freisetzung bei Abfall des Plasmavolumens oder verminderter Nierendurchblutung vermehrt gebildet. Angiotensin II bewirkt wiederum eine Aldosteron-Freisetzung.
▶ ACTH wirkt stimulierend auf die Aldosteronsynthese, aber nicht auf dessen Freisetzung.

9.2 – 3/96.3　　　　　　　　　　　　　　　　　　　　Antwort: C

☞ Lernkasten 9.7: „Regulation der Nierendurchblutung"
Die Durchblutung der Niere steigt mit dem mittleren Blutdruck bis etwa 80 mmHg linear an. Bei einer weiteren Steigerung des mittleren Blutdrucks bleibt sie aufgrund der myogenen Autoregulation bis etwa 180 mmHg weitgehend konstant, so daß Blutdruckschwankungen in diesem Bereich die Nierendurchblutung in der Regel nicht verändern (1, 2 sind richtig, 3 ist falsch).

9.2 – 3/96.4　　　　　　　　　　　　　　　　　　　　Antwort: B

☞ Lernkasten 9.4: „Regulation des Säure-Basen-Haushaltes"
zu (B) Der Na^+/H^+-Austausch hat unmittelbar nichts mit der NH_4^+ Bildung im Tubuluslumen zu tun, NH_4^+ entsteht aus dem Amoniak, das mittels Glutaminase aus Glutamin produziert wird.
zu (E) Unter **titrierbarer Säure** versteht man ausgeschiedene Säure, deren Menge durch Rücktitration des Urins mit einer Base feststellbar ist. 80% dieser titrierbaren Säuren stellt das Phosphatpuffersystem dar.

9.2 – 3/96.5　　　　　　　　　　　　　　　　　　　　Antwort: B

☞ Lernkasten 9.4: „Regulation des Säure-Basen-Haushaltes"
zu (B) Die Carboanhydrase (CA) katalysiert folgende Reaktion:

$$CO_2 + H_2O \overset{CA}{\rightleftharpoons} H_2CO_3$$

Wird die Carboanhydrase tubulär gehemmt, so kann **weniger** HCO_3^- resorbiert werden.

9.2 – 3/96.6　　　　　　　　　　　　　　　　　　　　Antwort: C

☞ Lernkasten 9.4: „Regulation des Säure-Basen-Haushaltes"
zu (A), (C) In der Leber und der proximalen Tubuluszelle läuft folgende Reaktion ab:
　　Glutamin $\rightleftharpoons$ Glutamat + NH_4 deshalb ist (A) falsch und (C) richtig.
zu (B) Glutaminsäure ist eine saure Aminosäure, die im Gegensatz zu Glutamin keine Aminogruppe trägt, sondern eine OH-Gruppe.
zu (D) 2-Oxoglutarat ist das Salz der Glutarsäure, eine Dicarbonsäure.
zu (E) Glycin gehört zu den neutralen Aminosäuren, sie hat in diesem Zusammenhang keine Bedeutung.

9.2 – 3/96.7   **Antwort: C**

> **Merke: Harnstoff** wird im Glomerulus frei filtriert. Da er gut diffusibel ist (elektroneutral, kleines Molekül), wird bereits $1/3$ der filtrierten Menge im proximalen Tubulus resorbiert. Die weitere Resorption erfolgt in Abhängigkeit von der Diurese. Bei Antidiurese wird bis zu einem weiteren Drittel Harnstoff resorbiert. Mit zunehmender Diurese steigt die Harnstoffausscheidung. Insgesamt werden maximal $2/3$, minimal $1/3$ der ursprünglich filtrierten Harnstoffmenge ausgeschieden.

In der Aufgabe wird jedoch nicht nach der absoluten Menge Harnstoff, sondern nach der Konzentration des Harnstoff gefragt. Die Harnstoffkonzentration im arteriellen Plasma beträgt ca. 5 mmol/l. Da Harnstoff frei filtriert wird, ist das renal-venöse Plasma relativ harnstoffarm, weshalb die Harnstoffkonzentration hier am niedrigsten ist. Im distalen Tubulus und im Sammelrohr spielt der Harnstoff eine wichtige Rolle bei der Harnkonzentrierung. Der distale Tubulus und die Anfangsteile des Sammelrohres sind nur wenig durchlässig für Harnstoff, somit steigt seine Konzentration in diesen Abschnitten an. Die weiteren distalen Abschnitte des Sammelrohres sind besonders unter Einfluß von ADH gut durchlässig für Harnstoff, in diesen Abschnitten diffundiert er vermehrt zurück ins Interstitium und trägt somit durch Erhöhung der Osmolalität im Interstitium zur Harnkonzentrierung bei. Durch die Wasserresorption in den medullären Abschnitten der Sammelrohre kommt es zur Harnkonzentrierung. Auch wenn die Harnstoffausscheidung nur ca. 40% der filtrierten Menge entspricht, steigt die Harnstoffkonzentration im Endurin auf ca. 300 – 500 mmol/l. Somit ist die Harnstoffkonzentration am größten im Urin und am niedrigsten im renal-venösen Plasma.

9.2 – 8/95.1   **Antwort: D**

☞ Lernkasten 9.6: „Nierendurchblutung"
Der renale Plasmafluß (RPF) berechnet sich:

$$RPF = RBF \cdot (1 - Hkt)$$

mit   RBF   = renaler Blutfluß = 1000 ml/min
           Hkt   = Hämatokrit = 0,5.

Daraus ergibt sich: RPF = 1000 ml/min · (1 - 0,5) = 500 ml/min.

Lernkasten 9.10	Transport im proximalen Nephron

In die luminale (zum Lumen gerichtete) und basolaterale (zur Blutseite gerichtete) Membran des Tubulus sind verschiedene Pumpen, Carrier und Kanäle eingebaut, die die Resorption und Sekretion von Elektrolyten und organischen Harnbestandteilen ermöglichen:

▶ Na^+-K^+-ATPase in der basolateralen Membran
▶ Na^+-H^+-Austauschcarrier in der luminalen Membran, die durch intrazelluläre Azidose aktiviert wird: Für jedes resorbierte Na^+ wird ein H^+ sekundär aktiv sezerniert
▶ Na^+-HCO_3^--Cotransportsystem in der luminalen Membran
▶ Na^+-Kanäle in der luminalen Membran für Na^+-Cotransport mit Glucose, Aminosäuren, Phosphat, Lactat, Acetat, Citrat u.a. (sekundär aktiver Transport). Die meisten Cotransportsysteme sind elektrogen, so daß positive Ladung in die Zelle geschleust wird (z. B. Na^+ + neutrale Glucose). In der Folge baut sich frühproximal ein lumennegatives transepitheliales Potential (1 – 2 mV) auf. Dieses kehrt sich jedoch mittel- bis spätproximal wieder um.
▶ Parazelluläre Resorption aufgrund des lumennegativen transepithelialen Potentials z. B. von Cl^-
▶ Osmotischer Wasserstrom reißt gelöste Substanzen passiv mit (solvent drag, konvektiver Transport), z. B. Na^+, Harnstoff
▶ Endozytose von u.a. Albumin, Lysozym, β_2-Mikroglobulin, disulfidbrückenhaltigen Peptide.

9.2 – 8/95.2   Antwort: A

☞ Lernkasten 9.10: „Transport im proximalen Nephron"
zu (A) Im proximalen Tubulus werden mittels Endozytose folgende Proteine resorbiert: Albumin, Lysozym, β_2-Mikroglobulin und disulfidbrückenhaltige Peptide (z. B. Insulin).
zu (B) Dipeptide werden im proximalen Tubulus sekundär aktiv durch verschiedene Cotransportsysteme resorbiert.
zu (C) D-Glucose wird zusammen mit Na^+ im proximalen Tubulus mittels eines Cotransportsystems sekundär aktiv resorbiert.
zu (D) HCO_3^- reagiert mit H^+ zu CO_2 und H_2O. Das entstehende CO_2 diffundiert in die proximale Tubuluszelle.
zu (E) Harnstoff wird bis zum Ende des proximalen Tubulus diureseabhängig resorbiert. Dies geschieht durch Diffusion sowie durch Wasserresorption, die einen Teil des Harnstoffs mitreißt.

9.2 – 8/95.3   Antwort: B

Die Ausscheidung von Stickstoff erfolgt in Form anderer stickstoffhaltiger Substanzen über die Niere. Den größten Anteil macht dabei der Harnstoff aus.
Ausscheidung stickstoffhaltiger Substanzen pro Tag:

Harnstoff	20 – 35 g
Harnsäure	0,35 – 2 g
Kreatinin	1 – 2 g
NH_3	20 – 50 mmol

zu (A) Taurin ist eine schwefelhaltige Verbindung und bildet mit Cystein und Thiocyanat die Gruppe der Neutralschwefel.

9.2 – 8/95.4   **Antwort: C**

Die Ausscheidung einer Substanz ergibt sich aus dem Produkt von Harnzeitvolumen und der Konzentration der Substanz im Harn. Da die Na^+-Konzentration im Harn und das Harnzeitvolumen in der Frage jedoch als konstant angegeben sind, bleibt auch die Na^+-Ausscheidung – unabhängig von der GFR – konstant.

9.2 – 8/95.5   **Antwort: B**

☞ Lernkasten 9.6: „Hormone/Enzyme der Niere"
zu (D) Erythropoetin wird in der Niere von den Kapillarendothelzellen und/oder von den Fibroblasten der Nierenrinde gebildet, weshalb seine Konzentration im Plasma bei Niereninsuffizienz abnimmt.

Lernkasten 9.11   **Glomeruläre Filtration**

Die glomeruläre Filtration ist ein druckpassiver Vorgang, die eine gute Durchblutung der Niere bei konstantem Blutdruck voraussetzt. Sie ist abhängig von:

▶ Effektivem Filtrationsdruck (P_{eff}), der wiederum abhängig ist von dem hydrostatischen Druck in der Glomeruluskapillare (P_{Kap}), von dem Druck in der Bowman-Kapsel (P_T) und von dem kolloidosmotischen Druck in der Glomeruluskapillare (π_{Kap}). Es gilt: $P_{Eff} = P_{Kap} - P_T - \pi_{Kap}$.
▶ Größe der Kapillaroberfläche
▶ Filtrationspermeabilität der Gefäßwand

Die glomeruläre Filtrationsrate kann wie folgt errechnet werden:

$$GFR = \frac{V_U \cdot C_U}{C_P} \quad \Leftrightarrow \quad \frac{GFR}{V_U} = \frac{C_U}{C_P}$$

mit   GFR   =   Glomeruläre Filtrationsrate
       V_U =   Harnzeitvolumen
       C_P =   Konzentration im Plasma
       C_U =   Konzentration im Urin

9.2 – 3/95.1   **Antwort: A**

☞ Lernkasten 9.11: „Glomeruläre Filtration"
zu (A) Glucose wird glomerulär frei filtriert. Bei einer normalen Glucosekonzentration im Plasma wird diese dann über ein Carriersystem im proximalen Tubulus nahezu vollständig resorbiert. Damit ist die Clearance verschwindend gering.
zu (B) Phosphat wird glomerulär frei filtriert und tubulär zu 80 – 90% resorbiert. Im Vergleich zu Glucose wird jedoch mehr Phosphat ausgeschieden, so daß die Clearance des Phosphats größer als die der Glucose ist.
zu (C) Harnstoff wird glomerulär frei filtriert und im proximalen Tubulus und Sammelrohr diureseabhängig resorbiert. Mit zunehmender Diurese steigt die Harnstoffausscheidung. Seine Clearance ist etwa $^1/_3$ niedriger als die des Inulins, womit sie im allgemeinen über der der Glukose liegt.
zu (D) Kreatinin wird glomerulär frei filtriert und nahezu nicht sezerniert oder resorbiert. Damit liegt seine Clearance weit über der der Glucose.

zu (E) Die K$^+$-Ausscheidung beträgt im Mittel 5 – 15% der filtrierten Menge. Sie kann jedoch abhängig vom K$^+$-Bestand des Organismus erheblich variieren. Bei Hypokaliämie beträgt sie 1 – 3%, bei Hyperkaliämie 150 – 200%. Somit ist die K$^+$-Clearance größer als die der Glucose.

9.2 – 3/95.2   Antwort: D

Inulin ist ein Polysaccharid mit einer relativen Molmasse von 5000, das glomerulär frei filtriert und im Tubulus weder resorbiert noch sezerniert noch verstoffwechselt wird. Albumin hingegen wird mit einer relativen Molmasse von 66000 lediglich zu 0,01 – 0,05% filtriert und zu 96% resorbiert. Damit ist die fraktionelle Resorption des Inulins erheblich kleiner als die des Albumins. Ebenso ist die relative Molmasse des Inulins kleiner als die des Albumins.

9.2 – 3/95.3   Antwort: D

Es gilt:
$$\frac{GFR}{V_U} = \frac{C_U}{C_P}$$

Setzt man die gegebenen Zahlenwerte ein, erhält man:
$$\frac{200 \ l/d}{2 \ l/d} = \frac{100}{1}$$

Dies entspricht dem Verhältnis einer frei filtrierbaren, nicht resorbierten oder sezernierten Substanz (Inulin, Kreatinin). Bei einem Konzentrationsverhältnis U : P von 50 : 1 muß die Hälfte des Harnstoffs (= 50%) aus dem Primärharn resorbiert worden sein (D ist richtig).

9.2 – 3/95.4   Antwort: B

zu (1) Die K$^+$-Kanäle der luminalen Membran der Sammelrohrzellen werden wahrscheinlich durch den pH-Wert des Zytoplasmas reguliert: Abfall des pH-Werts vermindert, Anstieg des pH-Werts erhöht die Wahrscheinlichkeit der Öffnung der K$^+$-Kanäle und damit der K$^+$-Sekretion.

zu (2) Verringert sich die Na$^+$-Resorption im corticalen Sammelrohr, verringert sich auch das transepitheliale lumennegative Potential. Je kleiner diese Depolarisation der luminalen Membran ist, desto kleiner ist die Triebkraft für die K$^+$-Sekretion.

zu (3) Eine erhöhte K$^+$-Konzentration in den sezernierenden Zellen des Sammelrohres hat eine vermehrte K$^+$-Sekretion zur Folge. Bei niedriger K$^+$-Konzentration wird K$^+$ von den Schaltzellen des Sammelrohres resorbiert. Dies geschieht unter Aldosteroneinfluß.

zu (4) Schleifendiuretika hemmen an der luminalen Seite der dicken aufsteigenden Henle'schen Schleife das Na$^+$-2Cl$^-$-K$^+$-Cotransportsystem. Im Sammelrohr kommt es zu einer massiven Zunahme des NaCl und des Wasserangebots. Dort wird Na$^+$ vermehrt resorbiert, während K$^+$ sezerniert wird. Je stärker die Membran durch den Na$^+$-Einstrom depolarisiert wird, desto größer ist die Triebkraft für die K$^+$-Sekretion. Folglich nimmt die K$^+$-Sekretion im corticalen Sammelrohr zu, wenn die NaCl-Resorption gehemmt wird.

9.2 – 3/95.5　　　　　　　　　　　　　　　　　　　　　　　**Antwort: B**

Bei der **Hyperurikämie** kommt es zu einem **Anstieg des Harnsäurespiegels** im Blut. Es kann zur **Ausfällung von Harnsäurekristallen** und zum **Gichtanfall** kommen. Ursache kann eine verminderte tubuläre Ausscheidung der Harnsäure über die Niere sein (1 ist richtig) oder eine Überproduktion von Purinnucleotiden, die eine vermehrte Harnsäureproduktion nach sich zieht. Hierfür sind verschiedene Enzymdefekte verantwortlich:

▶ Zunahme der Aktivität der Glutamin-Phosphoribosyldiphosphat-Amidotransferase: Aufhebung der Rückkoppelungshemmung (4 ist richtig)

▶ Zunahme der Aktivität der Xanthinoxidase: Gesteigerte Oxidation von Xanthin zu Harnsäure (2 ist richtig)

▶ Verminderung der Hypoxanthin-Guanin-Phosphoribosyltransferase: Störung des Reutilisierungsmechanismus für Purine.

Viele Säugetiere, nicht aber der Mensch, können Harnsäure über das Enzym Uricase in Allantoin oxidieren (3 ist falsch).

9.2 – 3/95.6　　　　　　　　　　　　　　　　　　　　　　　**Antwort: D**

☞ Lernkasten 9.10: „Transport im proximalen Nephron"

zu (1) Ein osmotischer Gradient treibt Wasser frühproximal aus dem Tubulus. Da Cl^- diesem nicht so schnell folgen kann, ist die luminale Cl^--Konzentration gegenüber der im peritubulären Interstitium erhöht. Entlang dieses chemischen Gradienten verläßt nun Cl^- parazellulär das Lumen. Da Cl^- negativ geladen ist, entsteht nun mittel- bis spätproximal ein lumenpositives transepitheliales Potential von ca. 2 mV (Potentialumkehr).

zu (2) Das durch Cl^- hervorgerufene mittel- bis spätproximale lumenpositive transepitheliale Potential ist Triebkraft für die parazelluläre Resorption von Kationen wie Na^+, K^+, Ca^{2+} und Mg^{2+}.

9.2 – 8/94.1　　　　　　　　　　　　　　　　　　　　　　　**Antwort: C**

Der Energiegehalt der Triglyzeridreserven reicht beim Übergewichtigen aus, um den Energiebedarf mehrerer Wochen zu decken. Während einer Nulldiät kommt es zu einem Anstieg der Ketosäuren um das 10 bis 100fache im Plasma. Im Harn tritt vermehrt β-Hydroxybutyrat auf. Es kommt allerdings nicht zur Ketoazidose, da im Vergleich zum Insulinmangeldiabetiker bei hungernden, übergewichtigen Nichtdiabetikern trotz der reduzierten Insulinsekretion noch genügend Insulinwirkung vorhanden ist.

9.2 – 8/94.2　　　　　　　　　　　　　　　　　　　　　　　**Antwort: A**

☞ Lernkasten 9.4: „Regulation des Säure-Basen-Haushaltes"

zu (A) 80% der titrierbaren Säure werden vom Phosphat gestellt. Die Ausscheidung freier H^+ ist sehr gering.

zu (C) Für NH_3 ist im Gegensatz zu NH_4^+ die Zellmembranen leicht durchlässig, so daß es aus der Tubuluszelle sowohl ins Lumen als auch ins Blut diffundieren kann.

zu (D) Der pK-Wert des Gleichgewichtes $NH_3 + H^+ \rightleftharpoons NH_4^+$ liegt bei 9,0. Das bedeutet, daß bei einem pH-Wert von 7,4 nur 2,5% als NH_3 und 97,5% als NH_4^+ vorliegen (pH = pK + log $[NH_3]/[NH_4^+]$). Sinkt der pH-Wert, muß sich entsprechend das Verhältnis $[NH_3]/[NH_4^+]$ ändern. Bei einem pH-Wert von 5 ist die NH_3-Konzentration mehr als 100fach kleiner als die NH_4^+-Konzentration.

zu (E) In den Tubuluszellen wird durch die mitochondriale Glutaminase Glutamin zu Glutamat und dann zu Oxoglutarat^{2-} desaminiert. Dabei wird jeweils ein Molekül NH_4^+ freigesetzt.

9.2 – 8/94.3   Antwort: C

☞ Lernkasten 9.5: „Clearance"

Ist die renale Clearance einer Substanz deutlich größer als die Inulin-Clearance, darf eine tubuläre Resorption für diese Substanz zwar erfolgen, die tubuläre Sekretion muß jedoch größer sein.

9.2 – 8/94.4   Antwort: E

☞ Lernkasten 9.10: „Transport im proximalen Nephron"

zu (A) Ein solcher Transport findet an der luminalen Membran der Henle´schen Schleife statt. Im proximalen Tubulus diffundiert Cl^- über parazelluläre Shuntwege von der Tubulusflüssigkeit ins Interstitium.

zu (B), (C) In den Hauptzellen der Sammelrohre sind im wesentlichen Na^+-Kanäle an der Na^+-Resorption beteiligt. Diese befinden sich an der luminalen Membran. In der basolateralen Membran befindet sich die Na^+-K^+-ATPase.

zu (D) Die Glucoseresorption erfolgt nahezu ausschließlich im proximalen Tubulus und ist dort an die Na^+-Resorption gekoppelt.

9.2 – 8/94.5   Antwort: B

☞ Lernkasten 9.5: „Clearance"

Die Einheit der renalen Clearance ist ml/min.

9.2 – 8/94.6   Antwort: C

Merke: Die **glomeruläre Filtrationsfraktion FF** ist das Verhältnis von glomerulärer Filtrationsrate (GFR) zum renalen Plasmafluß (RPF):

$$FF = \frac{GFR}{RPF}$$

Der renale Plasmafluß berechnet sich:

$$RPF = RBF \cdot (1-Hkt)$$

mit   PPF   =   renaler Plasmafluß
           RBF   =   renaler Blutfluß
           Hkt   =   Hämatokrit

Werden die Zahlenwerte eingesetzt ergibt sich:

$$RPF = 1000 \text{ ml/min} \cdot (1 - 0{,}5) = 500 \text{ ml/min}.$$

Damit ist die glomeruläre Filtrationsfraktion FF:

$$FF = \frac{100 \text{ ml/min}}{500 \text{ ml/min}} = 0{,}2$$

9.2 – 8/94.7   Antwort: D

PAH wird im Glomerulus frei filtriert aktiv sezerniert und nicht resorbiert. Sie wird zu fast 90% aus dem durch die Niere fließenden Blut eliminiert. Die PAH-Konzentration im Blut ist daher niedrig und im Urin hoch, das Verhältnis Urin- zu Plasmakonzentration ist dementsprechend hoch.

zu (A) Harnstoff wird im Glomerulus frei filtriert. Weiterhin kommt es abhängig von der Diureserate zu einer passiven Rückdiffusion ins Blut, so daß das Verhältnis von Urin- zu Plasmakonzentration deutlich kleiner als für PAH ist.

zu (B) Harnsäure wird im Glomerulus frei filtriert. Weiterhin kommt es sowohl zur Sekretion als auch zur Resorption, so daß am Ende des proximalen Tubulus in etwa soviel Harnsäure vorliegt wie ursprünglich filtriert wurde. Das Verhältnis von Urin- zu Plasmakonzentration liegt damit unter der von PAH.

zu (C), (E) Inulin und Kreatinin werden im Glomerulus frei filtriert und im Tubulus weder sezerniert noch resorbiert. Das Verhältnis von Urin- zu Plasmakonzentration ist daher geringer als bei der PAH.

9.2 – 8/94.8   Antwort: C

☞ Lernkasten 9.10: „Transport im proximalen Nephron"

zu (B) Die Na^+-K^+-ATPase des proximalen Tubulus pumpt K^+-Ionen vom Interstitium in die Tubuluszelle. Die K^+-Konzentration wird auf das etwa 35fache der extrazellulären Konzentration angehoben.

zu (C), (D), (E) Der Na^+-Gradient Tubuluslumen-Zelle wird durch die Na^+-K^+-ATP-ase an der basolateralen interstitiellen Membran aufrecht erhalten. 3 Na^+ werden im Austausch gegen 2 K^+ unter Energieverbrauch aus der Zelle transportiert.

9.2 – 3/94.1   Antwort: A

Am Sammelrohr werden drei verschiedene Zelltypen unterschieden: H^+-sezernierende A-Zwischenzellen, HCO_3^--sezernierende B-Zwischenzellen und Na^+-resorbierende Hauptzellen. Da sich HCO_3^- nicht unter den Lösungsmöglichkeiten findet, ist Antwort A richtig.

9.2 – 3/94.2   Antwort: B

Die Niere weist zwei Gefäßabschnitte mit deutlichem Druckabfall auf: Die Vasa afferentia und die Vasa efferentia. Zwischen diese beiden wesentlichen Strömungswiderstände ist das glomeruläre Kapillarnetz geschaltet. Eine Zunahme des Widerstandes in den Vasa efferentia führt zu einer Erhöhung des Gesamtwiderstandes der renalen Strombahn (1 ist richtig) und damit zu einer Verminderung des renalen Plasmaflusses (RPF), die glomeruläre Filtrationsrate (GFR) nimmt zu. Demzufolge nimmt die Filtrationsfraktion GFR/RPF ebenfalls zu (2 ist richtig). Eine erhöhte Flüssigkeitsfiltration entspricht einem Konzentrationsanstieg onkotisch wirksamer Substanzen (3 ist falsch). Findet keine Blutdruckgegenregulation statt, ist der Blutdruck direkt proportional zum Widerstand (4 ist falsch).

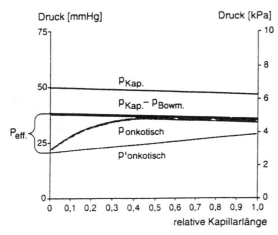

Abb. 9.7 Druckverhältnisse in den glomerulären Kapillaren (aus P. Deetjen,
E.-J. Speckmann: Physiologie, U&S, 2. Aufl., 1994, S. 368, Abb. 9.9)

Entlang der filtrierenden Kapillaren wird immer mehr Flüssigkeit abfiltriert, daraus
ergibt sich eine ansteigende Proteinkonzentration mit resultierendem steigendem
kolloidosmotischem Druck. Dies führt zu einer Abnahme des effektiven Filtrationsdruckes entlang der Glomeruluskapilleren.

zu (B) Man geht anhand von Untersuchungen davon aus, daß der kolloidosmotische
Druck (onkotischer Druck) im Verlauf der Glomeruluskapillaren von 20
mmHg auf 36 mmHg ansteigt. Der hydrostatische Druck (kapillärer Blutdruck) fällt weit weniger ab als der onkotische Druck zunimmt: von etwa 50
mmHg auf 48 mmHg.

zu (C) Moleküle mit einem Radius > 3 nm werden im Glomerulus kaum filtriert.
Dazu gehören u.a. Albumin (Filtrationsrate 1%, Molekulargewicht 66000),
Hämoglobin (Filtrationsrate 4%, Molekulargewicht 64000).

zu (D) Die Konzentration von Na^+ und auch von Cl^- ist im Ultrafiltrat gleich der im
Plasma. Demgegenüber beträgt die Ca^{2+}-Konzentration im Filtrat nur 60%
der Plasmakonzentration.

zu (E) Harnstoff ist mit einem Molekulargewicht von 60 glomerulär frei filtrierbar.
Damit bleibt die Harnstoffkonzentration im Vergleich zum Plasma gleich.

9.2 – 3/94.4   **Antwort: C**

Während der Tubuluspassage steigt die Konzentration des Inulins um den Faktor 100
an. Da Inulin frei filtriert wird und weder resorbiert noch sezerniert oder verstoffwechselt wird, muß das Volumen des Primärharns auf $1/_{100}$ verringert sein. Beträgt das
Volumen des Primärharns z. B. 1000 ml, so wird $1/_{100}$ davon ausgeschieden, also 10 ml,
was 1% entspricht.
Glucose wird wie Inulin frei filtriert, aber nahezu vollständig proximal rückresorbiert. Ist die Glucosekonzentration im Urin 100mal niedriger als im Plasma, wird von
der glomerulär filtrierten Glucose $1/_{100}$ ausgeschieden, das entspricht 0,01% (C ist
richtig).

9.2 – 3/94.5 Antwort: B

zu (A) Die Na$^+$-Konzentration im Primärharn beträgt ca. 145 mmol/l, in den Tubuluszellen beträgt sie etwa $^1/_{10}$ der extrazellulären Na$^+$-Konzentration (140 mmol/l) also ca. 14 mmol/l.

zu (B) Die Na$^+$-Konzentration des Tubulusharns beträgt sowohl vor als auch nach seiner Passage durch den proximalen Tubulus 145 mmol/l, da neben Na$^+$ entsprechende Mengen Wasser resorbiert werden. Es handelt sich um eine isotone Na$^+$-Resorption, Aussage richtig.

zu (C), (D) Nach Passage des dicken aufsteigenden Teils der Henle´schen Schleife beträgt die Na$^+$-Konzentration noch ungefähr 30 mmol/l, hat sich also um etwa das fünffache verringert. Gleichzeitig wird das Interstitium hyperton.

zu (E) Die Na$^+$-Konzentration des Urins kann zwischen 30 und 150 mmol/l schwanken, die des Plasmas liegt bei 140 mmol/l.

9.2 – 3/94.6 Antwort: B

Merke: Die **fraktionelle Ausscheidung** ist das Verhältnis der ausgeschiedenen Menge einer Substanz zu der filtrierten Menge der Substanz. Mit anderen Worten, wieviel von der filtrierten Menge ausgeschieden wurde. Sie kann auch errechnet werden aus dem Verhältnis der Clearance eines Stoffes x zur Inulin-Clearance: C_x/C_{In}. Ist dieser Quotient = 1 wird die Substanz x ebenso wie Inulin ausschließlich filtriert, Werte < 1 sprechen für eine tubuläre Resorption der Substanz x, Werte > 1 für eine tubuläre Sekretion der Substanz x.

zu (B), (C), (E) Da Kreatinin weder tubulär sezerniert noch resorbiert wird, ist ein Konzentrationsanstieg (um das 200fache) vom Glomerulus bis zum Sammelrohrsystem auf eine Wasserrückresorption zurückzuführen. Folglich beträgt die Wasserausscheidung durch die tubulären Konzentrationsmechanismen etwa $^1/_{200}$ (0,5%) der glomerulär filtrierten Flüssigkeitsmenge $CH_2O/C_{Krea} = 0,5$.

zu (D) Ein **Diabetes insipidus** kann auf einer verminderten ADH-Freisetzung aus dem Hypophysenhinterlappen beruhen (zentraler Diabetes insipidus) oder auf einem gestörten Einbau von Wasserkanälen am Sammelrohr der Niere (peripherer Diabetes insipidus). Unter dem Einfluß von ADH wird die Wasserpermeabilität im Sammelrohr erhöht. Bei vermindertem ADH-Einfluß kommt es zu einer Ausscheidung von bis zu 20 l eines stark verdünnten Urins pro Tag. Demzufolge nimmt die Kreatininkonzentration im Harn ab.

9.2 – 3/94.7 Antwort: D

☞ Lernkasten 9.10: „Transport im proximalen Nephron"

Im proximalen Tubulus der Niere werden 60 – 70% der filtrierten Na$^+$-Menge resorbiert. Dies geschieht zu 70% als NaCl und zu 30% als NaHCO$_3^-$.

zu (A) HCO$_3^-$ wird zu ca. 90% im proximalen Nephron resorbiert.

zu (D) Cl$^-$ wird im proximalen Tubulus prozentual weniger resorbiert als Na$^+$. Aufgrund der bevorzugten HCO$_3^-$-Resorption steigt im proximalen Tubulus die Cl$^-$-Konzentration von 115 mmol/l auf 140 – 150 mmol/l und ist damit um etwa 30 mmol/l höher als im Plasma. Dadurch kommt es zur Diffusion von Cl$^-$ durch die parazellulären Shuntwege.

zu (E) H$_2$O folgt Na$^+$ bei der Resorption im gleichen Ausmaß.

9.2 – 8/93.1   Antwort: C

☞ Lernkasten 9.10: „Transport im proximalen Nephron"
zu (1) Die Na^+/K^+-ATPase ist an der basolateralen Membran lokalisiert.
zu (2), (4) Im proximalen Tubulus unterliegt die Na^+-Resorption nur in geringem Maße einer externen Steuerung. Vielmehr wird immer ein bestimmter prozentualer Anteil (etwa 65%) rückresorbiert. Im corticalen Sammelrohr unterliegt die Na^+-Resorption der Kontrolle des Aldosterons.

9.2 – 8/93.2   Antwort: E

☞ Lernkasten 9.4: „Regulation des Säure-Basen-Haushaltes"
Bei einer nicht-respiratorischen Azidose versucht der Organismus diese über Lunge und Niere auszugleichen. Über die Niere wird vermehrt H^+ ausgeschieden. Dies geschieht über folgende Reaktionen im Tubuluslumen:

$$H^+ + HCO_3^- \rightleftharpoons H_2CO_3 \rightleftharpoons CO_2 + H_2O$$

$$HPO_4^{2-} + H^+ \rightleftharpoons H_2PO_4^-$$

$$NH_3 + H^+ \rightleftharpoons NH_4^+$$

9.2 – 8/93.3   Antwort: E

Bei hoher K^+-Zufuhr wird vermehrt K^+ ausgeschieden, bis zu 150% der filtrierten Menge (> 130 ml/min). Dies erfolgt vor allem durch eine gesteigerte K^+-Sekretion im distalen Tubulus und im Anfangsteil der Sammelrohre.

9.2 – 8/93.4   Antwort: C

Im dicken aufsteigenden Teil der Henle´schen Schleife sitzt luminal ein Carrier, der Na^+ über einen passiven Cotransport in die Zelle schleust und Cl^- und K^+ sekundär-aktiv mittransportiert. Dieser Carrier wird durch Schleifendiuretika (z. B. Furosemid) gehemmt.

9.2 – 8/93.5   Antwort: B

☞ Lernkasten 9.4: „Regulation des Säure-Basen-Haushaltes"
zu (A) HCO_3^- wird hauptsächlich im proximalen Tubulus je nach Plasma-pH-Wert resorbiert oder ausgeschieden.
zu (B) Bei einer respiratorischen Alkalose ist durch den erniedrigten CO_2-Partialdruck der pH-Wert des Blutes und auch des Primärharnes erhöht. Da der Motor der HCO_3^--Resorption im Tubulus der Carboanhydrasemechanismus ist, der wiederum von der H^+-Konzentration im Urin abhängt, kann nur eine verminderte Konzentrationsdifferenz für HCO_3^- aufgebaut werden. HCO_3^- wird weniger resorbiert und deshalb vermehrt mit dem Urin ausgeschieden.
zu (C) Bei einer metabolischen Azidose ist die HCO_3^--Konzentration im Plasma erniedrigt und HCO_3^- wird deshalb weniger filtriert.
zu (D) HCO_3^- wird gewöhnlich nahezu vollständig resorbiert.
zu (E) Die Konzentration der Ionen im Plasma entspricht in etwa der im glomerulären Filtrat. HCO_3^- liegt im Plasma in einer Konzentration von ca. 25 mmol/l vor, Cl^- in einer Konzentration von 100 mmol/l.

9.2 – 8/93.6 — Antwort: C

☞ Lernkasten 9.10: „Transport im proximalen Nephron"

zu (A) Etwa $^1/_3$ der renalen Na^+-Resorption ist direkt von der Na^+-K^+-ATPase abhängig, die weiteren $^2/_3$ erfolgen passiv.

zu (B) Durch einen aktiven Transport wird durch die Na^+-K^+-ATPase die K^+-Konzentration der Tubuluszelle auf das 35fache der extrazellulären Konzentration erhöht. Gleichzeitig wird die Na^+-Konzentration in der Tubuluszelle niedrig gehalten. Die niedrige Na^+-Konzentration ist treibende Kraft für den Na^+-Einstrom in die Tubuluszelle.

zu (D) Die Phosphatsekretion ist im Gegensatz zur Phosphatresorption ein passiver Prozeß, der allerdings eine untergeordnete Rolle spielt.

zu (E) Eine Resorption von H^+ aus dem tubulären Harnstrom unter Energieverbrauch findet nicht statt.

9.2 – 8/93.7 — Antwort: E

Harn enthält neben den harnpflichtigen Substanzen Harnstoff, Harnsäure und Kreatin bzw. Kreatinin, Phosphat, Aminosäuren (z.B. Zystin), NH_4^+, wie auch Na^+, K^+, Ca^{2+}, Mg^{2+}, Citrat und Oxalat. Übersteigt einer dieser Stoffe mit seiner Konzentration die Löslichkeitsschwelle, so entstehen Nierensteine: z.B. Zystinsteine, Harnsäuresteine, Ammoniumphosphatsteine oder Kalziumoxalatsteine.

9.2 – 3/93.1 — Antwort: E

☞ Lernkasten 9.4: „Regulation des Säure-Basen-Haushaltes"

H^+ werden ins Lumen des proximalen Tubulus und Sammelrohres sezerniert. Im Tubuluslumen werden sie von HPO_4^{2-} und NH_3 gepuffert sowie mit HCO_3^- zu CO_2 und H_2O umgewandelt.

9.2 – 3/93.2 — Antwort: C

☞ Lernkasten 9.10: „Transport im proximalen Nephron"

Durch Endozytose werden im proximalen Tubulus u.a. Albumin und Laktat resorbiert.

9.2 – 3/93.3 — Antwort: E

zu (A) Da ein Konzentrationsgradient zwischen Lumen (viel Na^+) und Epithelzelle (wenig Na^+) besteht, tritt Na^+ durch die Poren in die Epithelzelle ein.

zu (B) Durch den elektrogenen Einstrom von Na^+ in die Epithelzelle entsteht ein starkes lumennegatives transepitheliales Potential, das u.a. Cl^- aus dem Lumen hinaus- und K^+ ins Lumen hineintreibt.

zu (C) Glucose wird nur im proximalen Tubulus resorbiert.

zu (E) Die basolaterale Na^+-K^+-ATPase ist der aktive Transportmechanismus für das Na^+, weil sie Na^+ ins Interstitium pumpt und damit die Na^+-Konzentration in der Epithelzelle senkt. So wird durch den Konzentrationsgradienten luminales Na^+ wie durch einen Sog angezogen.

9.2 – 3/93.4   **Antwort: A**

Mit Hilfe der fraktionellen Ausscheidung wird der Anteil der ausgeschiedenen Menge einer Substanz an der filtrierten Menge angegeben. Sie ist abhängig von glomerulärer Filtration, tubulärer Resorption, tubulärer Sekretion und Metabolisierung innerhalb der Niere. Die folgende Tabelle gibt die fraktionelle Ausscheidung für einige Substanzen an:

Tabelle 9.3	Fraktionelle Ausscheidung
Substanz	**fraktionelle Ausscheidung**
Harnstoff	33 – 66% (diureseabhängig)
Phosphat	5 – 20%
Ca^{2+}	0,5 – 3%
H_2O	< 1%
Harnsäure	10%

Da Kreatinin glomerulär frei filtriert und tubulär lediglich in geringen Menge sezerniert wird, hat es eine erheblich größere fraktionelle Ausscheidung als Harnstoff.

9.2 – 3/93.5   **Antwort: B**

Für eine Substanz, die frei filtriert wird und weder sezerniert noch resorbiert wird, gilt:

$$\frac{C_U}{C_P} = \frac{GFR}{V_U}$$

mit C_U = Konzentration im Urin
         C_P = Konzentration im Plasma (für Na^+ 144 mmol/l)
       GFR = glomeruläre Filtrationsrate (150 l/d)
         V_U = Harnzeitvolumen (3l/d)

Im beschriebenen Fall wird nur 1% der filtrierten Substanzmenge ausgeschieden, die Formel lautet also

$$\frac{C_U \cdot 100}{C_P} = \frac{GFR}{V_U} \qquad C_U = \frac{GFR \cdot C_P}{V_U \cdot 100} =$$

$$= \frac{150 \ l/d \cdot 144 \ mmol/l}{3 \ l/d \cdot 100} = 72 \ mmol/l$$

9.2 – 3/93.6 Antwort: B

☞ Lernkasten 9.6: „Nierendurchblutung"

Die PAH-Clearance ist ein Maß für den renalen Plasmafluß, da PAH frei filtriert und sezerniert wird und so eine nahezu vollständige renale Extraktion der PAH stattfindet. Bei einem Hämatokrit von etwa 45% (und damit einem Plasmaanteil des Blutes von 55%) entsprechen 0,6 l/min also 55% des renalen Blutflusses. 100% wären demnach:

$$0{,}6 \text{ l/min} \cdot 100 : 55 = \text{ca. } 1 \text{ l/min.}$$

zu (D) Die Filtrationsfraktion

$$FF = \frac{GFR}{V_U}$$

beträgt in diesem Fall etwa 0,12 l/min : 0,6 l/min = 0,2.

9.2 – 8/92.1 Antwort: E

zu (2) Wird eine Substanz in der Niere frei filtriert und im Tubulus weder sezerniert noch resorbiert, entspricht die Clearance dieser Substanz der glomerulär filtrierten Menge und damit der glomerulären Filtrationsrate: C = GFR.

zu (3) Wird diese Substanz zusätzlich zur Filtration tubulär sezerniert, ist die Clearance dieser Substanz größer als die glomeruläre Filtrationsrate.
Um wieviel größer die Clearance ist, hängt von der tubulären Sekretion ab, z.B. C = 2 · GFR.

zu (1) Wird eine Substanz zusätzlich zur Filtration und Sekretion tubulär resorbiert, ist die Clearance abhängig von der Resorptionsleistung. Unter Umständen beträgt die aus dem Blut entfernte Menge nur noch 50% der ursprünglich filtrierten Menge: C = $^1/_2$ · GFR.

9.2 – 8/92.2 Antwort: E

☞ Lernkasten 9.3: „Regulation des Säure-Basen-Haushaltes"

Glutamin wird aktiv in die Tubuluszelle aufgenommen und mit Hilfe der mitochondrialen Glutaminase zu Glutamat und NH_4^+ abgebaut. In einem weiteren Schritt wird Glutamat zu Oxoglutarat desaminiert. Dabei entsteht ein weiteres Molekül NH_4^+. Von dem entstehenden Ammonium werden H^+-Ionen abgespalten, so daß der entstehende elektroneutrale Ammoniak (NH_3) leicht in die Tubulusflüssigkeit und in das peritubuläre Blut diffundieren kann. Das Oxoglutarat reagiert mit zwei H^+-Ionen zu CO_2 und Glucose. CO_2 diffundiert dann in das Interstitium zurück. Diese Reaktionskette wird als **Ammoniakmechanismus** bezeichnet.

9.2 – 8/92.3 Antwort: D

☞ Lernkasten 9.5: „Clearance"

Ein guter Indikator für Veränderungen der glomerulären Filtrationsrate sind Substanzen, die in der Niere frei filtriert, aber nicht tubulär sezerniert oder resorbiert werden (z.B. Inulin, Kreatinin). Die im Urin meßbare Kreatininkonzentration entspricht etwa der glomerulären Filtration. Ist die GFR eingeschränkt, wird weniger Kreatinin ausgeschieden, so daß die Plasmakonzentration ansteigt. Kreatinin „staut" sich vor der Niere. Damit deutet ein Anstieg der Kreatininkonzentration im Plasma auf eine eingeschränkte glomeruläre Filtration hin (D ist richtig).

zu (A) Eine erhöhte aktuelle HCO_3^--Konzentration im Plasma kann auf eine Alkalose hinweisen. Rückschlüsse auf die glomeruläre Filtrationsrate können mit Hilfe des HCO_3^- nicht gemacht werden, da es tubulär resorbiert wird.

zu (B) Die Harnstoff-Plasmakonzentration hängt neben der glomerulären Filtrationsrate von der tubulären Resorption ab und ist damit kein Maß für die glomeruläre Filtrationsrate.

zu (E) Die NH_4^+-Ausscheidung ist kein Maß für die glomeruläre Filtrationsrate, da NH_3 und NH_4^+ tubulär sezerniert werden.

9.2 – 8/92.4   Antwort: C

☞ Lernkasten 9.10: „Transport im proximalen Nephron"
Über Endozytose werden im proximalen Tubulus z.B. Lysozym, β_2-Mikroglobulin, Albumin, disulfidbrückenhaltige Peptide resorbiert.

9.2 – 3/92.1   Antwort: D

Harnstoff wird in der Leber gebildet und in der Niere ausgeschieden (A ist falsch). Er ist in Wasser zwar leicht löslich, liegt im Urin aber nicht in dissoziierter Form vor (B ist falsch). Harnstoff wird u.a. diureseabhängig ausgeschieden. Bei einem größeren Harnvolumen steigt seine Ausscheidung (C ist falsch). Harnstoff wird im proximalen Tubulus passiv resorbiert (D ist richtig) und kann aus dem Sammelrohr wieder ins Interstitium treten (E ist falsch).

9.2 – 3/92.2   Antwort: A

zu (A), (E) Die glomeruläre Filtrationsfraktion ist der Quotient aus glomerulärer Filtration (GFR) und renalem Plasmafluß. Wenn die Filtrationsfraktion von 0,2 auf 0,3 steigt (bei unverändertem renalen Plasmafluß), muß sich die glomeruläre Filtrationsrate vergrößern. Dies geschieht durch die Erhöhung des effektiven Filtrationsdruckes, der durch erhöhten Widerstand in den glomerulären Arteriolen erzielt wird.

zu (B) Kreatinin wird als Indikator für die GFR bestimmt und ändert sich bei Änderung der glomerulären Filtrationsrate. Im beschriebenen Fall würde die Kreatinin-Clearance zunehmen.

zu (C) Die Wasserresorption im proximalen Tubulus beträgt etwa 80% der GFR. Steigt die GFR, so erhöht sich die absolute Wasserresorption.

zu (D) Steigt die GFR, steigt auch die Kreatinin-Ausscheidung. Die Kreatinin-Konzentration im renal-venösen Plasma ist dann vermindert.

9.2 – 3/92.3   Antwort: B

Die Vasa efferentia sind Widerstandsgefäße und regulieren den Abfluß des gefilterten Blutes. Verengen sie sich, so erhöht sich der Filtrationsdruck. Die Filtrationsfraktion und die GFR steigen. Vermindert wird die renale Durchblutung.

9.2 – 3/92.4   Antwort: D

Aldosteron wirkt auf die distalen Tubuluszellen. Es bewirkt die Aufnahme von Na^+ im Tausch gegen K^+ und H^+ aus dem Lumen.

9.2 – 3/92.5   Antwort: E

Furosemid, ein Schleifendiuretikum, verhindert die Wiederaufnahme von Na^+, Cl^- und K^+ in die Tubuluszellen des aufsteigenden Teils der Henle´schen Schleife durch Hemmung des renal-tubulären Na^+-$2Cl^-$-K^+-Cotransportes. Dadurch werden diese Elektrolyte vermehrt ausgeschieden (1 ist richtig), die Konzentrierungsfähigkeit der Niere ist vermindert (2 ist richtig). Die Verkleinerung des Extrazellularraumes (z. B. Ausschwemmen von Ödemen) ist der erwünschte Effekt (3 ist richtig).

9.2 – 3/92.6   Antwort: C

Die Osmolalität des Endharns liegt normalerweise bei 300 mosm/l, kann aber zwischen 50 und 1200 mosm/l variieren. Bei einer Osmolalität von 1200 mosm/l sind in einem Liter Urin 1200 osmotisch wirksame Teilchen enthalten. Die Frage ist nun, in wieviel Liter Urin 900 mosm osmotisch wirksame Teilchen enthalten sind:

$$\frac{900 \text{ mosom}}{1200 \text{ mosom}} \cdot 1\, l\,\text{Urin} = 0,75\, l = 750 \text{ ml}$$

9.2 – 8/91.1   Antwort: B

☞ Lernkasten 9.11: „Glomeruläre Filtration"

zu (A) Eine Abnahme des intraluminalen Drucks im proximalen Tubulus geht mit einer Druckabnahme in der Bowman-Kapsel einher, da beide Räume miteinander verbunden sind. Folge ist eine Zunahme der GFR.

zu (B) Der Blutdruck innerhalb der Niere kann in einem Bereich von 80 bis 180 mmHg weitgehend konstant gehalten werden. Wird dieser Bereich überschritten steigt die GFR an, wird er unterschritten sinkt die GFR ab.

zu (C) Eine akute Erhöhung des Blutdrucks in den Glomeruluskapillaren führt ebenfalls zu einer Erhöhung des effektiven Filtrationsdrucks und damit zu einer Erhöhung der GFR.

zu (D) Eine erhöhte Wasserdurchlässigkeit des glomerulären Filters würde die Filtration erleichtern und damit erhöhen. Wasser wird allerdings bereits frei filtriert.

zu (E) Ein gesteigerter Strömungswiderstand im Vas efferens führt zu einer Druckminderung im nachgeschalteten peritubulären Gefäßnetz, so daß Aufnahme und Abtransport von Tubulusflüssigkeit erleichtert werden. Damit wird gleichzeitig die glomeruläre Filtration erleichtert.

9.2 – 8/91.2   Antwort: A

☞ Lernkasten 9.10: „Transport im proximalen Nephron"
Etwa ein Drittel des filtrierten Harnstoffs diffundiert im proximalen Tubulus passiv ins Blut zurück. Im distalen Tubulus ist die Diffusionspermeabilität für Harnstoff gering, hier erfolgt die Resorption mit Hilfe des solvent drag, d.h. Harnstoff wird mit dem im distalen Tubulus resorbierten Wasser „mitgerissen".

9.2 – 8/91.3 **Antwort: A**

☞ Lernkasten 9.4: „Regulation des Säure-Basen-Haushaltes"
Die Carboanhydrase beschleunigt die Umwandlung von H_2O und CO_2 zu HCO_3^- und
H^+. Bei gehemmter Enzymaktivität wird H^+ vermindert gebildet und vermindert im
Austausch gegen Na^+ in das Tubuluslumen transportiert.

9.2 – 8/89.1 **Antwort: C**

☞ Lernkasten 9.6: „Nierendurchblutung"
Der renale Blutfluß (RBF) läßt sich aus dem renalen Plasmafluß (RPF = 0,6 l/min)
und dem Hämatokrit (0,4) folgendermaßen berechnen:
$$RBF = RPF / (1 - Hkt)$$
$$= 0,6 \text{ l/min} / (1 - 0,4)$$
$$= 1 \text{ l/min}$$

9.2 – 8/88.1 **Antwort: C**

Aus Filtrationsfraktion (0,2) und renalem Plasmafluß (0,8 l/min) läßt sich die glomeruläre Filtrationsrate (GFR) bestimmen.
$$GFR = \text{renaler Plasmafluß} \cdot \text{Filtrationsfraktion}$$
$$= 800 \text{ ml/min} \cdot 0,2$$
$$= 160 \text{ ml/min}$$
Bei einer Ausscheidungsrate von 5% werden 95% von 160 ml = 152 ml rückresorbiert.

9.2 – 3/88.1 **Antwort: C**

☞ Lernkasten 9.4: „Regulation des Säure-Basen-Haushaltes"
Durch ständiges Erbrechen gehen saure Valenzen verloren, es entsteht eine metabolische Alkalose. Zur Pufferung werden von H_2CO_3 bzw. Nichtbicarbonatpuffer H^+
abgegeben. Die Pufferbasen-Konzentration steigt folglich (positiver Basenexzeß).
Durch verminderte Ventilation steigt die CO_2-Konzentration im Blut, so daß aus dem
neu gebildeten H_2CO_3 H^+ abgegeben werden können. Im Urin wird vermehrt HCO_3^-
ausgeschieden.
zu (A) Bei verminderter H^+-Konzentration (Alkalose) kommt es als Kompensation
zu einem Austausch von intrazellulären H^+ gegen extrazelluläre K^+. Dadurch
sinkt die extrazelluläre K^+-Konzentration.
zu (B) In vielen Fällen tritt gerade während der Frühphase der Schwangerschaft häu-
figes Erbrechen auf.
zu (D) Unter Standardbicarbonat versteht man die HCO_3^--Konzentration des Blutplasmas unter Standardbedingungen (pCO_2 = 40 Torr, 37 °C, O_2-Sättigung).
Sie beträgt 24 mval/l. Bei der metabolischen Alkalose ist das Standardbicarbonat erhöht.
zu (E) Durch den Verlust saurer Valenzen wird in der Niere kompensatorisch vermehrt HCO_3^- ausgeschieden. Dadurch steigt der pH von normal 6,5 auf höhere Werte an.

10 Hormonale Regulation

Hormone sind chemische Signalstoffe, die gemeinsam mit dem Nervensystem die Kommunikation der Zellen und Organe untereinander ermöglichen. Sie werden entweder in Hormondrüsen oder in spezialisierten Einzelzellen gebildet. Von dort gelangen sie entweder über die Blutbahn zu ihrem Wirkort (**endokrin**) oder wirken auf benachbarte Zellen des gleichen Organs (**parakrin**) oder wirken auf die sezernierende Zelle selbst zurück (**autokrin**). Der Übergang von Hormonen zu Transmittern oder Mediatoren ist fließend.

10.1 Grundlagen und Allgemeines

10.1 – 3/97   **Antwort: C**

☞ Lernkasten 10.1: „Hormonelle Regelkreise"

zu (C) Die Ausschüttung von Adiuretin (ADH) wird nicht über ein Releasing-Hormon reguliert. Ein Reiz für die ADH-Sekretion ist z.B. Hyperosmolarität. Diese wird von Osmorezeptoren im Hypothalamus registriert, woraufhin mehr ADH ausgeschüttet wird und im distalen Tubulus und Sammelrohr der Niere die passive Rückresorption von Wasser gesteigert wird.

zu (A), (B), (D), (E) Für TSH, FSH, ACTH und LDH existieren entsprechende Releasing-Hormone.

10.1 – 3/97.2   **Antwort: B**

☞ Lernkasten 10.1: „Hormonelle Regelkreise"

zu (B) Somatostatin (SIH, Somatotropin-release-Inhibiting Hormon) ist ein Peptidhormon, das im Hypothalamus, in den D-Zellen der Langerhans′schen Inseln des Pankreas und in den Schleimhautzellen des Magens und Dünndarms gebildet wird. Es hemmt die Freisetzung von Somatotropin aus dem Hypophysenvorderlappen, die Gastrin- und Sekretinsekretion und vermindert die Darmmotilität und Eingeweidedurchblutung.

zu (A), (C), (D), (E) STH, FSH, ACTH und Prolactin werden in der Adenohypophyse gebildet.

Lernkasten 10.1   **Hormonelle Regelkreise**

Die Ausschüttung von Hormonen wird über Regelkreise reguliert, wobei der zu beeinflussende Stoffwechselparameter oder das Hormon selbst häufig über eine **negative Rückkopplung** auf die Hormonausschüttung zurückwirkt.

Bei einem einfachen Regelkreis wird die Hormonausschüttung durch den Anstieg eines Stoffwechselparameters erhöht. Das Hormon wirkt auf seine Zielzelle ein und verändert den Stoffwechselparameter so, daß sich die Hormonausschüttung wieder normalisiert. Der Stoffwechselparameter kann dadurch in engen Grenzen konstant gehalten werden. Ein solcher Regelkreis existiert z.B. für Insulin, Glucagon, Katecholamine, Erythropoetin, ADH, Parathyrin.

Die Ausschüttung anderer Hormone (z.B. Schilddrüsenhormone, Glucocorticoide, Mineralocorticoide, Geschlechtshormone) wird in komplexeren Regelkreisen durch den **Hypothalamus** reguliert. Dieser schüttet je nach Stoffwechselsituation **Releasing-** oder **Inhibiting-Hormone** (**Liberine** resp. **Statine**) aus, die an der **Adenohypophyse** (Hypophysenvorderlappen) die Ausschüttung eines **glandotropen Hormons** (**Tropin**) bewirken. Diese stimulieren die **periphere Hormondrüse** zur Ausschüttung des Hormons, das an der Zielzelle wirkt und dort einen Stoffwechselparameter verändert. Das periphere Hormon selbst oder der Stoffwechselparameter wirken auf den Hypothalamus zurück und beeinflussen die weitere Ausschüttung der Releasing- bzw. Inhibiting-Hormone.

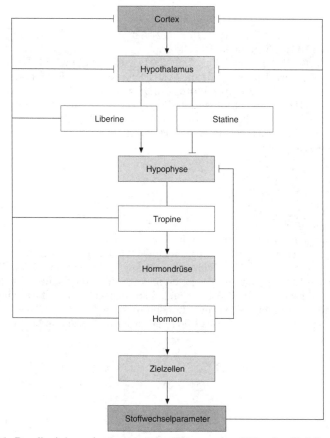

Abb. 10.1: Regelkreis hypophysär gesteuerter Hormone (aus P. Deetjen, E.-J. Speckmann: Physiologie, U&S, 2. Aufl., 1994, S. 547, Abb. 15.26)

10.1 – 3/96.1   Antwort: C

Zu den **Peptidhormonen/Proteohormonen** zählen u.a. Somatomedine (Wachstumsfaktoren der Leber), Somatostatin aus den D-Zellen des Pankreas, Glucagon aus den A-Zellen des Pankreas und Insulin aus den B-Zellen des Pankreas, Parathyrin der Nebenschilddrüse und Calcitonin aus den C-Zellen der Schilddrüse und alle Hypothalamushormone (außer Dopamin), außerdem noch Prolaktin, STH, MSH und ACTH des Hypophysenvorderlappens, Angiotensin aus der Leber und ANF aus den Muskelzellen der Herzvorhöfe.

Zu den **Glycoproteinen** zählen u.a. Erythropoetin aus der Niere, TSH, FSH und LH aus dem Hypophysenvorderlappen.

Zu den **Steroidhormonen** zählen u.a. Sexualhormone (Androgene, Östrogene, Gestagene), Mineralocorticoide, Glucocorticoide, Vitamin-D-Hormone.

Zu den **Tyrosinderivaten** zählen u.a. Thyroxin, Trijodthyronin, und die Katecholamine Adrenalin, Noradrenalin und Dopamin.

zu (5) Prostaglandine sind **Gewebshormone**, die aus der Fettsäure Arachidonsäure synthetisiert werden.

10.1 – 8/93.1   Antwort: E

Hormone führen an ihren Zielzellen zur Bildung von spezifischen Proteinen, die gewünschte Stoffwechselprozesse einleiten.

10.1 – 8/93.2   Antwort: A

zu (A) Peptidhormone besitzen meist ein hohes Molekulargewicht und sind eher hydrophil, so daß sie die Zellmembran nicht durchdringen können und somit einen Rezeptor an der Zellmembran benötigen, um ihre Wirkung zu entfalten. Zu den Peptidhormonen gehört z.B. das Angiotensin II.

zu (B), (D) Cortisol und Progesteron sind (lipophile) Steroidhormone, die die Zellmembran durchdringen können und an Rezeptoren im Zytoplasma binden.

zu (C) Thyroxin besteht aus zwei Aminosäuren und kann die Zellmembran gut passieren. Es bindet an Rezeptoren des Zellkerns.

zu (D) Calcitriol ist mit den Steroidhormonen eng verwandt, ist lipophil und kann die Zellmembran leicht passieren.

10.1 – 8/91.1   Antwort: D

zu (A) Die Ca^{2+}-Konzentration erhöhen z.B. Glucocorticoide in der Zielzelle.

zu (B) Adrenalin bindet z.B. an α-, β_1- und β_2-Rezeptoren und kann Prozesse hemmen oder aktivieren.

zu (C) Schilddrüsenhormone wirken z.B. auf ihre eigene Ausschüttung negativ zurück.

zu (D) Die Spezifität der Hormonwirkung ergibt sich aus den hormonspezifischen Rezeptoren an der Zellmembran der Zielzelle.
Jede Zellmembran ist im Prinzip für alle Stoffe mehr oder (in der Regel) weniger durchlässig.

zu (E) Im Regelkreis des Parathyrins ist z.B. das Ca^{2+} die zu regelnde Größe.

Lernkasten 10.2 — Das Hypothalamus-Hypophysen-System

Hormonbildung im Hypothalamus:

Im **Hypothalamus** werden folgende Releasing (RH)- und Inhibiting (IH)-Hormone zur Steuerung der Hypophyse gebildet und in den hypophysären Portalkreislauf sezerniert. Sie steuern die Bildung und Ausschüttung der Hormone der Adenohypophyse (Hypophysenvorderlappen, HVL):

CRH (Corticotropin-RH, Corticoliberin):
Stimulierung der ACTH-Sekretion

TRH (Thyreotropin-RH, Thyroliberin):
Stimulierung der TSH-Sekretion, aber auch der STH- und Prolactin-Sekretion

GnRH (Gonadotropin-RH, Gonadoliberin):
Stimulierung der LH- und FSH-Sekretion

GHRH, GRH (Growth hormone-RH, Somatoliberin):
Stimulierung der STH-Sekretion

SIH (Somatotropin-release-IH, Somatostatin):
Hemmung der STH-Sekretion, aber auch der TSH- und ACTH-Sekretion

PIH (Prolactin-IH, Prolactostatin, Dopamin):
Hemmung der Prolactin-Sekretion.

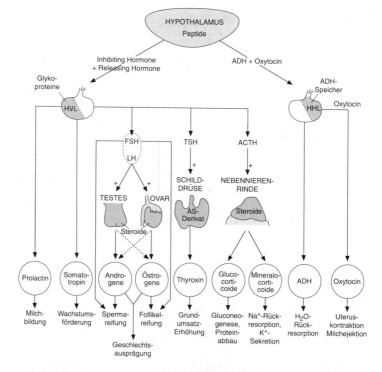

HVL = Hypophysenvorderlappen
HHL = Hypophysenhinterlappen
ADH = antidiuretisches Hormon
FSH = Follikel-stimulierendes Hormon

LH = luteinisierendes Hormon
TSH = Thyreoidea-stimulierendes Hormon
ACTH = adrenocorticotropes Hormon

Abb. 10.2: Hormonell gesteuerte endokrine Hormone, Synthese und Funktion wichtiger Hormone (aus U. Gresser, D. Lüftner, M. Adjan: Physiologie, Mediscript-Verlag, 3. Aufl., S. 171, Abb. 10.1)

Lernkasten 10.2 Fortsetzung — Das Hypothalamus-Hypophysen-System

Hormonbildung in der Hypophyse:

Folgende Hormone sind Polypeptide und werden in spezifischen Zellen der Adenohypophyse gebildet. Sie stimulieren die ihnen zugeordneten peripheren Drüsen und heißen auch glandotrope Hormone:

ACTH (Adrenocorticotropes Hormon, Corticotropin): Wirkung auf die Nebennierenrinde

TSH (Thyreoidea-stimulierendes Hormon, Thyreotropin): Wirkung auf die Schilddrüse

LH (Luteinisierendes Hormon, Luteotropin): Wirkung auf Gonaden

FSH (Follikel-stimulierendes Hormon, Follitropin): Wirkung auf Gonaden.

Zu den nichtglandotropen Hormonen der Hypophyse zählen:

STH (Somatotropes Hormon, Somatotropin, GH, Wachstumshormon): Längenwachstum

PRL (Prolactin): Milchbildung

Daneben werden im Nucl. paraventricularis und Nucl. supraopticus die Hormone Adiuretin und Oxytocin synthetisiert und von dort über Axone zur Neurohypophyse (Hypophysenhinterlappen, HHL) transportiert (Neurosekretion). Diese Hormone werden durch Exozytose ins Blut abgegeben:

Oxytocin Verstärkung der Uteruskontraktionen während der Geburt, Förderung der Milchejektion

ADH (Adiuretin): Förderung der Wasserrückresorption in der Niere

---

10.1 – 3/90.1 — Antwort: E

☞ Lernkasten 10.2: „Das Hypothalamus-Hypophysen-System"
Im Hypothalamus werden die Releasing-Hormone sowie Adiuretin und Oxytocin gebildet, die dann mittels axonalem Transport in den Hypophysenhinterlappen gelangen. Prolaktin stammt dagegen aus dem Hypophysenvorderlappen.

10.1 – 3/89.1 — Antwort: E

☞ Lernkasten 10.2: „Das Hypothalamus-Hypophysen-System"

zu (A) **Proopiomelanocortin** (**POMC**) ist eine gemeinsame Vorstufe des ACTH, des MSH, des lipotropen Hormons β-LPH und der β-Endorphine. Es wird in den POMC-Zellen des Hypophysenvorderlappens synthetisiert.

zu (B), (D) Prolaktin, STH und LH werden ebenfalls im Hypophysenvorderlappen synthetisiert.

zu (E) **Somatomedine** werden in Leber und Niere durch Stimulation von Somatotropin gebildet. Sie fördern die Synthese von Kollagen, die Knochenbildung und die Zellteilung.

10.1 – 3/88.1   **Antwort: A**

☞ Lernkasten 10.2: „Das Hypothalamus-Hypophysen-System"

zu (A) Alle Hormone der Adenohypophyse werden von entsprechenden Releasing-Hormonen gesteuert.

zu (B) Bei der Regulation nach unten wird keine Hierarchiestufe übersprungen. Anders ist es bei der Rückkopplung. Da ist es möglich, daß das effektorische Hormon direkt das Releasing-Hormon beeinflußt.

zu (C) Die nicht glandotropen Hormone der Adenohypophyse sind die Hormone, die nicht auf eine Hormondrüse, sondern direkt auf das Zielorgan wirken; nämlich STH, PRL und MSH. Auch für sie gibt es Releasing-Hormone.

zu (D) Die Releasing-Hormone werden auf dem Blutwege über ein spezielles Pfortadersystem vom Hypothalamus in die Adenohypophyse transportiert.

zu (E) Die Neurohypophysenhormone Oxytocin und ADH werden im N. supraopticus und N. paraventricularis im Hypothalamus produziert. Die Releasing-Hormone für die Adenohypophyse werden dagegen in den hypophysiotropen Zonen des Hypothalamus gebildet.

10.2   Wasser- und Elektrolythaushalt

Lernkasten 10.3   **Regulation des Ca^{2+}-Haushaltes**

An der Regulation des Ca^{2+}-Haushaltes sind mehrere Hormone beteiligt: Parathyrin, Calcitriol und Calcitonin.

Parathyrin (PTH, Parathormon) ist ein Peptidhormon, das in den Epithelkörperchen (Nebenschilddrüse) gebildet wird. Es wird vermehrt sezerniert bei sinkender Ca^{2+}- Konzentration im Plasma. Sinkt die Ca^{2+}-Konzentration zu stark unter den Normwert von 2,5 mmol/l, kann es zu Muskelkrämpfen kommen, da die neuromuskuläre Erregung gesteigert ist.

Über folgende Mechanismen führt Parathyrin zu einem Anstieg des Ca^{2+}-Spiegels im Blut:

▶ Aktivierung der Osteoklasten, so daß der Knochenabbau gesteigert wird

▶ Indirekte Förderung der Ca^{2+}-Resorption aus dem Darm durch Steigerung der Vitamin-D-Bildung in der Niere

▶ Steigerung der Ca^{2+}- und Hemmung der Phosphatresorption in der Niere. Ca^{2+} wird vermindert ausgeschieden, Phosphat wird vermehrt ausgeschieden. Eine Hypophosphatämie fördert die Ca^{2+}-Freisetzung aus den Knochen.

Calcitonin ist ein Peptidhormon, das in den C-Zellen der Schilddrüse gebildet wird. Es wird bei einer erhöhten Ca^{2+}-Konzentration im Plasma sezerniert. Es fördert den Einbau von Ca^{2+} in die Knochen, vermindert die Ca^{2+}-Resorption und erhöht die Phosphatresorption in der Niere. Resultat ist eine Senkung des erhöhten Ca^{2+}-Spiegels. Weiterhin hemmt Calcitonin die durch Parathyrin geförderte Osteoklastenaktivität.

Calcitriol (1,25-$(OH)_2$-Cholecalciferol) ist ein lipophiles Vitamin-D-Hormon, das den Steroidhormonen eng verwandt ist. Es entsteht über mehrere Syntheseschritte: In der Haut wird aus *7-Dehydrocholesterin* unter Einfluß von UV-Licht *Cholecalciferol* (Vitamin D_3) gebildet. Alternativ kann es kann auch mit der Nahrung aufgenommen werden. Cholecalciferol wird in der Leber zu *25-(OH)-Cholecalciferol* umgewandelt. Erst in der Niere entsteht nun aus 25-(OH)-Cholecalciferol die eigentlich wirksame Substanz, das *1,25-$(OH)_2$-Cholecalciferol*. Calcitriol fördert die Ca^{2+}-Absorption im Darm und die Mineralisation des Knochens. In der Niere vermindert es die Ca^{2+}-Ausscheidung. Bei Vitamin-D-Mangel kommt es zu Rachitis.

10.2 – 3/97.1   Antwort: D

Renin ist ein proteolytisches Enzym, das in den Granulazellen des juxtaglomerulären Apparates der Niere gebildet wird. Es spaltet vom in der Leber gebildeten Angiotensinogen (C ist falsch) Angiotensin I ab.

Daraufhin spaltet das Angiotensin-Converting-Enzym (ACE) zwei Aminosäuren ab, und es entsteht Angiotensin II (A ist falsch). Angiotensin II wirkt vasokonstriktorisch, erhöht also den Blutdruck (B ist falsch).

zu (D) Über Barorezeptoren wird bei einem sinkenden renalen Perfusionsdruck die Reninausschüttung gesteigert und damit das Renin-Angiotensin-Aldosteron-System aktiviert. Der Blutdruck steigt wieder an.

zu (E) Aus 25-OH-Cholecalciferol wird in der Niere 1,25-$(OH)_2$-Cholecalciferol (D-Hormon) gebildet.

10.2 – 3/97.2   Antwort: C

Der atriale natriuretische Faktor (ANF, ANP) wird bei vermehrter Herzvorhofdehnung, z.B. durch Blutvolumenvergrößerung, von den Herzmuskelzellen der Vorhöfe freigesetzt (C ist falsch, A ist richtig). Er hemmt die Ausschüttung von ADH, Renin und Aldosteron und verkleinert so u.a. das Plasmavolumen (D ist richtig). In der Niere steigert er die Diurese durch Erhöhung der glomerulären Filtrationsrate und steigert somit auch das Harn-Zeit-Volumen (B ist richtig). In den Sammelrohren wird die Na^+-Resorption gehemmt und damit die Na^+-Ausscheidung gesteigert (E ist richtig).

10.2 – 8/96.1   Antwort: C

☞ Lernkasten 10.3: „Regulation des Ca^{2+}-Haushaltes"
Parathyrin wird in den Epithelkörperchen gebildet (A ist falsch). Es hemmt die Phosphat-Resorption und steigert die Ca^{2+}-Resorption in der Niere (B ist falsch, C ist richtig). Die Osteoklastentätigkeit wird aktiviert (D ist falsch). Analoges gilt für die Calcitriol-Bildung in der Niere (E ist falsch).

Lernkasten 10.4 **Renin-Angiotensin-Aldosteron-System**

Aldosteron wird in der Zona glomerulosa der Nebennierenrinde synthetisiert. Es wird ausgeschüttet bei einem Mangel an Blutvolumen, bei Hyperkaliämie und direkt durch Renin und Angiotensin II.

Aldosteron verstärkt die Na^+-Resorption und gleichzeitig die K^+-Sekretion am proximalen Tubulus und Sammelrohr der Niere, aber auch im Kolon und in den Schweißdrüsengängen. Dies geschieht über einen Einbau von Na^+-Kanälen in der luminalen Membran und von Na^+-K^+-Pumpen in der basolateralen Membran.

Sinkt der renale Arteriendruck (z.B. bei Blutdruckabfall, Nierenarterienstenose) wird aus dem juxtaglomerulären Apparat der Niere weiterhin das proteolytische Enzym **Renin** freigesetzt. Die Reninfreisetzung wird daneben auch durch Na^+- und Volumenmangelzustände sowie nerval über β-adrenerge Rezeptoren stimuliert. Renin spaltet aus dem in der Leber gebildeten Angiotensinogen Angiotensin I ab. Durch das vor allem in der Lunge vorkommende **converting enzyme** wird eine weitere Aminosäure abgespalten, so daß **Angiotensin II** entsteht. Dies wirkt stark vasokonstriktorisch, erhöht so den Blutdruck und stimuliert die Aldosteron- (und ADH-) Ausschüttung.

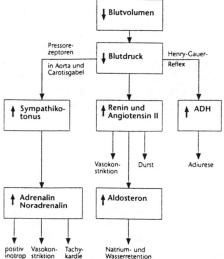

Abb. 10.3: Gegenregulationsmechanismen bei Mangel an Blutvolumen (aus M.-A. Schoppmeyer, S. Schmidt: Physiologie, Mediscript-Verlag, 1995, S. 244, Abb. 10.24)

10.2 – 8/95.1 **Antwort: D**

☞ Lernkasten 10.3: „Renin-Angiotensin-Aldosteron-System"
Aldosteron wird in der Zona glomerulosa der Nebennierenrinde gebildet und von dort sezerniert. Stimulus ist u.a. eine erhöhte Konzentration Angiotensin II im Plasma.

10.2 – 8/94.1 **Antwort A**

☞ Lernkasten 10.4: „Renin-Angiotensin-Aldosteron-System"
K^+-reiche Kost steigert die Aldosteronsekretion (A).
Na^+-reiche Kost, vermehrte ADH-Sekretion (→ verminderte Flüssigkeitsausscheidung über die Niere), Hypervolämie oder eine hypertone Hyperhydration wirken hemmend auf die Aldosteronsekretion (B – E sind falsch).

10.2 – 8/94.2 · Antwort: E

☞ Lernkasten 10.3: „Regulation des Ca^{2+}-Haushaltes"
zu (1), (3) Die Ca^{2+}-Aufnahme unter Einfluß des Vitamin-D-Hormons im Dünndarm
erfolgt über folgenden Mechanismus: Das D-Hormon bindet an spezifische
intrazelluläre Rezeptoren, was zur Öffnung von Ca^{2+}-Kanälen in der Bürstensaummembran führt. Ca^{2+} strömt in die Zelle und wird dort an das sogenannten calciumbindenden Proteine gebunden. In diesem biologisch inaktiven Zustand wird Ca^{2+} gegen H^+ ausgetauscht und gelangt so ins Blut. Parathyrin fördert diesen Resorptionsprozeß.

10.2 – 8/94.3 · Antwort: E

☞ Lernkasten 10.4: „Renin-Angiotensin-Aldosteron-System"
Renin spaltet aus Angiotensinogen Angiotensin I ab, welches durch das converting
enzyme zu Angiotensin II synthetisiert wird. Dies wirkt stark vasokonstriktorisch, erhöht so den Blutdruck und stimuliert die Aldosteron- (und ADH-) Ausschüttung.

10.2 – 3/94.1 · Antwort: C

☞ Lernkasten 10.4: „Renin-Angiotensin-Aldosteron-System"
Die Symptome des primären Hyperaldosteronismus (Conn-Syndrom) beruhen auf
einem gesteigerten K^+- und H^+-Austausch gegen Na^+ im distalen Nierentubulus.
Demzufolge kommt es bei gesteigerter Aldosteronproduktion zu einer hypokali-
ämischen Alkalose (2, 3 sind richtig) bei gleichzeitiger Retention von Na^+ und Wasser
(1, 4 sind falsch).

10.2 – 3/94.2 · Antwort: C

Merke: ANF (atriales natriuretisches Hormon, Atriopeptin) ist ein Peptidhormon mit 39 Aminosäuren, das in den Herzvorhöfen synthetisiert und dort in Vesikeln gespeichert wird. Es wird sowohl nerval als auch durch Vorhofdehnung
freigesetzt. ANF wirkt einem erhöhten Blutvolumen entgegen. Es steigert die
Na^+- und Wasserdiurese (funktioneller Antagonist des Aldosterons), hemmt die
Aldosteronausschüttung, führt über eine Hemmung der Renin-Sekretion zu einer
peripheren **Vasodilatation** (C ist falsch), steigert die glomeruläre Filtrationsrate
und bewirkt einen Volumenshift in den Extrazellularraum. ANF entfaltet seine
Wirkung über einen second messenger, das cyclische Guanosinmonophosphat
(cGMP). Dieses wird durch eine Guanylatcyclase gebildet.

10.2 – 8/93.1 · Antwort: E

☞ Kommentar zu Frage 10.2 – 3/94.2
Atriopeptin hemmt die Renin-Sekretion der Niere.

10.2 – 8/93.2 — Antwort: A

☞ Lernkasten 10.3: „Regulation des Ca^{2+}-Haushaltes"

Das Peptidhormon Parathyrin wird in der Nebenschilddrüse gebildet (E und B falsch). Es fördert die Vitamin-D-Bildung in der Niere (C ist falsch) und fördert somit die Ca^{2+}-Resorption im Darm (D ist falsch).

Parathyrin fördert die Hydroxylierung des 25-OH-Cholecalciferols zum wirksamen 1,25-$(OH)_2$-Cholecalciferol in der Niere.

10.2 – 3/93.1 — Antwort B

☞ Lernkasten 10.3: „Regulation des Ca^{2+}-Haushaltes" und Kommentar zu Frage 10.2 – 8/94.2

Parathyrin hemmt in der Niere die Ca^{2+}-Ausscheidung und fördert die Phosphat-Ausscheidung.

10.2 – 3/93.2 — Antwort: B

☞ Lernkasten 10.4: „Renin-Angiotensin-Aldosteron-System"

Renin spaltet aus dem in der Leber gebildeten Angiotensinogen Angiotensin I ab, ist also keine Vorstufe des Angiotensins.

10.2 – 3/93.3 — Antwort: A

Merke: Die Sekretion von **ADH (antidiuretisches Hormon, Adiuretin)** wird über die Stimulation von Osmorezeptoren im Hypothalamus gesteuert. ADH wird wie Oxytocin in spezialisierten Neuronen des Nucl. paraventricularis und Nucl. supraopticus im Hypothalamus gebildet und von dort über Axone zur **Neurohypophyse** (Hypophysenhinterlappen) transportiert. In der Hypophyse werden sie durch Exozytose ins Blut abgegeben.

Gefördert wird die ADH-Sekretion durch:
gesteigerte Osmolarität im Blut
reduziertes Extrazellularvolumen
Barbiturate

Hemmend auf die ADH-Sekretion wirken:
verminderte Osmolarität im Blut
erhöhtes Extrazellularvolumen
Alkohol

Eine gesteigerte ADH-Sekretion hat eine Wasserretention in der Niere zur Folge, verminderte Sekretion eine Diurese.

10.2 – 3/91.1 — Antwort: D

☞ Lernkasten 10.4: „Renin-Angiotensin-Aldosteron-System"

Im Sinne einer negativen Rückkopplung senkt Angiotensin II die Renin-Freisetzung.

10.2 – 8/90.1 **Antwort: D**

☞ Lernkasten 10.4: „Renin-Angiotensin-Aldosteron-System"
Die Reninfreisetzung wird u.a. durch Na^+- und Volumenmangelzustände sowie nerval über β-adrenerge Rezeptoren stimuliert.
zu (A) Dehnung der Vorhöfe führt zur:
- Ausschüttung des atrialen natriuretischen Faktors (ANF) mit Hemmung der ANF-Freisetzung
- Erregung des Parasympathikus
- verminderte ADH-Sekretion (Henry-Gauer-Reflex)
- Tachykardie (Bainbridge-Reflex).
zu (B) Erregung der arteriellen Pressorezeptoren führt im medullären Kreislaufzentrum zur Hemmung sympathischer und Erregung parasympathischer Strukturen, wodurch der arterielle Blutdruck wieder gesenkt wird. Da die Reninausschüttung sympathisch aktiviert wird, sinkt der Reninspiegel.
zu (C) Hypernatriämie hemmt über die Chemorezeptoren der Macula densa (juxtaglomerulärer Apparat) die Reninausschüttung.
zu (E) Eine Hypokaliämie hemmt die Aldosteronausschüttung, hat aber keinen direkten Einfluß auf die Reninausschüttung.

10.2 – 3/89.1 **Antwort: E**

☞ Lernkasten 10.4: „Renin-Angiotensin-Aldosteron-System" und Tab. 10.1: „Regulation der ADH-Sekretion"
Eine Verminderung des extrazellulären Flüssigkeitsvolumens versucht der Organismus über verschiedene Mechanismen wieder auszugleichen. Durch eine Steigerung des Durstgefühls wird vermehrt Flüssigkeit aufgenommen (4 ist richtig). Eine erhöhte ADH-Sekretion bewirkt in der Niere eine vermehrte Wasserrückresorption (1 ist richtig). Aldosteron führt über eine vermehrte Na^+-Rückresorption in der Niere ebenfalls zu einer verstärkten Wasserrückresorption (3 ist richtig). Renin steigert die Aldosteron-Sekretion (2 ist richtig).

10.3 Energiehaushalt

Lernkasten 10.5 **Insulin und Regulation des Blutglucosespiegels**

Insulin wird im Pankreas im endoplasmatischen Retikulum der **B-Zellen** der **Langerhans-Inseln** gebildet. Es besteht aus zwei Ketten, einer kurzen A-Kette und einer längeren B-Kette. Beide Ketten sind durch zwei Disulfidbrücken miteinander verknüpft.
Als Vorstufe des Insulins wird zunächst das *Präinsulin* mit 107 Aminosäuren gebildet. Durch enzymatische Proteolyse werden vom N-terminalen Ende 26 Aminosäuren abgespalten und *Proinsulin* entsteht (91 Aminosäuren). A- und B-Kette des Proinsulins sind durch ein Zwischenpeptid, das **C-Peptid**, miteinander verbunden. Dieses C-Peptid wird im Golgi-Apparat durch limitierte Proteolyse abgespalten, so daß aus Proinsulin *Insulin* synthetisiert wird. Die Konzentration des C-Peptids im Blut wird als Maß für die Insulinsekretion verwendet.
Die Speicherform des Insulins ist ein Zinkkomplex, der als Granula in den B-Zellen vorliegt.

Lernkasten 10.5 Fortsetzung   Insulin und Regulation des Blutglucosespiegels

Insulin wird durch Ca^{2+}-abhängige Exozytose abgegeben. **Hauptreiz ist ein erhöhter Glucosespiegel im Blut**, worauf auch die intrazelluläre Glucosekonzentration in den B-Zellen ansteigt. Es kommt zum intrazellulären ATP-Anstieg, was zur Schließung von K^+-Kanälen in der Zellmembran führt. Die Zelle wird depolarisiert, woraufhin sich Ca^{2+}-Kanäle öffnen. Ca^{2+} strömt nun in die B-Zelle, was die Exozytose von Insulin und Wiedereröffnung der K^+-Kanäle zur Folge hat.

Wirkungen des Insulins sind:

▶ *auf den Kohlenhydratstoffwechsel:*
– Senkung des Glucosespiegels im Blut durch Zellpermeabilitätssteigerung für Glucose an Fett- und Muskelzellen
– Aktivierung der Schlüsselenzyme der Glycolyse
– Erhöhter Durchsatz von Glucose im Pentosephosphatzyklus
– Hemmung der Schlüsselenzyme der Gluconeogenese
– Steigerung der Glycogensynthese

▶ *auf den Proteinstoffwechsel:*
– Steigerung der Proteinbiosynthese

▶ *auf den Fettstoffwechsel:*
– Steigerung der Fettsynthese
– Hemmung der Lipolyse

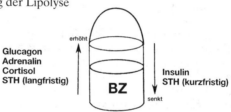

Abb. 10.4: Hormonelle Regulation des Blutzuckerspiegels (aus M.-A. Schoppmeyer, S. Schmidt: Physiologie, Mediscript-Verlag, 1995, S. 245, Abb. 10.28)

Tabelle 10.2   Regulation der Insulinsekretion

	Förderung	Hemmung
	Hoher Blutglucosespiegel	
Hormone	STH, ACTH	Adrenalin, Noradrenalin
Enterohormone	Sekretin, Gastrin, GIP, Cholezystokinin	Somatostatin
Aminosäuren	Lysin, Arginin, Leucin	

Die Glucosekonzentration im Blut beträgt nüchtern 70–100 mg/dl.
Nach kohlenhydrathaltiger Nahrungsaufnahme steigt die Glucosekonzentration im Blut an. Dies stimuliert die **Insulinsekretion**.

Insulin wird in zwei Phasen abgegeben:

▶ Innerhalb von Minuten erfolgt ein erster Anstieg der Insulinkonzentration, die nach wenigen Minuten wieder abfällt.
▶ Nach etwa 10 Minuten steigt das Insulin längeranhaltend zum zweiten Mal an. Über diese Mechanismen wird die Glucosekonzentration im Blut gesenkt.

Lernkasten 10.5 Fortsetzung   Insulin und Regulation des Blutglucosespiegels

Insulinunabhängige Faktoren, über die die Glucosekonzentration im Blut gesenkt wird, sind bisher nicht bekannt. Liegt ein Insulinmangel vor oder ist die Wirkung des Insulins vermindert, ist der Glucosespiegel im Blut auch im Nüchternzustand erhöht. Es liegt ein Diabetes mellitus vor.

Ein wichtiger **Gegenspieler des Insulins** ist das **Glucagon**, das in den A-Zellen der Langerhans-Inseln des Pankreas synthetisiert wird. Es wird bei Abfall der Glucosekonzentration ausgeschüttet und stimuliert die Glycogenolyse, die Gluconeogenese und die Glucoseoxidation in der Leber. So wird die Versorgung der verschiedenen Organe – insbesondere auch des Gehirns – mit Glucose bzw. Ketonkörpern gewährleistet.

Weiterhin erhöhen Glucocorticoide, Katecholamine, Wachstumshormon und Schilddrüsenhormone den Glucosespiegel, weshalb diese auch als **diabetogene Hormone** bezeichnet werden.

10.3 – 3/97.1   Antwort: D

☞ Lernkasten 10.5: „Insulin"

zu (D) Insulin hemmt die Schlüsselenzyme der Gluconeogenese, während es die Enzyme der Glycolyse induziert.

zu (A) Bei mangelnder Kohlenhydratzufuhr trägt vor allem die Gluconeogenese dazu bei, die Versorgung der Gewebe mit Glucose sicher zu stellen. Nahrungsentzug stellt einen Reiz für die Sekretion von Glucagon dar.

zu (B) Glucagon erhöht den Blutzuckerspiegel über eine Steigerung der Glycogenolyse in der Leber sowie der Gluconeogenese.

zu (C) Körperliche Arbeit sowie ein erniedrigter Blutzuckerspiegel sind Reize für die Ausschüttung von Adrenalin und Noradrenalin. Adrenalin aktiviert zwei der Schlüsselenzyme der Gluconeogenese die Pyruvatcarboxylase und die Fructose-1,6-biphosphatase.

zu (E) Cortisol steigert die Gluconeogenese über eine Induktion der erforderlichen Enzyme.

10.3 – 3.97.2   Antwort: E

☞ Abbildung 10.4: „Hormonelle Regulation des Blutzuckerspiegels"

zu (E) Glucagon wird in der Leber durch proteolytische Abspaltung des N-terminalen Dipeptids His-Ser inaktiviert.

zu (A), (B) Glucagon wird in den A-Zellen der Langerhans'schen Inseln des Pankreas synthetisiert. Dabei geht das aktive Hormon durch Abspaltung von Peptidresten (limitierte Proteolyse) aus den höhermolekularen Vorstufen Prä-Proglucagon und Proglucagon hervor.

zu (C) Glucagon wird bei einer niedrigen Glucose-Konzentration, hohen Aminosäurekonzentration, niedriger Fettsäurekonzentration und Sympathikuserregung sezerniert.

zu (D) Somatostatin hemmt parakrin die Sekretion von Glucagon und Insulin.

10.3 – 8/96.1 Antwort: E

☞ Lernkasten 10.5: „Insulin"
Durch die Verstoffwechselung von Glucose entsteht in den B-Zellen des Pankreas vermehrt ATP (1 ist richtig). ATP-abhängige K^+-Kanäle werden gehemmt (2 ist richtig) und es kommt zur Depolarisation der Zelle (3 ist richtig). Nachfolgend öffnen sich spannungsabhängige Ca^{2+}-Kanäle und Ca^{2+} strömt in die Zelle ein (4 ist richtig). Es folgt die Exozytose von Insulin.

10.3 – 3/96.1 Antwort: B

Die **Nebennierenrinde** kann histologisch von außen nach innen in drei Schichten gegliedert werden. In jeder dieser Schichten werden Hormone produziert.
▶ **Zona glomerulosa**: Mineralocorticoide Aldosteron und Corticosteron
▶ **Zona fasciculata**: Glucocorticoide Cortisol und in geringerem Maß auch Cortison
▶ **Zona reticularis**: Androgene
Die Ausgangssubstanz all dieser Steroidhormone ist das Cholesterin (27-C-Atome). Aus Cholesterin entsteht das Pregnenolon (21-C-Atome) und weiter Progesteron. Aus dem Progesteron werden alle Hormone der Nebennierenrinde gebildet. Ihre Ausgangssubstanzen sind in allen Steroidhormondrüsen vorhanden, so auch in der Nebennierenrinde.

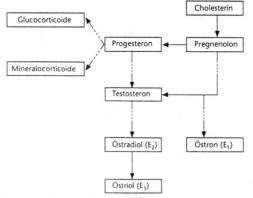

Abb. 10.5: Vereinfachte Darstellung der Steroidhormonsynthese (gestrichelte Pfeile bedeuten, daß Zwischenschritte weggelassen worden sind) (aus M.-A. Schoppmeyer, S. Schmidt: Physiologie, Mediscript-Verlag, 1995, S. 247, Abb. 10.39)

zu (B) Corticotropin (ACTH) ist ein Polypeptid, das im Hypophysenvorderlappen gebildet wird. Es stimuliert die Sekretion der Nebennierenrindenhormone, insbesondere die der Glucocorticoide.

10.3 – 3/96.2 Antwort: A

zu (A) Calcitonin ist ein Peptidhormon, das in den C-Zellen der Schilddrüse gebildet wird.
zu (B) Calcitriol (1,25-$(OH)_2$-Cholecalciferol) ist ein Vitamin-D-Hormon, das in der Niere aus 25-OH-Cholecalciferol gebildet wird.
zu (C) Parathyrin wird in den Nebenschilddrüsen gebildet.
zu (D), (E) Thyreoliberin (TRH) ist ein Releasing Hormon des Hypothalamus, das die Ausschüttung von Thyreotropin (TSH) aus dem Hypophysenvorderlappen stimuliert.

10.3 – 8/95.1 **Antwort: C**

Cortisol und Glucagon sind katabole Hormone, während Insulin, Testosteron und das Somatotropin (Wachstumshormon) zu den anabolen Hormonen zählen. Die katabolen Hormone fördern den Abbau körpereigener Substanzen oder aufgenommener Nährstoffe im Rahmen des Intermediärstoffwechsels. Dabei wird u. a. Ammoniak frei, der in der Leber zu Harnstoff umgewandelt und über die Niere ausgeschieden wird (1, 3 sind richtig).

Lernkasten 10.6 **Glucocorticoide**

Glucocorticoide werden in der Zona fasciculata der Nebennierenrinde synthetisiert. Ihr wichtigster Vertreter ist das **Cortisol**. Ihre Ausschüttung steht unter Kontrolle des Hypothalamus, der bei Bedarf das **Corticotropin Releasing Hormon CRH** ausschüttet (z.B. bei Streß). Dieses stimuliert die Ausschüttung des **Corticotropins** (**Adrenocorticotropen Hormons ACTH**) aus dem Hypophysenvorderlappen, welches das Wachstum der Nebennierenrinde und die Synthese der Glucocorticoide in der Nebennierenrinde anregt. Im geringen Ausmaß wird auch die Synthese von Mineralocorticoiden angeregt. Glucocorticoide wirken über eine negative Rückkopplung auf Hypothalamus und Hypophyse zurück.

Die **Hormonausschüttung** von CRH, ACTH und der Glucocorticoide unterliegt einer Tagesrhythmik mit einem Tief um Mitternacht und einem Hoch in den frühen Morgenstunden. Die ACTH- und damit auch die Glucocorticoidausschüttung erfolgt außerdem in einem 2-5stündigen Rhythmus. Weiterhin wird sie durch ADH, Noradrenalin, Acetylcholin, Serotonin gefördert. Sie wird gehemmt durch Adrenalin, GABA und Dopamin.

Wirkungen der Glucocorticoide sind gekennzeichnet durch die Bereitstellung von Energie:
▶ Steigerung der Gluconeogenese, Hemmung der Glycolyse
  $\Rightarrow$ Glucosekonzentration im Plasma steigt
▶ Proteinabbau in Muskel- und Bindegewebe, Proteinaufbau in der Leber
▶ Blutzellen: $\uparrow$ Erythrozyten, $\uparrow$ Thrombozyten, $\uparrow$ neutrophile Granulozyten,
  $\downarrow$ eosinophile Granulozyten, $\downarrow$ Lymphozyten, $\downarrow$ Plasmazellen (Antikörper)
  $\Rightarrow$ geschwächte Immunabwehr
▶ Steigerung der HCl-Produktion, Hemmung der Schleimproduktion im Magen
▶ Steigerung der Herzkraft, Vasokonstriktion
▶ Hemmung der Zellteilung, Synthesehemmung von Abkömmlingen der Arachidonsäure (z.B. Prostaglandin).
Weiterhin haben Glucocorticoide auch einen geringen mineralocorticoiden Effekt (Na^+-Retention, K^+-Sekretion).
Ein wichtiger Stimulus für die Ausschüttung von Glucocorticoiden ist *Streß*. In diesen Situationen kann so schnell Energie bereitgestellt werden. Weiterhin bewirken Katecholamine bei gleichzeitiger Anwesenheit von Glucocorticoiden die Vasokonstriktion von Haut- und Darmgefäßen sowie die Dilatation von Muskelgefäßen. So werden genügend O_2 und Nährstoffe für mögliche Muskelanstrengungen (Kampf, Flucht) bereitgestellt.
Eine Unterfunktion der Nebennierenrinde (Morbus Addison) hat schwerwiegende Konsequenzen für den Mineralhaushalt, den allgemeinen Stoffwechsel und die Leistungsfähigkeit.

10.3 – 3/95.1 {Antwort: C}

☞ Lernkasten 10.6: „Glucocorticoide"

Cortisol steigert als kataboles Hormon (Bereitstellung von Energie) die Gluconeogenese.

Die Prostaglandin-, Leukotrien- und Thromboxanbildung wird über eine Hemmung der Synthese ihres gemeinsamen Vorläufers, der **Arachidonsäure**, vermittelt. Arachidonsäure wird im Rahmen von Entzündungsreaktionen unter Katalyse des Enzyms **Phospholipase A2** aus Membranlipiden freigesetzt. Glucocorticoide, wie das Cortisol, induzieren die Synthese eines spezifischen **Phospholipase A2-Inhibitors**, des **Lipocortins** oder **Macrocortins** (D trifft zu).

10.3 – 3/95.2 {Antwort: D}

☞ Tab. 10.3: „Regulation der Insulinsekretion" (3 und 4 sind richtig)

Somatostatin und Adrenalin hemmen die Insulinsekretion, während Glucagon und GIP sie steigern (1 und 2 sind falsch).

10.3 – 8/94.1 {Antwort: B}

☞ Lernkasten 10.6: „Glucocorticoide"

Die ACTH-Ausschüttung steht unter Kontrolle der Cortisolkonzentration im Blut (negative Rückkoppelung). Weiterhin kann ein Tag-Nacht-Rhythmus beobachtet werden mit einem Höhepunkt der Sekretion in den frühen Morgenstunden und einem Tiefpunkt um Mitternacht. Die Sekretion erfolgt in 2-5stündigen Episoden (B ist richtig).

10.3 – 3/94.1 {Antwort: D}

☞ Tab. 10.3: „Regulation der Insulinsekretion"

Enterohormone (Sekretin, Gastrin GIP, CCK) fördern die Insulinsekretion.

zu (A) **IGF** (**Insulin like growth factor**) stellen die gleichen Substanzen wie Somatomedine dar. Man unterscheidet mehrere verschiedene IGF. Sie führen u.a. zu einer Erhöhung des Blutglucosespiegels.

zu (B), (C), (E) Bei einem Übergewicht an Thyroxin, Cortisol oder Somatostatin kann sich eine diabetische Stoffwechsellage einstellen.

10.3 – 3/94.2 {Antwort: B}

Auf die Glucoseresorption der insulin**un**abhängigen Zellen von ZNS, **Darmmukosa** und Niere zeigt Insulin ebensowenig Wirkung, wie auf das lymphatische Gewebe und auf die **Erythrozyten**.

zu (2) Glucose kann frei in die Leberzellen diffundieren. Dort aktiviert es die Glucokinase, welche die Phosphorylierung der Glucose aktiviert. Die phosphorylierte Glucose wird dann unter Insulineinfluß von der Phosphofructokinase und der Glycogensynthetase zu Glycogen polymerisiert.

zu (3), (5) Insulin stimuliert die zelluläre Aufnahme von Glucose, Aminosäuren und Fettsäuren in Muskel- und Fettzellen.

zu (4) D-Glucose und D-Galactose werden über einen sekundär aktiven Transportmechanismus in Form eines Na^+-Cotransportes im Dünndarm absorbiert.

10.3 – 3/94.3   **Antwort: E**

☞ Tab. 10.3: „Regulation der Insulinausschüttung"
Die Insulinausschüttung wird gehemmt durch Adrenalin, Noradrenalin und Somatostatin.

10.3 – 3/94.4   **Antwort: A**

zu (A) Extrathyreoidal findet eine obligate Konversion von Thyroxin zu Trijodthyronin statt. Trijodthyronin ist wesentlich wirksamer als Thyroxin.

zu (B) In der Niere wird aus 25-(OH)-Cholecalciferol Calcitriol synthetisiert. Calcitonin wird von den C-Zellen der Schilddrüse gebildet. Beide Hormone sind für die Regulation des Ca^{2+}-Haushaltes beim Menschen bedeutsam, haben allerdings einen unterschiedlichen Syntheseweg und unterschiedliche Wirkungen.

zu (C) Somatotropin ist ein nichtglandotropes Hormon, das im Hypophysenvorderlappen gebildet wird. Seine Ausschüttung wird durch ein Releasing-Hormon (GH-RH) und durch ein Inhibiting Hormon (GH-IH, Somatostatin) des Hypothalamus reguliert.

zu (D) Adrenalin und Noradrenalin sind Abkömmlinge der Aminosäure Tyrosin. Die beiden Katecholamine haben den gleichen Syntheseweg. Allerdings entsteht aus Noradrenalin durch Methylierung Adrenalin (nicht umgekehrt).

zu (E) Aldosteron und Cortisol sind Corticosteroide. Beim Aldosteron überwiegt die mineralocorticoide Wirkung, beim Cortisol die glucocorticoide Wirkung. Aldosteron und Cortisol haben das Cholesterin sowie das Pregnenolon als gemeinsame Grundsubstanz ihrer Synthese. Aldosteron kann jedoch nicht in Cortisol überführt werden.
  ☞ Abb. 10.4: „Vereinfachtes Schema der Steroidhormonsynthese".

Lernkasten 10.7	**Schilddrüsenhormone**

Die Schilddrüsenhormone **Thyroxin (T_4)** und **Trijodthyronin (T_3)** werden in den Schilddrüsenfollikeln gebildet und dort als **Thyreoglobulin** gespeichert. Thyreoglobulin ist sehr tyrosinreich und lagert **Jod** in seine Tyrosinmoleküle ein. Es entstehen **Mono-** und **Dijodtyrosin**, die zu Thyroxin (T_4) bzw. Trijodthyronin (T_3) kondensieren. Die Ausschüttung von T_4 und T_3 steht unter Kontrolle des Hypothalamus, der bei Bedarf das **Thyreotropin Releasing Hormon TRH** ausschüttet (z.B. bei Hypoxie, Hypoglycämie, emotionalen Reaktionen). Dieses stimuliert die Ausschüttung von **Thyreotropin (TSH)** aus dem Hypophysenvorderlappen, welches wiederum das Wachstum der Schilddrüse anregt und die Freisetzung von T_3 und T_4 aus Thyreoglobulin ins Blut anregt. **Die Schilddrüsenhormone wirken über eine negative Rückkopplung auf den Hypothalamus zurück.**

T_4 wird von der Schilddrüse in größerem Umfang als T_3 sezerniert, wird im Blut dann allerdings zu dem wesentlich wirksameren T_3 dejodiert, so daß T_3 im Blut etwa 100mal konzentrierter als T_4 vorliegt. Im Blut werden die beiden Hormone an Plasmaproteine gebunden.

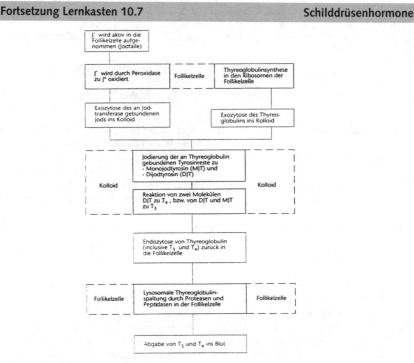

Fortsetzung Lernkasten 10.7   **Schilddrüsenhormone**

Abb. 10.6: Synthese der Schilddrüsenhormone (aus M.-A. Schoppmeyer, S. Schmidt: Physiologie, Mediscript-Verlag, 1995, S. 244, Abb. 10.21)

Im einzelnen haben die Schildrüsenhormone folgende Wirkungen:
▶ Steigerung der Glycolyse und Glycogenolyse (diabetogene Wirkung)
▶ Steigerung der Lipolyse und des Cholesterinabbaus
▶ Steigerung der Enzym- und Proteinsynthese
▶ Sensibilisierung des Herzens für Katecholamine mit Steigerung von Herzfrequenz und -kraft
▶ Steigerung der Darmmotilität
⇒ **Steigerung des Grundumsatzes**

Bei einer Unterfunktion der Schilddrüse (Hypothyreose) kann der Grundumsatz bis auf die Hälfte der Norm absinken, während er bei einer Überfunktion (Hyperthyreose) bis zum Doppelten gesteigert sein kein. Als Konsequenzen sind gesteigerte Erregbarkeit, erhöhte Herzfrequenz und Körpertemperatur und hervortretende Augäpfel zu beobachten.

Die Schilddrüsenhormone sind auch essentiell für das Wachstum und die geistige Entwicklung von Kindern. Ein Fehlen der Hormone hat eine geistige Retardierung (Kretinismus) zur Folge.

Jod ist ein essentieller Faktor bei der Schilddrüsenhormonsynthese. Bei ungenügender Zufuhr von Jod mit der Nahrung kommt es zum Mangel an T_3 und T_4. Dies hat eine erhöhte Ausschüttung von TSH zur Folge. Unter chronisch erhöhtem TSH-Einfluß vermehren sich die Follikelzellen und die Schilddrüse vergrößert sich (Struma). Kann der T_3/T_4-Mangel auf diesem Weg ausgeglichen werden, liegt eine **euthyreote Struma** vor. Kann auch die vergrößerte Schilddrüse nicht genügend Hormone produzieren, liegt eine **hypothyreote Struma** vor. Zur **hyperthyreoten Stoffwechsellage** kommt es z.B., wenn die Schilddrüse TSH-unabhängig zu viele Hormone produziert (heißer Knoten, M. Basedow).

10.3 – 3/94.5   Antwort: B

☞ Abb. 10.6: „Synthese der Schilddrüsenhormone"

zu (B) Das in den Schilddrüsenzellen produzierte Thyreoglobulin ist sehr tyrosinreich und lagert **Jod** in seine Tyrosinmoleküle ein. Es entstehen **Mono**- und **Dijodtyrosin**, die zu Thyroxin (T_4) bzw. Trijodthyronin (T_3) kondensieren. Vor der Jodierung werden keine Tyrosylreste aus Thyreoglobulin freigesetzt.

zu (E) TSI (Thyroid Stimulating Immunglobulins) sind gegen den TSH-Rezeptor der Thyreozyten gerichtete Autoantikörper, die über eine Stimulierung der Adenylcyclase eine gesteigerte Schilddrüsenhormonsynthese bewirken. Sie spielen eine Rolle bei der Hyperthyreose vom Basedow-Typ und der Autoimmunthyreoiditis.

10.3 – 8/92.1   Antwort: B

☞ Lernkasten 10.7: „Schilddrüsenhormone"

zu (B) T_3 bindet an **Rezeptoren** im Zellkern der Zielzelle. Auf diese Weise stimuliert es die Proteinbiosynthese.

10.3 – 3/92.1   Antwort: C

☞ Lernkasten 10.7: „Schilddrüsenhormone"

T_3 und T_4 werden in der Schilddrüse aus Thyreoglobulin freigesetzt (4 ist richtig). T_4 wird im Blut dann zu T_3 dejodiert, welches dort in ca. 100facher Konzentration vorliegt (2 ist richtig). T_3 ist wesentlich wirksamer als T_4 (1 ist richtig).

10.3 – 8/91.1   Antwort: D

☞ Lernkasten 10.7: „Schilddrüsenhormone" und Lernkasten 10.3: „Regulation des Ca^{2+}-Haushaltes"

zu (E) Im Kolloid der Schilddrüse bindet Thyreoglobulin Tyrosinreste. Diese werden zu Monojodtyrosin und Dijodtyrosin jodiert. Jod gelangt aus der Nahrung aktiv in die Follikelzellen der Schilddrüse und wird von dort gebunden an die Jodtransferase ins Kolloid abgegeben.

10.3 – 8/91.2   Antwort: B

☞ Lernkasten 10.6: „Glucocorticoide"

zu (B) Corticotropin (Adrenocorticotropes Hormon, ACTH) wird im Hypophysenvorderlappen gebildet.

10.3 – 8/90.1 {Antwort: C}

10.3 – 8/90.1   **Antwort: C**

Über eine Verminderung des zellulären cAMP-Spiegels (1 ist falsch) hemmt Insulin die Lipidaseaktivität in den Fettzellen und hemmt damit die Lipolyse (2 ist richtig). Gleichzeitig wird über einen gesteigerten Glucosetransport in die Fett- und Muskelzellen der Glucoseabbau gefördert (3 ist richtig). In der Leber wird die Glycogensynthese aktiviert (4 ist richtig). Stark vereinfacht ausgedrückt: Insulin fördert die Glucoseverwertung und hemmt den Fettabbau.

zu (5) Fructose-1,6-Biphosphatase ist ein Schlüsselenzym der Gluconeogenese. Insulin hemmt diesen Prozeß.

10.3 – 8/90.2   **Antwort: C**

☞ Lernkasten 10.5: „Glucocorticoide"

zu (A) Cortisol führt zur Hemmung der Antikörperproduktion. Die therapeutische Anwendung von Cortisol bei Autoimmunerkrankungen wird dadurch verständlich.

zu (E) Cortisol sensibilisiert die β-Rezeptoren an Herz und Gefäßen für Noradrenalin.

10.4 Fortpflanzung

Lernkasten 10.8	Östrogene

Zu den Östrogenen zählen u.a. **Östradiol**, **Östrion**, **Östriol**. Östrogene sind Steroidhormone, die im Blut zu einem großen Teil an Proteine gebunden vorliegen. Sie werden sowohl im weiblichen Körper produziert als auch in geringerem Umfang beim Mann. Bildungsorte sind die heranreifenden Follikel des Ovar, Plazenta, Zona reticularis der Nebennierenrinde und die Leydig´schen Zwischenzellen des Hodens. Ihre Ausschüttung wird durch das **Follikel-stimulierende Hormon FSH** des Hypothalamus stimuliert.

Wirkungen der Östrogene:

▶ Ausbildung der sekundären Geschlechtsmerkmale beim Mädchen
▶ Follikel- und Eireifung im Ovar
▶ Wachstum der Uterusschleimhaut in der Follikelphase
▶ Förderung der Blutgerinnung ⇒ Thrombosegefahr
▶ Na^+- und H_2O-Retention sowie K^+-Sekretion in der Niere
▶ Förderung von Bindegewebs- und Knochenaufbau
▶ Veränderung des zervikalen Schleimpfropfes, so daß die Wanderung der Spermien und ihre Überlebenszeit erhöht wird.

Während der Schwangerschaft werden vermehrt Östrogene gebildet.

Lernkasten 10.9   **Menstruationszyklus**

Der Menstruationszyklus der Frau dauert etwa 28 Tage und wird in drei Phasen eingeteilt: **Follikelphase** (1. – 12. Tag), **Ovulationsphase** (13. – 15. Tag) und **Luteal-phase** (16. – 28. Tag).

Während der Follikelphase kommt es zum Aufbau der Uterusschleimhaut. Im Ovar entwickelt sich aus einem Primordialfollikel über den Primär-, Sekundär- und Tertiärfollikel ein **Graaf'scher Follikel**. Intrafollikulär sowie im Plasma finden sich mit zunehmendem Reifungsgrad ansteigende Östrogenspiegel, die die FSH-Sekretion aus der Hypophyse unterdrücken und für den LH-Anstieg vor der Ovulation verantwortlich sind. Der Follikel rupturiert und die Eizelle tritt aus dem Ovar aus (Ovulationsphase). Aus dem Follikel entsteht in der Lutealphase nun unter LH- und Östrogeneinfluß das **Corpus luteum** (**Gelbkörper**), das Progesteron produziert. Progesteron bewirkt den Anstieg der Basaltemperatur und überführt das Endometrium in die Lutealphase, so daß dieses für die Einnistung einer befruchteten Eizelle bereit ist. Progesteron hemmt den Hypothalamus, so daß es zum Abfall von LH und FSH im Plasma kommt. Bei fehlender LH-Stimulation geht das Corpus luteum zugrunde, die Progesteronkonzentration im Plasma sinkt und die Uterusschleimhaut wird abgestoßen (Menstruationsblutung). Mit dem ersten Tag der Blutung beginnt ein neuer Menstruationszyklus.

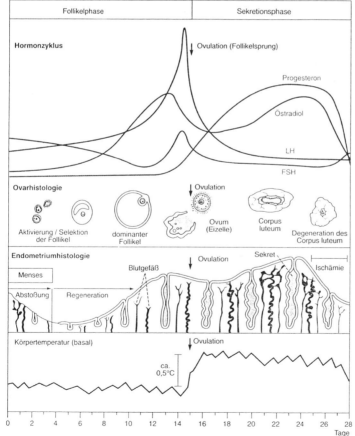

Abb. 10.7: Hormonverläufe, Ovarfunktion und Basaltemperatur während eines Menstruationszyklus (aus P. Deetjen, E.-J. Speckmann: Physiologie, U&S, 2. Aufl., 1994, S. 494, Abb. 14.2)

10.4 – 8/96.1   **Antwort: E**

☞ Lernkasten 10.8: „Östrogene"

zu (E) Während des Menstruationszyklus erfolgt eine Verstellung des Sollwertes der Körperkerntemperatur: Durch verstärkte LH-Ausschüttung kommt es am 14. Tag des Menstruationszyklus zur Ovulation. Kurz darauf erhöht sich, unter Progesteroneinfluß während der zweiten Zyklushälfte, die morgendliche, vor dem Aufstehen gemessene Temperatur (Basaltemperatur) um etwa 0,5°C.

Lernkasten 10.10	Gestagene

Das wichtigste Gestagen ist **Progesteron**. Progesteron ist ein Steroidhormon mit 21 C-Atomen. Es stellt eine Zwischenstufe für die Synthese aller Steroidhormone dar. Das Progesteron selbst wird entweder über Pregnenolon aus Cholesterin synthetisiert oder durch Direktsynthese aus Acetyl-CoA.

Bildungsorte des Progesterons sind der **Gelbkörper** (Corpus luteum) des Ovars, die **Plazenta** und die **Nebennierenrinde**. Seine Ausschüttung wird stimuliert durch das **Luteinisierende Hormon LH**. Es wird in erster Linie während der sekretorischen Phase (Gelbkörperphase) des Menstruationszyklus sezerniert.

Progesteron kann als Gegenspieler der Östrogene bezeichnet werden. Seine Wirkungen im einzelnen sind:

▶ Umwandlung der Uterusschleimhaut vom Proliferationsstadium ins Sekretionsstadium (Voraussetzung für Aufnahme der befruchteten Eizelle), Hemmung der Uterusmotilität

▶ Brustdrüsenwachstum

▶ Veränderung der Konsistenz des Schleimpfropfes, so daß er für Spermien undurchdringlich wird

▶ Anstieg der Basaltemperatur um ca. 0,5 °C

▶ NaCl-Ausscheidung über die Niere

10.4 – 8/96.2   **Antwort: E**

☞ Lernkasten 10.10: „Gestagene"

Progesteron wird im Gelbkörper des Ovars gebildet. Die Nebennierenrinde nimmt eine eher untergeordnete Stellung bei der Synthese des Progesterons ein.

Während der Schwangerschaft bildet die Plazenta Progesteron.

Lernkasten 10.11	Prolaktin

Prolaktin ist ein Proteohormon, das im **Hypophysenvorderlappen** produziert wird. Es stimuliert das Brustdrüsenwachstum und setzt in Anwesenheit von Cortisol nach vorheriger Einwirkung von Östrogen und Progesteron die Milchproduktion in Gang.

Tabelle 10.3	Regulation der Prolaktinsekretion
Förderung	**Hemmung**
Mechanische Brustwarzenreizung (Stillen)	
Prolactin Releasing Hormon (PRH, Prolactoliberin)	Prolactin Inhibiting Hormon (PIH, PIF, Prolactostatin)
Thyreotropin Releasing Hormon (TRH)	Glucocorticoide
Östradiol	Dopamin
Streß, Hunger	

10.4 – 8/95.1 Antwort: C

zu (1) Beim Stillen führt die mechanische Reizung der Brustwarze reflektorisch zu einer verminderten Ausschüttung des Prolactin-Inhibiting-Hormons (PIH, PIF, Prolactostatin) im Hypothalamus und wahrscheinlich zur Ausschüttung des Prolactin-Releasing-Hormons (PRH, Prolactoliberin) im Hypothalamus. Dieses bewirkt die Ausschüttung von Prolaktin aus dem Hypophysenvorderlappen.

zu (2) Ebenso wird durch die mechanische Reizung der Brustwarze reflektorisch **Oxytocin** aus dem Hypophysenhinterlappen freigesetzt. Oxytocin wird im Hypothalamus synthetisiert und gelangt über axonalen Transport in den Hypophysenhinterlappen. Es führt zur Kontraktion der Milchgänge und somit zum Milchaustritt. Weiterhin bewirkt es Uteruskontraktionen.

zu (3) **Dopamin**, das aus Neuronen des tuberoinfundibulären Hypothalamus ausgeschüttet wird, hemmt die Prolaktinsekretion. Es wird beim Stillen vermindert sezerniert. Weiterhin wird der Dopaminumsatz im Hypothalamus durch Prolaktin gehemmt.

Lernkasten 10.12	Schwangerschaft

Die befruchtete Eizelle (**Zygote**) wird durch die Tuben zum Uterus transportiert. Am 7. Tag hat sich aus der Zygote eine Blastozyste entwickelt, die sich in die Uterusschleimhaut einnistet. Ein Erhalt der Schwangerschaft ist nur bei fortbestehender Progesteronsekretion aus dem Corpus luteum möglich. Da die LH-Sekretion sinkt, übernimmt das **humane Choriongonadotropin (HCG)** die Aufgabe, das Corpus luteum um so die weitere Progesteronsekretion zu erhalten. HCG wird vom im Synzytiotrophoblasten der Plazenta produziert.
Die Geburt des Kindes findet 38 Wochen nach der Konzeption bzw. 40 Wochen nach der Menstruation statt.

10.4 – 8/95.2   Antwort: E

Die Plazenta produziert β-HCG (humanes Choriongonadotropin), Progesteron, Östrogene (hauptsächlich Östradiol) und **HPL** (**human placental lactogen, HCS**) zur Aufrechterhaltung der Schwangerschaft.

Lernkasten 10.13	Testosteron

Testosteron ist das männliche Sexualhormon (**Androgen**) mit der höchsten biologischen Wirksamkeit. Seine **Bildung und Freisetzung aus den Leydig´schen Zwischenzellen wird über LH des Hypophysenvorderlappens gesteuert**. Es besteht eine negative Rückkoppelung. FSH hat keinen Einfluß auf die Testosteronbildung. Geringe Mengen Androgene werden (auch bei der Frau) in der Nebennierenrinde gebildet.
Wirkungen des Testosterons sind:
- ▶ Männliche Differenzierung in der Embryonalentwicklung
- ▶ Entwicklung der männlichen Geschlechtsorgane während der Pubertät
- ▶ Ausbildung der sekundären männlichen Geschlechtsorgane
- ▶ Spermiogenese, Förderung der Sekretionstätigkeit der Prostata und der Samenbläschen nach der Pubertät
- ▶ Libidosteigerung
- ▶ Proteinaufbau
- ▶ Anabole Wirkung auf Muskulatur und Knochen
- ▶ Retention von Na^+ und H_2O in der Niere

Beim erwachsenen Mann sind ungefähr 98% des Testosterons im Blut an Plasmaproteine gebunden.

10.4 – 8/94.1   Antwort: A

zu (1) Testosteron wird auch im weiblichen Organismus gebildet.

zu (2) **Androstendion** wird von der Nebennierenrinde und vom Ovar sezerniert. Es ist ein Vorläufersteroid, das in der Leber und im peripheren Gewebe zu Testosteron metabolisiert wird.

zu (3) **FSH (Follikelstimulierendes Hormon)** ist ein im Hypophysenvorderlappen gebildetes Gonadotropin, das das Follikelwachstum und die Hormonproduktion im Ovar stimuliert. Beim Mann ist es für die Spermatogenese im Hoden notwendig. Seine Ausschüttung wird durch **Gonadoliberin (GnRH)** des Hypothalamus stimuliert.

zu (4) **LH (Luteinisierendes Hormon)** ist ein im Hypophysenvorderlappen gebildetes Gonadotropin, das bei der Frau den Eisprung auslöst und die Umwandlung des Follikels in den Gelbkörper bewirkt. Weiterhin stimuliert es die Progesteronsynthese. Beim Mann regt es das Wachstum der Leydig´schen Zwischenzellen des Hodens und die Androgenbildung an. Seine Ausschüttung wird durch **Gonadoliberin (GnRH)** des Hypothalamus stimuliert.

10.4 – 8/94.2   Antwort: B

☞ Lernkasten 10.12: „Prolaktin"
Dopamin, das aus Neuronen des tuberoinfundibulären Hypothalamus ausgeschüttet wird, hemmt die Prolaktinsekretion. Es wird beim Stillen vermindert sezerniert.

zu (A) **VIP** ist ein **neuroaktives Peptid**, das über ähnliche Eigenschaften wie Transmitter verfügt. Es wirkt als **Vasodilatator**, das die **Magensaftsekretion hemmt** und die Elektrolyt- und Wasserausscheidung von Pankreas, Leber und Darm stimuliert.

zu (D) **Endorphine** sind opiatähnliche Peptide (**endogenes Morphin**), die **schmerz-verhindernd** wirken. Sie finden sich im Gehirn (vorwiegend Mittelhirn), in der Hypophyse und im Rückenmark; z.T. besitzen sie Transmitterfunktion, z.T. werden sie mit Katecholaminen und Serotonin freigesetzt, und z.T. haben sie Hormonwirkung.

Außerdem penetrieren sie schlecht die Bluthirnschranke.

10.4 – 8/94.3   Antwort: D

zu (A) Die Follikelreifung wird durch FSH gefördert.

zu (B) In der Schwangerschaft wird β-HCG im Synzytiotrophoblasten der Plazenta gebildet.

zu (C) Wahrscheinlich übt β-HCG einen Einfluß auf die Hormonbildung der fetalen Gonaden und auf die Steroidproduktion der fetalen Nebennierenrinde aus. Diese Funktionen werden später von den übergeordneten Hormonen FSH, LH und ACTH in der fetalen Hypophyse übernommen.

zu (D) β-HCG unterhält in der Frühgravidität die Funktion des Corpus luteum und kann im Harn zum Schwangerschaftsnachweis herangezogen werden.

zu (E) Nach der 10. – 12. Schwangerschaftswoche wird ein Abfall der β-HCG-Produktion beobachtet.

10.4 – 3/93.1   Antwort: D

☞ Lernkasten 10.10: „Gestagene"

Der Uterus ist eines der wichtigsten Zielorgane des Progesterons. Es fördert das Wachstum der Uterusmuskulatur und den drüsigen Umbau der Uterusschleimhaut.

10.4 – 3/93.2   Antwort: D

☞ Lernkasten 10.12: „Prolaktin"

zu (A) und (B) Das Protohormon Prolaktin wird im Hypophysenvorderlappen produziert.

zu (C) Prolaktin fördert bei der Frau während der Schwangerschaft das Brustwachstum und die Milchbildung. Während des Stillens ist der Saugreiz an der Brustwarze der Auslöser für eine besonders starke Prolaktinausschüttung.

zu (D) Bei einer primären Hypothyreose ist die Bildung der Schilddrüsenhormone verringert. Durch die verminderte negative Rückkopplung der Schilddrüsenhormone auf Hypothalamus und Hypophyse, ist der TRH- und TSH-Spiegel erhöht. TRH fördert die Sekretion von Prolaktin.

zu (E) Männer haben ähnlich hohe Prolaktinspiegel wie nicht schwangere/nicht stillende Frauen.

10.4 – 8/92.1   Antwort: C

zu (C) In den Sertoli-Zellen wird das Androgen-bindende Protein (ABP), das Hormon Inhibin (hemmt die FSH- und LH-Ausschüttung), Lactat und Pyruvat gebildet. Mit Hilfe des ABP kann Testosteron die Bluthodenschranke passieren und damit die Spermiogenese stimulieren. Androgene werden in den Leydig´schen Zwischenzellen synthetisiert.

zu (E) Östrogene werden beim Mann in den Leydig´schen Zwischenzellen produziert und können im Plasma nachgewiesen werden.

10.4 – 3/92.1 — Antwort: E

☞ Lernkasten 10.10: „Gestagene"

Progesteron wird im Gelbkörper des Ovars gebildet. Die Nebennierenrinde nimmt eine eher untergeordnete Stellung bei der Synthese des Progesterons ein. Während der Schwangerschaft bildet die Plazenta Progesteron.

10.4 – 3/92.2 — Antwort: B

☞ Lernkasten 10.10: „Gestagene"

zu (C) Wenn keine Befruchtung der Eizelle stattfindet, wird vom Corpus luteum nicht weiter Progesteron gebildet und als Folge das Endometrium abgestoßen (= Menstruationsblutung). Bei Befruchtung der Eizelle (Schwangerschaft) wird vom Trophoblasten ein Hormon produziert, das β-HCG, welches das Corpus luteum graviditatis weiterhin zur Progesteronproduktion stimuliert.

10.4 – 3/91.1 — Antwort: E

☞ Lernkasten 10.8: „Östrogene"

In der präovulatorischen Phase (3 – 4 Tage vor der Ovulation) des Menstruationszyklus entwickeln sich unter gesteigertem Östrogeneinfluß charakteristische Veränderungen des Zervixschleimes, welche die **Penetrationsfähigkeit für Spermien erhöhen**. Transparenz und Spinnbarkeit nehmen zu, Viskosität und Leukozytenzahl nehmen ab. Infolge einer Zunahme des NaCl-Gehaltes bilden sich nach Lufttrocknung auf dem Objektträger sogenannte Farnblattkristalle aus.

10.4 – 8/89.1 — Antwort: A

☞ Lernkasten 10.13: „Testosteron"

Die Bildung und Freisetzung des Testosterons aus den Leydig´schen Zwischenzellen wird über LH des Hypophysenvorderlappens gesteuert. Es besteht eine negative Rückkoppelung. FSH hat keinen Einfluß auf die Testosteronbildung.

10.4 – 3/88.1 — Antwort: D

☞ Lernkasten 10.13: „Testosteron"

Testosteron fördert die Spermiogenese sowie die Sekretionstätigkeit der Prostata und der Samenbläschen nach der Pubertät (D ist richtig). Es wird in den Leydig´schen Zwischenzellen des Hodens gebildet (B ist falsch), wirkt eiweißaufbauend (C ist falsch), ist im Blut zu über 90% an Transportproteine gebunden (E ist falsch) und hemmt die hypophysäre Freisetzung von LH stärker als die von FSH (A ist falsch).

10.4 – 8/87.1 — Antwort: D

Die meisten hormonellen Regulationsvorgänge im Organismus unterliegen der negativen Rückkopplung.

Die seltenere positive Rückkopplung findet im Rahmen des Menstruationszyklus´ der Frau statt. Zwischen dem 12. und 13. Tag des Zyklus´ wirkt Östradiol stimulierend auf die FSH- und LH-Sekretion (Hohlweg-Effekt). FSH stimuliert daraufhin erneut die Östradiolausschüttung. Der steile Anstieg von LH löst dann die Ovulation aus.

10.5 Regulation des Wachstums

10.5 – 3/95.1   **Antwort: E**

zu (1)   Nach Bildung der extrazellulären Matrix werden die Osteoblasten teilweise in Osteozyten umgewandelt, die nun Ca^{2+} und Phosphate sezernieren. Diese reagieren mit der Knochenmatrix und es erfolgt die Biomineralisation.

zu (2)   Die Osteoblasten bilden eine spezifische extrazelluläre Matrix. Diese besteht zu zwei Dritteln aus Calciumhydroxylapatit und anderen Calciumphosphaten sowie zu einem Drittel aus organischen Substanzen (90% Typ-I-Kollagen, 10% unterschiedliche Proteine wie Ca^{2+}-bindende Proteine und Proteoglycane).

zu (3)   IGF I (Somatomedin I) ist in der Wachstumszone des Knochens und im Knorpel für die Wirkung des Wachstumshormons verantwortlich und führt zur Synthese der extrazellulären Matrix.

zu (4)   Bei allen Prozessen, die eine erhöhte Aktivität der Osteoblasten bedingen (z.B. Frakturen) ist die alkalische Phosphatase im Serum erhöht.

Lernkasten 10.14   **Somatotropin**

Im Gegensatz zu den meisten Hormonen handelt es sich beim **Somatotropin** (**Wachstumshormon**, **STH**) um ein **artspezifisches Proteohormon**. Es wird in der Adenohypophyse gebildet und durch ein Releasing-Hormon (**Somatoliberin**, **GH-RH**) und ein Inhibiting-Hormon (**Somatostatin**, **GH-IH**) des Hypothalamus reguliert. Sein Blutspiegel unterliegt starken tageszeitlichen Schwankungen mit einem Sekretionsgipfel nachts in der Tiefschlafphase.

Die Wirkungen des Somatotropins sind in erster Linie gekennzeichnet durch das Wachstum von Skelett und Organen und den dafür notwendigen Voraussetzungen. Im einzelnen sind dies:

▶ Proteinaufbau
▶ Lipolyse
▶ Bildung von **Somatomedinen** in der Leber
▶ Na^+- und Wasserretention in der Niere
▶ Hemmung der Glycolyse, der Glucoseaufnahme in die Zellen und der Gluconeogenese aus Aminosäuren.

Tabelle 10.4   **Regulation der Somatotropinsekretion**

Förderung	Hemmung
Somatoliberin (GH-RH)	Somatostatin (GH-IH)
Hypoglycämie	Hyperglycämie
Aminosäuren	Hyperlipidämie
Glucagon	Gestagene
Schilddrüsenhormone	Thyreoliberin
Dopamin, Serotonin, Endorphine	Adrenalin
Streß, körperliche Arbeit	Adipositas, Kälte

10.5 – 8/94.1   Antwort: E

☞ Lernkasten 10.14: „Somatotropin"

zu (A) und (B) Somatostatin hemmt im Pankreas die Sekretion von Insulin und Glucagon.

zu (C) Somatostatin hemmt die STH-Sekretion.

zu (D), (E) Die Ausschüttung von Thyroxin bzw. Trijodthyronin aus der Schilddrüse steht unter Kontrolle des TRH des Hypothalamus. TRH stimuliert im Hypophysenvorderlappen die Bildung von Thyreotropin, das die Ausschüttung der Schilddrüsenhormone beeinflußt. Thyreotropin kann direkt vom Somatostatin gehemmt werden und so indirekt auch die Ausschüttung der Schilddrüsenhormone hemmen. Direkten Einfluß auf deren Sekretion hat Somatostatin allerdings nicht, deshalb ist E falsch.

10.5 – 8/93.1   Antwort: E

☞ Tab. 10.4: „Regulation der Somatotropinsekretion"
Alle Aussagen sind richtig.

10.5 – 8/93.2   Antwort: B

☞ Lernkasten 10.14: „Somatotropin"

zu (1) **Somatotropin** wird von den eosinophilen Zellen des Hypophysenvorderlappens gebildet. Seine Synthese und Ausschüttung unterliegt der direkten Kontrolle durch den Hypothalamus. Dort wurden sowohl ein fördernder Faktor, das **Somatoliberin**, als auch ein hemmendes Hormon, das **Somastatin**, isoliert.

zu (2) Ein Einfluß der Schilddrüsenhormone auf die Ausschüttung von Wachstumshormonen hingegen ist nicht bekannt.

10.5 – 8/92.1   Antwort: E

☞ Lernkasten 10.14: „Somatotropin"
Somatostatin wurde zuerst im Hypothalamus entdeckt. Mittlerweile ist dieses Peptid in vielen Körperregionen isoliert worden, wobei es meist hemmende Wirkung zeigt. So kommt es z.B. auch in den D-Zellen der Langerhans´schen Inseln des Pankreas vor, wo es die Insulin- und Glucagonausschüttung hemmt. Außerdem hemmt es die Darmmotilität und die Sekretion von Verdauungssäften.

10.6 Gastrointestinale Hormone

☞ Kapitel 7.3 „Sekretion".

10.7 Sonstige Signalstoffe

10.7 – 3/93.1   Antwort: C

Bradykinin gehört zur Gruppe der Kinine mit einer für diese Hormongruppe typischen kurzen Halbwertszeit (Inaktivierung durch Kinasen im Blut). Sie sind gefäßaktive Stoffe und führen über eine Gefäßdilatation zur Durchblutungssteigerung und zu einer Abnahme des peripheren Widerstandes. Weiterhin erhöhen sie die Kapillarpermeabilität. Am Herzen wirken sie positiv inotrop und chronotrop. An der Bronchialmuskulatur führen sie zur Konstriktion.

11 Vegetatives Nervensystem

Das vegetative Nervensystem regelt eine Vielzahl von Körperfunktionen. Es hat u.a. Einfluß auf die meisten Drüsen des Körpers, die glatte Muskulatur von Blutgefäßen und Organen sowie auf das Erregungsbildungs- und leitungssystem des Herzens. Diese Körperfunktionen werden unbewußt gesteuert, so daß das vegetative Nervensystem auch **autonomes Nervensystem** genannt wird.

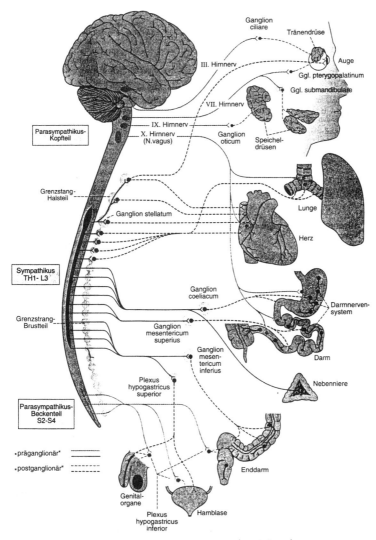

Abb. 11.1 Organisation des vegetativen Nervensystems (aus P. Deetjen, E.-J. Speckmann: Physiologie, U&S, 2. Aufl., 1994, S. 512, Abb. 15.1)

Funktionell und anatomisch wird das **periphere vegetative Nervensystem** in **Sympathikus** und **Parasympathikus** untergliedert, die an den einzelnen Organen häufig antagonistische Wirkungen hervorrufen. Die zentralen Anteile von Sympathikus und Parasympathikus liegen im Rückenmark und im Hirnstamm und werden von übergeordneten Strukturen, wie dem Limbischen System, dem Hypothalamus und anderen vegetativen Zentren gesteuert. Die vom Hypothalamus ausgehenden Efferenzen führen zur Hypophyse (☞ Kap. 10) und über die Formatio reticularis zu den vegetativen Zentren des Rückenmarks. Über das Limbische System beeinflussen Emotionen und affektives Verhalten körperliche Vorgänge (z.B. Angstschweiß, Herzklopfen).

11.1   Funktionelle Organisation

Lernkasten 11.1   **Parasympathikus**

Die Zellkörper der präganglionären parasympathischen Neurone liegen im Bereich der Hirnnervenkerne des:

- ▶ N. oculomotorius (III)
- ▶ N. facialis (VII)
- ▶ N. glossopharyngeus (IX)
- ▶ N. vagus (X) im Hirnstamm

und in den Segmenten $S_2 - S_4$ des Rückenmarks.

Die **präganglionären Fasern** verlaufen im N. vagus zu den Brust- und Bauchorganen und im N. splanchnicus pelvinus zu den Beckenorganen. Die Umschaltung auf die **postganglionären Fasern** erfolgt in Ganglien, die jeweils nah an den zu versorgenden Organen liegen.
Weiterhin gibt es im Kopfbereich **vier parasympathische Ganglien**, über die die Augen, Tränen- und Speicheldrüsen versorgt werden:

- ▶ Ggl. ciliare
- ▶ Ggl. pterygopalatinum
- ▶ Ggl. submandibulare
- ▶ Ggl. oticum

Der Transmitter sowohl der prä- als auch der postganglionären Fasern ist **Acetylcholin**.

Lernkasten 11.2.   **Sympathikus**

Die Zellkörper der **präganglionären sympathischen Neurone** liegen im Seitenhorn des Thorakal- und Lumbalmarks.
Die **präganglionären Fasern** ziehen über die Vorderwurzel aus dem Rückenmark zum Grenzstrang (paravertebrale Ganglien) und werden zum Teil dort umgeschaltet, zum anderen Teil in den unpaaren prävertebralen Ganglien (u.a. Ggl. coeliacum, Ggl. mesentericum superius und inferius). Im Kopfbereich liegen das Ggl. cervicale inferius medius und superius.

Der Transmitter der präganglionären Fasern ist **Acetylcholin**, der der postganglionären **Noradrenalin**.

11.1 – 8/95.1   **Antwort: C**

zu (A), (B), (D) und (E) Adrenalin, Noradrenalin, Dopamin und Serotonin sind monaminerge Transmitter.

zu (C) Glutamin ist eine Aminosäure, die als Transmitter wirkt. Weitere Aminosäuren mit der Funktion eines Transmitters sind Acetylcholin, Glycin und γ-Aminobuttersäure (GABA).

Lernkasten 11.3   **Noradrenalin**

Noradrenalin ist der Transmitter der meisten postganglionären sympathischen Neurone (**adrenerge Nerven**, Ausnahme: Schweißdrüsen). Noradrenalin wird in den Varikositäten der postganglionären Fasern über folgende Schritte synthetisiert: Phenylalanin $\Rightarrow$ Tyrosin $\Rightarrow$ Dopa $\Rightarrow$ Dopamin $\Rightarrow$ Noradrenalin. Noradrenalin wird zusammen mit ATP in Vesikeln gespeichert. Bei Depolarisation der Zelle wird es mittels Exozytose in den synaptischen Spalt freigegeben. Noradrenalin bindet dann an die α_1-, α_2-, β_1- und β_2-**Adrenorezeptoren** (**adrenerge Rezeptoren**) der Zellmembran der Zielzelle. Nicht jedes Aktionspotential führt auch zu einer meßbaren Transmitterausschüttung. Dafür bedarf es der räumlichen und zeitlichen Bahnung. Je nach Rezeptortyp führt die Bindung von Noradrenalin zu einer Erhöhung oder Erniedrigung der intrazellulären Ca^{2+}- oder cAMP-Konzentration. cAMP stimuliert Proteinkinasen, die Proteine (meist Enzyme) phosphorylieren. Als Ergebnis werden nun Stoffwechselwege aktiviert oder inaktiviert.

Eine **Regelung der Transmitterfreisetzung** findet über präsynaptische Rezeptoren (Autorezeptoren) statt:

▶ gehemmt wird die Transmitterfreisetzung bei Bindung von Noradrenalin an präsynaptische α_2-Rezeptoren

▶ gefördert wird die Transmitterfreisetzung bei Bindung von Noradrenalin an präsynaptische β-Rezeptoren.

Die **Beendigung** der Noradrenalinwirkung erfolgt auf drei Wegen:

▶ 70% des Transmitters werden in die präsynaptischen Nervenendigungen durch aktiven Transport aufgenommen (**re-uptake**). Der Transmitter wird dort entweder in den Mitochondrien durch Monoaminooxidase (MAO) abgebaut oder aber in Vesikeln gespeichert, um bei folgenden Erregungen wieder in den synaptischen Spalt ausgeschüttet zu werden.

▶ Der Transmitter wird extraneuronal (in Herz, Drüsen usw.) aufgenommen und intrazellulär durch das Enzym Catechol-O-methyltransferase (COMT) abgebaut.

▶ Ein Teil des Transmitters diffundiert ins Blut und gelangt in die Leber, wo er abgebaut wird.

Lernkasten 11.4   **Acetylcholin**

Acetylcholin (ACh) ist der Transmitter der präganglionären Fasern sowohl des Parasympathikus als auch des Sympathikus. Außerdem dient es als Transmitter für die postganglionären Fasern des Parasympathikus (**cholinerge Nerven**). Ausnahme sind die zu den Schweißdrüsen ziehenden Nerven, die zwar dem Sympathikus angehören, aber auch als Transmitter freisetzen.

Acetylcholin wird in den Nerven aus Cholin und Acetyl-CoA durch die Cholinacetyltransferase synthetisiert. Die für Acetylcholin spezifischen Rezeptoren werden in nikotinartige und muscarinartige Rezeptoren unterteilt:

▶ **Nikotinartige Rezeptoren** entfalten ihre Wirkung auch bei Bindung von Nikotin und befinden sich in den Ganglien

▶ **muscarinartige Rezeptoren** entfalten ihre Wirkung auch bei Bindung von Muscarin und befinden sich am Erfolgsorgen.

Bei Ausschüttung von Acetylcholin in den synaptischen Spalt und Bindung an die Rezeptoren der Zielzelle kommt es zum Einstrom von Na^+ und anderen Kationen in die Ganglienzelle und zur Bildung eines erregenden postsynaptischen Potentials (**EPSP**) (☞ Lernkasten 12.5). Bei ausreichender Summation werden intrazellulär weitere Aktionen gehemmt oder gefördert.

Acetylcholin wird durch die **Acetylcholinesterase** in Acetat und Cholin gespalten, wodurch seine Wirkung am Rezeptor beendet wird.

11.1 – 3/95.1   Antwort: D

☞ Lernkasten 11.3: „Noradrenalin"

zu (1) Ein Teil des Noradrenalins wird durch einen aktiven Transportmechanismus wieder in den präsynaptischen Nervenendigungen aufgenommen. Dort erfolgt eine Speicherung in Vesikeln, vor allem jedoch eine enzymatische Inaktivierung durch die **Monoaminoxidase (MAO)** der Mitochondrien.

zu (2) Die Tyrosinhydroxylase ist das geschwindigkeitsbestimmende Enzym bei der Synthese von Noradrenalin aus Tyrosin.

zu (3) Ein Teil des Noradrenalins wird in die Zellen des Erfolgsorgans aufgenommen und dort durch die **Catechol-O-methyltransferase (COMT)** inaktiviert.

11.1 – 8/94.1   Antwort: B

☞ Lernkasten 11.3: „Noradrenalin"

zu (B) Nach seiner Synthese wird Noradrenalin zusammen mit ATP in Vesikeln der postganglionären Neuronen gespeichert.

11.1 – 3/94.1   Antwort: E

☞ Lernkasten 11.1: „Parasympathikus" und Lernkasten 11.2: „Sympathikus"

Die synaptische Erregungsübertragung von der präganglionären sympathischen Faser auf die zugehörige postganglionäre Faser ist Acetylcholin.

11.1 – 8/93.1 **Antwort: A**

☞ Lernkasten 11.3: „Noradrenalin"
Katecholamine binden an einen α- und/oder β-Rezeptor der Zellmembran (4). Dadurch ändert der Rezeptor seine Konformation und gibt dabei das an der Lumenseite der Membran liegende Protein G_S weiter zur intrazellulären Membranseite. Nun kann das Protein G_S durch die intrazelluläre GTP aktiviert werden (3). Aktiviertes Protein G_S stimuliert die Adenylatcyclase (1), die die Umwandlung von intrazellulärem ATP in cAMP katalysiert (2). Das cAMP stimuliert Proteinkinasen (6), die wiederum Proteine (meist Enzyme) phosphorylieren (5).

11.1 – 8/92.1 **Antwort: B**

☞ Lernkasten 11.2: „Sympathikus"
Die Zellkörper der präganglionären sympathischen Neurone liegen im Thorakal- und Lumbalmark, die der präganglionären parasympathischen im Hirnstamm und Sakralmark.

11.1 – 8/92.2 **Antwort: D**

zu (D) Entwicklungsgeschichtlich ist das Nebennierenmark ein sympathisches Ganglion, wobei die hormonproduzierenden Zellen dem postganglionären Neuron entsprechen. Daher werden sie präganglionär sympathisch innerviert.

11.1 – 3/92.1 **Antwort: C**

zu (D) In Organen, die vom Sympathikus und vom Parasympathikus innerviert werden, findet sich ein Antagonismus bereits auf präsynaptischer Ebene. Dabei hemmt Acetylcholin über präsynaptische muscarinerge Rezeptoren die Noradrenalinfreisetzung.

zu (E) Acetylcholin kann nicht an β-Rezeptoren angreifen. Diese können nur Adrenalin, Noradrenalin und andere adrenerge Transmitter binden.

11.1 – 8/91.1 **Antwort: B**

☞ Lernkasten 11.3: „Parasympathikus"
Die Zellkörper der präganglionären parasympathischen Neurone liegen im Hirnstamm und Sakralmark, die der präganglionären sympathischen Neurone im Thorakal- und Lumbalmark.

11.1 – 8/90.1 **Antwort: D**

☞ Lernkasten 11.3: „Noradrenalin"
zu (D) Adrenalin wird aus Noradrenalin unter dem Einfluß der N-Methyl-Transferase synthetisiert, nicht umgekehrt.
Die Biosynthese der Katecholamine verläuft über folgende Schritte:
Phenylalanin ⇒ Tyrosin ⇒ Dopa ⇒ Dopamin ⇒ Noradrenalin ⇒ Adrenalin.

Lernkasten 11.5   **Vegetativer Reflexbogen**

Der **vegetative Reflexbogen** besteht aus einer viszero- oder somatosensiblen Afferenz, von der die Erregungen auf ein im Rückenmark gelegenes Interneuron übertragen werden und von dort weiter auf ein im Seitenhorn gelegenes präganglionäres viszeromotorisches Neuron. Die Nervenfasern dieses Neurons verlassen das Rückenmark über die Vorderwurzel, werden in einem vegetativen Ganglion auf die postganglionären Nervenfasern umgeschaltet und gelangen schließlich zur Effektorzelle. Im Gegensatz zu den einfachen somatischen Reflexen handelt es sich bei vegetativen Reflexen um polysynaptisches Reflexe.

Man unterscheidet viszero-viszerale Reflexe (Eingeweidereflexe) von den gemischten Reflexen:

▶ Ein Beispiel für einen **viszero-viszeralen Reflex** ist die Regulation des Blutdrucks über den Pressorezeptoren-Regelkreis (☞ Lernkasten 4.7 „Pressorezeptoren-Regelkreis").

▶ Bei **gemischten Reflexen** können somatische Afferenzen mit vegetativen Efferenzen oder umgekehrt vegetative Afferenzen mit somatischen Efferenzen verschaltet sein. Beispielsweise erfolgt nach Erwärmung der Bauchhaut eine reflektorische Entspannung der glatten Eingeweidemuskulatur (cuti-viszeraler Reflex). Umgekehrt können Reizungen innerer Organe Rötungen oder Berührungsempfindlichkeit bestimmter Hautareale hervorrufen (**übertragener Schmerz**). Die den verschiedenen Organen zugeordneten Hautareale nennt man **Head'sche Zonen**.

11.1 – 8/90.2   Antwort: C

Im N. pudendus laufen somatische efferente Fasern aus den Segmenten $S_2 - S_4$, die zum M. sphincter externus führen. Eine Aktivierung dieser Motoneurone entspricht einem willkürlichen Harnverhalt (C ist falsch).

Die Blasenentleerung läuft vereinfacht wie folgt ab:

Die Harnblase füllt sich, und Dehnungsrezeptoren in der Blasenwand werden aktiviert (D ist richtig). Ein Reflexbogen, dessen afferente Fasern im N. splanchnicus pelvinus verlaufen und der weiter über den Hirnstamm läuft, führt zur Aktivierung von parasympathischen Neuronen (A ist richtig). Die von hier ausgehenden Efferenzen, die wiederum im N. splanchnicus pelvinus verlaufen, erregen den M. detrusor vesicae (B ist richtig). Es folgt ein sich positiv verstärkender Mechanismus bis die Harnblase entleert ist.

Die sympathische Innervation der Harnblase wirkt hemmend auf den M. detrusor vesicae und erregend auf die Muskulatur des Trigonum vesicae sowie auf den M. sphincter internus (E ist richtig). Die sympathischen Nervenfasern entstammen dem oberen Lumbalmark und werden im Ganglion mesentericum inferius umgeschaltet.

11.1 – 8/90.3   Antwort: C

☞ Lernkasten 11.3: „Noradrenalin"

zu (B) Bei niedrigen Noradrenalin-Konzentrationen im synaptischen Spalt ist die Transmitterfreisetzung gesteigert.

zu (C) An Organen, die sowohl sympathisch als auch parasympathisch innverviert werden, findet eine antagonistische Hemmung durch die Transmitter statt:

▶ Noradrenalin hemmt die Acetylcholinausschüttung über präsynaptische α-Rezeptoren an den cholinergen Nervenendigungen.

▶ Acetylcholin hemmt die Freisetzung von Noradrenalin über präsynaptische Acetylcholin-Rezeptoren an adrenergen Nervenendigungen.

zu (D) Eine Blockierung der Wiederaufnahme des Transmitters führt zu einem Absinken der Transmitterkonzentration im Bereich der Nervenendigungen und letztlich zur verminderten Freisetzung.

zu (E) Die Synthese von Noradrenalin aus Tyrosin wird durch Ca^{2+} beschleunigt.

11.1 – 8/88.1   **Antwort: C**

Beim cuti-viszeralen Reflex führen in der Haut (Cutis) registrierte Reize (somatosensible Afferenz, Druck, Berührung, Schmerz) über vegetative Efferenzen zu einer Reaktion an inneren Organen (Viszerum).

11.2 Spezielle Funktionen

Tabelle 11.1	Adrenerge und cholinerge Wirkungen auf Organfunktionen	
	Sympathikus	**Parasympathikus**
Herz:		
	Frequenz ↑ β_1 Kontraktilität ↑ β_1	Frequenz ↓ Kontraktilität ↓
Blutgefäße: Koronargefäße: Hautgefäße:	Kontraktion α Erschlaffung β Kontraktion α	leichte Dilatation
Bronchialmuskulatur:	Erschlaffung β_2 Kontraktion α	Kontraktion
GastrointestinaleMuskulatur:	Kontraktion der Sphincteren α, Motilitätsminderung β	Motilitätssteigerung, Erschlaffung der Sphinkteren, Sekretionssteigerung
Harnblase: M. detrusor vesicae M. sphincter	Erschlaffung β, Kontraktion α,	Kontraktion Erschlaffung
Augen:	M. dilatator pupillae: Kontraktion → Mydriasis	M. sphincter pupillae Kontraktion → Miosis M. ciliaris Kontraktion → Miosis

11.2 – 3/97.1   Antwort: B

☞ Tabelle 11.1: „Adrenerge und cholinerge Wirkungen auf Organfunktionen"
zu (C) Die Schweißdrüsen werden postganglionär cholinerg erregt (Transmitter: Acetylcholin).

11.2 – 8/96.1   Antwort: A

☞ Tabelle 11.1: „Adrenerge und cholinerge Wirkungen auf Organfunktionen"
Durch Adrenorezeptoren wird die Kontraktion des inneren Blasensphincters ausgelöst.

Lernkasten 11.6   **Regulation der Skelettmuskeldurchblutung**

Die **Skelettmuskeldurchblutung** wird wie folgt geregelt:
▶ **Nervale Innervation**: Die Gefäße der Skelettmuskulatur sind überwiegend sympathisch innerviert. Über α-Rezeptoren wird eine Vasokonstriktion hervorgerufen, über β-Rezeptoren eine Vasodilatation. Noradrenalin vermittelt dabei seine vasokonstriktorische Wirkung über α-Rezeptoren, Adrenalin bewirkt in geringer Menge über β-Rezeptoren eine Vasodilatation, in hoher Menge über α-Rezeptoren eine Vasokonstriktion.
▶ **Lokale Faktoren**: Wärme, Abnahme des O_2-Partialdruck, Azidose, K^+ führen zur Gefäßdilatation.
▶ **Gewebshormone** wie Kallikrein, Bradykinin, Histamin führen zur Vasodilatation. Angiotensin II, Vasopressin, Serotonin rufen eine Vasokonstriktion hervor.

11.2 – 8/96.2   Antwort: A

☞ Lernkasten 11.6: „Regulation der Skelettmuskeldurchblutung"
zu (A) In Abb.1 kommt es nach Injektion von Adrenalin zur Widerstandserhöhung, d.h. zur Vasokonstriktion. Adrenalin ist also in einer Menge injiziert worden, in der es zunächst über β-Rezeptoren eine Vasodilatation bewirkt, gleichzeitig aber über α-Rezeptoren zur Vasokonstriktion führt. Die vasodilatatorische Wirkung wird durch die vasokonstriktive Wirkung überdeckt. In Abb. 2 nimmt der Strömungswiderstand nach Injektion der gleichen Adrenalinmenge ab, es kommt zur Vasodilatation. Dies ist nur so zu erklären, daß die α-Rezeptoren blockiert wurden und Adrenalin seine Wirkung voll über β-Rezeptoren entfaltet (Vasodilatation).
zu (B) Wenn nur β-Rezeptoren blockiert wären, käme es nach Adrenalininjektion zur Vasokonstriktion über α-Rezeptoren.
zu (C) Wenn α- und β-Rezeptoren blockiert wären, dürfte die Adrenalininjektion keine eindeutige Wirkung zeigen.
zu (D), (E) Adrenalin entfaltet seine Wirkung nicht über Acetycholin-Rezeptoren, somit hat die Blockade dieser Rezeptoren keinen Einfluß auf die Adrenalinwirkung. Weiterhin werden die Gefäße des Skelettmuskels vorwiegend sympathisch innerviert.

11.2 – 3/96.1 — Antwort: C

☞ Tabelle 11.1: „Adrenerge und cholinerge Wirkungen auf Organfunktionen"
Folge einer Aktivitätssteigerung des Sympathikus ist die Erschlaffung der Bronchialmuskulatur, die anderen Reaktionen sind eine Konsequenz einer Aktivitätssteigerung des Parasympathikus.

11.2 – 8/95.1 — Antwort: E

☞ Tabelle 11.1: „Adrenerge und cholinerge Wirkungen auf Organfunktionen"
Nach rein pharmakologischen Kriterien unterscheidet man α-Adreno- und β-Adrenorezeptoren, die in der Regel in Organen und Geweben gemeinsam vorkommen:
Beide lassen sich nach ihrer Affinität für pharmakologische Substanzen in α_1- und α_2- bzw. β_1- und β_2-Rezeptoren unterteilen.
β_2-Adrenorezeptoren finden sich u.a. in glatten Muskelzellen der Koronararteriolen, der Skelettmuskelarteriolen, der Bronchien und des M. detrusor der Harnblase. Sie bewirken dort eine Erschlaffung der glatten Muskelzellen. Weiterhin vermitteln β_2-Adrenorezeptoren in der Leber die Glycogenolyse, in Fettzellen die Lipolyse, am Uterus eine Erschlaffung.

11.2 – 8/95.2 — Antwort: B

☞ Tabelle 11.1: „Adrenerge und cholinerge Wirkungen auf Organfunktionen"
Aktivierung des Parasympathikus führt u.a. zu einer Kontraktion der Bronchialmuskulatur.

11.2 – 3/95.1 — Antwort: D

☞ Tabelle 11.1: „Adrenerge und cholinerge Wirkungen auf Organfunktionen"
Eine Aktivierung der β-Adrenorezeptoren (Parasympathikus) bewirkt u.a. eine Hemmung der Motilität des Magen-Darm-Traktes (D ist richtig), und eine Erschlaffung der Bronchien und Koronargefäße, Steigerung der Lipolyse und eine Insulinfreisetzung.

11.2 – 3/95.2 — Antwort: A

☞ Tabelle 11.1: „Adrenerge und cholinerge Wirkungen auf Organfunktionen"
Eine Aktivierung des Parasympathikus bewirkt u.a. eine gesteigerte Magensaftsekretion.

11.2 – 3/95.3 — Antwort: D

☞ Tabelle 11.1: „Adrenerge und cholinerge Wirkungen auf Organfunktionen".
Eine Aktivierung des Parasympathikus bewirkt u.a. eine Kontraktion der Bronchialmuskulatur, eine Steigerung der Lipolyse und eine Verzögerung der Erregungsübertragung im AV-Knoten.

11.2 – 8/94.1 Antwort: D

Durch Hemmung der Acetylcholinesterase steigt die Acetylcholinkonzentration im synaptischen Spalt. Ein cholinerger Effekt tritt ein.

zu (A) Hemmstoffe der Acetylcholinesterase führen über eine Abnahme der post-synaptischen Potentiale an der motorischen Endplatte zu Lähmungen.

11.2 – 8/94.2 Antwort: C

☞ Kommentar zu Frage 11.2 – 8/96.2

Adrenalin führt in höherer Konzentration über α-Rezeptoren zu einer Vasokon-striktion (= Zunahme des Strömungswiderstandes). Verringert sich die Konzentra-tion nach einer raschen Adrenalininjektion, werden die Blutgefäße über β-Rezep-toren dilatiert. Um nach einer Adrenalininjektion keine vaskulären Wirkungen zu be-obachten, wie in Abb. 2 dargestellt, müssen α- und β-Rezeptoren blockiert werden.

11.2 – 3/94.1 Antwort: D

Die Sekretion der Schweißdrüsen wird durch cholinerge sympathische Fasern ge-steuert, die mittels Atropin gehemmt werden können.

11.2 – 3/94.2 Antwort: D

☞ Tabelle 11.1: „Adrenerge und cholinerge Wirkungen auf Organfunktionen"

Katecholamine lösen über die Aktivierung von β-Rezeptoren u.a. eine Steigerung der Glycolyse aus.

11.2 – 8/93.1 Antwort: E

Man kann unter den etwa 10^8 Neuronen des **Darmnervensystems** mehr als 10 ver-schiedene Neuronentypen unterscheiden: U.a. finden sich hemmende nicht-adrener-ge, nicht-cholinerge Neurone, erregende cholinerge Neurone, hemmende cholinerge, serotonerge oder peptiderge Interneurone, wie auch hemmende adrenerge Neurone.

11.2 – 3/93.1 Antwort: E

☞ Tabelle 11.1: „Adrenerge und cholinerge Wirkungen auf Organfunktionen"

Die Kontraktion des M. detrusor vesicae wird durch Aktivierung des Parasympa-thikus hervorgerufen.

11.2 – 3/92.1 Antwort: C

Atropin wirkt als Antagonist an muscarinergen Rezeptoren (2. Aussage ist falsch) und hat dadurch einen parasympatholytischen Effekt. Die klassischen Vergiftungs-erscheinungen durch Atropin entsprechen der Hemmung des Parasympathikus mit Überwiegen des Sympathikotonus: Hemmumg der Speicheldrüsensekretion, trok-kene Schleimhäute (Sprechstörungen), weite starre Pupillen, trockene gerötete Haut, Fieber, Tachykardie, zunächst psychische Erregtheit, später Koma. Die Therapie der Vergiftung besteht neben einer sofortigen Magenentleerung in der Gabe von Physio-stigmin, einem Parasympathomimetikum.

11.2 – 8/91.1 Antwort: B

Die Verschmelzung der Plasmamembran des Spermienkopfes und der Membran des Akrosoms unter Freisetzung von Enzymen, die das Eindringen in die Eizelle ermöglichen, wird als Kapazitation bezeichnet. Diese Reaktion findet in den Tuben der Frau statt und ist keine sexuelle Reaktion des Mannes.

11.2 – 8/91.2 Antwort: D

Die Regulation der Hautdurchblutung erfolgt in den distalen akralen Gebieten allein durch adrenerge vasokonstriktorische Fasern. In den proximalen Extremitätengebieten und am Rumpf erfolgt sie zusätzlich durch cholinerge sudomotorische Fasern. Letztere bewirken die Ausschüttung des vasodilatatorisch wirkenden Bradykinins.

Da die sympathischen Fasern unter normaler Außentemperatur schon eine stark tonische Aktivität zeigen, führt ihre Durchtrennung zur Vasodilatation mit Erwärmung des Hautareals.

11.2 – 8/91.3 Antwort: E

☞ Tabelle 11.1: „Adrenerge und cholinerge Wirkungen auf Organfunktionen" und Lernkasten 11.1: „Parasympathikus"

Der N. vagus versorgt parasympathisch Herz, Lunge und den oberen Gastrointestinaltrakt einschließlich des Dünndarms.

Der Sphincter ani internus wird parasympathisch über das Sakralmark (N. splanchnicus pelvinus) innerviert.

11.2 – 8/86.1 Antwort: C

Die Schweißdrüsen werden zwar sympathisch innerviert, bedienen sich aber untypischerweise postganglionär nicht des Noradrenalins sondern des Acetylcholins als Transmitter.

11.2 – 3/86.1 Antwort: A

☞ Tabelle 11.1: „Adrenerge und cholinerge Wirkungen auf Organfunktionen"
zu (A) Der M. ciliaris wird durch den Parasympathikus zur Kontraktion gebracht: Die Zonulafasern, an denen die Linse aufgehängt ist, erschlaffen. Die Linse wird aufgrund ihrer Eigenelastizität kugelförmig. Die Brechkraft erhöht sich.

12 Allgemeine Neuro- und Sinnesphysiologie

12

12.1 Reiz und Erregung

Das Ruhemembranpotential der Nervenzelle liegt bei etwa **–70 mV** (☞ Lernkasten 1.1).

Wird eine Nervenzelle gereizt, so erhöht sich an der Zellmembran die Ionenleitfähigkeit für Na$^+$ und das Membranpotential verschiebt sich zu positiveren Werten (**Depolarisation**). Wenn ein **Schwellenpotential** von ca. –50 mV erreicht ist, setzt sich – unabhängig vom Fortbestehen des Reizes – der Na$^+$-Einstrom in die Zelle fort. Es erfolgt eine rasche Depolarisation mit einer Umladung der Membran (innen positiv und außen negativ; **overshoot** oder **überschießendes Spitzenpotential**), das Membranpotential wird in Richtung des Na$^+$-Gleichgewichtspotentials verschoben. Die Na$^+$-Kanäle werden potential- und zeitabhängig inaktiviert, so daß die erhöhte Leitfähigkeit für Na$^+$ rasch wieder abnimmt. Gleichzeitig nimmt die Leitfähigkeit für K$^+$ zu, so daß K$^+$ aus der Zelle herausströmt.

Sowohl die Inaktivierung der Na$^+$-Kanäle als auch die Erhöhung der K$^+$-Leitfähigkeit bewirken die **Repolarisation** der Zellmembran. Dabei überdauert die erhöhte K$^+$-Leitfähigkeit der Membran häufig die Repolarisationsphase, so daß unter Umständen hyperpolarisierende **Nachpotentiale** ausgelöst werden.

Ein Aktionspotential am Nerv dauert 1-2 ms. Es wandert in beide Richtungen über den Nerv, wobei es in seiner Nachbarschaft erneut ein Aktionspotential auslöst.

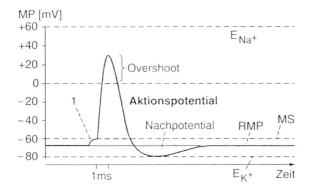

Abb. 12.1: Aktionspotential (aus P. Deetjen, E.-J. Speckmann: Physiologie, U&S, 2. Aufl., 1994, S. 17, Abb. 2.9)

12.1 – 3/97.1   **Antwort: E**

☞ Lernkasten 12.1: „Aktionspotential"

Wird die Zellmembran einer Nervenzelle durch einen Reiz ausgehend von ihrem Ruhemembranpotential von ca. –70 mV dopolarisiert, öffnen sich spannungsabhängige Na^+-Kanäle. Die Na^+-Leitfähigkeit steigt kurzzeitig an und es kommt zur schnellen Depolarisation, dem Aufstrich des Aktionspotentials. Noch vor Erreichen des Overshoots nimmt die Na^+-Leitfähigkeit wieder ab. Die Na^+-Kanäle liegen nun im Zustand „geschlossen, nicht aktivierbar" vor.

12.1 – 3/97.2   **Antwort: B**

☞ Kommentar zur Frage 12.1 – 3/97.1

zu (4) Aktionspotentiale in Aα-Axonen peripherer Nerven werden durch die Öffnung spannungsgesteuerter Na^+-Kanäle ausgelöst.

zu (1) Rezeptorpotentiale werden durch den für sie spezifischen Reiz hervorgerufen. Auf den spezifischen Reiz hin öffnen sich nichtselektive Kationenkanäle in der Zellmembran, so daß die Ionen die Membran passieren können. Es kommt zur Depolarisation.

zu (2), (3) EPSP´s (erregende bzw. depolarisierende postsynaptische Potentiale) entstehen, wenn ein Transmitter – an der motorischen Endplatte Acetylcholin – nach seiner Diffusion durch den synaptischen Spalt an spezifische Rezeptoren der postsynaptischen Membran bindet und dadurch bestimmte Ionenkanäle geöffnet werden. Wird durch die Summation von EPSP´s das Schwellenpotential erreicht, öffnen sich spannungsabhängige Na^+-Kanäle und ein Aktionspotential wird ausgelöst.

12.1 – 8/96.1   **Antwort: B**

Eine Depolarisation der Zelle wird hervorgerufen durch den Einstrom positiver Ladungen wie Na^+. Die verstärkte Aktivität der Na^+-K^+-Pumpe transportiert Na^+ vermehrt aus der Zelle heraus (2 ist falsch).

Ein Anstieg der extrazellulären K^+-Konzentration verschiebt das K^+-Gleichgewichtspotential zu weniger negativen Werten und ruft so eine Depolarisation der Zelle hervor.

12.1 – 3/96.1   **Antwort: B**

☞ Lernkasten 12.1: „Aktionspotential"

Das Aktionspotential einer Nervenfaser dauert 1 – 2 ms (B ist richtig). Am Muskel dauert es etwa 10 ms und am Herzen 200 – 400 ms.

Lernkasten 12.2   **Refraktärität**

Während der Repolarisationsphase eines Aktionspotentials löst auch eine weitaus überschwellige Reizung des Nerven kein neues Aktionspotential aus. Die Zelle ist refraktär.
Es wird die **absolute Refraktärzeit** von der **relativen Refraktärzeit** unterschieden. Im Gegensatz zur absoluten Refraktärzeit kann während der relativen Refraktärzeit mittels überschwelliger Reizung ein Aktionspotential mit verminderter Steilheit und Amplitude ausgelöst werden.

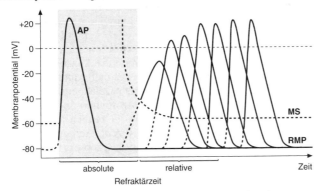

Abb. 12.2: Refraktärzeit eines Neurons (aus P. Deetjen, E.-J. Speckmann: Physiologie, U&S, 2. Aufl., 1994, S. 19, Abb. 2.11)

Ursache der Refraktärzeit ist die Arbeitsweise des **spannungsgesteuerten Na^+-Kanals**. Während des Ruhepotentials liegt die Mehrzahl der Na^+-Kanäle im geschlossen aktivierbaren Zustand vor. Wird die Zelle nun depolarisiert, öffnen sich die Kanäle für wenige Millisekunden und gehen dann in den geschlossenen inaktivierbaren Zustand über, wie er z.B. während der Repolarisation vorliegt. Liegen die meisten der Na^+-Kanäle in diesem Zustand vor und können, auch bei noch so starker Reizung, nicht geöffnet werden, so kann die Zelle nicht depolarisiert werden (**absolute Refraktärzeit**). Nach und nach gehen die Na^+-Kanäle wieder in den geschlossenen aktivierbaren Zustand über, so daß anfangs höhere Reizintensitäten benötigt werden, um ein Aktionspotential auszulösen (**relative Refraktärzeit**). Sind alle Na^+-Kanäle wieder aktivierbar ist die Refraktärzeit beendet.
Die Aktivierung der Na^+-Kanäle ist abhängig von Ausgangswert des Ruhemembranpotentials. Wird z.B. das Ruhemembranpotential zu positiven Werten verschoben (**Vordepolarisation**), nimmt die Zahl der aktivierbaren Na^+-Kanäle und damit auch der Na^+-Einstrom ab. Das Schwellenpotential verschiebt sich zu positiveren Werten. Bei Verschiebung des Ruhemembranpotentials zu negativeren Werten, nimmt die Zahl der aktivierbaren Na^+-Kanäle zu. Die Zelle ist bereits durch niedrige Reizstärken erregbar.

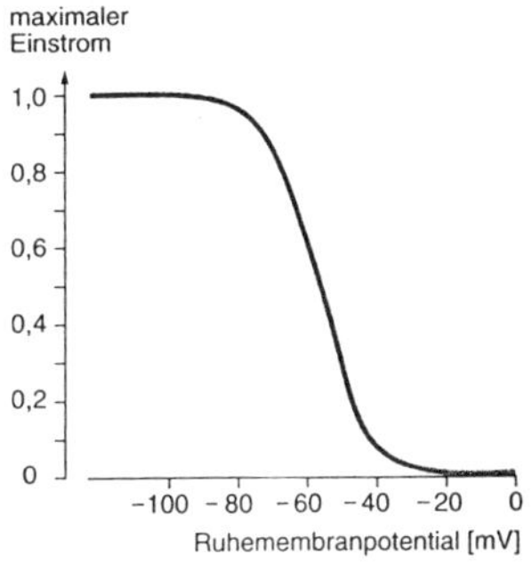

Abb. 12.3:
Abhängigkeit des Na^+-Einstroms in die Zelle vom Ruhemembranpotential (aus P. Deetjen, E.-J. Speckmann: Physiologie, U&S, 2. Aufl., 1994, S. 18, Abb. 2.10)

Lernkasten 12.3 — Rezeptorpotential

Das Grundprinzip aller **Sinneszellen** liegt darin, auf einen **adäquaten Reiz** mit einer Änderung der Membranpermeabilität für Na^+ und K^+ zu reagieren. Der adäquate Reiz kann eine Druck- oder Temperaturänderung, eine Änderung des chemischen Milieus, Schallwellen u. a. sein. Diese adäquaten Reize bewirken an der Zellmembran der entsprechenden Sinneszelle eine Erhöhung der Permeabilität für Na^+. Es kommt dann in Abhängigkeit von der Reizintensität zur Verschiebung des Ruhemembranpotentials zu positiveren Werten. Diese reizabhängige Depolarisation wird **Rezeptorpotential** oder auch **Generatorpotential** genannt. Das **Rezeptorpotential spiegelt in seiner Amplitude die Stärke des Reizes wider**, es gehorcht also nicht wie Aktionspotentiale der Alles- oder Nichts-Regel. Erreicht das Rezeptorpotential eine Schwelle, so entsteht ein Aktionspotential, das weitergeleitet wird. Mit der Höhe des Rezeptorpotentials nimmt die Anzahl der vom Rezeptor gebildeten Aktionspotentiale zu. Die Aktionspotentialfrequenz ist also von der Reizintensität abhängig, was als **Frequenzkodierung** bezeichnet wird. Das Generatorpotential breitet sich über kurze Strecken **elektrotonisch** aus. Während dieser Ausbreitung können sich Rezeptorpotentiale sowohl **zeitlich** als auch **räumlich summieren**. Ein weiteres Charakteristikum der Rezeptorzellen ist ihre **Adaptation**. Adaptation ist die Abnahme der Erregung eines Rezeptors bei gleichbleibender Reizstärke über die Zeit.

12.1 – 3/96.2 **Antwort: A**

☞ Lernkasten 12.2: „Rezeptorpotential"

zu (B) **Spannungsgesteuerte Kanäle** sind Ionenkanäle, deren Durchlässigkeit für ein Ion vom Zellpotential gesteuert wird. Solche Kanäle spielen z.B. bei der Entstehung eines Aktionspotential eine Rolle: Wird die Membran bis zum Schwellenpotential depolarisiert, öffnen sich für kurze Zeit die Na^+-Kanäle. Beim Rezeptorpotential spielen solche Kanäle keine Rolle.

zu (C) Das Rezeptorpotential spiegelt in seiner Amplitude die Stärke des Reizes wider.

zu (D) Eine saltatorische Erregungsausbreitung findet sich bei markhaltigen dicken Nervenfasern, die Ranvier'sche Schnürringe enthalten. Das Rezeptorpotential breitet sich entlang der Membran einer Sinneszelle elektrotonisch aus.

zu (E) Als **refraktär** wird eine erregbare Zelle bezeichnet, wenn sie nach einem depolarisierenden Reiz nicht sofort wieder erregbar ist, d.h. trotz stärkstem Reiz kein Aktionspotential auslösbar ist (absolute Refraktärzeit) oder nur verstärkte Reize ein abgeschwächtes Aktionspotential auslösen (relative Refraktärzeit).

Wenn Sinneszellen nach einem depolarisierenden Reiz refraktär reagieren würden, würde das Prinzip der Frequenzkodierung nicht funktionieren (Starker Reiz → Entstehung vieler Aktionspotentiale).

12.1 – 8/95.1   **Antwort: C**

Neben seiner wichtigsten Funktion als Leitungsbahn für Aktionspotentiale ist das Axon zum Transport von Substanzen befähigt. So wandern z.B. im Zellkörper Proteine, Transmitter und Zellorganellen zur Axonendigung (anterograd), aber auch in die Gegenrichtung (retrograd) (1 ist richtig). Der schnelle **axonale Transport** ist ein energieverbrauchender Vorgang und damit ATP-abhängig (2 ist richtig). Seine Geschwindigkeit ist für verschiedene Fraktionen unterschiedlich z.B. beträgt er für Aminosäuren etwa 40 cm/Tag. Davon unterschieden wird ein langsamer axonaler Transport, der z.B. für Aktin 5 mm/d und für Tubulin 1 mm/d beträgt. Auch neurotrope Viren wie Herpes-, Varizella-Zoster- oder Poliomyelitis-Viren bedienen sich des Axons als Leitungsweg.

12.1 – 8/95.2   **Antwort: D**

☞ Lernkasten 12.2: „Rezeptorpotential"

Rezeptorpotentiale sind in ihrer Amplitude abhängig von der Reizstärke. Sie gehorchen nicht der Alles-oder-Nichts-Regel (1 ist falsch). Sie breiten sich elektrotonisch aus und können sich zeitlich und räumlich summieren (2, 3 sind richtig).

12.1 – 3/95.1   **Antwort: E**

Die Na^+-K^+-Pumpe transportiert pro Zyklus drei Na^+ aus der Zelle heraus und zwei K^+ in die Zelle hinein. Ihre Blockade führt zur Zellschwellung, da die Zelle Na^+, Cl^- und damit auch Wasser aufnimmt. Gleichzeitig verliert sie K^+ (Aussage 1 ist falsch) Ursache der Refraktärzeit am Nerven und ebenso der Repolarisationsphase während eines Aktionspotentials ist die Inaktivierung des Na^+-Systems im Verlauf eines Aktionspotentials. Weiterhin ist die verzögerte Zunahme der K^+-Leitfähigkeit verantwortlich für die Repolarisationsphase (Aussage 2 ist falsch).

12.1 – 8/94.1   **Antwort: E**

☞ Lernkasten 12.1: „Aktionspotential"

zu (A) Der Na^+-Einstrom in die Zelle während eines Aktionspotentiales ist so gering, daß die Na^+-Konzentrationen intra- und extrazellulär nahezu unverändert bleiben.

zu (B) Am Gipfel des Aktionspotentials ist die treibende Kraft für den Na^+-Einstrom vermindert, aber noch nicht erschöpft.

zu (C) Am Gipfel des Aktionspotentials hat sich das Membranpotential dem Gleichgewichtspotential für Na^+ genähert, es wird jedoch nicht erreicht, weil das schnelle Natriumsystem wieder inaktiviert wird.

zu (D) Die Na^+-Kanäle sind spannungsabhängig. Beim Ruhemembranpotential liegen ca. 60% der Na^+-Kanäle im geöffneten Zustand vor. Bei Depolarisation der Membran, also auch am Gipfel eines Aktionspotentials, nimmt die Offenwahrscheinlichkeit der Na^+-Kanäle ab, bei Hyperpolarisation nimmt sie zu.

zu (E) Mit zunehmender Depolarisation (Positivierung des Zellinneren) nimmt der elektrochemische Gradient, der K^+ aus der Zelle treibt, zu. Das K^+-Gleichgewichtspotential, bei dem gleich viele K^+-Ionen aus der Zelle heraus- wie hereinströmen, liegt bei –97 mV.

12.1 – 3/94.1   Antwort: B

☞ Lernkasten 12.2: „Refraktärzeit"

Die Zunahme der K^+-Leitfähigkeit nach Beginn eines Aktionspotentials ist Ursache der Repolarisation, Ursache der absoluten Refraktärzeit sind die temporär gehemmten Na^+- Kanäle.

12.1 – 3/94.1   Antwort: C

☞ Kommentar zu Frage 12.1 – 8/95.1

zu (E) Axonale Projektionen können mit Hilfe künstlich eingebrachter Substanzen, sogenannter neuronaler Tracer, z.B. enzymhistochemisch, immunhistochemisch oder fluoreszenzmikroskopisch dargestellt werden.

12.1 – 3/93.1   Antwort: D

☞ Kommentar zu Frage 12.1 – 8/95.1

Entlang des Axons einer Nervenfaser wandern im Zellkörper Proteine, Transmitter und Zellorganellen zur Axonendigung (anterograd) und in die Gegenrichtung (retrograd) (2, 3 sind richtig). Auch neurotrope Viren wie Herpes-, Varizella-Zoster- oder Poliomyelitis-Viren bedienen sich des Axons als Leitungsweg (4 ist richtig).

12.1 – 3/93.2   Antwort: D

☞ Lernkasten 12.3: „Rezeptorpotential"

zu (1) Das Rezeptorpotential entsteht nicht wie Aktionspotentiale durch Aktivierung von spannungsgesteuerten Na^+-Kanälen, sondern nur durch eine Erhöhung der Na^+-Leitfähigkeit der Rezeptormembran in Abhängigkeit von der Reizstärke.

zu (2) Die Amplitude des Rezeptorpotentials korreliert mit der Reizstärke.

12.1 – 3/93.3   Antwort: B

☞ Lernkasten 12.2: „Refraktärzeit"

Die Membran eines Neurons ist in der absoluten Refraktärzeit unerregbar, da die Na^+-Kanäle zu diesem Zeitpunkt im nicht-aktivierbaren Zustand vorliegen.

12.1 – 8/92.1   Antwort: C

☞ Lernkasten 12.1: „Aktionspotential" und Lernkasten 12.2: „Refraktärzeit"

Ursache der absoluten Refraktärzeit ist die Inaktivierung der spannungsgesteuerten Na^+-Kanäle.

12.1 – 3/92.1 Antwort: B

☞ Lernkasten 12.3: „Rezeptorpotential"

zu (B) **Spannungsgesteuerte Kanäle** sind Ionenkanäle, deren Durchlässigkeit für ein Ion **vom Zellpotential** gesteuert wird. Solche Kanäle spielen z.B. beim Aktionspotential eine Rolle: Wird die Membran bis zum Schwellenpotential depolarisiert, öffnen sich kurze Zeit die Na^+ Kanäle. Beim Rezeptorpotential spielen solche Kanäle keine Rolle.

zu (C) Das Rezeptorpotential ist ein Abbild der Reizstärke. Es ist damit graduiert. Je stärker der Reiz, desto höher die Amplitude des Rezeptorpotentials.

12.1 – 8/91.1 Antwort: E

Der schnelle Na^+-Einstrom während eines Aktionspotentials führt an der Membran zwar zu geringfügigen Konzentrationsänderungen und zur Depolarisation, die Na^+-Konzentration bezogen auf den gesamten Intra- und Extrazellularraum bleibt jedoch nahezu unverändert.

12.1 – 8/91.2 Antwort: A

☞ Lernkasten 12.4: „Refraktärzeit"

Die absolute Refraktärzeit von 1 – 2 ms limitiert die maximale Erregungsfrequenz auf 500 – 1000/s. Die relative Refraktärzeit ist im allgemeinen nach 5 ms beendet.

12.1 – 3/87.1 Antwort: B

☞ Lernkasten 12.4: „Refraktärzeit"

Die Offenwahrscheinlichkeit der Na^+-Kanäle und damit auch der Na^+-Einstrom in die Zelle ist vom Ruhemembranpotential während der Reizung der Zelle abhängig. Bei einem Ausgangsruhepotential von –100 mV ist der Na^+-Einstrom während Reizung maximal. Das Schwellenpotential ist zu negativeren Werten verschoben. Bei einem Ausgangsruhepotential von –60 mV beträgt der Na^+-Einstrom lediglich 60% des maximal möglichen Einstroms. Wird die Zellmembran weiter depolarisiert (das bedeutet Verschiebung des Membranpotentials zu positiveren Werten), wird die Na^+-Leitfähigkeit weiter vermindert, und es ist kein Na^+-Einstrom mehr auslösbar.

zu (A) Ca^{2+} vermag die Potentialabhängigkeit des Na^+-Einstroms zu beeinflussen. Bei erhöhter extrazellulärer Ca^{2+}-Konzentration wird die Aktivierbarkeit der Na^+-Kanäle verschlechtert, gleichzeitig nimmt das Schwellenpotential positivere Werte an. Bei erniedrigter Ca^+-Konzentration nimmt das Schwellenpotential negativere Werte an, und die Erregbarkeit steigt. Typisches Beispiel ist Hyperventilationstetanie mit vermindertem extrazellulärem freien Ca^{2+}.

zu (C) Bei langsamer Vordepolarisation werden die Na^+-Kanäle inaktiviert. Bei schneller Depolarisation und Überschreiten des Schwellenpotentials werden die Na^+-Kanäle dagegen aktiviert.

zu (D), (E) Bei Depolarisation wird die K^+-Leitfähigkeit der Membran verzögert erhöht, was Ursache der Repolarisation ist.

12.2. Erregungsfortleitung

| Lernkasten 12.4 | Nervenleitgeschwindigkeit (NLG) |

Die Leitungsgeschwindigkeit einer Nervenfaser ist abhängig vom **Faserdurch-messer**, vom **Membranwiderstand** und von der **Membrankapazität**. Da Membranwiderstand und Membrankapazität bei den meisten Nerven nahezu identisch sind, hängt die Erregungsleitungsgeschwindigkeit hauptsächlich vom Faserdurchmesser ab. Dabei nimmt die Leitungsgeschwindigkeit mit der Quadratwurzel des Axondurchmessers zu, da der durch den Faserquerschnitt bestimmte Längswiderstand des Faserinneren abnimmt.

In markhaltigen Nervenfasern kann ein Aktionspotential besonders schnell fortgeleitet werden. Markhaltige Nerven sind abschnittsweise von einer Myelinscheide umwickelt (**Internodien**), so daß der Membranwiderstand hier stark erhöht ist. Zwischen den Internodien liegen kurze Abschnitte der Nervenfaser, die von keiner Myelinscheide umgeben sind (**Ranvier'sche Schnürringe**). Das Aktionspotential an einem Ranvier'schen Schnürring breitet sich **elektrotonisch** zum nächsten Schnürring aus. Das bei einem Aktionspotential in die Zelle einströmende Na^+ wirkt für benachbarte unerregte Membranstellen als Stromquelle für ein depolarisierendes elektrotonisches Potential, das überschwellig wird und erneut ein Aktionspotential auslöst. Die Erregung pflanzt sich elektrotonisch über eine Membran/Axon fort.

Da an den Internodien durch die gute Isolation (hoher Membranwiderstand) bei einer Potentialänderung nahezu kein Strom durch die Membran fließen kann, breitet sich das Aktionspotential sprunghaft (**saltatorisch**) von einem Schnürring auf den nächsten aus. Außerdem besitzt die Schnürring-Membran eine höhere Dichte an Na^+-Kanälen als die Internodien-Membran. Die saltatorische Erregungsfortleitung ermöglicht eine Fortleitung mit wenig Energieaufwand und hoher Geschwindigkeit.

Tabelle 12.1	Klassifikation der Nervenfasern (Lloyd/Hunt)		
Gruppen	**Funktion**	**Faserdurch-messer**	**Leitungsge-schwindigkeit**
Ia	primäre Muskelspindelafferenzen	13 μm	70 – 120 m/s
Ib	Sehnenorganafferenzen		70 – 120 m/s
II	Mechanorezeptoren der Haut	9 μm	25 – 70 m/s
III	tiefe Drucksensibilität des Muskels	3 μm	10 – 25 m/s
IV	marklose Schmerzfasern	1 μm	1 m/s

Fortsetzung Lernkasten 12.4		Nervenleitgeschwindigkeit (NLG)	
Tabelle 12.2		**Klassifikation der Nervenfasern (Erlanger/Gasser)**	
Fasertyp	**Funktion**	**Faserdurch-messer**	**Leitungsge-schwindigkeit**
Aα	Primäre Muskelspindelafferenzen, motorisch zu Skelettmuskel	15 µm	70 – 120 m/s
Aβ	Hautafferenzen für Berührung und Druck	8 µm	30 – 70 m/s
Aγ	motorisch zu Muskelspindeln	5 µm	15 – 30 m/s
Aδ	Hautafferenzen für Temperatur und Schmerz	< 3 µm	12 – 30 m/s
B	sympathisch präganglionär	3 µm	3 – 15 m/s
C	Hautafferenzen für Schmerz, sympathisch postganglionär	1 µm marklos	0,5 – 2 m/s

12.2 – 3/97.1   Antwort: A

zu (A) Curare ist ein kompetitiver Hemmstoff an den Acetylcholin-Rezeptoren. Das bedeutet, daß Curare mit steigender Konzentration im synaptischen Spalt immer mehr Acetylcholinrezeptoren blockiert, selbst jedoch nicht depolarisierend wirkt. Werden Aceylcholinesterase-Hemmer gegeben, erhöht sich die Konzentration von Acetylcholin im synaptischen Spalt wieder und Curare wird entsprechend dem Massenwirkungsgesetz von den Acetylcholinrezeptoren verdrängt.

zu (B) Die Freisetzung von Acetylcholin aus den präsynaptischen Nervenendigungen wird durch Botulinustoxin verhindert.

zu (C) Acetylcholin wird durch das Enzym Cholinacetyltransferase aus Cholin acetyliert. Dabei stammt der Essigsäurerest vom Acetylcoenzym A. Die Synthese von Acetylcholin wird z.B. durch Hemicholinium blockiert, das die Wiederaufnahme von Cholin in die Nervenendigungen verhindert.

zu (D) Die Acetylcholinesterase wird z.B. durch Eserin (Physiostigmin) oder das Insektizid Paraxon, der aktive Metabolit des Parathions (E605) gehemmt.

zu (E) Zu einer Dauerdepolarisation der subsynaptischen Membran führt Succinylcholin.

12.2 – 8/96.1   Antwort: D

☞ Tab. 12.2: „Klassifikation der Nervenfasern (Erlanger/Gasser)"
Die efferenten Nervenfasern der Skelettmuskulatur sind die Aα-Motoneurone. Daher ist die in der Aufgabe gemessene Leitungsgeschwindigkeit des N. ulnaris die Geschwindigkeit der Aα-Motoneurone.

Lernkasten 12.5 | **Synapse**

Aktionspotentiale werden über Synapsen auf nachgeschaltete Zellen übertragen. Man unterscheidet:

▶ **Elektrische Synapsen:**
Durch **gap junctions** sind die Zellen miteinander verbunden. Eine Erregung geht ohne chemische Transmitter als Ionenstrom entlang eines Potentialgefälles von einer Zelle auf die andere über (z.B. Erregungsausbreitung im Herzmuskel).

▶ **Chemische Synapsen:**
Die präsynaptische Zelle vermittelt die Erregung über einen Botenstoff (**Transmitter**) an die postsynaptische Zelle.
Eine Synapse besteht aus dem **synaptischen Endknopf**, einer Verdickung reich an Mitochondrien und Transmitter-haltigen Vesikeln, und dem **synaptischen Spalt**, der den Endknopf von der **postsynaptischen Membran** trennt.
Trifft ein Aktionspotential am synaptischen Endknopf ein, kommt es zur Erhöhung der intrazellulären Ca^{2+}-Konzentration und damit zur **Ausschüttung eines exzitatorischen oder inhibitorischen Transmitters** in den synaptischen Spalt. Dort verbindet sich der Transmitter mit Rezeptoren der postsynaptischen Membran, was zur Öffnung von Ionenkanälen führt. In Abhängigkeit von der Art des Transmitters (erregend oder hemmend) kommt es an der postsynaptischen Membran entweder zur Hyperpolarisation, dann spricht man von einem inhibitorischen postsynaptischen Potential (**IPSP**), oder zur Depolarisation, dann spricht man von einem exzitatorischen postsynaptischen Potential (**EPSP**).
Hemmende Transmitter an Synapsen sind z.B. GABA, Dopamin.
Erregende Transmitter an Synapsen sind z.B. Glutamt, Dopamin.

Die synaptische Übertragung ist weiterhin charakterisiert durch:
▶ **Verzögerung der Erregungsfortleitung** um 0,5 bis 1 ms
▶ **Einbahnstraßenprinzip**: die Erregung kann nur in eine Richtung fortgeleitet werden
▶ **Wandlung** von elektrischer Erregung in eine andere Reaktion (z.B. Sekretion).

12.2 – 8/96.2 | **Antwort: A**

☞ Lernkasten 12.5: „Synapse"
Die Faser Y stellt mit ihrer synaptischen Verbindung zum präsynaptischen Endknopf von Faser X eine **präsynaptische Hemmung** dar. Diese verläuft wie folgt: Die Faser Y depolarisiert den präsynaptischen Endknopf der Faser X (2 ist falsch), wodurch das in der Faser X ankommende Aktionspotential vermindert wird. Dies hat zur Folge, daß weniger Transmitter in den synaptischen Spalt freigesetzt wird (3 ist richtig) und so die postsynaptische Membran des Motoneurons Z weniger depolarisiert wird (1 ist falsch).
Zur Hyperpolarisation der postsynaptischen Membran kommt es durch die **postsynaptische Hemmung**, bei der ein hemmendes Zwischenneuron zur Hyperpolarisation der postsynaptischen Membran führt (IPSP).

12.2 – 8/95.1 **Antwort: A**

☞ Lernkasten 12.4: „Nervenleitgeschwindigkeit"

zu (A) Mit Ausbreitung eines elektrotonischen Potentials an der Nervenzellmembran nimmt die Amplitude ab. Die **Membranlängskonstante** λ gibt dabei die Entfernung vom Ort der Stromzuführung (Reizelektrode) an, in der die Amplitude der elektrotonischen Potentialänderung auf 37% abgesunken ist.

zu (B) Bei Ausbreitung eines elektrotonischen Potentials an der Nervenzellmembran nimmt seine Anstiegssteiheit ab.

zu (C) Elektrotonische Potentiale können sich sowohl zeitlich als auch räumlich summieren.

zu (D) Ein elektrotonisches Potential, das sich an einer Nervenzellmembran ausbreitet, muß zusätzlich zum Membranwiderstand den Längswiderstand innerhalb der Zelle überwinden. Dieser ist abhängig vom Querschnitt der Nervenfaser und nimmt mit zunehmendem Durchmesser ab. Er verändert sich an einer Nervenfaser bei Ausbreitung eines elektrotonischen Potentials nicht.

zu (E) Die Membrankapazität ist abhängig von der Membranoberfläche. Bei Zunahme des Nervenfaserdurchmessers nimmt sie zu. Bei Ausbreitung eines elektrotonischen Potentials entlang einer Nervenfaser bleibt sie unverändert.

12.2 – 3/95.1 **Antwort: D**

Die Aα-Faser hat eine Leitungsgeschwindigkeit von 100 m/s (= 0,1 m/ms).
Die Dauer eines Aktionspotentials beträgt etwa 1 ms. Damit kann die Strecke, die ein Aktionspotential auf einer Aα-Faser zurücklegt errechnet werden. Sie beträgt 0,1 m/ms · 1 ms = 0,1 m = 100 mm.

12.2 – 8/94.1 **Antwort: D**

☞ Lernkasten 12.4: „Nervenleitgeschwindigkeit"

Ein Aktionspotential an markhaltigen Nervenfasern breitet sich fast verlustlos elektrotonisch über die Internodien von Schnürring zu Schnürring aus (1 ist richtig). Am Schnürring erreicht das so fortgeleitete elektrotonische Potential die Schwelle und löst erneut ein Aktionspotential aus. Dieser Erregungsprozeß findet nur an den Schnürringen statt, da das Myelin der Internodien sehr hohe Isolationswiderstände bildet und der Strom durch das Axoplasma nur an den Schnürringen nach außen fließen kann (3 ist richtig).

Lernkasten 12.6   **Neuromuskuläre Erregungsübertragung**

Die **neuromuskuläre (motorische) Endplatte** besteht aus dem präsynaptischen Endknopf eines α-Motoneurons, dem synaptischen Spalt und der postsynaptischen Membran der Muskelfaser. Der Transmitter ist **Acetylcholin** (☞ auch Lernkasten 11.4). Bei Eintreffen eines Aktionspotentials öffnen sich (spannungsabhängige) Ca^{2+}-Kanäle in der präsynaptischen Membran und Ca^{2+} strömt in den präsynaptischen Endknopf. Daraufhin wird Acetylcholin in den synaptischen Spalt ausgeschüttet, das an **nikotinartige Rezeptoren** der postsynaptischen Membran bindet. In der postsynaptischen Membran öffnen sich Ionenkanäle, so daß es zum Na^+-Einstrom und K^+-Ausstrom mit Entstehung eines **Endplattenpotentials** (EPP) und schließlich eines Aktionspotentials mit nachfolgender Muskelkontraktion kommt (☞ Lernkasten 13.2).

Die Transmittersubstanz **Acetycholin** wird durch **Acetylcholinesterase** noch im synaptischen Spalt gespalten und so inaktiviert. Die Depolarisation ist damit beendet. Bei Gabe von **Acetylcholinesteraseblockern**, wie z.B. Physostigmin – ein natürlich vorkommendes Alkaloid – oder Neostigmin, Pyridostigmin – synthetische Esterasehemmer, kommt es zu einer **Anhäufung von Acetylcholin** im synaptischen Spalt und somit zu einer andauernden **Depolarisation**.

Die neuromuskuläre Erregungsübertragung kann auch durch Substanzen beeinflußt werden, die direkt am Acetylcholin-Rezeptor binden. Diese Substanzen besitzen teilweise pharmakologische Bedeutung. Wichtig ist z.B. das Pfeilgift Curare, das selektiv den Acetylcholin-Rezeptor blockiert und somit eine Acetylcholin-Wirkung verhindert. Es führt zu einer Lähmung der quergestreiften Muskulatur und wird deshalb als Muskelrelaxans in der Anästhesie eingesetzt.

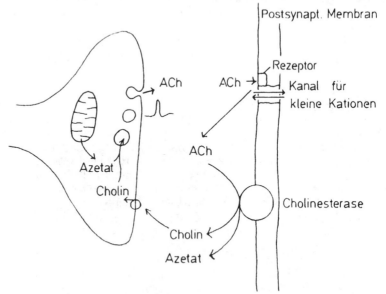

Abb. 12.4: Erregungübertragung an der neuromuskulären Endplatte (aus U. Gresser, D. Lüftner, M. Adjan: Physiologie, Mediscript-Verlag, 3. Aufl., S. 209, Abb. 12.9)

12.2 – 8/93.1   **Antwort: D**

☞ Lernkasten 12.6: „Neuromuskuläre Erregungsübertragung"

zu (A) **Strychnin** ist ein Gift aus dem Samen der Brechnuß. Es hemmt die postsynaptische Hemmung (Renshaw-Hemmung) im Rückenmark und führt so zu Muskelkrämpfen.

zu (B) **Tetanustoxin** wird von dem Erreger des Wundstarrkrampfes (Tetanus) Clostridium tetani gebildet. Es wandert entlang der peripheren Nerven zum ZNS, wo es die Freisetzung inhibitorischer Transmitter hemmt und so Muskelkrämpfe auslöst.

zu (C) **Botulinustoxin** wirkt direkt an der motorischen Endplatte hemmend auf die Freisetzung von Acetylcholin.

zu (D) **Succinylcholin** ist ein depolarisierendes peripheres Muskelrelaxans, das durch langanhaltende Depolarisation der postsynaptischen Membran der Muskelfaser die Erregungsübertragung unmöglich macht. Es ruft Lähmungen hervor und wird in der Anästhesie eingesetzt.

zu (E) **Curare**, ein Pfeilgift der Amazonasindianer, verhindert durch Blockade der Acetylcholinrezeptoren an der motorischen Endplatte eine Depolarisation der postsynaptischen Membran. Es ruft Lähmungen hervor und wird als nicht-depolarisierendes Muskelrelaxans ebenfalls in der Anästhesie eingesetzt.

12.2 – 8/93.2   **Antwort: B**

☞ Lernkasten 12.6: „Neuromuskuläre Erregungsübertragung"

Der Transmitter der neuromuskulären Endplatte ist Acetylcholin.

zu (A) Acetylcholin erhöht die Membranleitfähigkeit für Na^+ und K^+.

zu (B) Ein präsynaptisches Aktionspotential löst an der postsynaptischen Membran in der Regel ein Aktionspotential aus, das elektrotonisch über die Muskelmembran geleitet wird und zur Kontraktion der Muskelfaser führt.

zu (C) Ca^{2+} fließt aus dem Ca^{2+}-speichernden intrazellulären longitudinalen System in den intrazellulären Raum.

zu (D) Acetylcholin wird im synaptischen Spalt durch die Acetylcholinesterase gespalten und somit unwirksam gemacht.

zu (E) Acetylcholinesteraseblocker verlängern und vergrößern das postsynaptische Aktionspotential, führen also zu einer Depolarisation, weil Acetylcholin in hoher Konzentration im synaptischen Spalt vorliegt und so länger an den Rezeptoren verweilen kann.

12.2 – 8/92.1   **Antwort: A**

☞ Lernkasten 12.6: „Neuromuskuläre Erregungsübertragung"

Curare ist ein Antagonist des Acetylcholins. Es blockiert die Acetylcholin-Rezeptoren der motorischen Endplatte und verhindert so die neuromuskuläre Übertragung.

12.2 – 3/92.1 **Antwort: D**

☞ Lernkasten 12.4: „Nervenleitgeschwindigkeit"

Die **Membranlängskonstante** ist ein Maß für die Ausbreitung eines elektrotonischen Potentials an der Nerven- oder Muskelzellmembran. Sie gibt die Entfernung zum Ort der Stromzuführung (Reizelektrode) an, an dem die Amplitude noch 37% der initialen Amplitude beträgt.

zu (A) Die Membranlängskonstante sinkt nur bei unmyelinisierten Zellen exponentiell mit dem Abstand. Bei myelinisierten Zellen sinkt sie wegen des höheren Membranwiderstandes weit langsamer.

zu (B) Die Membranlängskonstante liegt für die verschiedenen Zellen zwischen 0,1 mm und 5 mm.

zu (C) Die Membranlängskonstante hängt nicht von der Länge der Faser, sondern von deren Membranwiderstand und -kapazität sowie von ihrem Durchmesser ab.

zu (D) Je stärker die Myelinisierung eines Nerven, desto größer die Membranlängskonstante.

zu (E) Die Membranlängskonstante ist proportional zur Nervenleitgeschwindigkeit. Ist sie erhöht, so steigt auch die Nervenleitgeschwindigkeit.

12.2 – 3/89.1 **Antwort: B**

☞ Lernkasten 12.4: „Nervenleitgeschwindigkeit"

Bei Zunahme des Faserdurchmessers nimmt der vom Faserquerschnitt bestimmte Längswiderstand ab und die Erregungsleitungsgeschwindigkeit zu. Die Membrankapazität steigt entsprechend der Zunahme der Membranfläche an, wodurch die Fortleitung verlangsamt wird. Dieser Effekt ist jedoch geringer als der des verminderten Längswiderstandes.

12.2 – 8/86.1 **Antwort: C**

☞ Lernkasten 12.6: „Neuromuskuläre Erregungsübertragung".

Organophosphate (Alkylphosphate) sind Phosphorsäureester, die die Acetycholinesterase im synaptischen Spalt hemmen. Dadurch kommt es zum verzögerten Abbau des Acetylcholins und zu seiner verlängerten Wirkung (Aussage 1 ist richtig).

Die Empfindlichkeit der Acetylcholinrezeptoren wird nicht verändert (Aussage 2 ist falsch).

12.3 Erregungsverarbeitung

12.3 – 8/96.1   **Antwort: E**

Bei der Analyse von Sinnesempfindungen wird die **Sinnesmodalität** von der **Sinnesqualität** und **-quantität** unterschieden. Zu den Modalitäten gehören die "5 Sinne" Sehen, Hören, Riechen, Schmecken und Tasten. Innerhalb jeder Modalität unterscheidet man wieder verschiedene Qualitäten, also z. B. Farben oder Tonhöhen. Die Sinnesquantität gibt Auskunft über die Intensität, wobei hier auch noch eine zeitliche und räumliche Dimension berücksichtigt werden muß.

Modalität	Sinnesqualität	Sinnesquantität
Sehen	Farbe	Helligkeit
Hören	Tonhöhe	Lautstärke

Die Qualität einer Empfindung ist also kein Oberbegriff für eine Gruppe von Modalitäten (C ist falsch). Sie kann sich bei Steigerung der Intensität eines Reizes ändern, z.B. werden Töne gleichen Schalldrucks aber unterschiedlicher Frequenz unterschiedlich laut empfunden (E ist richtig).

zu (A) Für das räumliche und zeitliche Auflösungsvermögen wird die Grenze bestimmt, an der zwei Reize zur gleichen Zeit jedoch räumlich voneinander getrennt gegeben als zwei Reize wahrgenommen werden (räumliche Auflösung), sowie die zeitliche Grenze, an der zwei Reize zeitlich hintereinander an der gleichen Stelle gegeben noch als zwei Reize erkannt werden (zeitliches Auflösevermögen). Das Auflösungsvermögen bezieht sich folglich auch auf Sinnesquantitäten.

zu (B) Als **Kanalkapazität** bezeichnet man den Höchstwert des Informationsflusses. Die Einheit ist bit/s. Für eine Nervenfaser beträgt sie 10^3 bit/s.

zu (D) Der **intermodale Intensitätsvergleich** stellt eine subjektive Empfindungsskala dar, die die Beziehung zwischen Reizintensität (Quantität) und subjektiver Empfindungsstärke darstellt. Diese Beziehung wird durch die **Stevens-Potenzfunktion** beschrieben.

12.3 – 8/94.1   **Antwort: D**

Die **Unterschiedsschwelle** wird durch den Betrag definiert, um den ein Reiz größer sein muß als ein Vergleichsreiz, damit er gerade eben merklich als stärker empfunden wird. Sie läßt sich durch das **Weber-Gesetz** beschreiben:

$$\frac{R}{\Delta R} = \text{konstant}$$

mit   R   =   Ausgangsreizintensität
        ΔR =   Änderung der Reizintensität, die gerade eben wahrgenommen werden kann.

Für die verschiedenen Sinnessysteme liegt dieser Quotient zwischen 0,07 und 0,12, d.h. ein Reiz muß um 7 bis 12% zunehmen, um ihn als eben merklich stärker zum Ausgangsreiz wahrnehmen zu können.
Analog bedeutet eine relative Unterschiedsschwelle von 0,1, daß ein Unterschied zwischen zwei Reizen nur wahrgenommen wird, wenn dieser mindestens 10% beträgt.

Lernkasten 12.7   **Neuronale Verschaltung**

Der Informationsverarbeitung im ZNS liegen neuronale Netzwerke zugrunde, durch die Informationen verstärkt, unterdrückt, gesammelt, verglichen und verteilt werden. Folgende Mechanismen spielen dabei ein Rolle:

▶ **Konvergente Verschaltung**: Ein Neuron erhält Informationen von vielen anderen Neuronen.

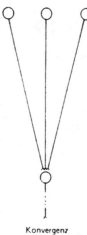

Abb. 12.5: Konvergente Verschaltung (aus U. Gresser, D. Lüftner, M. Adjan: Physiologie, Mediscript-Verlag, 3. Aufl., S. 212, Abb. 12.11)

▶ **Divergente Verschaltung**: Möglichkeit der Informationsreduzierung. Die afferenten Neurone verzweigen sich derart, daß sie Synapsen mit mehreren Nervenzellen bilden. Um das postsynaptische Neuron zu erregen, müssen mehrere zuführende Nervenfasern erregt sein. Auf diese Weise können Reize schon zu Beginn des Systems „versanden".

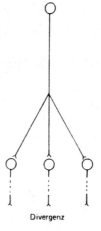

Abb. 12. 6: Divergente Verschaltung (aus U. Gresser, D. Lüftner, M. Adjan: Physiologie, Mediscript-Verlag, 3. Aufl., S. 212, Abb. 12.11)

Lernkasten 12.7 Fortsetzung   **Neuronale Verschaltung**

▶ **Räumliche Summation**: Bei gleichzeitiger Aktivierung räumlich voneinander getrennter Synapsen an einem Neuron (Konvergenz) kommt es zur Summation der eintreffenden Potentiale und zur Vergrößerung der Amplitude eines EPSP am Neuron.

▶ **Zeitliche Summation**: An einer Synapse folgen Potentialänderungen mit kurzem Abstand aufeinander. Die ausgelösten EPSP können sich summieren.

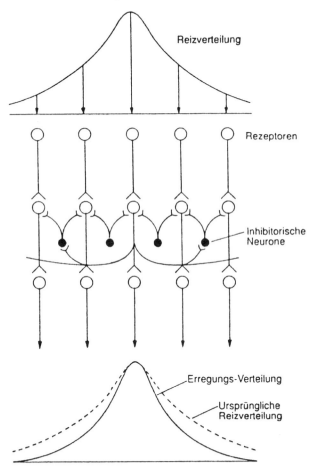

Abb. 12.7: Laterale Hemmung (aus U. Gresser, D. Lüftner, M. Adjan: Physiologie, Mediscript-Verlag, 3. Aufl., S. 212, Abb. 12.11)

▶ **Laterale Hemmung**: Um zu verhindern, daß sich Erregungen ungehindert ausbreiten, gibt es insbesondere in afferenten Systemen hemmende Interneurone, die auf benachbarte Neurone mit derselben Funktion inhibitorisch wirken. Ein stark erregtes Neuron kann auf diese Weise ein weiter von der Reizhauptachse entferntes Neuron hemmen. Auf diesem Mechanismus beruht das Prinzip der Kontrastverstärkung.

Lernkasten 12.7 Fortsetzung   **Neuronale Verschaltung**

▶ **Rückwärtshemmung/rekurrente Hemmung**: Hemmende Interneurone wirken auf die Zelle zurück, von der die Erregung ausgegangen ist. Ein typisches Beispiel ist die **Renshaw-Hemmung**: Neuriten der α-Motoneurone geben Axonkollateralen an Interneurone, die sogenannten Renshaw-Zellen, ab. Transmitter ist Acetylcholin. Die Interneurone entsenden Neuriten zum Soma desselben Motoneurons und bilden dort inhibitorische Synapsen (Transmitter Glycin). Bei Depolarisation kommt es zur Ausschüttung des hemmenden Transmitters und so zur Hemmung der Aktivität des α-Motoneurons. Dieser Hemmechanismus soll ein unkontrolliertes Aufschaukeln der Motoneuronenaktivität verhindern.

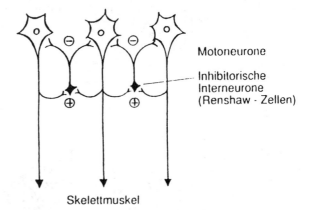

Abb. 12.8: Renshaw-Hemmung (aus U. Gresser, D. Lüftner, M. Adjan: Physiologie, Mediscript-Verlag, 3. Aufl., S. 259, Abb. 12.1)

▶ **Vorwärtshemmung**: Ein Neuron hemmt ein anderes Neuron, ohne selbst von diesem abhängig zu sein.

12.3 – 3/88.1   Antwort: D

☞ Lernkasten 12.7: „Neuronale Verschaltung"
zu (A) Unter **Habituation** versteht man die Gewöhnung an sich stets wiederholende Reize, sie dient der Informationsreduzierung.

12.3 – 8/87.1   Antwort: A

☞ Lernkasten 12.7: „Neuronale Verschaltung"
zu (B) Bei der Renshaw-Hemmung handelt es sich um eine disynaptische Verschaltung.
zu (C) Bei der Renshaw-Hemmung wird das gesamte α-Motoneuron gehemmt, nicht nur die Axonkollateralen.
zu (D) Die Renshaw-Hemmung erfolgt über ein Interneuron.
zu (E) Eine Hemmung durch Reizung von Ib-Afferenzen entspricht einer Hemmung der Golgi-Sehnenorgane.

12.3 – 3/87.1   **Antwort: E**

> **Merke:** Unter einem **rezeptiven Feld** versteht man die Gruppe von Sinneszellen, die durch geeignete Reize Aktivitätsänderungen an *einer* bestimmten Nervenzelle auslösen. Je mehr rezeptiven Feldern eine Reizfläche angehört, umso höher ist dort das Auflösungsvermögen.

12.3 – 3/86.1   **Antwort: E**

Eine Gruppe ähnlicher Sinneseindrücke, die durch ein bestimmtes Organ vermittelt werden, bezeichnet man als **Modalität**. So stellen z.B. der Geruchssinn, Geschmackssinn und der Sehsinn unterschiedliche Modalitäten dar. Innerhalb einer Modalität kann man einen Sinneseindruck bezüglich seiner Art in verschiedene Qualitäten unterteilen. Der Geschmackssinn läßt sich z.B. in süß, sauer, salzig und bitter unterteilen (C ist richtig). Andere Qualitäten verschiedener Sinne sind warm, rot und Tonhöhe „a" (A, B, D sind richtig).
Mit Hilfe der Lautheit wird die Empfindungsintensität (Quantität) festgelegt (E ist falsch).

13 Muskelphysiologie

13.1 Quergestreifte Muskulatur

Eine Skelettmuskelfaser kann bis zu 10 cm lang sein und einen Durchmesser von bis zu 80 µm besitzen. Die **kontraktilen Proteine** der Skelettmuskelfaser sind das Myosin (dickes Filament) und das Aktin mit Troponin und Tropomyosin (dünnes Filament).

Das globuläre **Aktin** besteht aus zweisträngig umeinander gewundenen Ketten, in deren Furchen **Tropomyosinmoleküle** (zwei parallele helikale Polypeptide mit je 284 Aminosäuren) liegen, die die Aktinfilamente stabilisieren. An das Tropomyosin binden drei verschiedene **Troponinmoleküle**: Troponin T, I und C. Die Aktinfilamente sind an den Z-Scheiben verankert.

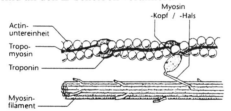

Abb. 13.1 Aufbau des dünnen Myofilamentes (aus M.-A. Schoppmeyer, S. Schmidt: Physiologie, Mediscript-Verlag, 1995, S. 269, Abb. 13.3 oben)

Das **Myosin** besteht aus zwei langgestreckten Eiweißmolekülen, die an dem einen Ende jeweils einen Kopf besitzen und für die Bildung der Querbrücken zu den Aktinfilamenten während der Kontraktion verantwortlich sind.

Der Skelettmuskel zeigt eine typische Querstreifung, die durch die Anordnung der Myofilamente zustande kommt: **Z-Scheiben**, **A-Bande**, **I-Bande**. Der Abstand zwischen zwei Z-Scheiben ist ein **Sarkomer**.

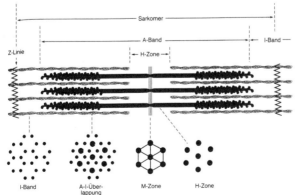

Abb. 13.2. Querstreifung einer Skelettmuskelfaser (aus P. Deetjen, E.-J. Speckmann: Physiologie, U&S, 2. Aufl., 1994, S. 151, Abb. 4.4)

Lernkasten 13.2 — Muskelkontraktion

Für die Kontraktion der Skelettmuskelfaser ist das **Ineinandergleiten der Myosin-und Aktinfilamente** entscheidend, ihre Länge bleibt dabei konstant. Das Plasmalemma der Muskelzellen ist im Bereich der Z-Scheiben eingestülpt und bildet das **T-System** (transversales System). Die Einstülpungen treten dort in engen Kontakt mit dem intrazellulären **L-System** (longitudinales System oder sarkoplasmatisches Retikulum). Das L-System umgibt die Myofilamente netzartig und stellt einen intrazellulären Ca^{2+}-Speicher dar. Ca^{2+}-Kanäle öffnen sich und Ca^{2+} strömt seinem Konzentrationsgradienten folgend ins Sarkoplasma der Muskelfaser. Um einen Kontraktionsvorgang einzuleiten, muß sich die intrazelluläre Ca^{2+}-Konzentration von 10^{-7} mol/l auf 10^{-5} mol/l erhöhen. Ca^{2+} verbindet sich dann mit dem Troponin, worauf sich das langgestreckte Tropomyosin zur Mittelachse des Aktinfilamentes verlagert und dadurch die Bindungsstellen für die Myosinköpfe freigibt.

Trifft ein Aktionspotential am Muskel ein, bewirkt es in der Tiefe über das **T-System** eine Permeabilitätserhöhung in den Membranen des **L-Systems**.

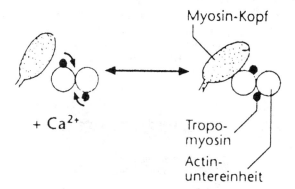

Abb. 13.3 Wirkung des Ca^{2+} auf die Stellung des Tropomyosins (aus M.-A. Schoppmeyer, S. Schmidt: Physiologie, Mediscript-Verlag, 1995, S. 269, Abb. 13.3 unten)

In Anwesenheit von Mg^{2+} aktiviert Aktin die ATPase des Myosinköpfchens, so daß das am Myosin gebundene ATP hydrolysiert werden kann. An den Myosinköpfen sind nun ADP und anorganisches Phosphat gebunden. Das an Aktin gebundene Myosinköpfchen befindet sich in 90°-Stellung am Aktinfilament. Die nachfolgende Lösung des anorganischen Phosphates bewirkt die Kippung der Myosinköpfe aus der 90°-Stellung in die 50°-Stellung, was dazu führt, daß Aktin- und Myosinfilamente ineinandergleiten. Die Abgabe des ADP vom Myosinkopf führt dann schließlich zu 45°-Endstellung des Myosinkopfes, was das Gleiten beendet. Die Kraftentwicklung während eines Kontraktionszyklus wird also durch das Lösen der Hydrolyseprodukte des ATP vom Myosinkopf hervorgerufen.

Der 45°-Komplex ist stabil (**Rigorkomplex**), erst erneute Bindung von ATP an den Myosinkopf führt zur Lösung der Aktin-Myosin-Bindung und zur erneuten Aufrichtung der Myosinköpfe aus der 45°-Stellung in die 90°-Stellung (**Weichmacherwirkung des ATP**).

Der Zyklus von Aktin-Myosin-Bindung und -Lösung wird auch **Querbrückenzyklus** genannt.

13.1 – 3/97.1   Antwort: D

☞ Lernkasten 13.2: „Muskelkontraktion"

zu (D), (E)   Bei einer isotonen Kontraktion schieben sich Aktin- und Myosinfilamente ineinander, so daß die Länge der einzelnen Sarkomere abnimmt. Die Filamentlänge von Aktin und Myosin verändert sich nicht.

zu (A) Ein Aktionspotential dauert an einer Skelettmuskelzelle (= Muskelfaser) etwa 10 ms.

zu (B) Ein Aktionspotential löst an der Muskelzelle die Ca^{2+}-Freisetzung aus dem L-System (= sarkoplasmatisches Retikulum) aus. Der Ca^{2+}-Einstrom erfolgt also nicht über das Sarkolemm (= Zellmembran), sondern aus dem sarkoplasmatischen Retikulum.

zu (C) Die intrazelluläre Ca^{2+}-Konzentration beträgt in der ruhenden Zelle etwa 0,01 μmol/l.

13.1 – 8/96.1   Antwort: B

☞ Lernkasten 13.2: „Muskelkontraktion"

zu (B) Ca^{2+} bindet an Troponin. Daraufhin verlagert sich das langgestreckte Tropomyosin zur Mittelachse des Aktinfilamentes und gibt die Bindungsstellen für die Myosinköpfe frei.

13.1 – 3/96.1   Antwort: B

☞ Lernkasten 13.2: „Muskelkontraktion" und 13.1: „Aufbau der quergestreiften Muskulatur"

zu (B) Aktin-aktiviert hydrolysiert Myosin ATP.

zu (E) Myoglobin bindet, ähnlich wie das Hämoglobin, O_2 in Abhängigkeit vom O_2-Partialdruck im Muskel. Seine Affinität zum O_2 ist allerdings viel größer als die des Hämoglobins, so daß bereits geringe O_2-Partialdrücke zu einer hohen Sättigung führen. So besitzt der Muskel seine eigene O_2-Reserve.

13.1 – 3/96.2   Antwort: D

Es werden schnell kontrahierende weiße Muskelfasern von langsam kontrahierenden roten Muskelfasern unterschieden. **Rote Muskelfasern** leisten überwiegend ausdauernde Haltearbeit (z.B. autochthone Rückenmuskulatur). **Weiße Muskelfasern** sind für die schnelleren Bewegungen zuständig (z.B. M. biceps brachii). Entsprechend diesen Funktionen unterscheiden sich die Fasertypen in ihrem Aufbau (☞ Tab. 13.1). Beim Menschen kommen beide Fasertypen nebeneinander sowie Zwischenformen vor.

Tabelle 13.1	Eigenschaften der verschiedenen Muskelfasern	
	langsam kontrahierend	schnell kontrahierend
Farbe	rot	weiß
Kontraktions- und Erschlaffungszeit	niedrig	hoch
Kapillarversorgung	dicht	gering
Stoffwechsel	oxidativ	glycolytisch
Gehalt an Mitochondrien	reichlich	gering
Phosphorylase-Aktivität	niedrig	hoch
Myoglobingehalt	hoch	niedrig
Lactatdehydrogenase-Aktivität	niedrig	hoch
Succinatdehydrogenase-Aktivität	hoch	niedrig
Energieverbrauch	niedrig	hoch
Fusionsfrequenz	niedrig	hoch
Ermüdbarkeit während eines Tetanus	niedrig	hoch
Tetanische Kraftentwicklung	niedrig	hoch

zu (D) Zu Beginn der Glycolyse wird Glucose in der Zelle durch eine ATP-abhängige Reaktion zu Glucose-6-Phosphat phosphoryliert. Diese Reaktion wird durch Hexokinase und Glucokinase katalysiert. Die Hexokinase ist in allen Geweben vorhanden und besitzt eine hohe Affinität zur Glucose. Sie setzt auch andere Hexosen um und wird durch Glucose-6-Phosphat allosterisch gehemmt.

Weiße Muskelfasern besitzen keine besonders hohe Hexokinase-Aktivität.

Lernkasten 13.3	Motorische Einheit

Eine **motorische Einheit** besteht aus einem **Aα-Motoneuron**, seinem **Axon** und den von ihm innervierten **Muskelfasern**. Dabei kann die Zahl der von einem Motoneuron versorgten Muskelfasern zwischen 5 (z.B. Augenmuskulatur) bis über 1000 (z.B. Unterschenkelmuskulatur) betragen. Je kleiner die motorischen Einheiten eines Muskels sind, desto besser kann seine Kontraktionskraft abgestuft werden.

Muskelfasern einer motorischen Einheit werden nicht von mehreren Motoneuronen gleichzeitig innerviert. Sie müssen nicht nebeneinander liegen, sondern können über den ganzen Muskel verteilt sein. Sie sind jedoch in demselben Muskel lokalisiert. Aus diesem Grund gehören die Muskelfasern, die von einem Motoneuron versorgt werden, auch einem Muskelfasertyp an.

Fortsetzung Lernkasten 13.3	Motorische Einheit

Das $A\alpha$-Motoneuron spaltet sich in viele Kollateralen auf. Seine Verbindung mit der Muskelfaser ist die **neuromuskuläre Endplatte**. Hier kommt es zur Erregungsübertragung. Transmitter ist **Acetylcholin**, das im Nervenende in Vesikeln gespeichert ist. Auf ein AP entläßt ein Teil der Vesikel seinen Inhalt in den synaptischen Spalt. Das ACh bindet an die ACh-Rezeptoren und aktiviert die Kationenkanäle. Dies bewirkt wie bei einer erregenden neuro-neuronalen Synapse eine erhöhte Leitfähigkeit für K^+ und Na^+. Unter physiologischen Bedingungen wird die postsynaptische Membran überschwellig depolarisiert und ein Aktionspotential ausgelöst (☞ auch Lernkasten 13.2: „Muskelkontraktion").

Auch wenn innerhalb einer motorischen Einheit alle Muskelfasern von einem Motoneuron versorgt werden, so hat doch jede Muskelfaser ihre eigene neuromuskuläre Endplatte. Kommt es zur Erregungsübertragung an der neuromuskulären Endplatte, so kontrahieren sich alle Muskelfasern einer motorischen Einheit gleichzeitig, da sie von demselben Motoneuron innerviert werden.

13.1 – 3/96.3   Antwort: C

☞ Lernkasten 13.3: „Motorische Einheit"
Die Muskelfasern einer motorischen Einheit kontrahieren sich bei Erregung des sie innervierenden Motoneurons gemeinsam.

13.1 – 8/95.1   Antwort: B

☞ Lernkasten 13.1: „Aufbau der quergestreiften Muskulatur"
Myoglobin ist das O_2-bindende Protein des Muskels. Es ist an dem eigentlichen Kontraktionsprozeß der Muskelfaser nicht beteiligt.

13.1 – 3/95.1   Antwort: D

☞ Lernkasten 13.2: „Muskelkontraktion"
Die Bindung von ATP an den Myosinkopf bewirkt dessen Lösung vom Aktinfilament und damit eine Muskelrelaxation (3 ist richtig). Am Myosinkopf wird das ATP nun zu ADP und anorganischem Phosphat hydrolysiert (2 ist falsch, 4 ist richtig). Erst nach dieser Hydrolyse kann sich der Myosinkopf mit den gebundenen Hydrolyseprodukten erneut an das Aktinfilament anlagern (1 ist falsch).

13.1 – 3/95.2   Antwort: C

Die Muskelfaser einer sich langsam kontrahierenden motorischen Einheit haben einen hohen oxidativen Stoffwechsel, eine niedrige tetanische Krafteinwirkung und eine geringe Ermüdbarkeit während tetanischer Kontraktionen (1, 2, 3 sind richtig). Weitere Merkmale der sich langsam kontrahierenden Muskelfaser sind aus Tab. 13.1: „Eigenschaften der verschiedenen Muskelfasern" zu entnehmen.

13.1 – 3/95.3   Antwort: B

☞ Lernkasten 13.3: „Motorische Einheit"
zu (1) **Tight junctions** sind Zellkontakte, die sich apikal an Epithelzellen finden.
zu (3) Jede Muskelfaser hat ihre **eigene** neuromuskuläre Endplatte.

13.1 – 3/95.4   **Antwort: E**

☞ Lernkasten 13.3: „Motorische Einheit"

Eine motorische Einheit besteht aus einem Aα-Motoneuron mit den von ihr innervierten Muskelfasern.

13.1 – 8/94.1   **Antwort: D**

☞ Lernkasten 13.2: „Muskelkontraktion"

zu (D) Unter dem Einfluß von Ca^{2+} sind die Bindungsstellen des Aktins für das Myosinköpfchen frei. Myosin bindet an das Aktinfilament und gibt anschließend anorganisches Phosphat frei, das aus der Hydrolyse von ATP entstanden ist. Auf diesen Vorgang hat Ca^{2+} keinen Einfluß.

13.1 – 3/94.1   **Antwort: D**

☞ Lernkasten 13.1: „Aufbau der quergestreiften Muskulatur"

Die dünnen Filamente der Skelettmuskelfaser bestehen aus Aktin-, Troponin- und Tropomyosinmolekülen (2, 3 sind richtig). Die dicken Filamente der Skelettmuskelfaser bestehen aus Myosinmolekülen.

13.1 – 3/94.2   **Antwort: C**

☞ Lernkasten 13.2: „Muskelkontraktion"

zu (A) Ca^{2+} wird im sarkoplasmatischen Retikulum (SR), das jede Myofibrille netzartig umgibt, gespeichert. Eine Depolarisation der Plasmamembran, die sich in die transversalen Tubuli hinein ausbreitet, ändert die Konfiguration spannungsempfindlicher Ca^{2+}-Kanäle des SR, so daß Ca^{2+} seinem Konzentrationsgradienten folgend aus dem SR ins Sarkoplasma diffundiert. Ob die Ca^{2+}-Kanäle des SR durch elektrische, chemische oder mechanische Mechanismen bei Depolarisation der transversalen Tubuli geöffnet werden, ist noch nicht geklärt.

zu (B) Ein Anstieg der intrazellulären Ca^{2+}-Konzentration im Zytosol von etwa 10^{-7} mol/l auf etwa 10^{-5} mol/l bewirkt die Bindung des Myosin-ADP-Komplexes an Aktin und leitet dadurch eine Muskelkontraktion ein.

zu (C), (E) Ca^{2+} wird unter Verbrauch von ATP vom Zytosol ins Lumen des SR gepumpt. Daraufhin kommt es zur Senkung des Ca^{2+}-Spiegels im Myoplasma auf 10^{-7} mol/l und nachfolgender Muskelerschlaffung.

zu (D) Ursache des Rigor mortis (Totenstarre) ist der Mangel an energiereichen Phosphaten (ATP und Kreatinphosphat) bei gleichzeitig hoher zytosolischer Ca^{2+}-Aktivität.

13.1 – 8/93.1   **Antwort: A**

Schnell kontrahierende Muskelfasern haben eine höhere ATPase-Aktivität als langsam zuckende Muskelfasern. Weitere Eigenschaften der Muskelfasern sind aus Tab. 13.1: „Eigenschaften der verschiedenen Muskelfasern" zu entnehmen.

Bei hohen Reizfrequenzen eines Muskels summieren sich die Kräfte der Einzelzuckungen. Der Ca^{2+}-Spiegel im Sarkoplasma bleibt auch zwischen den einzelnen Reizungen hoch, da die Ca^{2+}-Pumpe nicht schnell genug überschüssige Ionen aus der Zelle heraustransportieren kann. Die zur zweiten Erregung gehörende Einzelzuckung addiert sich dann zur ersten, es kommt zu einer Superposition von zwei Einzelzuckungen. Nach einer Reihe von Reizungen verschmelzen die Einzelzuckungen zu einer Dauerkontraktion (**Tetanus**). Es wird der fusionierte (vollständige) Tetanus vom nicht-fusionierten (unvollständigen) Tetanus unterschieden: Beim fusionierten Tetanus lassen sich im Gegensatz zum nicht-fusionierten keine Einzelzuckungen mehr erkennen. Die Höhe der tetanischen Fusionsfrequenz ist abhängig vom Muskelfasertyp. Die Muskelkraft kann durch den Tetanus bis auf das vierfache einer Einzelkontraktion ansteigen. Er trägt damit zur Abstufung der Kontraktionskraft bei.

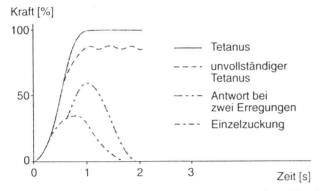

Abb. 13.4 Kraftentwicklung einer Einzelzuckung bis zum Tetanus (aus P. Deetjen, E.-J. Speckmann: Physiologie, U&S, 2. Aufl., 1994, S. 159, Abb. 4.13 unten)

13.1 – 8/93.2   **Antwort: B**

Zentral kann die Muskelkraft erhöht werden durch:

▶ Steigerung der Aktionspotentialfrequenz eines einzelnen Motoneurons bis zum Tetanus. Bei einem **nicht-fusionierten Tetanus** kann die einzelne Muskelzuckung erkannt werden, bei einem **fusionierten Tetanus** nicht mehr.

▶ Aktivierung mehrerer motorischer Einheiten (**Rekrutierung**).

zu (3) Die Kontraktion einer Muskelfaser folgt dem **Alles-oder-Nichts-Gesetz**, das besagt, daß ein überschwelliger Reiz unabhängig von seiner Amplitude eine Kontraktion gleicher Kraft auslöst.

zu (4) Eine präsynaptische Hemmung an der motorischen Endplatte würde die Transmitterfreisetzung hemmen und somit die Kontraktionskraft auf keinen Fall steigern.

zu (5) Ein an der Muskelfaser eintreffendes Aktionspotential setzt über das T-System eine definierte Menge Ca^{2+} aus dem sarkoplasmatischen Retikulum frei. Eine Reizfrequenzerhöhung kann diese definierte Menge nicht steigern, sondern nur zu einem späteren Zeitpunkt erneut Ca^{2+} freisetzen. Zu einer Kontraktionssteigerung kommt es nicht.

13.1 – 8/93.3   **Antwort: E**

Die Konzentrationen der Ionen im Muskel betragen etwa:

K^+ 55 mmol/l
Na^+ 12 mmol/l
Cl^- 4 mmol/l

Die Ca^{2+}-Konzentration eines ruhenden Muskels beträgt etwa 0,01 µmol/l und steigt bei einer Kontraktion auf 1 – 20 µmol/l an. Damit gilt $K^+ > Na^+ > Cl^- > Ca^{2+}$.

Lernkasten 13.5   **Kraft-Längen-Beziehung**

Die **Ruhedehnungskurve** eines Muskels beschreibt die **Abhängigkeit der Kraftentwicklung** von der **Länge** (**Vordehnung**) eines Muskels. Dabei nimmt bei zunehmender Muskellänge (L_0 = relaxierter Muskel) die Dehnbarkeit des Muskels immer stärker ab. Es muß also stetig mehr Kraft aufgewendet werden, was sich in einer Zunahme der Steilheit der Ruhedehnungskurve zeigt.

Dieser **Dehnungswiderstand** des Muskels ist überwiegend durch **parallel elastische Elemente** bedingt. Sie verlaufen parallel zu den kontraktilen Filamenten und werden vom **Sarkolemm und Bindegewebe (Faszien)** gebildet. Sie verhindern, daß die Filamente bei Ruhe auseinanderfallen, quantitativ zeigt sich die Wirksamkeit dieser parallel elastischen Elemente also in der Ruhedehnungskurve.

Davon abzugrenzen sind Strukturen, die den kontraktilen Elementen direkt vor- oder nachgeschaltet sind (**Serienelastizität**), z.B. die Querbrücken selbst oder die Sehnenansätze der Muskeln. Diese Serienelastizität tritt besonders bei isometrischen Zuckungen in Erscheinung, bei denen sich der Muskel nicht verkürzt.

Die aktiv entwickelte **Kraft** ist proportional der Anzahl aktiver Querbrücken und im maximal relaxierten Muskel am größten, da hier die Überlappung der Aktin-Myosin-Filamente optimal ist (Sarkomerlänge 2,2 µm).

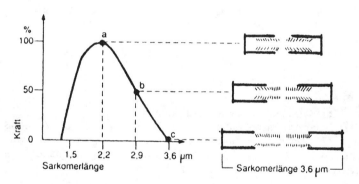

Abb. 13.5 Beziehung zwischen Sarkomerlänge und Kontraktionskraft (aus P. Deetjen, E.-J. Speckmann: Physiologie, U&S, 2. Aufl., 1994, S. 159, Abb. 4.13 unten)

Fortsetzung Lernkasten 13.5   **Kraft-Längen-Beziehung**

Aus der Ruhedehnungskurve und der Kurve der aktiv entwickelten Kraft läßt sich die Kurve der Gesamtspannung eines Muskels bei verschiedenen Muskellängen konstruieren.

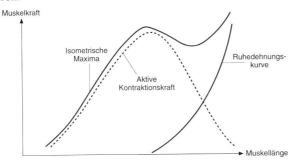

Abb. 13.6 Ruhedehnungskurve, Kurve der aktiven Kraft und Kurve der Gesamtspannung eines Muskels (aus U. Gresser, D. Lüftner, M. Adjan: Physiologie, Mediscript-Verlag, 3. Aufl., S. 219, Abb. 13.4)

13.1 – 3/93.1   **Antwort: B**

☞ Lernkasten 13.5: „Kraft-Längen-Beziehung".
Die Steilheit der Ruhedehnungskurve eines Muskels nimmt mit wachsender Dehnung zu, da die Dehnbarkeit des Muskels abnimmt und entsprechend mehr Kraft aufgewendet werden muß, um den Muskel weiter zu dehnen.

Lernkasten 13.6   **Kraft-Geschwindigkeits-Beziehung**

Je geringer die Belastung eines Muskels ist, desto schneller verkürzt er sich während einer Kontraktion (ein schweres Gewicht wird langsamer angehoben als ein leichtes). Mit zunehmender Belastung nimmt die Kontraktionsgeschwindigkeit in Form einer Hyperbel ab (**Hill'sche Hyperbel**). Die Last bei der sich ein Muskel nicht weiter verkürzen kann, entspricht der maximalen isometrischen Kraft (Haltekraft). Übersteigt die Last diesen Wert verlängert sich der Muskel erst langsam, dann jedoch sehr schnell.

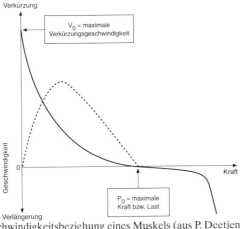

Abb. 13.7 Kraft-Geschwindigkeitsbeziehung eines Muskels (aus P. Deetjen, E.-J. Speckmann: Physiologie, U&S, 2. Aufl., 1994, S. 160, Abb. 4.14)

13.1 – 3/93.2 Antwort: D

☞ Lernkasten 13.6: „Kraft-Geschwindigkeits-Beziehung"
Je geringer die Belastung eines Muskels ist, desto schneller verkürzt er sich während einer Kontraktion. Mit zunehmender Belastung nimmt die Kontraktionsgeschwindigkeit in Form einer Hyperbel ab (**Hill'sche Hyperbel**).

13.1 – 8/92.1 Antwort: C

Nach der Nernst-Gleichung beträgt das K^+-Gleichgewichtspotential –97 mV, das Na^+-Gleichgewichtspotential –60 mV. Das Ruhemembranpotential der Muskelzelle beträgt ungefähr –80 mV und liegt damit näher am K^+-Gleichgewichtspotential (Aussage 1 ist richtig).
Die Permeabilität der Zellmembran in Ruhe ist für K^+ etwa 30mal höher als für Na^+. Die große Differenz zwischen Ruhemembranpotential und Na^+-Gleichgewichtspotential würde einen starken Na^+-Einstrom in die Zelle bewirken, wenn die Na^+-Permeabilität der Zellmembran nicht so gering wäre (Aussage 2 ist falsch).

13.1 – 8/92.2 Antwort: B

☞ Lernkasten 13.2: „Muskelkontraktion"
Ca^{2+} bindet an Troponin. Daraufhin verlagert sich das langgestreckte Tropomyosin zur Mittelachse des Aktinfilamentes und gibt die Bindungsstellen für die Myosinköpfe frei. Eine Kontraktion kommt zustande.

Lernkasten 13.7 **Verschiedene Kontraktionsformen**

Prinzipiell kann man im Experiment zwei Extremformen der Muskelkontraktion unterscheiden:
- ▶ **Isometrische Kontraktion**: die Länge des Muskels wird konstant gehalten und die erzeugte Kraft gemessen.
- ▶ **Isotonische Kontraktion**: hierbei wird die Kraft konstant gehalten und die Verkürzung des Muskels gemessen.

Da die mechanische Arbeit als Kraft mal Weg definiert ist, wird bei der isometrischen Kontraktion trotz maximaler Kontraktionskraft keine Arbeit verrichtet.
Physiologische Kontraktionen sind Mischformen von Längen- und Kraftänderungen:
- ▶ **Auxotonische Kontraktion**: sowohl die Kraft als auch die Länge verändern sich.
- ▶ **Anschlagszuckung**: zuerst isotonische Kontraktion bis zu einem Anschlag, danach isometrische Kontraktion.
- ▶ **Unterstützungszuckung**: zuerst isometrische Kontraktion bis zu einer bestimmten Kraftentwicklung, dann isotonische Verkürzung des Muskels.

13.1 – 8/92.3 Antwort: B

Die Kurven entsprechen folgenden Formen der Muskelkontraktion:

zu (A) **Isotonische Kontraktion** (Verkürzung des Muskels bei gleichbleibender Kraft).

zu (B) Zuerst isotonisch, dann isometrische Kontraktion (**Anschlagszuckung**).

zu (C) **Auxotonische Kontraktion** (Muskellänge und Muskelkraft verändern sich gleichzeitig).

zu (D) Zuerst isometrische, dann isotonische Kontraktion (**Unterstützungszuckung**).

zu (E) **Isometrische Kontraktion** (Kraftentwicklung bei gleichbleibender Muskellänge).

13.1 – 3/92.1 Antwort: A

☞ Lernkasten 13.5: „Kraft-Längen-Beziehung"

Durch Dehnung des Muskels kann die Sarkomerlänge verändert werden. Die maximale Kraftentwicklung ist bei einer Sarkomerlänge von etwa 2,2 µm möglich. So kann über eine unterschiedliche Vordehnung des Muskels seine Kraftentwicklung gesteuert werden.

13.1 – 3/92.2 Antwort: E

Schnell kontrahierende Muskelfasern haben im Vergleich zu langsam kontrahierenden Muskelfasern einen niedrigen oxidativen Stoffwechsel, eine große tetanische Kraftentwicklung, eine ausgeprägte Ermüdbarkeit während eines Tetanus und eine hohe tetanische Fusionsfrequenz. Weitere Eigenschaften der Muskelfasern sind aus Tab. 13.1: „Eigenschaften der verschiedenen Muskelfasern" zu entnehmen.

13.1 – 3/92.3 Antwort: D

☞ Lernkasten 13.2: „Muskelkontraktion"

zu (D) Nach einer Muskelkontraktion liefert ATP die Energie für die Trennung des Myosins vom Aktin. Kann verbrauchtes ATP nicht mehr regeneriert werden, bleibt Myosin fest an Aktin gebunden und die Muskulatur erstarrt (z.B. Leichenstarre).

zu (E) Die Membran des sarkoplasmatischen Retikulums enthält eine ATP-getriebene Ca^{2+}-Pumpe, die Ca^{2+} aus dem Myoplasma aktiv ins sarkoplasmatische Retikulum zurücktransportiert.

13.1 – 8/91.1 Antwort: B

Das Aktionspotential einer Nervenzelle führt an der Skelettmuskelfaser in der Regel zu einer Kontraktion. Bei Überschreiten einer Reizschwelle wird ein Aktionspotential ausgelöst. Es hat eine relativ konstante Amplitude, die keinen Einfluß auf die Kontraktionskraft des Muskels hat.

13.1 – 8/91.2   Antwort: A

Neuromuskuläre Endplatten zur Übertragung eines Aktionspotentials von Nerv- auf Muskelzelle finden sich nur an der Skelettmuskulatur.

Herzmuskulatur und glatte Muskulatur besitzen eine myogene Spontanaktivität. Aktionspotentiale werden hier nicht durch Nervenimpulse ausgelöst, sondern entstehen im Muskel selbst. Eine Ausnahme bildet die glatte Muskulatur von Arteriolen, Arterien, Samenleiter, Iris und Ciliarmuskel, die keine Spontanaktivität aufweisen. Die Erregung der Muskelzellen wird hier über die innervierenden vegetativen Nervenfasern ausgelöst. Durch Aktionspotentiale freigesetzte Transmitter erreichen über Diffusion die Effektorzellen und führen zur Kontraktion. Eine neuromuskuläre Endplatte existiert nicht.

13.1 – 8/91.3   Antwort: A

Die transversalen Tubuli verlaufen senkrecht zu den Myofibrillen (B ist falsch). Sie stellen Einstülpungen der Außenmembran der Muskelzelle dar und sind damit zum Extrazellularraum hin offen (A ist richtig).

13.1 – 8/89.1   Antwort: A

zu (A) Unter Ruhebedingungen bezieht der Skelettmuskel sein Energie hauptsächlich aerob über die oxidative Phosphorylierung von Fettsäuren und von Glycosylresten aus Glycogen.

zu (B) Der Herzmuskel ist ein „Allesfresser". Er verwertet freie Fettsäuren, Acetoacetat und auch Lactat, das bei körperlicher Arbeit im Skelettmuskel anfällt. Der Skelettmuskel kann Lactat nicht abbauen.

zu (C) ☞ Tab. 13.1: „Eigenschaften der verschiedenen Muskelfasern".

zu (D), (E) **Kreatinphosphat** dient zur kurzzeitigen Bereitstellung von Energie im Muskel. Seine energiereiche Phosphatverbindung kann auf ADP übertragen werden, wodurch auf anaerobem Weg ATP gewonnen wird:

ADP + Kreatinphosphat ⇔ ATP + Kreatin.

Die im Muskel vorhandene ATP-Menge reicht für etwa 5 Kontraktionen, während das Kreatinphosphat etwa 50 weitere Kontraktionen ermöglicht. Mit Hilfe des Kreatinphosphats können über 10 – 20 Sek. Höchstleistungen vollbracht werden.

13.1 – 8/89.2   Antwort: D

Zentral kann die Kontraktionskraft eines Muskels gesteigert werden durch:

▶ Erhöhte Aktionspotentialfrequenz des innervierenden Motoneurons (bis zum Tetanus).

▶ Erhöhung der Anzahl der aktivierten motorischen Einheiten.

zu (A) Beim oberflächlich abgeleiteten Elektromyogramm (EMG) eines gesamten Muskels ist die Amplitude bei Steigerung der Kontraktionskraft erhöht. Das intrazellulär abgeleitete EMG einer einzelnen Muskelfaser ändert sich jedoch nicht.

zu (B) Es gibt zwei Möglichkeiten der Muskelerregung:
- ▶ direkt über α-Motoneuronen
- ▶ indirekt über γ-Motoneuronen
- ▶ Die Aktivität der Neurone nimmt bei Steigerung der Kontraktionskraft jeweils zu.

zu (C) Bei einer Muskelkontraktion werden die Sehnen angespannt. Die Golgi-Sehnenorgane werden dadurch erregt.

zu (E) Die Anzahl der zu einer motorischen Einheit gehörenden Muskelfasern ändert sich bei Steigerung der Kontraktionskraft nicht. Die Anzahl der aktivierten motorischen Einheiten insgesamt nimmt jedoch zu.

13.1 – 8/88.1 Antwort: E

zu (B) Beim Patellarsehnenreflex erfolgt eine Einzelzuckung des M. quadriceps femoris.

zu (C) Die **Kontraktionsamplitude** beschreibt die Größe der Kraftentwicklung in kP/cm^2 Muskelquerschnitt. Sie ist beim Tetanus erhöht.

zu (D) Die Größe der motorischen Einheit ändert sich beim Tetanus nicht.

zu (E) Die Muskelkraft kann durch den Tetanus bis auf das Vierfache einer Einzelkontraktion ansteigen. Er trägt damit zur Abstufung der Kontraktionskraft bei.

13.1 – 8/87.1 Antwort: A

Als **Wirkungsgrad** bezeichnet man den Anteil der vom Muskel verbrauchten Energie, die in Arbeit = Kraft · Weg umgesetzt werden kann. Normalerweise sind das 20 – 30% der Energie. Die restliche Energie geht als Wärme (Initialwärme) und energieverschleißende Erholungsprozesse, z.B. Ionenpumpe oder oxidative Regeneration des ATP (Erholungswärme) verloren. Haltearbeit gilt nicht als physikalische Arbeit, weil kein Weg in Kraftrichtung zurückgelegt wird. Der Wirkungsgrad des Muskels beträgt bei einer isometrischen Kontraktion deshalb 0%.

13.1 – 3/87.1 Antwort: B

In der Frage wird ein typisches Krafttraining beschrieben. Kraftzuwachs ist nur durch Muskelzuwachs möglich, weil die Effektivität der einzelnen kontraktilen Filamente nicht wesentlich gesteigert werden kann (A ist falsch). Es kommt also zur Hypertrophie der einzelnen Muskelfasern. Ihr Durchmesser kann bis maximal auf das Doppelte ansteigen (B ist richtig). Begrenzender Faktor des Wachstums ist die länger werdende Diffusionsstrecke zwischen Kapillaren und Muskelzelle. Eine Vermehrung der Muskelfasern (Hyperplasie) findet dagegen nicht statt.

zu (C) Der limitierende Faktor der maximalen Kraftentwicklung ist nicht die mangelnde Bereitstellung von Energie, sondern die begrenzte Anzahl kontraktiler Elemente.

zu (D) Eine Zunahme der Kapillarisierung des Muskels findet vor allem beim Ausdauertraining statt.

zu (E) Beim Krafttraining kommt es nicht zu einer Vermehrung der Muskelfasern. Auch eine Umwandlung von weißen in rote Fasern ist nicht bekannt. Also kann sich der Anteil der roten Muskelfasern nicht erhöhen.

13.1 – 3/86.1 **Antwort: E**

☞ Kommentar zu Frage 3.1 – 8/92.3

zu (E) Bei einer isometrischen Kontraktion ist die physikalische Arbeit (Arbeit = Kraft · Weg) 0, da kein Weg zurückgelegt wird. Demnach ist die geleistete Arbeit bei 3 größer als bei 2.

13.2 Glatte Muskulatur

Glatte Muskulatur findet sich u.a. in den Gefäßwänden, im Magen-Darm-Kanal, in den Bronchien, im Uterus, in den Harnwegen, in Drüsenausführungsgängen. Glatte Muskulatur enthält auch die kontraktilen Proteine Aktin und Myosin, besitzt aber keine Querstreifung.

Lernkasten 13.8 **Glatte Muskulatur**

Auch bei der glatten Muskulatur spielt beim Kontraktionsvorgang das Ineinandergleiten der Myosin- und Aktinfilamente eine wesentliche Rolle. Allerdings besitzt der glatte Muskel kein Troponin, sondern **Calmodulin**. An das Calmodulin bindet Ca^{2+} und löst so über eine Aktivierung des Enzyms **Myosin-light-chain-Kinase** den Kontraktionsvorgang aus. Jetzt binden unter ATP-Spaltung und Phosphorylierung die Myosinköpfchen ans Aktinfilament. Der weitere Kontraktionsvorgang verläuft wie bei der quergestreiften Muskulatur. Das Ende der Kontraktion wird über ein Absinken der intrazellulären Ca^{2+}-Konzentration und des Ca^{2+}-Calmodulin-Komplexes eingeleitet. Dies hat eine Inaktivierung der Myosin-light-chain-Kinase und somit das Ende der Kontraktion zur Folge.

Man unterscheidet zwei Arten von glatter Muskulatur:

▶ **Single-Unit-Muskeltyp**:
Die Muskelzellen sind über **gap junctions** verbunden und so **elektrotonisch gekoppelt**. Sie sind meistens spontan aktiv, auch noch nach Denervierung des Muskels. Eine direkte nervale Kontrolle ist zweitrangig. Ohne Reizeinwirkung treten Aktionspotentiale in den Muskelzellen auf. Diese Zellen sind **Schrittmacher** für ihre Umgebung, ihre **elektrische Spontanität** liegt bei etwa 1 Aktionspotential. Die dadurch ausgelöste myogene mechanische Aktivität nennt man **myogener Tonus**. Eine Dehnung des Muskels bewirkt eine Depolarisation und erhöht damit diesen Tonus. Dieser Typ der glatten Muskulatur ist vorwiegend in den inneren Organen wie z.B. Darm, Gallengang und in vielen Blutgefäßen zu finden.

▶ **Multi-Unit-Muskeltyp**:
Die Muskelzellen werden von **vegetativen Nerven** erregt (**neurogener Tonus**). Gap junctions fehlen, und die Erregung bleibt auf die jeweilige motorische Einheit beschränkt. Aus den Nervenendigungen gelangt der Transmitter (Acetylcholin, Noradrenalin) an die Muskelzellen. Der Multi-Unit-Muskeltyp findet sich z.B. im M. ciliaris des Auges und am Samenleiter.

Auch Hormone beeinflussen die glatte Muskulatur, so reagiert z.B. die Uterusmuskulatur auf Östrogene und die Gefäßmuskulatur u.a. auf Adiuretin und Angiotensin II.

13.2 – 8/96.1   **Antwort: ***

Ca^{2+} wird entweder direkt nach außen oder ins sarkoplasmatische Retikulum transportiert. Dafür stehen Ca^{2+}-Auswärtspumpen zur Verfügung, die ihre Energie durch Ca^{2+}-abhängige ATPasen erhalten, die sowohl in der Zellmembran als auch in den Membranen des sarkoplasmatischen Retikulums sitzen (1, 2 sind richtig).
Na^+-Ca^{2+}-Austauscher befinden sich in der Zellmembran der Herzmuskelzelle (3 ist falsch). Sie transportieren 3 Na^+ in die Zelle und 1 Ca^{2+} aus der Zelle heraus. Ihre Energie erhalten sie durch die Na^+/K^+-ATPase.
Aussage (1) und (2) sind nicht in einer Lösungsmöglichkeit kombiniert angegeben. Wahrscheinlich wurde deshalb die Aufgabe letztlich nicht gewertet.

13.2 – 3/96.1   **Antwort: A**

☞ Lernkasten 13.8: „Glatte Muskulatur"
Die glatte Muskulatur besitzt kein Troponin wie die quergestreifte Muskulatur, sondern Calmodulin. Der Kontraktionsvorgang an der glatten Muskulatur wird ausgelöst, indem Ca^{2+} an Calmodulin bindet und so das Enzym Myosin-light-chain-Kinase aktiviert.

13.2 – 8/93.1   **Antwort: E**

Zwischen Extrazellularraum (10^{-3} M) und Intrazellularraum (10^{-7} M) herrscht in Ruhe eine Ca^{2+}-Konzentrationsdifferenz
zu (A) Es existieren zwei verschiedene Kanäle in der Plasmamembran der glatten Muskelzelle durch die Ca^{2+} in die Muskelzelle gelangen kann:
- ▶ Potentialgesteuerte Kanäle, die nicht auf allen glatten Muskelzellen vorkommen und sich öffnen, wenn das Membranpotential absinkt.
- ▶ Rezeptorgesteuerte Kanäle: Öffnen sich durch Bindung eines Agonisten (Noradrenalin), die Öffnung wird durch ein N-Protein vermittelt.
zu (B) Der Na^+/Ca^{2+}-Gegentransport am Sarkolemm bedient sich der höheren extrazellulären Na^+-Konzentration. Na^+ fließt in die Zelle hinein und Ca^{2+} wird sekundär aktiv nach außen transportiert. Ist dieser Mechanismus blockiert, so erhöht sich die intrazelluläre Ca^{2+}-Konzentration.
zu (C) Die Ca^{2+}-Pumpe des sarkoplasmatischen Retikulums transportiert Ca^{2+} vom Zytosol ins sarkoplasmatische Retikulum hinein. Ihre Blockierung führt zu einer Erhöhung der Ca^{2+}-Konzentration im Zytosol.
zu (D) Die Ca^{2+}-Pumpe des Sarkolemms transportiert Ca^{2+} aus der Muskelzelle. Ihre Blockierung führt zu einer Erhöhung der Ca^{2+}-Konzentration.
zu (E) Ca^{2+} kann aus dem sarkoplasmatischen Retikulum freigesetzt werden, wobei Inositoltriphosphat (IP_3) als intrazellulärer Botenstoff wirkt. Eine Senkung der IP_3-Konzentration führt so zu einer Verminderung der Ca^{2+}-Aktivität im Zytosol.

13.2 – 3/93.1   Antwort: B

☞ Lernkasten 13.8: „Glatte Muskulatur"

zu (A) Gefäßmuskelzellen besitzen adrenerge Rezeptoren (α- und β-Rezeptoren).

zu (B) Wie bei allen Muskelzellen ist der Ca^{2+}-Einstrom in die Zelle Auslöser für den Kontraktionsablauf.

zu (C) Gefäßmuskelzellen sind glatte Muskelzellen und besitzen deshalb als Ca^{2+}-bindendes Protein Calmodulin.

zu (D) Die Relation Aktin-Myosin unterscheidet sich nicht wesentlich von den Verhältnissen in Skelettmuskeln, nur sind die Filamente nicht regelmäßig angeordnet, so daß keine Querstreifung zu erkennen ist.

zu (E) Glatte Muskelzellen besitzen ebenfalls ein sarkoplasmatisches Retikulum, allerdings nimmt es volumenmäßig einen kleineren Raum ein.

13.2 – 3/93.2   Antwort: E

☞ Lernkasten 13.8: „Glatte Muskulatur", alle Aussagen sind richtig.

An glatten Muskelzellen führen Dehnung, Gewebshormone, klassische Hormone sowie neuronale Transmitter zur Kontraktion. Beim Vorhandensein von gap junctions (vor allem an inneren Organen) ist eine Erregungsübertragung von Nachbarzellen über Zellgrenzen hinweg möglich. Dies erfolgt sowohl elektrotonisch als auch über Aktionspotentiale.

> **Merke:** An glatten Muskelzellen findet eine **myogene Autoregulation** statt, die unabhängig von einer zentralen Steuerung abläuft. Diese führt z.B. an Blutgefäßen dazu, daß bei steigendem Blutdruck durch Kontraktion der Muskelzellen der Gefäßwände die Durchblutung konstant gehalten wird. Im Magen-Darm-Trakt erfolgt bei Dehnung des Darmlumens bzw. der Muskelzellen, eine Kontraktion der Ring- und Längsmuskulatur, die so lange anhält wie Dehnungsafferenzen erregt sind. So kommt es zur Ausbildung der Darmperistaltik.

14 Sensomotorik

14.1 Spinale Motorik

Muskeldehnungsreflex

Kurzzeitige Dehnung eines Muskels führt reflektorisch zu seiner Kontraktion. Dieses Verhalten wird als **Muskeldehnungsreflex** (**Eigenreflex**) bezeichnet. Ein Muskeldehnungsreflex kann ausgelöst werden, indem mit Hilfe eines Reflexhammers auf die Sehne eines Muskels geschlagen wird. Dabei kommt es durch kurzzeitige Dehnung des Muskels auch zur Dehnung der zur Skelettmuskulatur parallel liegenden Muskelspindeln.

Muskelspindeln sind die Rezeptoren eines Muskeldehnungsreflexes. Muskelspindeln sind von einer **Bindegewebskapsel** umgeben, in deren Innerem 3 – 10 spezialisierte **intrafusale Muskelfasern** liegen (Skelettmuskulatur = **extrafusale Muskulatur**). Um den mittleren Teil dieser Muskelfasern (äquatorialer Teil) winden sich spiralförmig die anulospiralen Endigungen der **Spindelafferenzen** (**Ia-Afferenzen**).

Adäquater Reiz der Muskelspindeln ist die **Dehnung seines mittleren (äquatorialen) Teils**. Beim Schlag auf die Sehne eines Muskels werden neben dem Muskel gleichzeitig auch die Muskelspindeln gedehnt. Die Ia-Afferenzen, die über die Hinterwurzel zum Vorderhorn des Rückenmarks ziehen, werden erregt und im Rückenmark monosynaptisch auf die α-Motoneurone des gedehnten Muskels umgeschaltet. Dies führt dann über motorische Aα-Fasern zur Kontraktion des homonymen Muskels.

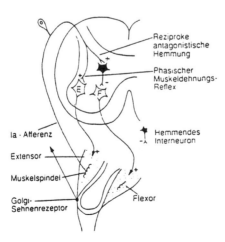

Abb. 14.1 Verschaltung des Muskeldehnungsreflexes (aus M.-A. Schoppmeyer, S. Schmidt: Physiologie, Mediscript-Verlag, 1995, S. 278, Abb. 14.14)

Fortsetzung Lernkasten 14.1   Muskeldehnungsreflex

Die meisten Muskelspindeln besitzen eine weitere sensible Innervation durch eine oder mehrere Fasern der **Gruppe II (sekundäre Muskelspindelafferenzen)**. Sekundäre Muskelspindelafferenzen haben eine geringere differentielle Empfindlichkeit als die primären Afferenzen. Die zentrale Verschaltung der Gruppe II-Afferenzen unterscheidet sich wesentlich von der der Ia-Fasern. Sie haben eine komplexe segmentale Reflexverschaltung, so daß sie unabhängig von ihrem Ursprungsmuskel unter bestimmten Bedingungen auf alle Flexoren der entsprechenden Extremität fördernd und auf die Extensoren hemmend wirken. Die Wirkung beschränkt sich also nicht, wie es bei Ia-Afferenzen vorwiegend der Fall ist, auf Synergisten und Antagonisten, die am gleichen Gelenk angreifen, sondern sie beinhaltet die **Steuerung der Bewegung einer gesamten Extremität**.

Die Muskelspindeln selbst werden efferent durch γ-**Motoneurone** innerviert. Bei Entladung dieser Fasern kontrahieren sich lediglich die polaren Teile der Muskelspindeln, so daß der äquatoriale Teil gedehnt und die anulospiralen Endigungen erregt werden.

Lernkasten 14.2   Golgi-Sehnenorgane

Die Golgi-Sehnenorgane sind Dehnungsrezeptoren, die die Muskelspannung messen. Sie liegen **in Serie** zur extrafusalen Muskulatur am Übergang Muskel-Sehne und werden afferent von Ib-Fasern versorgt. Ihr adäquater Reiz ist eine Zunahme der Muskelspannung wie es bei einer Kontraktion der Skelettmuskulatur der Fall ist.

Die **Ib-Fasern** sind im Rückenmark **di- und trisynaptisch** über ein hemmendes Interneuron mit α-Motoneuronen verschaltet. So führt die Aktivierung von Golgi-Sehnenorganen zur Hemmung von α-Motoneuronen und damit zum Nachlassen der Muskelspannung (**autogene Hemmung**). Über Kollateralen und erregende Interneurone werden die Antagonisten aktiviert.

Die Golgi-Sehnenorgane sind PD-Rezeptoren, die sehr empfindlich schon bei Kontraktion weniger motorischer Einheiten reagieren.

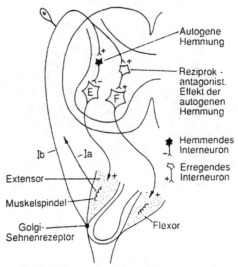

Abb. 14.2 Verschaltung der Ib-Afferenz (aus M.-A. Schoppmeyer, S. Schmidt: Physiologie, Mediscript-Verlag, 1995, S. 277, Abb. 14.11)

14.1– 3/96.1   **Antwort: B**

☞ Lernkasten 14.1: „Muskeldehnungsreflex"
Die intrafusale Muskulatur der Muskelspindel im M. quadriceps femoris wird nach einem Schlag auf die Patellarsehne gedehnt. Dies führt zur Erregung der anulospiralen Endigungen.

14.1 – 8/95.1   **Antwort: E**

☞ Lernkasten 14.1: „Muskeldehnungsreflex"
Nach einem Sehnenreflex sinkt der Muskeltonus für kurze Zeit stark ab (100 – 500 ms). Zu dieser **postreflektorischen Innervationsstille** (silent period) tragen in wechselndem Umfang die unter (A) bis (D) genannten Mechanismen bei.

zu (A) Die Dehnung der Muskelspindel führt zu einer Erregung der afferenten Ia-Fasern und Gruppe II-Fasern, was letztendlich zur Kontraktion des homonymen Muskels führt. Daher kann man sagen, daß eine Entdehnung der Muskeln postreflektorisch zu einer verminderten Aktivität afferenter Ia-Fasern führt.

zu (B) ☞ Lernkasten 14.2.: „Golgi-Sehnen Organe"
Bei zu starkem Zug am Muskel hemmen die Golgischen Sehnenorgane seine Kontraktion über hemmende Interneurone, sie wirken als reflektorische Kontraktionshemmer. Diesen Vorgang nennt man autogene Hemmung.

zu (C) Einen weiteren Hemmungsmechanismus innerhalb des segmentalen Reflexbogens stellt die **rekurrente Hemmung** dar: Es kommt dabei durch Axonkollateralen zur Stimulierung kleinerer hemmender Interneurone. Diese Interneurone heißen **Renshaw-Zellen**, sie können rückläufig ihre zugehörigen motorischen Vorderhornzellen hemmen.

zu (D) Auch die den Aktionspotentialen folgenden hypopolarisierenden Nachpotentiale können zu der postreflektorischen Innervationsstille führen, (D) ist richtig.

zu (E) Haut- und Schmerzafferenzen sind nicht monosynaptisch in Reflexbögen verschaltet.

14.1 – 8/95.2   **Antwort: B**

Bei einer plötzlichen Durchtrennung des Rückenmarks (z. B. durch Unfall) kommt es unmittelbar nach der Läsion zu einem **spinalen Schock**. Dabei liegt eine komplette schlaffe Lähmung der quergestreiften Muskulatur unterhalb der Durchtrennung vor (1 ist richtig), die Muskeldehnungs- und Flexorreflexe sind erloschen (2, 3 sind falsch). Weitere Kennzeichen sind Sensibilitätsverlust unterhalb der Rückenmarksdurchtrennung, Blutdruckabfall aufgrund einer Verminderung des Vasokonstriktorentonus, gestörte Miktion und Defäkation, fehlende Sexualreflexe. Der spinale Schock kann Wochen bis Monate andauern. Langsam entwickeln sich im Anschluß daran spinale Reflexmuster, wie z. B. starke Beugereflexe, Blasenentleerungsreflexe.

14.1 – 3/95.1   Antwort: C

☞ Lernkasten 14.1 „Muskeldehnungsreflex" und Tabelle 12.1 „Klassifikation der Nervenfasern nach Lloyd und Hunt"
Die **sekundären (II) Muskelspindelafferenzen** sind ebenso wie die primären (Ia) Muskelspindelafferenzen dehnungsempfindlich und reagieren damit auf Änderungen der Muskellänge. Sie haben jedoch eine geringere differentielle Empfindlichkeit und eine niedrigere Leitungsgeschwindigkeit als die primären Muskelspindelafferenzen. Sie sind polysynaptisch mit den Motoneuronen vieler motorischer Einheiten einer Extremität verschaltet (1, 2 und 4 sind falsch, 3 ist richtig).

14.1 – 3/95.2   Antwort: D

☞ Lernkasten 14.1: „Muskeldehnungsreflex" und 14.2: „Golgi-Sehnenorgan"
zu (B), (D) Primäre Muskelspindelendigungen zum Agonisten sind monosynaptisch verschaltet wie in der Abbildung für den Flexor dargestellt (D ist richtig). Der Antagonist (in der Abbildung der Extensor) wird über ein Interneuron gehemmt (disynaptisch) (B ist falsch).
zu (A), (C) Golgi-Sehnenorgane projizieren über ein hemmendes Interneuron (disynaptisch) auf den Agonisten (autogene Hemmung) bei gleichzeitiger Aktivierung des Antagonisten über ein erregendes Interneuron.

14.1 – 8/94.1   Antwort: C

Bei einer plötzlichen Durchtrennung des Rückenmarkes auf Höhe C_6 bleibt die Innervation der Zwerchfellmuskulatur (N. phrenicus) intakt. Die über die Nn. intercostales innervierten Atemmuskeln fallen aus, da diese das Rückenmark unterhalb von C_6 verlassen. Damit ist die Atmung zwar eingeschränkt, aber noch möglich (C ist richtig). Unterhalb der Rückenmarksdurchtrennung besteht eine komplette Lähmung der Muskulatur, die Sensibilität ist für alle Qualitäten ausgefallen, Blasen- und Mastdarmfunktionen sind gestört (D, E sind falsch).

14.1 – 8/94.2   Antwort: A

☞ Lernkasten 14.1: „Muskeldehnungsreflex"
Die Auslösung des Muskeldehnungsreflexes erregt Ia-Afferenzen, die im Rückenmark monosynaptisch auf Aα-Motoneurone (efferent) des homonymen Muskels umgeschaltet werden.

14.1 – 8/94.3   Antwort: A

☞ Lernkasten 14.1: „Muskeldehnungsreflex"
zu (D) Reizung der γ-Efferenzen eines Skelettmuskels führt zur Kontraktion der extrafusalen Muskulatur desselben Muskels und zu Erschlaffung der extrafusalen Muskulatur des Antagonisten (Hemmung der α-Motoneurone über ein Interneuron).

14.1 – 8/93.1   Antwort: C

Durch die Aktivierung von γ-Motoneuronen kommt es zur Kontraktion der polaren Teile der intrafusalen Muskulatur (E ist falsch) mit einer stärkeren Dehnung des äquatorialen Teils. Dadurch wird u.a. eine Erschlaffung der Muskelspindeln während einer Kontraktion der extrafusalen Muskulatur verhindert. Weiterhin wird so auch die Schwelle zur Auslösung der Muskeldehnungsreflexe erniedrigt (Muskelspindel ist bereits vorgedehnt), was den flüssigeren Ablauf einer Bewegung unterstützt (C ist richtig).

zu (A) Die autogene Hemmung wird über die Golgi-Sehnenorgane vermittelt.

zu (B) Die Empfindlichkeit der Flexorreflexafferenzen kann nicht verändert werden.

14.1 – 8/93.2   Antwort: C

Bei einer plötzlichen Durchtrennung des Rückenmarks liegt akut eine komplette schlaffe Lähmung der quergestreiften Muskulatur unterhalb der Durchtrennung vor (4 ist richtig), die Muskeldehnungs- und Flexorreflexe sind erloschen (1, 2 sind richtig), die Sensibilität unterhalb der Rückenmarksdurchtrennung ist aufgehoben, es kommt zum Blutdruckabfall aufgrund einer Verminderung des Vasokonstriktorentonus, die Miktion und Defäkation sind gestört, Sexualreflexe fehlen. Die reflektorische Blasenentleerung und Streckspasmen treten in einem späteren Stadium nach Rückenmarksdurchtrennung auf (3, 5 sind falsch).

14.1 – 8/93.3   Antwort: C

Da die Fasern des Schmerz- und des Temperatursinnes sofort nach Eintritt über die Hinterwurzel ins Rückenmark zur Gegenseite kreuzen und erst dann Richtung Gehirn nach cranial ziehen, fallen bei der oben beschriebenen Durchtrennung diese Modalitäten auf der kontralateralen Seite distal der Läsion aus (3, 4 sind richtig). Die Willkürmotorik und der Tastsinn sind ipsilateral geschädigt (1, 2 sind falsch).

14.1 – 8/93.4   Antwort: D

☞ Lernkasten 14.1: „Muskeldehnungsreflex"

zu (1) Die präsynaptische Hemmung bewirkt eine Abflachung des erregenden postsynaptischen Potentials (EPSP), keine Hyperpolarisation.

zu (2) Die präsynaptische Hemmung, die durch eine GABA-erge Synapse eines Interneurons übertragen wird, kommt durch eine primäre afferente Depolarisation (PAD) zustande. Die Depolarisation an der Ia-Faser führt zu einer Inaktivierung der erregenden Na^+-Kanäle.

zu (3) GABA ist der Transmitter der hemmenden Interneurone.

14.1 – 8/93.5   **Antwort: B**

☞ Lernkasten 14.1: „Muskeldehnungsreflex"

zu (3) Muskelspindeln enthalten in ihrem Inneren intrafusalen Muskelfasern, die von einer bindegewebigen Kapsel umhüllt sind. Jede einzelne Muskelfaser dient als Rezeptor für die Muskellänge.

zu (2) Die Muskelspindeldichte ist in kleinen Muskeln, die feinmotorische Aufgaben erfüllen (z.B. Handmuskeln) besonders hoch. Große rumpfnahe Muskeln (z.B. M. erector spinae) enthalten nur wenig Muskelspindeln.

zu (4) Der adäquate Reiz der Muskelspindel stellt die Dehnung ihres mittleren Teils.

14.1 – 8/93.6   **Antwort: B**

Der Muskeldehnungsreflex kann auch durch elektrische Reizung der Ia-Fasern ausgelöst werden. Er wird nach seinem Entdecker **Hoffmann-Reflex** oder **H-Reflex** genannt.

Wird ein Nerv mit einer geringen Reizstärke von 25 mV gereizt, werden lediglich die Ia-Fasern erregt, was indirekt über den Reflexbogen des Muskeldehnungsreflexes zur Aktivierung der α-Motoneurone und nach einer Latenzzeit von 30 msec zu einer Muskelkontraktion führt. Diese Muskelkontraktion kann im Elektromyelogramm (EMG) als **H-Welle** abgeleitet werden. Bei stärkeren Reizen von 60 V werden die α-Motoneurone direkt erregt. Es kommt ebenfalls zu einer Muskelkontraktion, die aufgrund des kürzeren Leitungsweges jedoch nur eine Latenzzeit von 5 – 10 msec hat. Diese Kontraktion wird im EMG als **M-Welle** registriert.

Noch stärkere Reize um 95 V führen zu einem Anwachsen der M-Welle, da mehr und mehr α-Motoneurone erregt werden. Gleichzeitig flacht die H-Welle ab. Ursache für dieses Phänomen ist u.a. die antidrome α-Fasererregung, die an den α-Motoneuronen mit den dort eintreffenden Impulsen der Ia-Fasern kollidiert und letztere auslöscht.

14.1 – 3/93.1   **Antwort: D**

☞ Lernkasten 14.1: „Muskeldehnungsreflex"

zu (B) Als „**long loop-Reflex**" bezeichnet man die Aktivierung des Corticospinaltraktes vor der Durchführung einer Bewegung. Die anatomischen Verbindungen dieses Reflexes sind noch nicht erforscht. Er steht mit dem Muskeldehnungsreflex in keinem Zusammenhang.

zu (C) Schmerzfasern sind in den Muskeldehnungsreflex nicht eingeschaltet.

zu (D) Ein Muskeldehnungsreflex ist in seiner Stärke von der γ-Innervation abhängig: So setzt eine Aktivierung der γ-Motoneurone die Schwelle für die Auslösung eines Muskeldehnungsreflexes herab, da die äquatorialen Teile der Muskelspindel bereits gedehnt sind.

zu (E) Aktivierung der Golgi-Sehnenorgane bewirkt über Hemmung von α-Motoneuronen ein Nachlassen der Muskelspannung.

14.1 – 3/93.2   **Antwort: D**

☞ Kommentar zu Frage 14.1 – 8/93.6

zu (D) Bei Reizung eines gemischten Nerven mit geringer Reizstärke werden lediglich seine Ia-Fasern erregt, die im Rückenmark auf α-Motoneurone umgeschaltet werden. Deren Erregung führt am Muskel mit einer Latenz von 30 msec. zur Muskelzuckung, die im EMG als H-Welle abgeleitet werden kann. Die Latenz ist bedingt durch den relativ langen Leitungsweg über das Rückenmark.

zu (A) Eine direkte Reizung der α-Motoneurone führt bei Anwendung höherer Reizstärken zu deren Erregung. Nach etwa 5 msec kommt es zur Muskelzuckung, die im EMG als M-Welle abgeleitet werden kann.

Lernkasten 14.3	**Fremdreflex**

Beim Fremdreflex sind Rezeptor und ausführendes Organ räumlich voneinander getrennt. Fremdreflexe sind **polysynaptische Reflexe**, d.h. eine Vielzahl von Neuronen sind hinter- bzw. nebeneinander verschaltet. Dies bewirkt eine längere Reflexzeit. Der Reflexbogen kann somatische oder vegetative Neurone enthalten. **Räumliche** und **zeitliche Summationen** treten auf, weshalb bei zunehmender Reizstärke die Reflexzeit abnimmt. Die Reflexzeit ist abhängig von der Reizintensität. Ein typischer Fremdreflex ist der Beugereflex (**gekreuzter Streckreflex**): Schmerzauslösung z.B. am rechten Fuß führt zu einer Beugung aller Gelenke der rechten unteren Extremität bei gleichzeitiger Streckung der linken unteren Extremität. Dies geschieht über eine komplexe Verschaltung im Rückenmark:

▶ Erregende Interneurone ziehen zu den ipsilateralen Beugern und kontralateralen Streckern.

▶ Hemmende Interneurone ziehen zu den ipsilateralen Streckern und kontralateralen Beugern.

▶ Afferenzen ziehen nach zentral, so daß der Schmerz bewußt wird.

Fremdreflexe haben oft Schutzcharakter (Niesreflex, Corneareflex, Bauchhautreflex). Auch die Saug- und Schluckreflexe sind Fremdreflexe.

Weitere wichtige Eigenschaften von Fremdreflexen sind:

▶ **Reizantwort**: Mit steigender Reizintensität steigt die Reizantwort, wobei auch ursprünglich unbeteiligte Muskelgruppen in den Reflexbogen miteinbezogen werden können.

▶ **Habituation**: Wirkt ein nicht schmerzhafter und nicht schädlicher Reiz laufend am gleichen Ort auf die Rezeptoren ein, läßt nach einer Weile die Reizantwort nach, obwohl die Erregbarkeit der Rezeptoren, der Neurone und der Muskeln gleich bleibt.

▶ **Sensitivierung**: Dieses Phänomen ist das Gegenteil der Habituation. Ständig einwirkende schmerzhafte Reize führen zu einer Senkung der Reizschwelle, Verkürzung der Reflexzeit, Vergrößerung des rezeptiven Feldes.

▶ **Konditionierung**: Hier handelt es sich um Langzeitänderungen und Anpassungen eines Reflexbogens infolge assoziativen Lernens.

14.1 – 8/92.1   Antwort: B

☞ Lernkasten 14.3: „Fremdreflex"

zu (A) Die Reflexzeit wird nicht durch die schnellere afferente Erregungsleitung erhöht, sondern aufgrund der schnelleren überschwelligen Erregung zentraler Neurone.

zu (C) An der motorischen Endplatte findet keine Bahnung statt. Unter Bahnung im Zusammenhang mit Fremdreflexen versteht man die Enthemmung von Neuronen durch Wegfall inhibitorischer Interneurone.

zu (E) Unter **klassischer Konditionierung** versteht man die „Einübung" eines bedingten Reflexes (vgl. Pawlow´scher Hund).

14.1 – 3/92.1   Antwort: C

☞ Lernkasten 14.2: „Golgi-Sehnenorgane"

Die Empfindlichkeit der Golgi-Sehnenorgane wird nicht durch efferente Nervenfasern von zentral beeinflußt.

14.1 – 8/91.1   Antwort: D

☞ Lernkasten 14.1: „Muskeldehnungsreflex"

zu (A) Transmitter der γ-Motoneurone ist wie in der Arbeitsmuskulatur Acetylcholin.

zu (C) Die glatte Darmmuskulatur wird durch vegetative Fasern innerviert.

zu (D) α- und γ-Motoneurone versorgen zwei voneinander getrennte Muskelgruppen, es bestehen keine Kollateralen.

14.1 – 8/88.1   Antwort: E

☞ Lernkasten 14.1: „Muskeldehnungsreflex"

Der Achillessehnenreflex ist ein Muskeldehnungsreflex. Die Impulse der intrafusalen Muskelfasern (Muskelspindeln), hervorgerufen durch eine Dehnung des gesamten Muskels, werden über Ia-Afferenzen im N. tibialis über das Hinterhorn des Rückenmarks zum Sakralmark geleitet. Dort erfolgt eine monosynaptische Umschaltung auf ein α-Motoneuron, das im N. tibialis zum M. triceps surae zieht. Das Erfolgsorgan ist die extrafusale Muskulatur des M. triceps surae.

14.1 – 3/87.1   Antwort: D

☞ Lernkasten 14.2: „Golgi-Sehnenorgane"

Ia-Fasern (Muskelspindeln) zeigen bei Ruhelänge eine konstante Entladungsfrequenz, die bei Dehnung ansteigt und bei Kontraktion der extrafusalen Muskulatur kurzfristig absinkt. Ib-Fasern (Golgi-Sehnenorgane) zeigen bei Ruhelänge keine Aktivität. Erst bei Dehnung des Muskels und bei extrafusaler Kontraktion (isotonisch) entladen sie.

14.1 – 3/86.1   **Antwort: B**

☞ Lernkasten 14.2 „Golgi-Sehnenorgane"

zu (B), (C) Die Aktivierung von Golgi-Sehnenorganen führt zu einer disynaptischen Hemmung der dem Agonisten zugeordneten α-Motoneurone.

zu (D) Die Golgi-Sehnenorgane stehen mit den γ-Motoneuronen des gedehnten Muskels nicht in Verbindung.

14.1 – 3/86.2   **Antwort: D**

☞ Lernkasten 14.1: „Muskeldehnungsreflex"

Als **Reflexzeit** bezeichnet man die Zeit zwischen Beginn des Reizes und Aktion des Effektors. Sie setzt sich aus verschiedenen Komponenten in folgender Reihenfolge zusammen:

1. Ansprechlatenz des Rezeptors (2 ist richtig)
2. Leitungszeit der afferenten Fasern (3 ist richtig)
3. Synaptische Latenz (1 ist richtig)
4. Leitungszeit der efferenten Fasern (4 ist richtig)
5. Elektromechanische Latenz des Effektormuskels (5 ist richtig).

Die Latenz bis zum Bewußtwerden der Empfindung gehört nicht zur Reflexzeit, da das Bewußtwerden in einen Reflexbogen nicht eingeschaltet ist (6 ist falsch).

14.2 Hirnstamm und Motorik

14.2 – 8/96.1   **Antwort: C**

Die angegebene Verschaltungssequenz beschreibt die Entstehung einer **Willkürbewegung**. Bevor eine Willkürbewegung zustande kommen kann, wird im Gehirn ein Bewegungsprogramm erstellt. Zunächst kommt es zum Bewegungsantrieb in überwiegend subcorticalen Strukturen, als Entstehungsort werden limbisches System und Hypothalamus diskutiert. Dann erreicht das Signal den assoziativen Cortex (u.a. Area 6), wo der **Bewegungsentwurf** entsteht. Zu diesem Zeitpunkt (etwa 1 sec vor der auch nur gedachten Bewegung) ist von der Schädeloberfläche ein **Bereitschaftspotential** ableitbar. Vom Kleinhirn (Pontocerebellum) und den Basalganglien werden daraufhin Bewegungsprogramme abgerufen, die über den Thalamus die Area 4 und Area 6 erreichen, die die Bewegungsausführung steuern. Über den motorischen Cortex werden dann Aktionspotentiale via Pyramidenbahn zu den Segmenten des Rückenmarks geleitet.

14.2 – 3/94.1 Antwort: A

☞ Kommentar zu Frage 14.2 – 8/96.1

Bewegungsentwürfe entstehen im assoziativen Cortex (Teil des Neocortex). Von dort gelangen sie zu den Basalganglien (Striatum und Pallidum). Die von hier ausgehenden Efferenzen gelangen hauptsächlich zum Nucleus ventralis des Thalamus. Dieser enthält zusätzliche Informationen vom Nucleus dentatus des Kleinhirns (in Antwort (A) nicht berücksichtigt). Vom Thalamus ziehen weitere Efferenzen zum motorischen Cortex. Dieser leitet die Durchführung einer Bewegung ein.

14.2 – 8/90.1 Antwort: B

zu (1) Zu den motorischen Zentren des Hirnstammes zählen der Nucleus ruber, der Nucleus vestibularis lateralis und Teile der Formatio reticularis.

zu (2) Der Tractus rubrospinalis und corticospinalis wirken überwiegend erregend auf α- und γ-Flexormotoneurone und hemmend auf die entsprechenden Extensormotoneurone.

zu (3) Der Tractus vestibulospinalis wirkt erregend auf α- und γ-Motoneurone der Extensoren und hemmend auf die entsprechenden Flexormotoneurone.

zu (4) Die meisten Pyramidenbahnfasern sind über Interneurone mit α-Motoneuronen verschaltet.

14.2 – 8/86.1 Antwort: C

Die **Formatio reticularis** ist eine im Hirnstamm liegende, wichtige Struktur des unspezifischen Systems, deren Aufgabe die Steuerung der Bewußtseinslage (Schlaf-Wachrhythmus), Vermittlung sensorischer Reize zum limbischen System, vegetativ motorische Regulation (Atem-, Kreislaufzentrum) sowie Mitwirkung bei Stütz- und Zielmotorik ist.

zu (1) Afferente Zuflüsse der Formatio reticularis kommen von motorischen und sensorischen Cortexarealen, Thalamus und Hypothalamus. Efferente Verbindungen bestehen zum Rückenmark, zum Thalamus, zum Cortex, zum Hypothalamus sowie zum limbischen System.

zu (2) Die Formatio reticularis wirkt fördernd auf zielgerichtete Bewegungen.

zu (3), (4) Der von der Formatio reticularis zum Rückenmark ziehende Tractus reticulospinalis enthält einen medialen (pontinen) Anteil und einen lateralen (medullären) Anteil. Die medullären Fasern erregen α- und γ-Flexormotoneurone und hemmen die entsprechenden Extensormotoneurone. Demgegenüber wirken die pontinen Fasern erregend auf die α- und γ-Extensormotoneurone und hemmend auf die entsprechenden Flexormotoneurone.

14.3 Kleinhirn

Lernkasten 14.4   **Kleinhirn**

Das Kleinhirn (Cerebellum) besteht aus der **Kleinhirnrinde (Cortex cerebelli)** und aus verschiedenen **Kernen**: Nucl. dentatus, Nucl. emboliformis, Nucl. fastigii, Nucl. globosi. Es ist in zwei Hemisphären eingeteilt.

Die **Kleinhirnrinde** ist von außen nach innen aus drei Schichten aufgebaut:
▶ Molekularschicht mit Purkinjedendriten, Stern- und Korbzellen
▶ Purkinjezellschicht mit Purkinjezellsomata
▶ Körnerzellschicht mit Purkinjeaxonen, Körner- und Golgizellen.

Das Kleinhirn hat zwei Eingänge (Afferenzen), die Moosfasern und die Kletterfasern und einen Ausgang (Efferenz), die Purkinjezellen.

Die **Moosfasern** kommen aus dem Rückenmark (Axone des Tractus spinocerebellaris), aus verschiedenen Hirnarealen (Formatio reticularis, Pons) sowie aus den Vestibulariskernen und bilden Synapsen mit den Körnerzellen. Deren Axone (Parallelfasern) bilden Synapsen mit den hemmend wirkenden Purkinjezellen.

Die **Kletterfasern** stammen vorwiegend aus der unteren Olive des Hirnstammes und bilden Synapsen mit den Dendriten der Purkinjezellen. Sie steuern die hemmende Wirkung der Purkinjezellen auf die Kleinhirn- und Vestibulariskerne.

Korb-, **Stern-** und **Golgizellen** wirken mittels GABA hemmend auf die Purkinjezellen.

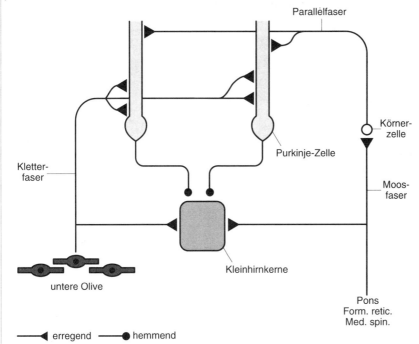

Abb. 14.3 Neuronale Verschaltung der Moos- und Kletterfasern (aus P. Deetjen, E.-J. Speckmann: Physiologie, U&S, 2. Aufl., 1994, S. 207, Abb. 4.51 unten)

Aufgabe des Kleinhirns ist die Koordination einzelner Bewegungsabläufe. Es hat so Einfluß auf Haltung und Bewegung des Organismus.

14.3 - 3/97.1   Antwort: A

☞ Lernkasten 14.4: „Kleinhirn"
Die Purkinje-Zellen sind der einzige Ausgang aus dem cerebellären Cortex (A ist richtig). Ihre Neuriten enden in erster Linie an den Kleinhirnkernen, auf die sie hemmend wirken (E ist falsch). Die Eingänge in das Kleinhirn erfolgen über Moos- und Kletterfasern. Die Kletterfasern wirken erregend auf die Purkinjezellen und steuern so deren hemmende Wirkung (D ist falsch). Die Moosfasern wirken erregend auf die Parallelfasern, die wiederum erregend auf die Purkinjezellen wirken (C ist falsch). Stern- und Korbzellen wirken hemmend auf die Purkinjezellen (B ist falsch).

14.3 – 3/96.1   Antwort: A

☞ Lernkasten 14.4: „Kleinhirn"
Körnerzellen sind die einzig erregend wirkenden Zellen des Kleinhirns.

14.3 – 8/94.1   Antwort: A

☞ Lernkasten 14.4: „Kleinhirn"
Die Zellkörper der Kletterfasern, die zum Kleinhirn ziehen, stammen überwiegend aus der unteren Olive.

14.3 – 8/93.1   Antwort: D

☞ Lernkasten 14.4: „Kleinhirn"
Purkinje-Zellen werden von Moos- und Kletterfasern erregt, von Golgi-, Korb- und Stammzellen gehemmt (B ist falsch). Sie wirken selbst hemmend auf die Kleinhirn- und Vestibulariskerne (C, E sind falsch). Da die Vestibulariskerne wichtige Aufgaben zum Erhalt des Gleichgewichtes und der notwendigen Reflexe übernehmen, beeinflussen die Purkinje-Zellen so indirekt Stamm- und Extremitätenmotorik (D ist richtig).

14.3 – 8/92.1   Antwort: C

Die lateralen Kleinhirnhemisphären erhalten ihre Zuflüsse vorwiegend aus der Großhirnrinde über die Ponskerne und die unteren Olivenkerne. Da die pontinen Kerne dominieren, nennt man die Kleinhirnhemisphären auch Pontocerebellum. Purkinjezellen der Hemisphären projizieren über den Nucl. dentatus und motorische Thalamuskerne zu motorischen Rindenarealen. Diese Areale erhalten auch aus denjenigen cortexarealen Informationen, die für die Vorbereitung (Programmierung) einer Bewegung zuständig sind.
Die medianen Kleinhirnabschnitte projizieren zum Nucleus fastigii, der seinerseits hauptsächlich mit motorischen Hirnstammzentren in Verbindung steht.

14.3 – 3/92.1   Antwort: C

☞ Lernkasten 14.4: „Kleinhirn"

zu (B) Die corticostriatale Projektion gibt die Entwürfe einer willkürlichen Bewegung vom Cortex an das Striatum. Von dort erfolgt eine Weiterleitung an die Basalganglien.

14.3 – 3/92.2   Antwort: B

☞ Lernkasten 14.3: „Kleinhirn"

Die **Moosfasern** kommen aus dem Rückenmark (Axone des Tractus spinocerebellaris), aus verschiedenen Hirnarealen (Formatio reticularis, Pons) sowie von den Vestibulariskernen. Sie bilden Synapsen mit den Körnerzellen des Kleinhirns. Deren Axone (= Parallelfasern) bilden widerum Synapsen mit den Purkinjezell-Dendriten.

14.3 – 8/91.1   Antwort: A

zu (A) Lähmungen der Skelettmuskulatur treten typischerweise nach Läsionen der motorischen Bahnen auf: **Spastische Lähmungen** sind typisch für Pyramidenbahnläsionen. Eine gleichzeitige Schädigung extrapyramidaler Bahnen ist dafür jedoch Voraussetzung. **Schlaffe Lähmungen** treten typischerweise nach Läsionen peripherer Nerven oder nach zentralen Läsionen des Gyrus praecentralis ohne Pyramidenbahnläsion auf.

zu (B) Das Kleinhirn erhält Afferenzkopien aus dem spinalen, vestibulären sowie visuellen Bereich und sendet Efferenzen zu den motorischen Zentren des Rückenmarks, des Hirnstamms und zu den Vestibulariskernen. Auf diese Weise kontrolliert es die Motorik.

zu (C) Hemisphärenläsionen des Kleinhirns führen typischerweise zu **Dysmetrie** (falsches Einschätzen von Entfernungen bei Bewegungsausführung), **Intentionstremor** (Zittern während der Ausführung einer Bewegung), **Dysdiadochokinese** (verlangsamter Bewegungsablauf, der zwei entgegengesetzte Richtungen beinhaltet, wie z.B. Pronieren und Supinieren der Hand), **Dysarthrie** (gestörte Koordination der Sprechmuskulatur).

zu (D) Sowohl für die Ausbildung als auch für den Erhalt bedingter Reflexe (motorisches Lernen) sind Teile des Cerebellums und der unteren Olive notwendig.

zu (E) Vermisläsionen führen typischerweise zu **Rumpf-** und **Gangataxie** (torkelnder Gang) sowie zu Gleichgewichtsstörungen und blickmotorischen Störungen.

14.3 – 8/91.2   Antwort: C

☞ Lernkasten 14.4: „Kleinhirn"

Die Purkinje-Zellen wirken über den Transmitter GABA hemmend auf die Neurone der nachgeschalteten Kleinhirnkerne (A ist richtig, C ist falsch).

14.4 Motorischer Cortex und Basalganglien

Lernkasten 14.5   Motorischer Cortex

Lernkasten 14.5   **Motorischer Cortex**

Der motorische Cortex liegt im Gyrus praecentralis der Großhirnrinde. Er ist für den Ablauf zielgerichteter Bewegungen wichtig. Die eigentliche motorische Rinde wird durch den motorischen (**Area 4, primäres motorisches Areal**) und den prämotorischen Cortex (**Area 6, sekundäres motorisches Areal**) gebildet.

Der motorische Cortex zeigt eine geordnete räumliche Anordnung. Jedem Teil der Körperperipherie ist ein bestimmter Ort des motorischen Cortex zugeordnet, bei dem die Körperstellen, die über besonders gute motorische Eigenschaften verfügen (Finger, Lippe, Zunge) auf großen Arealen des Gyrus praecentralis repräsentiert sind, während proximale Extremitäten und Rumpf auf nur relativ kleinen Arealen repräsentiert sind. Diese geordnete räumliche Zuordnung beschreibt der Begriff der **Somatotopie**. Die Größenverhältnisse dieser Repräsentation zeigt die Darstellung des motorischen Homunculus.

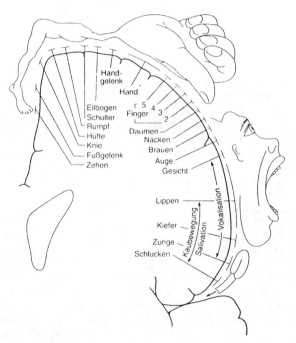

Abb. 14.4: Motorischer Homunculus (aus P. Deetjen, E.-J. Speckmann: Physiologie, U&S, 2. Aufl., 1994, S. 71, Abb. 3.18 unten)

Experimentell läßt sich dieser Sachverhalt durch elektrische Reizung bestimmter Areale des motorischen Cortex zeigen. Auf der kontralateralen Seite (Kreuzung der corticalen Efferenzen) zeigt sich entsprechend des Ortes der Reizung eine Kontraktion des dazugehörigen Muskels.

Fortsetzung Lernkasten 14.5 **Motorischer Cortex**

Den motorischen Cortex verlassen drei Projektionssysteme (**Efferenzen**):

▶ **Kommissurale Fasern:** verbinden somatotopisch entsprechende Cortexareale der Gegenseite

▶ **Assoziationsfasern:** verbinden somatotopisch entsprechende Cortexareale

▶ **Efferente Bahnen** zu subcorticalen und spinalen Kerngebieten

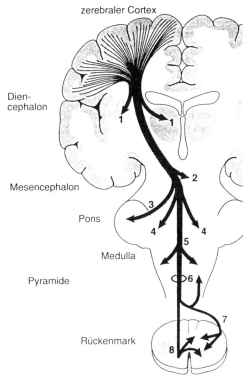

Abb. 14.5: Corticale Efferenzen (aus P. Deetjen, E.-J. Speckmann: Physiologie, U&S, 2. Aufl., 1994, S. 178, Abb. 4.28)

Der motorische Cortex erhält folgende **Afferenzen**:

▶ ventrolateraler Thalamus

▶ über die große Kommissur aus der kontralateralen Hirnhälfte

▶ über den ventrolateralen Thalamus aus dem Nucleus dentatus des Kleinhirns und den Basalganglien

▶ aus dem Assoziationscortex

14.4 - 3/97.1 **Antwort: C**

Bei der Parkinson-Krankheit kommt es zum Untergang dopaminerger Neurone in der Substantia nigra. Der Neurotransmitter Dopamin ist erniedrigt. Leitsymptome der Parkinson-Krankheit sind: Rigor (erhöhter Muskeltonus, 1 ist richtig), Tremor (Zitterbewegungen, 3 ist richtig) und Akinese (Bewegungsarmut). Die Hyperkinese ist eine gesteigerte Bewegungsaktivität. Sie tritt z. B. bei der Chorea major auf (2 ist falsch).

14.4 – 8/96.1   **Antwort: C**

Histologisch lassen sich am motorischen Cortex von außen nach innen sechs verschiedene Zellschichten abgrenzen:

I.   Molekularschicht
II.   Äußere Körnerschicht
III.   Äußere Pyramidenschicht
IV.   Innere Körnerschicht
V.   Innere Pyramidenschicht
VI.   Spindelzellschicht.

zu (B), (C) Der Cortex ist aus säulenartigen, vertikal zur Hirnoberfläche angeordneten Neuronenverbindungen aufgebaut. Diese parallel nebeneinander liegenden Zellsäulen zeigen zwar funktionelle Zusammenhänge, die somatotope
Gliederung der Körperperipherie ist jedoch nicht an eine Säule gebunden.

zu (D) Vom motorischen Cortex gehen efferente Verbindungen über die Pons zur
Pars intermedia des Kleinhirns.

Lernkasten 14.6   **Basalganglien**

Die Basalganglien nehmen mit ihren Verbindungen an verschiedenen corticalen
Signalschleifen teil und haben Aufgaben besonders bei der Übertragung von
Handlungsentwürfen bis zu deren Ausführung sowie bei der Beeinflussung unwillkürlicher Motorik. Eine Einschränkung in ihrer Funktion führt deshalb zu einer
Einschränkung in der Motorik.

Zu den Basalganglien gehören folgende Kerngebiete:

▶ **Pallidum** (Pars interna und externa)
▶ **Striatum** (Nucleus caudatus und Putamen)
▶ **Substantia nigra** (Pars reticulata und Pars compacta)
▶ **Nucleus subthalamicus**

Durch die Verbindungen der Basalganglien untereinander, mit dem Cortex, dem
Thalamus, dem Kleinhirn sowie dem sensiblen System entsteht ein komplexes Verknüpfungssystem, welches nicht mehr zuläßt, das pyramidale vom extrapyramidalen System zu trennen.

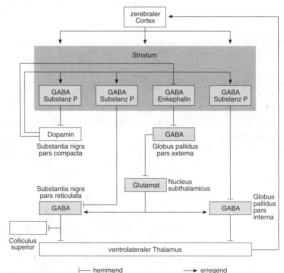

Abb. 14.6: Projektionswege der Basalganglien mit ihren Transmittern (aus
P. Deetjen, E.-J. Speckmann: Physiologie, U&S, 2. Aufl., 1994, S. 200, Abb. 4.48)

14.4 – 8/96.2   **Antwort: A**

Die neuronale Erregungsschleife: Motorische Cortexareale → Basalganglien → Thalamus → Prämotorische Cortices beschreibt die Entstehung einer **Willkürbewegung**: Zunächst kommt es zum Bewegungsantrieb in überwiegend subcorticalen Strukturen (limbische System und Hypothalamus). Dann erreicht dieses Signal den assoziativen Cortex, wo der **Bewegungsentwurf** entsteht. Zu diesem Zeitpunkt (etwa 1 sec vor Ausführung einer Bewegung) kann das sogenannte **Bereitschaftspotential** von der Schädeloberfläche abgeleitet werden. Über die Basalganglien werden daraufhin in Kooperation mit dem Kleinhirn Bewegungsprogramme abgerufen, die über den Thalamus die Area 4 (motorischer Cortex) und Area 6 (prämotorischer Cortex) erreichen, die letztlich die Bewegungsausführung steuern. Über die Pyramidenbahn, die hauptsächlich vom motorischen und prämotorischen Cortex ausgeht, werden die Impulse dann zu den Segmenten des Rückenmarks übermittelt.

zu (B) Basalganglien und Kleinhirn (Nucl. dentatus) sind bei der Entstehung von Willkürbewegungen nicht hintereinander geschaltet, sie koordinieren gemeinsam den Bewegungsentwurf.

zu (C), (D) Die Basalganglien erhalten keine direkten Afferenzen aus dem Rückenmark oder den Vestibulariskernen.

14.4 – 8/96.3   **Antwort: E**

zu (1) γ-**Aminobuttersäure** ist ein hemmender Transmitter. Er findet sich in den Basalganglien, in den Purkinjezellen des Kleinhirns und in hemmenden Interneuronen des Rückenmarks.

zu (2) **Glutamat** ist ein erregender Transmitter u.a. des Cortex, des Kleinhirns, der Basalganglien.

Zu (3) **Substanz P** gehört zu einem Kreis neuroaktiver Peptide, die über sehr ähnliche Eigenschaften wie Transmitter verfügen. Weitere neuroaktive Peptide sind: Enkephaline, Endorphine, Neurotensin u.a.. Diese Peptide werden z.T. in Nervenzellen des Gehirns gefunden und haben dort Transmitterfunktion. Sie können jedoch nicht, wie die herkömmlichen Transmitter, in den Nervenendigungen synthetisiert werden. Stattdessen werden sie über axonalen Transport an den Ort ihrer Freisetzung gebracht. Auch Substanz P ist in den Basalganglien zu finden.

Zu (4) **Acetylcholin** stellt einen erregenden Transmitter dar. Zu seinen Wirkorten gehören motorische Vorderhornzellen, neuromuskuläre Endplatten, autonomes Nervensystem (präganglionär, Parasympathikus auch postganglionär), Basalganglien, Betz´sche Pyramidenzellen u.a.

zu (5) **Dopamin** ist der hemmende Transmitter der Substantia nigra.

14.4 – 3/96.1   **Antwort: E**

☞ Lernkasten 14.5: „Motorischer Cortex"
Bei Entladung der Neurone im Bereich des Vertex (Bereich der Fissura longitudinalis zwischen den beiden Hemisphären) kommt es zur Muskelkontraktionen im Bein der kontralateralen Seite.

14.4 – 8/95.1 {#antwort-e}
Antwort: E

Das motorische Bereitschaftspotential kann mehr als 200 ms vor Bewegungsbeginn bilateral von der Schädeloberfläche abgeleitet werden. Je komplexer eine Bewegung ist, desto früher beginnt es und desto größer ist seine Amplitude. Es zeigt sein Maximum über dem sekundären motorischen Cortex im Bereich des Vertex, woraus geschlossen werden kann, daß der Aktivierung dieser Hirnareale bei der Bewegungsplanung eine entscheidende Rolle zukommt.

zu (E) Die Aktivierung der Pyramidenzellen im primär motorischen Cortex entspricht der nachfolgenden Auslösung des motorischen Befehls.

14.4 – 8/95.2 {#antwort-d}
Antwort: D

☞ Lernkasten 14.5: „Motorischer Cortex"

zu (B) Ein Großteil der Neurone des corticospinalen Traktes sind im primären motorischen Cortex (Area 4) lokalisiert. Ein anderer Teil findet sich im lateralen prämotorischen und supplementär motorischen Cortex (Area 6).

zu (C) Der Nucleus ventralis lateralis des Thalamus verbindet das Cerebellum und die Basalganglien mit dem primären motorischen Cortex.

zu (D) Das wesentliche zentrale Integrationsgebiet für die Haltungsregulation ist das Cerebellum.

zu (E) Die motorischen Trigeminuskerne (Versorgung der Kaumuskulatur) erhalten Zuflüsse vom motorischen Cortex über den Tractus corticonuclearis ipsi- und kontralateral. Eine einseitige Schädigung der supranukleären Trigeminusbahn führt daher zu keiner wesentlichen Lähmung der Kaumuskulatur.

14.4 – 3/95.1 {#antwort-c}
Antwort: C

☞ Lernkasten 14.5: „Motorischer Cortex"

zu (A) Der Area 4 sind u.a. Körperstellen mit kleinen Muskelgruppen zugeordnet, wie Fingermuskeln, Lippen und Zunge.

zu (B) Zellen der Area 4 erhalten von anderen Hirnarealen über Assoziationsfasern Informationen aus der Körperperipherie. Rezeptoren der Gesichtsregion leiten ihre wesentliche afferente Information an den somatosensorischen Cortex. An der Mantelkante ist die untere Extremität repräsentiert, während die Gesichtsregion näher am Sulcus lateralis lokalisiert ist.

zu (C) Vor Ausführung einer Bewegung kann ein Bereitschaftspotential über dem motorischen Cortex (hier des Beinareals) abgeleitet werden.

zu (D) Die Neuriten des corticospinalen Traktes verlaufen von der Mantelkante durch die Capsula interna, das Crus cerebri, den basalen Teil der Pons und die Medulla oblongata. Hier bildet der corticospinale Trakt beidseits eine strangförmige Vorwölbung, die Pyramide.

zu (E) Vom motorischen Cortex zieht der Tractus corticospinalis zum Rückenmark sowie der Tractus corticonuclearis zu den motorischen Hirnnervenkernen. Eine direkte Verbindung zum Vestibulocerebellum existiert nicht. Das Vestibulocerebellum erhält vor allem Afferenzen vom Vestibularapparat.

14.4 – 3/95.2 Antwort: D

☞ Lernkasten 14.5: „Motorischer Cortex"

zu (D) Bei einer Läsion des rechten posterior-parietalen Cortex kommt es zu einem linksseitigen **Neglect**. Dabei können sensorische Informationen nicht mehr erkannt und entsprechend motorisch beantwortet werden, z.B. mit Messer und Gabel essen.

zu (B) Der limbische Assoziationscortex ist für Gedächtnisleistungen und emotional-affektive Aspekte des Verhaltens von Bedeutung. Bei Störungen des limbischen Assoziationscortex sind diese Funktionen beeinträchtigt.

zu (C) Eine Störung des rechten somatosensorischen Cortex führt auf der linken Körperhälfte zu einer starken Herabsetzung der Wahrnehmung für Schmerz, Temperatur, Druck und Berührung sowie der diskriminativen Wahrnehmung und des Lageempfindens.

zu (E) Eine Läsion der Area 17 (primär visueller Cortex) rechts bewirkt eine Hemianopsie links, das zentrale Sehen ist dabei erhalten. Bei Störung der Area 18 und 19 (sekundär visueller Cortex) tritt eine visuelle Agnosie auf. Ein Gegenstand kann bei Erhalt des primären visuellen Kortex gesehen, aber nicht klassifiziert werden (Seelenblindheit).

14.4 – 8/94.1 Antwort: B

☞ Lernkasten 14.6: „Basalganglien"

Die Substantia nigra besteht aus zwei Kernen: der Pars reticulata und der Pars compacta. Von der Pars compacta ziehen Afferenzen zum Corpus striatum, die Dopamin enthalten (B ist richtig). Das Corpus striatum ist der wichtigste Eingangskern der Basalganglien. Es erhält u.a. auch Afferenzen vom cerebralen Cortex und den intralaminären Thalamuskernen.

Ausgangskerne der Basalganglien sind der Globus pallidus, Pars interna und die Substantia nigra, Pars reticulata. Beide projizieren in die ventroanterioren und ventrolateralen Thalamuskerne.

14.4 – 3/94.1 Antwort: D

zu (D) Zu einer schlaffen Lähmung der Beine auf der kontralateralen Seite kommt es bei einer isolierten Läsion des Gyrus praecentralis (Area 4) im Bereich der Mantelkante. Sind zusätzlich Fasern des pyramidalen Systems geschädigt, tritt eine spastische Lähmung auf.

zu (A), (B), (C), (E) Die Area 6 wird unterteilt in den medialen supplementär motorischen Cortex und den lateralen prämotorischen Cortex. Bei Läsion der Area 6 beobachtet man die in A, B, C und E aufgeführten Störungen.

14.4 – 8/93.1   Antwort: D

Der rechte parietale Assoziationscortex ist Sitz von komplexen sensorischen Funktionen. Unter den angebotenen Lösungsvorschlägen ist eine Störung der Raumwahrnehmung am wahrscheinlichsten.

zu (A) Eine Lähmung der kontralateralen Extremitäten tritt z.B. auf bei einer Schädigung der Pyramidenbahn

zu (B), (C) Eine Ataxie oder ein Intentionstremor tritt z.B. bei einer Kleinhirnschädigung auf.

zu (E) Eine Störung des Langzeitgedächtnisses findet sich z.B. bei einer Schädigung des limbischen assoziativen Cortex.

14.4 – 3/93.1   Antwort: C

zu (1) Der **Thalamus** wird in verschiedene Kerne unterteilt:
- Spezifische Kerne, in denen die Körperperipherie somatotop repräsentiert ist.
- Unspezifische Kerne ohne somatotope Gliederung.

Weiterhin werden Assoziationskerne von motorischen Kernen unterschieden.

zu (2) Die Hinterstrangbahn wird unterteilt in den Funiculus cuneatus und den Funiculus gracilis, die somatotop gegliedert sind.

zu (3) Der Assoziationscortex hat keine direkten Verbindungen zu den motorischen und sensiblen Bahnen. Er ist daher nicht somatotopisch organisiert.

zu (4) ☞ Abb. 14.3: „Motorischer Homunculus".

14.4 – 3/93.2   Antwort: C

☞ Lernkasten 14.6: „Basalganglien"

Eine Aktivierung des Corpus striatum bewirkt eine Hemmung der GABA-ergen Neurone des Globus pallidus, Pars interna und der Substantia nigra, Pars reticulata (Aussage 2 ist falsch). Diese Hemmung führt im folgenden zu einer Enthemmung (Disinhibition) u.a. der motorischen Thalamuskerne (Aussage 1 ist richtig).

14.4 – 8/92.1   Antwort: C

☞ Lernkasten 14.6: „Basalganglien"

zu (1) Der Transmitter der exzitatorischen corticostriatalen Projektionen ist Glutamat.

zu (2), (4) Die inhibitorischen Neurone, die die Verbindung zwischen Basalganglien und Thalamus darstellen, benutzen als Transmitter GABA.

zu (3) Transmitter der Projektion der Substantia nigra, Pars compacta zum Corpus striatum ist Dopamin.

14.4 – 8/92.2   Antwort: C

☞ Lernkasten 14.5: „Motorischer Cortex".

zu (B) Die Pyramidenbahn besteht aus den Neuronen der Pyramidenbahn. Die Betz-Pyramidenzellen sind besonders große Pyramidenzellen, die nur 2 – 3% aller Pyramidenzellen ausmachen.

zu (C) Der primäre motorische Cortex (Area 4) ist neben der Area 6 und der Area 1, 2 und 3 das wichtigste Repräsentationsfeld der Motorik.

zu (D) Der primäre motorische Cortex ist Ausgangspunkt einer Bewegung. Deshalb müssen die von dort ausgehenden Pyramidenbahnneurone vor Bewegungsbeginn aktiviert werden.

zu (E) Der primäre motorische Cortex ist durch Assoziationsfasern mit vielen anderen Hirnarealen verbunden und erhält so auch Informationen aus der Körperperipherie.

14.4 – 8/92.3   Antwort: E

Die Commissura anterior verbindet verschiedene Hirnareale der beiden Hemisphären miteinander. Hier kreuzen die Fasern des Tractus olfactorius, Fasern des Gyrus temporalis, der Corpora amygdaloidea sowie der Stria terminalis.
Eine Schädigung des Tractus corticospinalis (Pyramidenbahn) ruft eine spastische Lähmung hervor. Die Fasern der Pyramidenbahn kreuzen in der Decussatio pyramidalis.

14.4 – 8/92.4   Antwort: B

☞ Lernkasten 14.6: „Basalganglien"
zu (1), (2), (3) Putamen, Nucleus caudatus und Substantia nigra, Pars compacta haben keine direkte Verschaltung mit dem Thalamus.
zu (4), (5) Direkt gehemmt wird der Thalamus von der Substantia nigra, Pars reticularis und vom Globus pallidus, Pars interna.

14.4 – 3/92.1   Antwort: E

Die Pyramidenbahn beinhaltet den Tractus corticospinalis und den Tractus corticobulbaris. Beim Menschen gehen 30% der Neurone der Pyramidenbahn von der Area 4 aus, 30% von der Area 6 und 40% von den Areae 1,2 und 3 im Parietallappen.

14.4 – 3/92.2   Antwort: B

☞ Lernkasten 14.6: „Basalganglien"
Globus pallidus und Putamen gehören zu den Basalganglien.

14.4 – 3/88.1 Antwort: B

Der Tractus corticospinalis zieht vom motorischen Cortex und anderen Rindenfeldern zu den α-Motoneuronen des Rückenmarks. Dabei werden Kollateralen abgegeben, die über die untere Olive und über pontine Kerne zu einer Aktivierung von Moos- und Kletterfasern führen.

zu (A) Beim überwiegenden Teil der Neurone handelt es sich um kleine Neurone mit relativ langsamer Leitungsgeschwindigkeit.

zu (C) Etwa 60% der Ursprungszellen der Pyramidenbahn liegen im primären motorischen Cortex. Der Anteil der großen Pyramidenzellen beträgt nur 2 bis 3%.

zu (D) Der Tractus rubrospinalis entspringt vom Nucleus ruber, kreuzt auf die Gegenseite und wirkt erregend auf α- und γ-Flexorneurone des Rückenmarks. Die Extensoren werden durch ihn gehemmt.

zu (E) Der Tractus corticospinalis bildet über Interneurone Kontakte mit den α-Motoneuronen im Vorderhorn des Rückenmarks.

14.4 – 3/86.1 Antwort: C

zu (A) Die **Athetose** beruht auf eines Schädigung des Putamens, Pallidums sowie des Nucl. caudatus. Folge ist die Enthemmung extrapyramidaler Rindenfelder.
Symptome sind distale Schraubenbewegungen der Extremitäten und Gelenküberstreckungen

zu (B) Beim **Parkinson-Syndrom** kommt es zum Untergang dopaminerger Zellen der Substantia nigra.
Kardinalsymptome sind Rigor, Tremor, Akinese.

zu (C) Die **Ataxie** beruht auf einer Störung des Kleinhirns oder der Hinterstränge.

zu (D) Der **Hemiballismus** beruht auf eine Läsion des Nucl. subthalamicus.
Symptome sind schleudernd ausfahrende Bewegungen besonders der proximalen Extremitäten.

zu (E) Die **Chorea** beruht auf einer Schädigung des Corpus striatum. Folge ist die Enthemmung corticaler extrapyramidaler Strukturen sowie eine fehlende Hemmung des Striatums auf die Substantia nigra.
Symptome sind Hyperkinesen mit ausfahrenden regellosen Bewegungen.

15 Somato-viszerale Sensibilität

Die somato-viszerale Sensibilität umfaßt die Sensibilität der Haut, Skelettmuskeln, Faszien, Gelenke sowie der inneren Organe. Ihre Rezeptoren liegen nicht in speziellen Organen, sondern sind über den gesamten Organismus verteilt.
Die somatische Sensibilität wird eingeteilt in die **Oberflächensensibilität** und die **Tiefensensibilität**.

15.1 Oberflächensensibilität

Lernkasten 15.1   Oberflächensensibilität

Die Rezeptoren der Oberflächensensibilität liegen in der Haut. Sie reagieren auf verschiedene Qualitäten des mechanischen Sinnes wie Druck, Berührung und Vibration. Außerdem gibt es Temperatur- und Schmerzrezeptoren. Sie zeigen ein unterschiedliches Adaptationsverhalten:
- ► Langsam adaptierende Rezeptoren (**SA-Rezeptoren**) bilden auch bei langandauernden Reizen ständig Aktionspotentiale.
- ► Schnell adaptierende Rezeptoren (**RA-Rezeptoren**) reagieren auf Änderungen eines Reizes.

Weiterhin wird unterschieden, ob ein Rezeptor über den Zeitverlauf der Reizstärke (**D-Rezeptor**), die Geschwindigkeit der Reizänderung (**P-Rezeptor**) oder beides (**PD-Rezeptor**) informiert.

Tab. 15.1:   Rezeptoren der Oberflächensensibilität

Rezeptor	Qualität	Merkmale
Merkel-Zellen	Druck	langsam adaptierend, Proportionaldetektoren
Ruffini-Körperchen	Scherkräfte	langsam adaptierend
Meissnersche Körperchen	Vibration	schnell adaptierend, Differentialdetektoren
Haarfollikel	Berührung	schnell adaptierend, Differentialdetektoren
Vater-Pacini-Körperchen	Vibration	sehr schnell adaptierend, Proportional-Differential-Detektoren
Kälterezeptoren	Temperaturen bis 30 °C	adaptieren zwischen 20 °C und 40 °C, Proportional-Differential-Detektoren
Wärmerezeptoren	Temperaturen bis 43 °C	adaptieren zwischen 20 °C und 40°C, Proportional-Differential-Detektoren

15.1 - 3/97.1   Antwort: C

☞ Lernkasten 15.1: „Rezeptoren der Oberflächensensibilität"

zu (C) Im Rezeptor wird abhängig von der Reizstärke ein Rezeptorpotential unterschiedlicher Amplitude ausgelöst. Bei Überschreiten des Schwellenpotentials wird die Amplitude des Rezeptorpotentials in eine Aktionspotentialfrequenz kodiert: Je höher die Amplitude des Rezeptorpotentials, desto höher die Aktionspotentialfrequenz. Die Empfindungsstärke wächst in der Regel mit der Reizstärke bzw. der Amplitude des Rezeptorpotentials und damit auch mit der Aktionspotentialfrequenz.

zu (A), (D) Die Vater-Pacini-Körperchen reagieren spezifisch auf eine Änderung der Geschwindigkeit von Hautreizen, also auf Beschleunigungen wie sie bei Vibrationen ständig stattfinden. Die Vater-Pacini-Körperchen gehören daher zu den Beschleunigungsdetektoren oder Proportional-Differential-Rezeptoren.

zu (B), (E) Der spezifische Reiz für die Merkel-Zellen ist Druck. Sie sind Intensitätsdetektoren. Bei wachsender Druckintensität z.B. durch steigende Gewichtsauflagen nimmt die Aktionspotentialfrequenz proportional dem Druck zu.

15.1 – 8/96.1   Antwort: E

Die **Vater-Pacini´schen Körperchen** (Pacini Rezeptoren) sind die größten Mechanorezeptoren mit einer zwiebelschalenartigen Struktur. Der adäquate Reiz ist eine Geschwindigkeitsänderung des Druckes (Vibration) im Bereich von 60 - 800 Hz (Frequenzoptimum 150 – 300 Hz). Man bezeichnet Vater-Pacini´sche Körperchen auch als Vibrationsrezeptoren. Durch Druck oder Vibrationen werden die Ionenkanäle in den sensorischen Nervenendigungen, die von Lamellen zwiebelschalenartig umschlossen sind, aktiviert (1 ist richtig). Es kommt zur reizabhängigen Depolarisation (**Rezeptorpotential**). Auch nach Abtragen der Lamellen bleiben die Nervenendigungen mechanosensibel (2 ist richtig).

Das primäre Rezeptorpotential wird erst im markhaltigen Teil der Nervenfaser in eine Aktionspotentialsequenz transformiert (3 ist richtig).

15.1 – 3/96.1   Antwort: C

In Kurve C wird sowohl die Geschwindigkeit einer Hautdeformation (Frequenzänderung am Beginn und Ende des Reizes) als auch die Amplitude einer Hautdeformation (Frequenzänderung während des Reizes im Vergleich zum reizlosen Zustand) wiedergegeben.

15.1 – 3/96.2   **Antwort: A**

Mittels Mechanorezeptoren der Haut werden verschiedene Sinnesqualitäten, wie Druck- Berührungs-Vibration wahrgenommen. Das räumliche Auflösungsvermögen des Tastsinns ist für einzelne Körperregionen unterschiedlich. Mittels eines Stechzirkels läßt sich die **simultane** von der **sukzessiven Raumschwelle** unterscheiden. Dabei wird der Abstand der Spitzen eines Zirkels bestimmt, bei welchem während gleichzeitigem (simultanem) oder nachfolgendem (sukzessivem) Aufsetzen auf die Haut gerade noch zwei getrennte Reizpunkte wahrgenommen werden. Bei simultanen Reizen ist der Schwellenabstand häufig größer als bei sukzessiven Reizen. Nachfolgende Auflistung gibt eine Übersicht über die simultane Raumschwelle der verschiedenen Regionen:

Zunge	1	mm
Fingerspitze	2	mm
Lippe	4	mm
Zungenrand	8	mm
Handinnenfläche	10	mm
Stirn	20	mm
Rücken	40 – 70	mm

15.1 – 8/95.1   **Antwort: D**

Adaptation ist die Abnahme der Erregung eines Rezeptors bei gleichbleibender Reizstärke über die Zeit. Dieses Verhalten ist in Abbildung D wiedergegeben.

zu (A) Der Rezeptor zeigt keine Reaktion auf den Reiz. Der gegebene Reiz ist für diesen Rezeptor ein nicht adäquater Reiz.

zu (B) Der Rezeptor zeigt keine (evtl. minimale) Adaptation auf den Reiz. Zu den Rezeptoren mit extrem langsamer Adaptation (SA-Rezeptoren) gehören z.B. die sekundären Muskelspindelafferenzen oder die Berühungsrezeptoren der Haut.

zu (E) Ein Sistieren der Aktionspotentialsequenz wie in Abbildung E dargestellt tritt z.B. bei der Entlastung einer Muskelspindel auf (Spindelpause). Adäquater Reiz der Muskelspindel ist die Dehnung ihrer intrafusalen Fasern.

15.1 – 8/95.2   **Antwort: D**

zu (A), (D), (E) Ein **Dermatom** ist das Innervationsgebiet eines Spinalnerven. Es unterscheidet sich von dem eines Hautnerven (vgl. Innervationsgebiet $L_2 – L_4$ und N. femoralis) oder einer vegetativen Efferenz eines Rückenmarksegmentes.

zu (B) Der somato-sensorische Cortex zeigt eine somatotope Anordnung. Jedes Hautareal hat seine spezifische Projektion auf dem kontralateralen postcentralen Cortex.

zu (C) Beschrieben ist die **Head'sche Zone** (übertragener Schmerz, ☞ auch Lernkasten 11.4. „Vegetativer Reflexbogen").

Lernkasten 15.2   **Proportional-Differential-Rezeptoren**

Proportional-Differential-Rezeptoren (PD-Rezeptoren) reagieren proportional zum Ausmaß des Reizes und differential, d.h. entsprechend dem Differentialquotienten nach der Zeit mit einer entsprechenden Aktionspotentialfrequenz. Sie informieren daher sowohl über die **Reizstärke**, als auch über die **Geschwindigkeit der Reizstärkenänderung**. Die Muskelspindeln der Skelettmuskulatur sind ein Beispiel für PD-Rezeptoren. Sie messen sowohl die absolute (proportionale) Längenänderung des Muskels, als auch die Geschwindigkeit der Längenänderung (den Differentialquotienten des Weges nach der Zeit). Entsprechend verändert sich die Frequenz ihrer Aktionspotentiale. Weitere wichtige PD-Rezeptoren sind die **Presso- oder Barorezeptoren** im Sinus caroticus, in den Aa. carotices communes sowie im Aortenbogen (☞ auch Lernkasten 4.7: „Pressorezeptoren-Regelkreis") und die **Warm- und Kaltrezeptoren** der Haut.

15.1 – 3/95.1   Antwort: B

zu (1) Die Stärke des Reizes wird nach zentral durch die Frequenz der Aktionspotentiale kodiert (Frequenzkodierung) und nicht durch die Amplitudendifferenz. Dabei gibt die Frequenz der Aktionspotentiale die Größe des Rezeptorpotentials wieder.

zu (2) Ein Proportional-Differential (PD)-Verhalten zeigt ein Rezeptor, wenn er über die Geschwindigkeit der Änderung des Reizes (D-Anteil) und den Zeitverlauf der Reizstärke (P-Anteil) informiert.

zu (3) Ist der Differentialquotient Reizstärke/Zeit proportional der Entladungsfrequenz bzw. der Aktivität des Rezeptors (nicht der Reizstärke) spricht man von einem D-Rezeptor.

Lernkasten 15.3   **Thermorezeptoren**

Es werden zwei verschiedene Thermorezeptoren unterschieden: Warm- und Kaltrezeptoren. Es handelt sich dabei um freie Nervenendigungen, die in wechselnder Dichte über die Haut verteilt sind.

▶ **Kaltrezeptoren** haben ihr Aktivitätsmaximum bei Hauttemperaturen um 30 °C. Ihre Entladungsfrequenz nimmt sowohl bei Temperaturabnahme (bis 10 °C) als auch bei Temperaturzunahme (bis 40 °C) ab.

▶ **Warmrezeptoren** sind bei Hauttemperaturen von 30 °C bis 45 °C spontan aktiv. Ihre Entladungsfrequenz steigt bei Temperaturzunahme. Bei Temperaturabnahme stoppen Warmrezeptoren ihre Entladungen.

Thermorezeptoren sind PD-Rezeptoren, die ein deutliches Adaptationsverhalten zeigen. Bei starker Abkühlung oder Erwärmung gehen Temperaturempfindungen in Schmerzen über.

15.1 – 3/95.2 {#antwort-c}

☞ Lernkasten 15.3: „Thermorezeptoren"

zu (1) Die Handfläche besitzt 0,4 Warmpunkte/cm^2 und 1 – 5 Kaltpunkte/cm^2.

zu (2) Im Gesicht finden sich 16 – 17 Kaltpunkte/cm^2, auf der Handfläche 1 – 5 Kaltpunkte/cm^2.

zu (3) Die **thermische Indifferenzzone** ist der Temperaturbereich, in dem bei einem längerdauernden Reiz keine Warm- oder Kaltempfindung wahrgenommen wird. So wird z.B. die normale Hauttemperatur weder als warm noch als kalt empfunden.

Das Auftreten einer Temperaturempfindung ist abhängig von der Größe der gereizten Fläche und von der Geschwindigkeit der Temperaturänderung. Bei sehr langsamer Änderung der Hauttemperatur innerhalb der thermischen Indifferenzzone kommt es zu keiner Veränderung der Temperaturempfindung.

zu (4) Eine Schädigung des Hinterstranges hat eine Aufhebung des Lage- und Bewegungssinnes, des Vibrationssinnes, der 2-Punkte-Diskrimination und eine Asterognosis (Gegenstände können durch Betasten nicht mehr erkannt werden) zur Folge.

Die Wärmeempfindung ist gestört bei einer Schädigung des Tractus spinothalamicus lateralis.

15.1 – 8/94.1 {#antwort-c2}

☞ Kommentar zu Frage 15.1 – 8/96.1

Der adäquate Reiz der Vater-Pacini-Körperchen ist eine Geschwindigkeitsänderung des Druckes (Vibration) im Bereich von 60 – 800 Hz. Das Frequenzoptimum liegt bei 150 – 300 Hz, hier ist also die Schwellenreizstärke am geringsten. Dieses Verhalten wird in Kurve C wiedergegeben.

15.1 – 8/91.1 {#antwort-c3}

Die Gesamtheit aller Punkte der Körperoberfläche, von der aus eine sensorische Zelle (und damit ein Axon) durch einen adäquaten Reiz erregt werden kann, wird als **rezeptives Feld** bezeichnet.

15.1 – 3/89.1 {#antwort-c4}

☞ Tab. 15.1: „Rezeptoren der Oberflächensensibilität"

Adäquater Reiz der Merkel-Zellen ist Druck. Vibrationsdetektoren sind Vater-Pacini´sche Körperchen.

15.2 Tiefensensibilität

Die Tiefensensibilität (**Propriozeption**) gibt Auskunft über Stellung und Lage-änderungen des Körpers und Körperteilen sowie über die Kraftentwicklung. Zu den Propriozeptoren gehören Gelenkrezeptoren und Muskelrezeptoren (Muskelspindeln, Golgi-Sehnenorgane).

Lernkasten 15.4   **Tiefensensibilität**

Die Tiefensensibilität (Propriozeption) beinhaltet folgende Sinne:
- Der **Stellungssinn** gibt ohne optische Kontrolle Auskunft über die Stellung der einzelnen Körperteile zueinander. Er adaptiert fast nicht.
- Der **Bewegungssinn** macht eine Aussage über die Richtung und Geschwindigkeit einer Bewegung. Dabei werden sowohl aktive als auch passive Bewegungen registriert. Die Wahrnehmungsschwelle des Bewegungssinnes ist abhängig vom Ausmaß und der Geschwindigkeit einer Winkeländerung. Für passive Bewegungen ist die Wahrnehmungsschwelle an proximalen Gelenken deutlich kleiner als an distalen Gelenken (bessere Wahrnehmung).
- Der **Kraftsinn** gibt Auskunft über die Kraft, die für eine bestimmte Gelenkstellung oder Bewegung notwendig ist.

Rezeptoren der Tiefensensibilität sind Muskelspindeln, Golgi-Sehnenorgane, verschiedene Mechanorezeptoren in den Gelenkkapseln (Ruffini- und Pacini-Körperchen) sowie auch die langsam adaptierenden Mechanorezeptoren der Haut.
Informationen der Tiefensensibilität sowie auch der Oberflächensensibilität werden über den Hinterstrang (Funiculus posterior) nach zentral geleitet. Eine einseitige Unterbrechung des Hinterstranges führt ipsilateral unterhalb des geschädigten Segmentes zu einem Ausfall des Stellung-, Bewegungs- und Kraftsinnes, des Vibrationsempfindens und des räumlich-zeitlichen Diskriminationsvermögens sowie einer Einschränkung des Druck- und Berührungsempfindens.

15.2 – 3/97.1   **Antwort: E**

☞ Lernkasten 15.4: „Tiefensensibilität"
Zu den charakteristischen Qualitäten der Propriozeption (Tiefensensibilität) zählen der Stellungssinn, der Kraftsinn und der Bewegungssinn.

15.2 – 3/95.1   **Antwort: D**

☞ Lernkasten 15.4: „Tiefensensibilität"
zu (1) Der Bewegungssinn informiert über Richtung und Geschwindigkeit einer Bewegung.
zu (2) Die Wahrnehmungsschwelle für Winkeländerungen ist an den proximalen Gelenken niedriger als an distalen. So können am Schultergelenk Änderungen von 0,2° bei einer Geschwindigkeit von 0,3°/s unterschieden werden, am Fingergelenk dagegen Änderungen von 1,2° bei einer Geschwindigkeit von mindestens 10°/s.
zu (3) An der Bewegungswahrnehmung sind wesentlich die Muskelrezeptoren (Muskelspindeln, Golgi-Sehnenorgane) beteiligt. Eine kleinere Rolle spielen die Gelenkrezeptoren (SA-Mechanorezeptoren vom Ruffini-Typ, paciniähnliche FA-I- und FA-II-Rezeptoren).

zu (4) Im Tractus spinothalamicus anterior werden große Berührungs- und Tastein-
drücke sowie weniger abgestufe Druckempfindungen nach zentral geleitet.
Die afferenten Informationen des Bewegungssinnes werden hauptsächlich im
Funiculus posterior sowie im Tractus spinothalamicus anterior und posterior
nach zentral geleitet.

15.2 – 3/94.1   **Antwort: E**

☞ Lernkasten 15.4: „Tiefensensibilität"
Haltereflexe dienen der Tonusverteilung der Muskulatur.
Stellreflexe richten den Körper gegen die Schwerkraft in seiner Normalstellung auf.
Rezeptorsysteme dieser Reflexe sind u.a. der Vestibularapparat (1 ist richtig), Mus-
kelspindeln der Nackenmuskulatur (2 ist richtig), das optische System (3 ist richtig)
sowie Berührungsrezeptoren der Haut (4 ist richtig).

15.2 – 8/87.1   **Antwort: D**

☞ Lernkasten 15.4: „Tiefensensibilität"
Der **Stellungssinn** ist eine Qualität der Tiefensensibilität. Andere Qualitäten sind der
Bewegungs- und der Kraftsinn. Der Stellungssinn orientiert über die Winkelstellung
der Gelenke und damit über die Stellung des Körpers im Raum. Er adaptiert fast
nicht (1 ist falsch). Rezeptoren sind Gelenk- und Muskelrezeptoren. Hautrezeptoren
spielen eine untergeordnete Rolle und können vernachlässigt werden. Versuche zeigen, daß eine Lokalanästhesie in bestimmten Hautbezirken keinen Einfluß auf den
Stellungssinn hat (2 ist richtig). Auch das Makulaorgan spielt eine Rolle bei der Tiefensensibilität. Seine Bedeutung tritt aber gegenüber den Gelenk- und Muskelrezeptoren zurück (3 ist falsch).
zu (5) Der Lemniscus medialis ist die Fortsetzung der Hinterstränge. Er reicht von
der Medulla oblongata bis zum Thalamus. In ihm laufen u.a. die Afferenzen
des Stellungssinnes.

15.3 Nozizeption

Lernkasten 15.5   **Nozizeptoren**

Nozizeptoren sind spezifisch erregbare **Schmerzrezeptoren**. Es handelt sich dabei
um freie Nervenendigungen, deren adäquater Reiz vielfältig sein kann: U.a. starker
Druck, hohe/niedrige Temperaturen, elektrischer Strom und körpereigene Substanzen, wie H^+, K^+, Histamin, Acetylcholin, Bradykinin, Substanz P oder Serotonin. Prostaglandine und Leukotriene sensibilisieren die Nozizeptoren.
Werden die Nozizeptoren erregt, bilden sie Aktionspotential, die durch Schmerzafferenzen fortgeleitet werden. Dabei erfolgt die afferente Schmerzleitung des
schnellen, hellen Schmerzes über Aδ-Fasern, der langsame, dumpfe Schmerz wird
über marklose C-Fasern geleitet.

15.3 – 3/97.1   Antwort: A

Bei einer Verletzung der Haut wird die darauf folgende Entzündung teilweise durch Nozizeptoren hervorgerufen. Diese setzen aus ihren Nervenendigungen Substanz P und CGRP (Calcitonin gene related peptide) frei. Besonders Substanz P ruft eine Vasodilatation hervor und bewirkt einen Ausstrom von Plasma ins Interstitium sowie die Freisetzung von Histamin aus Mastzellen. Substanz P regt Immunreaktionen und trophische Funktionen an.

zu (C) Histamin ist ein Gewebshormon, das bei Entzündungsreaktionen eine Rolle spielt. Weiterhin ist es ein Transmitter des Gehirns und des Magen-Darm-Traktes.

zu (D) Die Aminosäure Glycin wirkt in erster Linie als inhibitorischer Transmitter im Rückenmark und Stammhirn.

zu (E) GABA (γ-Aminobuttersäure) ist der im ZNS am weitesten verbreitete inhibitorische Transmitter.

15.3 – 8/96.1   Antwort: A

Die Frage ist nahezu identisch mit Frage 15.3 – 3/97.1
Bei Aktivierung setzen Nozizeptoren neben Substanz P auch CGRP (Calcitonigene related peptide) frei.

15.3 – 3/95.1   Antwort: E

☞ Lernkasten 15.5: „Nozizeptoren"
Bradykinin und Histamin erregen Nozizeptoren, Prostaglandine sensibilisieren sie.

15.3 – 8/92.1   Antwort: D

☞ Lernkasten 15.5: „Nozizeptoren"
zu (1) Schmerzpunkte und Druckpunkte sind auf der Haut im Verhältnis 9:1 verteilt.
zu (2) Die schmerzleitenden Fasern enden im Rückenmark an Neuronen des Hinterhorns, ziehen dann im Tractus spinothalamicus anterior zum Hirnstamm.
In den Hintersträngen verlaufen dagegen Afferenzen der Mechanorezeptoren sowie der Muskel- und Gelenkrezeptoren.

15.3 – 8/91.1 **Antwort: B**

Durch die mechanische Reizung des N. ulnaris im Bereich des Ellbogens wird eine „elektrische Aktivität" am Nerven ausgelöst. Da das ZNS „gelernt" hat, daß ankommende Impulse diese Nerven aus den Fingern II, IV und V stammen, wird der Schmerz in diese Areale projiziert.

zu (B) Projizierter Schmerz ist dadurch gekennzeichnet, daß der Ort der Reizung mit dem der Schmerzempfindung nicht identisch ist.

zu (A), (C), (E) Übertragener Schmerz ist ein auf die Hautoberfläche übertragener Eingeweideschmerz (**Head'sche Zonen**). Charakteristisch ist dabei die gesteigerte Berührungsempfindlichkeit (**Hyperästhesie**) und die erhöhte Schmerzempfindlichkeit (**Hyperalgesie**).

zu (D) Als **Hyperpathie** werden chronische Schmerzzustände bezeichnet, die durch normalerweise nicht schmerzhafte Hautreize ausgelöst werden. Sie haben einen unangenehmen, stechenden oder brennenden Charakter, treten mit einer Latenzreiz auf, klingen nur langsam wieder ab und breiten sich in Nachbarareale aus.

15.4 Viszerale Rezeptoren

15.4 – 8/91.1 **Antwort: B**

☞ Lernkasten 11.4: „Vegetativer Reflexbogen"

Reflektorische Abwehrspannung der Bauchdecke entwickelt sich bei Prozessen innerhalb der Bauchhöhle, bei denen das Peritoneum gereizt wird. Die Schmerzempfindlichkeit ist im Bereich des parietalen Blattes besonders groß, während sie beim viszeralen Blatt fast fehlt. Diese Eigenschaft ist auf die unterschiedliche Innervation der zwei Blätter zurückzuführen: Das parietale Blatt ist durch somatische Nerven, das viszerale Blatt durch autonome Nerven innerviert. Abwehrspannung der Bauchdecken tritt nur dann auf, wenn das parietale Blatt gereizt wird (z.B. durch Entzündungen). Da das parietale Blatt somatosenisbel innerviert ist, handelt es sich nicht um einen rein viszero-motorischen Reflex.

15.4 – 8/88.1 **Antwort: C**

☞ Lernkasten 11.4: „Vegetativer Reflexbogen"

Der cuti-viscerale Reflexbogen beschreibt in der Haut registrierte afferente Reize (Druck, Berührung, Vibration, Temperatur und Schmerzen – Oberflächensensibilität), die zu einer Reaktion über vegetative Efferenzen an inneren Organen führen. Beispielsweise lindert eine Wärmeflasche (Cutis) über eine Entspannung der Eingeweidemuskulatur (Viszerum) Bauchschmerzen.

15.4 – 8/87.1   **Antwort: E**

☞ Lernkasten 11.4: „Vegetativer Reflexbogen"

zu (A) Die in den Hohlorganen und Eingeweiden liegenden **viszeralen Nozizeptoren** reagieren auf:

- ▶ Ischämie
- ▶ Dehnung
- ▶ isotonisch Kontraktion
- ▶ isometrische Kontraktion (besonders starker Schmerz).

zu (B) Das parietale Blatt des Peritoneums ist erheblich schmerzempfindlicher als das viszerale Blatt.

zu (C) Die Perikaryen der Nozizeptoren liegen im Hinterhorn des entsprechenden Rückenmarksegmentes.

zu (E) Reizung der viszeralen Nozizeptoren kann reflektorisch zur Erhöhung des Skelettmuskeltonus führen. Über einen polysynaptischen Reflex werden nicht nur Muskeln des zugehörigen Segmentes, sondern auch andere Muskeln erregt. Beispiel: Bei Peritonitis (Bauchfellentzündung) ist die gesamte Bauchmuskulatur angespannt.

15.5   Sensorische Informationsverarbeitung

Lernkasten 15.6	Lemniskales System

Als **lemniskales System** bezeichnet man die Gesamtheit aller Bahnen, die Meldungen der Mechanorezeptoren der Haut sowie der Muskel- und Gelenkrezeptoren zum ZNS leiten. Es enthält Verbindungen von spinalen und trigeminalen Hautafferenzen zu Cortexarealen des Scheitellappens, der Area SI und der Area SII.

Der afferente Weg ist schnelleitend und enthält drei Umschaltstellen, die u.a. durch efferente Projektionen vom motorischen Cortex kontrolliert werden. Er läuft über die **Hinterstränge** des Rückenmarks in die **Hinterstrangkerne** der Medulla oblongata (Nuclei cuneatus und gracilis) (1. Synapse), über den **Tractus lemniscus medialis** (mittlere Schleifenbahn) zum **Ventrobasalkern** des Thalamus (2. Synapse) und endet in der **Area SI** und **SII** des Gyrus postcentralis (3. Synapse).

Die Verschaltungen im lemniskalen System zeigen einige Charakteristika:

- ▶ Jedes Neuron im Thalamus entspricht einem rezeptiven Feld auf der Haut.
- ▶ Die rezeptiven Felder sind umso kleiner, je weiter distal sie auf der Extremität liegen, d.h. das räumliche Auflösungsvermögen ist distal stärker ausgeprägt als proximal.
- ▶ Die räumliche Ordnung (Somatotopie) ist gewährleistet. Benachbarte Körperflächen projizieren sich auch in benachbarte Kerngebiete.
- ▶ Jedes Neuron wird nur durch eine bestimmte Rezeptorart erregt.

Lernkasten 15.6 Fortsetzung   **Lemniskales System**

Bei einer halbseitigen Durchtrennung des Rückenmarks ist u.a. auch das lemniskale System betroffen. Es treten typische neurologische Ausfälle auf (**Brown-Séquard-Syndrom**): Auf der Seite der Läsion kommt es aufgrund der Unterbrechung der Pyramidenbahn zu einer Parese der Willkürmotorik der gleichen Seite. Aufgrund der Unterbrechung der Hinterstrangfasern ist die Tiefensensibilität der gleichen Seite gestört, während auf der Gegenseite die Schmerz- und Temperaturempfindung, die im Tractus spinothalamicus (Vorderseitenstrang) verläuft, eingeschränkt ist. Die Fasern des Tractus spinothalamicus kreuzen in der vorderen Kommissur des Rückenmarks auf die Gegenseite, weshalb die Störungen bei einer halbseitigen Rückenmarksläsion kontralateral auftreten. Diese Verteilung der Sensibilitätsstörungen wird **dissoziierte Empfindungsstörung** genannt.

15.5 – 8/94.1   Antwort: C

☞ Lernkasten 15.6: „Lemniskales System"
zu (1) Verschiedene Qualitäten werden an den Relaiszellen der zentralen Projektionen nicht vermischt.
zu (4) Im Thalamus erfolgt die Umschaltung vom 2. auf das 3. Neuron im Ventrobasalkern des Thalamus.

15.5 – 8/94.2   Antwort: A

Elektrische Reizungen am Gyrus postcentralis führen beim wachen Patienten reizortabhängig zu Empfindungen an der kontralateralen Körperhälfte. Bei Reizung im Bereich der Fissura sylvii kommt es zu Empfindungen kontralateral im Bereich des Mundes und der Lippe. Abhängig von der Lokalisation von Empfindungen bei Cortexreizungen läßt sich der sensorische Homunculus konstruieren.

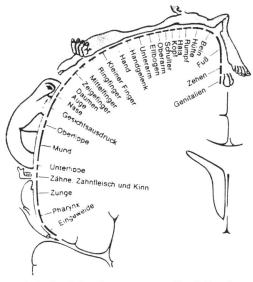

Abb. 15.1 Querschnitt durch den Gyrus postcentralis mit Repräsentation der sensorischen Rindenfelder (aus P. Duus: Neurologisch-topische Diagnostik, Thieme 1995, 6. Aufl., S. 373, Abb. 8.20 oben)

15.5 – 3/92.1   Antwort: A

☞ Lernkasten 15.6: „Lemniskales System"

zu (3) Es existiert eine Korrelation zwischen Intensität des Reizes und Entladungsfrequenz der efferenten Neurone und letztendlich auch der Entladungsfrequenz der Projektionsneurone.

zu (4) Der Projektionsweg verläuft durch die Ventrobasalkerne des Thalamus. Die intralaminären Kerne sind dagegen unspezifische Kerne, die funktionell mit der Formatio reticularis des Hirnstamms verbunden sind.

15.5 – 3/90.1   Antwort: D

☞ Lernkasten 15.6: „Lemniskales System"

zu (D) Im Thalamus erfolgt die Umschaltung vom 2. auf das 3. Neuron im Ventrobasalkern des Thalamus, nicht in den intralaminären Kernen.

16 Sehen

16.1 Abbildender Apparat

Damit Gegenstände in jeder Entfernung scharf gesehen werden können, ist das Auge mit Hilfe der Linse in der Lage, seine Brechkraft zu verändern. Die **Linse** besitzt eine Eigenelastizität. Sie ist an den Zonulafasern aufgehängt, deren Faserzug durch den Ziliarmuskel reguliert wird. Kontraktion des Ziliarmuskels (schließmuskelartige Verkleinerung des Ziliarmuskelringes) führt zur Erschlaffung der Zonulafaser, die Oberflächenkrümmung der Linse nimmt zu (kleinerer Krümmungsradius) und die ins Auge einfallenden Lichtstrahlen werden stärker gebrochen, so daß Gegenstände in der Nähe scharf gesehen werden (**Nahakkommodation**). Bei der **Fernakkommodation** ist der Ziliarmuskel völlig entspannt, so daß die entgegengesetzten Verhältnisse wie bei der Nahakkommodation gelten. Die Einheit der Akkommodation ist **Dioptrie** (dpt = 1/m).

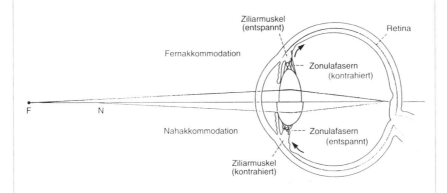

Abb 16.1 Akkommodation; obere Bildhälfte: Fernakkommodation; untere Bildhälfte: Nahakkommodation (aus P. Deetjen, E.-J. Speckmann: Physiologie, U&S, 2. Aufl., 1994, S. 79, Abb. 3.25a unten)

Das Ausmaß der Brechkraftänderung ist die **Akkommodationsbreite**. Sie kann aus der Differenz der Brechkraft bei Einstellung des **Nahpunktes** (kürzester Abstand vom Auge, bei dem ein Gegenstand gerade noch scharf gesehen werden kann) und der Brechkraft bei Einstellung des **Fernpunktes** (entferntester Abstand vom Auge, bei dem ein Gegenstand gerade noch scharf gesehen werden kann) berechnet werden:

$$\text{Akkommodationsbreite} = \frac{1}{\text{Nahpunkt [m]}} - \frac{1}{\text{Fernpunkt [m]}}$$

Lernkasten 16.1 Fortsetzung	Akkommodation

Im jugendlichen **emmetropen** (normalsichtigen) Auge beträgt die Akkommodationsbreite etwa 14 dpt mit einem Nahpunkt bei 7 – 10 cm und einem Fernpunkt im Unendlichen.

Im Alter nimmt die Akkommodationsbreite aufgrund der zunehmenden Sklerosierung der Linse kontinuierlich ab. Der Nahpunkt rückt immer weiter vom Auge weg, da die Linse die entsprechende Brechkraft nicht mehr aufbringen kann. Es kommt zur **Presbyopie** (Altersweitsichtigkeit). Die Presbyopie wird mit einer Sammellinse korrigiert.

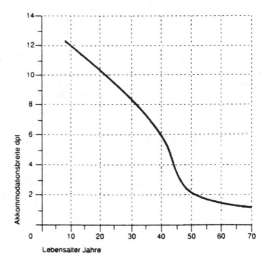

Abb. 16.2 Akkommodationsbreite in Abhängigkeit vom Alter (aus M.-A. Schoppmeyer, S. Schmidt: Physiologie, Mediscript-Verlag, 1995, S. 298, Abb. 16.22)

16.1 – 8/96.1   **Antwort: D**

☞ Lernkasten 16.1: „Akkommodation"

zu (B)   Die **Gesamtbrechkraft** des Auges beträgt 58,9 dpt. Davon stellt die Cornea (Hornhaut) einen konstanten Anteil von 43 dpt, die Linse steuert 19,5 dpt bei. Bei Addition dieser beiden Werte würde sich eine Gesamtbrechkraft von 62,5 dpt ergeben. Diese vermindert sich (–3,6 dpt) aufgrund des Kammerwassers, das sich zwischen Cornea und Linse befindet. Die Brechkraft D einer Linse ist abhängig vom **Krümmungsradius**, der **Übergangsfläche** und den **optischen Dichten** der beiden Medien vor und hinter der Übergangsfläche. Sie kann mit Hilfe der **Brennweite (f)** berechnet werden:

$$D = \frac{1}{f}$$

Bei Nahakkommodation verkleinert sich die Brennweite und die Brechkraft nimmt zu.

16.1 – 3/96.1   **Antwort: B**

☞ Lernkasten 16.1: „Akkommodation"
Die Akkommodationsbreite kann berrechnet werden:

$$\text{Akkommodationsbreite} \;=\; \frac{1}{\text{Nahpunkt [m]}} - \frac{1}{\text{Fernpunkt [m]}}$$

Hier also: $\dfrac{1}{0,1\text{ m}} - \dfrac{1}{1\text{ m}} = 10\text{ dpt} - 1\text{ dpt} = 9\text{ dpt}$

16.1 – 8/95.1   **Antwort: D**

☞ Lernkasten 16.1: „Akkommodation"

$$\text{Akkommodationsbreite} \;=\; \frac{1}{\text{Nahpunkt [m]}} - \frac{1}{\text{Fernpunkt [m]}}$$

Hier also: $\dfrac{1}{0,2\text{ m}} - \dfrac{1}{2\text{ m}} = 5\text{ dpt} - 0,5\text{ dpt} = 4,5\text{ dpt}$

16.1 – 3/95.1   **Antwort: A**

Das **Kammerwasser** baut den Augeninnendruck auf. Es wird von den Epithelzellen des Ziliarkörpers sezerniert, fließt durch die Pupille von der hinteren in die vordere Augenkammer und von dort durch das Trabekelwerk und den Schlemm´schen Kanal in den intra- und episkleralen Venenplexus ab. Der Augeninnendruck beträgt normalerweise 1,33 – 2,66 kPa (10-20 mmHg) (A ist falsch). Er ist konstant, wenn die Produktion des Kammerwassers seinem Abfluß entspricht (jeweils etwa 2 mm^3/min) (C ist richtig). Er kann von außen durch Messung der Corneaeindellung mit einem Tonometer bestimmt werden (D ist richtig). Die Form des Bulbus ist gewährleistet durch den konstanten Augeninnendruck und die Sclera (B ist richtig). Nach Gabe von Atropin kann es durch eine Pupillenerweiterung zur Abflußblockade des Kammerwassers und damit zu einem Anstieg des Augeninnendruckes kommen (Glaukomanfall) (E ist richtig).

Lernkasten 16.2   Refraktionsanomalien

Zu den Refraktionsanomalien zählen die Myopie (Kurzsichtigkeit), die Hyperopie (Weitsichtigkeit) und der Astigmatismus (Stabsichtigkeit). Bei Myopie und Hyperopie besteht ein Mißverhältnis zwischen Bulbuslänge und Brechkraft des Auges.

Myopie: Der Bulbus ist im Verhältnis zu lang. Strahlen treffen sich vor der Netzhaut, so daß ein unscharfes Bild entsteht. Der Fernpunkt des Kurzsichtigen ist ins Endliche gerückt. Ebenso ist auch der Nahpunkt näher an das Auge herangerückt. Die Akkommodationsbreite ändert sich nicht. Die Korrektur der Myopie erfolgt mit einer Zerstreuungslinse (bikonkav).

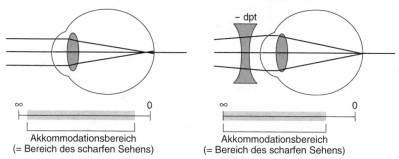

Abb. 16.3: Myopie und ihre Korrektur (aus P. Deetjen, E.-J. Speckmann: Physiologie, U&S, 2. Aufl., 1994, S. 83, Abb. 3.26 Mitte)

Hyperopie: Der Bulbus ist im Verhältnis zu kurz. Einfallende Strahlen treffen sich erst hinter der Netzhaut, so daß ein unscharfes Bild entsteht. Der Fernpunkt des Weitsichtigen liegt nach wie vor im Unendlichen, der Nahpunkt ist jedoch weiter vom Auge abgerückt. Die Akkommodationsbreite ändert sich nicht. Die Korrektur der Hyperopie erfolgt mit einer Sammellinse (bikonvex).

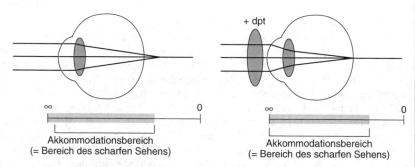

Abb. 16.4: Hyperopie und ihre Korrektur (aus P. Deetjen, E.-J. Speckmann: Physiologie, U&S, 2. Aufl., 1994, S. 83, Abb. 3.26 rechts)

Zusammenfassend sei gesagt:
Der Kurzsichtige sieht gut in der Nähe (und schlecht in der Ferne).
Der Weitsichtige sieht gut in der Ferne (und schlecht in der Nähe).

Astigmatismus: Die Brechkraft des Auges weicht in den unterschiedlichen Ebenen voneinander ab. Bereits physiologisch ist die vertikale Krümmung der Hornhaut stärker als die der horizontalen, so daß der physiologische Astigmatismus 0,5 dpt beträgt. Bei höheren Werten wird er mit Hilfe von Zylinderlinsen korrigiert.

16.1 – 3/95.2   Antwort: A

☞ Lernkasten 16.2: „Refraktionsanomalien"
Die Akkommodationsbreite ist ein Maß für die Brechkraftänderung. Da bei der Achsen-Myopie weder Linse noch Hornhaut pathologisch verändert sind, sondern der Bulbus zu lang ist, ist auch die Akkommodationsbreite im Vergleich zum Emmetropen nicht eingeschränkt.

16.1 – 8/94.1   Antwort: D

zu (1)   Plasma gelangt durch Ultrafiltration aus den Blutkapillaren des Ziliarkörpers in den Extrazellularraum des Ziliarkörpers. Dort wird es von den Epithelzellen des Ziliarkörpers als Kammerwasser in die hintere Augenkammer sezerniert.

zu (2)   Aus der hinteren Augenkammer fließt das Kammerwasser in die vordere Augenkammer. Von dort fließt es über das Trabekelwerk im Kammerwinkel durch den Schlemm′schen Kanal in das venöse Gefäßsystem.

zu (3)   Wenn die Pupillen eng sind, wird die Iris gedehnt und der Schlemm′sche Kanal erweitert. Der Kammerwasserabfluß ist verbessert. Er ist behindert bei einer Pupillenerweiterung. Bei erhöhtem Augeninnendruck werden daher auch pupillenverengende Medikamente therapeutisch eingesetzt.

16.1 – 8/94.2   Antwort: C

☞ Lernkasten 16.2: „Refraktionsanomalien"
Bei einem myopen Auge rückt der Fernpunkt in eine endliche Entfernung, ebenso rückt auch der Nahpunkt näher an das Auge heran. Die Strecke zwischen Nah- und Fernpunkt ist damit insgesamt kürzer als für ein normalsichtiges Auge. Die Akkommodationsbreite ändert sich demgegenüber jedoch nicht, da nicht die Linse bei Kurzsichtigkeit pathologisch verändert ist, sondern der Bulbus.
Die Akkommodationsbreite wird kleiner bei einem Elastizitätsverlust der Linse wie er bei der Alterssichtigkeit (Presbyopie) vorkommt.

16.1 – 8/93.1   Antwort: B

☞ Lernkasten 16.1: „Akkommodation"
Der Fernpunkt liegt bei dem beschriebenen Patienten nicht wie beim emmetropen Auge im Unendlichen sondern bei 25 cm. Das entspricht einer Myopie von 1/25 cm = 4 dpt. Gleichzeitig liegt der Nahpunkt bei 20 cm (Normalwert 7 – 10 cm) und ist damit in die Ferne verschoben. Da der Patient nach der ersten Aussage sicher myop sein muß, ist das zweite Phänomen auf eine Presbyopie zurückzuführen.
zu (A) Bei einer Myopie von 5 dpt liegt der Fernpunkt bei 20 cm.
zu (C) Die Akkommodationsbreite beträgt im angegebenen Fall
       1/20 cm – 1/25 cm = 5 dpt – 4 dpt = 1 dpt.
zu (D), (E) Ein hyperoper Patient hat seinen Fernpunkt im Unendlichen.

16.1 – 3/93.1 Antwort: C

☞ Lernkasten 16.1: „Akkommodation"

zu (A) und (B) Kontraktion der Ziliarmuskeln bewirkt eine stärkere Krümmung der Linse, so daß Gegenstände in der Nähe scharf gesehen werden können.

zu (C) Die Nahpunkteinstellung wird begleitet von einer **Konvergenzreaktion** des Auges. Blickt man zunächst in die Ferne und fixiert dann einen Gegenstand in der Nähe, konvergieren die Augen. Gleichzeitig verengen sich die Pupillen und die Tiefenschärfe nimmt zu. Die Verengung der Pupille wird durch Kontraktion des M. sphincter pupillae hervorgerufen, die Konvergenzbewegung der Augen durch den M. rectus medialis.

zu (D) Die Größe der rezeptiven Felder der Retina ist unabhängig von der Akkommodation. Sie können sich weder verkleinern noch vergrößern.

zu (E) Die Brechkraft der Cornea ist im Gegensatz zur Brechkraft der Linse bei Nah- und Fernakkommodation konstant.

16.1 – 8/92.1 Antwort: B

In einem normalsichtigen Auge beträgt die Brechkraft der Linse 19 – 20 dpt. Nach einer operativen Entfernung der Linse, wie sie bei Patienten mit grauem Star (Katarakt) durchgeführt wird, ist der Patient stark weitsichtig. Zur Korrektur verwendet man ein "Starglas" mit +12 dpt. Der Brechungsverlust ist etwas niedriger als erwartet, weil es postoperativ zu einer Vertiefung der Vorderkammer bei gleichzeitig etwas verkürztem Bulbus kommt.

16.1 – 8/92.1 Antwort: E

Die Brechkraft der Cornea wird bestimmt von den Brechungsindices der Luft, der Cornea und des Kammerwassers sowie vom Krümmungsradius der Corneavorder- und hinterfläche. Die Brechkraft des Systems Luft – Cornea – Kammerwasser beträgt 40 dpt. Demgegenüber beträgt die Brechkraft der Linse 16 – 19 dpt.

Wird nun das Auge in Wasser eingetaucht, werden die Strahlen an dem System Wasser – Cornea – Kammerwasser nicht mehr gebrochen, da die Medien beidseits der Cornea den gleichen Brechungsindex haben. Die Brechkraft des Auges sinkt also um 40 dpt. Bei einer Gesamtbrechkraft des Auges in Luft von 58 dpt sinkt die Brechkraft des Auges im Wasser um 40 dpt auf etwa 18 dpt. Das entspricht einer Abnahme von etwa 65%. Dies erklärt auch, warum man unter Wasser so schlecht sehen kann.

16.1 – 3/92.1 Antwort: E

Wird ein nahes Objekt fixiert, so können drei gleichzeitig verlaufende Augenreaktionen unterschieden werden:

▶ Die Brechkraft der Linse nimmt zu, damit weiterhin ein scharfes Bild auf der Retina abgebildet wird. Der Ziliarmuskel kontrahiert sich (1 ist richtig).

▶ Die Tiefenschärfe nimmt durch Engstellung der Pupille zu. Die Mm. sphincteres pupillae kontrahieren sich (2 ist richtig).

▶ Die Sehachsen beider Augen konvergieren. Die Mm. recti mediales kontrahieren sich (3 ist richtig).

Lernkasten 16.3   **Einfache optische Systeme**

Treten Lichtstrahlen parallel zur optischen Achse von einem optisch weniger dichten Medium (z.B. Luft) durch die Linse in ein optisch dichteres Medium (z.B. Kammerwasser), sammeln sie sich in einem Punkt hinter der Linse. Dieser Punkt heißt **hinterer** (bildseitiger) **Brennpunkt F_2**. Treffen Lichtstrahlen so auf die brechende Fläche, daß sie hinter der Linse parallel zur optischen Achse verlaufen, müssen sie vor der Linse durch den **vorderen** (gegenstandsseitigen) **Brennpunkt F_1** gelaufen sein.

Für die Entfernung der Brennpunkte (= **Brennweite**) gilt folgende Gesetzmäßigkeit:

$$F_1 = \frac{n_1 \cdot r}{n_2 - n_1} \qquad\qquad F_2 = \frac{n_2 \cdot r}{n_2 - n_1}$$

mit F_1 =   vorderer Brennpunkt
          F_2 =   hinterer Brennpunkt
          n =   Dichte/Brechungsindex der beiden Medien
          r =   Krümmungsradius der brechenden Linse

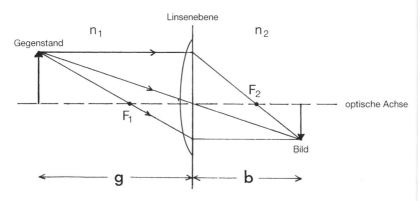

Abb. 16.5: Strahlengang in einem einfachen optischen System
(aus M Stacheter: Physik, Mediscript- Verlag, S. 103)

16.1 – 3/92.2   **Antwort: D**

☞ Lernkasten 16.3: „Einfache optische Systeme"
Der Brechungsindex der Luft beträgt 1,00, der Hornhaut 1,376, des Kammerwassers und des Glaskörpers 1,336 und der Linse etwa 1,4. Das zweite Medium (Kammerwasser, Glaskörper) ist also dichter als das erste (Luft, 2 ist richtig). Wenn $n_2 > n_1$ ist, ist nach den beiden Gleichungen der hintere Brennpunkt weiter entfernt als der vordere Brennpunkt. Tatsächlich beträgt im Auge die hintere Brennweite 22,78 mm und die vordere Brennweite 17,05 mm (1 ist falsch).

Lernkasten 16.4   **Reduziertes Auge**

Zur Brechung von Lichtstrahlen im Auge tragen die **Hornhaut**, das **Kammerwasser**, die **Linse** und der **Glaskörper** bei. Der dioptrische Apparat hat eine Gesamtbrechkraft von **60 dpt**. Dazu trägt die Grenzfläche zwischen Hornhaut und Kammerwasser mit 43 dpt am meisten bei, während die Linse v.a. für die Scharfstellung unterschiedlich weit entfernter Gegenstände zuständig ist. Da nun Gegenstand und Bild in **zwei Medien unterschiedlicher Dichte** liegen, ist die Darstellung des Strahlenganges kompliziert.

Um das Auge zur Anwendung der optischen Gesetze zu vereinfachen, hat man das **reduzierte Auge** entwickelt. In einer Vereinfachung wird nun die Gesamtbrechkraft des Auges an einer **einzigen** Fläche simuliert (korrekt werden Lichtstrahlen an Cornea und Linse gebrochen). Man stellt sich dabei sowohl die **Hauptpunkte** als auch die **Knotenpunkte** des Auges auf einem Punkt verschmolzen vor. Hauptpunkte sind die Schnittpunkte der optischen Achse mit der Übergangsfläche zwischen zwei Medien. Der Knotenpunkt (K) eines optischen Systems ist der Punkt auf der optischen Achse, durch den die Strahlen ohne Ablenkung laufen. Er liegt im reduzierten Auge auf der Linsenhinterfläche. Der Abstand des Knotenpunktes zum hinteren Brennpunkt beträgt im Auge etwa 16,7 mm. Aus diesem Wert und dem Sehwinkel α (Winkel zwischen den beiden Strahlen durch den Kardinalpunkt) kann man die Größe bestimmen, mit der Gegenstände (G) auf der Netzhaut (B) abgebildet werden.

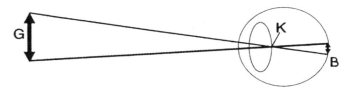

Abb. 16.6: Strahlengang im reduzierten Auge
(aus Mediscript-Examensheft GK1-3/92, Fragen 2.19, S. 24, untere Abbildung)

16.1 – 3/92.3   **Antwort: A**

☞ Lernkasten 16.2: „Refraktionsanomalien"

zu (D) Der Hauptpunkt ist nie virtuell. Er liegt beim hyperopen Auge wie auch beim Normalsichtigen zwischen Linse und Hornhaut.

zu (E) Im Gegensatz zum Normalsichtigen, dessen Fernpunkt im Unendlichen liegt, findet man den Fernpunkt eines myopen Patienten entsprechend dem Grad der Kurzsichtigkeit im endlichen Bereich. Es besteht keine Beziehung zum vorderen Brennpunkt des Auges.

16.1 – 8/91.1   **Antwort: C**

☞ Lernkasten 16.2: „Refraktionsanomalien"

Bei einem myopen Patienten ist der Bulbus im Verhältnis zur Brechkraft des Auges zu lang, so daß sich die hintere Brennebene bei der Fernakkommodation vor der Retina befindet.

16.1 – 8/91.2 Antwort: E

☞ Abb. 16.5: „Strahlengang in einem einfachen optischen System"
Es gilt:

$$\frac{B}{G} = \frac{b}{g} \qquad \text{und} \qquad \frac{1}{g} + \frac{1}{b} = \frac{1}{f}$$

mit G = Gegenstandshöhe (hier: 4 cm)
   B = Bildhöhe
   g = Gegenstandsweite (hier: 150 cm)
   b = Bildweite
   f = Brennweite (hier: 50 cm)

Nach Einsetzen der Zahlen in die Gleichungen ergibt sich b = 75 cm und B = 2 cm. Die Bildfläche des Quadrates ist somit $(2\text{ cm})^2 = 4\text{ cm}^2$. Sie beträgt also nur noch ein Viertel der ursprünglichen Fläche.

16.1 – 8/88.1 Antwort: C

Patienten mit Hyperopie haben einen zu kurzen Bulbus, d.h. parallel einfallende Strahlen schneiden sich hinter der Retina. Hyperope Patienten können durch ständige Nahakkommodation, d.h. Verstärkung der Linsenbrechkraft, die Strahlen trotzdem auf der Retina auftreffen lassen. Durch die ständige Nahakkommodation kommt es allerdings unwillkürlich zur gleichzeitigen Konvergenzreaktion, und damit zum Schielen.

16.1 – 3/88.1 Antwort: C

Die Akkommodationsbreite ist ein Maß für die Elastizität der Linse. Sie nimmt mit dem Alter ab. Dieser Zustand wird als **Presbyopie** (Alterssichtigkeit) bezeichnet.
zu (A) Erhöhung des Augeninnendrucks (Normalwert 10 – 20 mmHg) bezeichnet man als Glaukom.
zu (B) Bei der Presbyopie ist die Linse starr und kann keine Kugelform mehr annehmen. Die Krümmungsradien werden also größer, die Brechkraft ist damit geringer.
zu (D) Gesichtsfeldeinschränkungen gibt es vor allem bei Schädigungen im Verlauf der Sehbahn.
zu (E) Eine Presbyopie wird mit Hilfe von Konvexlinsen korrigiert, da eine verminderte Brechkraft kompensiert werden muß.

16.2 Retinale Signalaufnahme und -verarbeitung

Die ins Auge einfallenden Lichtstrahlen treffen auf die Retina, wo die eigentliche Signalaufnahme und -verarbeitung stattfindet. Die Retina ist aufgebaut aus den **Photorezeptorzellen** (Stäbchen und Zapfen), die über die **Bipolarzellen** mit den **Ganglienzellen** des **N. opticus** verbunden sind. Weiterhin existieren Querverschaltungen über **Horizontalzellen** und **amakrinen Zellen**.

Die **Stäbchen** sind für das Dämmerungssehen (**skotopisches Sehen**) zuständig, die **Zapfen** für das Farbsehen (**photopisches Sehen**). In jedem Auge befinden sich etwa 110 Millionen Stäbchen, die den Sehfarbstoff **Rhodopsin** enthalten, und etwa 6 Millionen Zapfen.

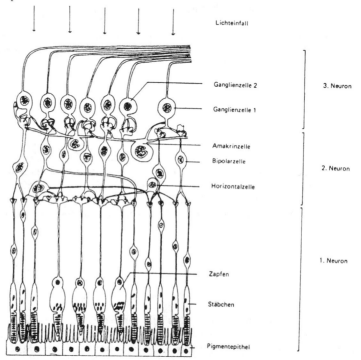

Abb. 16.7: Aufbau der Retina (aus U. Gresser, D. Lüftner, M. Adjan: Physiologie, Mediscript-Verlag, 3. Aufl., S. 171, Abb. 16.8)

16.2 - 3/97.1   **Antwort: A**

In der Fovea centralis ist die Zapfendichte besonders hoch, während parafoveal die Stäbchendichte am höchsten ist (3 ist falsch).

Die Zapfen sind für das Farbensehen bei Helligkeit, das sogenannte photopische Sehen, verantwortlich. Die Stäbchen sind spezialisiert auf das Schwarz-Weiss-Sehen bei Dunkelheit, das sogenannte skotopische Sehen. Die photopische Sehschärfe ist also in der Fovea centralis am höchsten (1 ist richtig).

Die Absolutempfindlichkeit für Licht wird durch beide Rezeptortypen mit ihren unterschiedlichen Absolutschwellen bestimmt. Nach längerer Dunkelheit sind die Stäbchen wesentlich empfindlicher für Lichtreize als die Zapfen. Die parafoveale Retina ist unter diesen Bedingungen wegen ihrer hohen Stäbchendichte lichtempfindlicher (2 ist falsch).

16.2 – 3/96.1   **Antwort: E**

Die Veränderung der Pupillenweite unter Lichteinfluß bezeichnet man als **Pupillenreaktion**, dabei ist die Pupillenverengung die **Miosis** und die Pupillenerweiterung die **Mydriasis**. Über diesen Reflex schützt sich das Auge vor zu starkem Lichteinfall.

Merke: Die Nervenfasern der Lichtreaktion verlaufen wie folgt: Pupillomotorische Fasern verlaufen mit dem N. opticus über das Chiasma opticum und Corpus geniculate laterale. Nach ihrer synaptischen Umschaltung in der Area praetectalis ziehen sie gekreuzt und ungekreuzt zu den beiden parasympathischen Westphal-Edinger-Kernen des N. oculomotorius. Von dort verlaufen die parasympathischen efferenten Fasern unter Umschaltung im Ganglion ciliare weiter zu M. sphincter pupillae. Bei Kontraktion dieses Muskels kommt es zur Miosis.
Die Mydriasis wird über den Sympathikus gesteuert, dessen Nervenfasen vom Rückenmark aufsteigen und im Ganglion cervicale superius umgeschaltet werden. Der Sympathikus versorgt den M. dilatator pupillae.

Beleuchtung des Auges führt zur Miosis, so daß die Retina vor zu starkem Lichteinfall geschützt wird. Bei einseitiger Belichtung des Auges kommt es nicht nur zur Miosis des beleuchteten Auges, sondern auch zur gleichzeitigen Miosis des anderen Auges. Diesen Vorgang nennt man **konsensuelle Pupillenreaktion**. Sie wird durch die gekreuzten Sehnervenfasern und gekreuzten pupillomotorische Fasern verursacht. So sind beide Pupillen immer gleich weit (1, 2 sind richtig).
Mit kleinerem Pupillendurchmesser steigt die Schärfe des Netzhautbildes. So ist mit einer Nahakkommodation des Auges eine Miosis verbunden ist. Außerdem kommt es zu einer **Konvergenzbewegung** beider Bulbi, dabei drehen beide Bulbi etwas nach medial (3 ist richtig).

16.2 – 8/95.1   **Antwort: D**

zu (A) Bei Beleuchtung eines Auges verengt sich auch die Pupille des kontralateralen Auges (konsensuelle Lichtreaktion).
Über die gekreuzten Fasern kommt die konsensuelle Reaktion der nichtbelichteten Pupille zustande, über die nichtgekreuzten Fasern die direkte Reaktion der belichteten Pupille.

zu (B) Beim Fokussieren auf einen näher gelegenen Gegenstand verengen sich die Pupillen. Durch Verkleinerung der Pupille („Blende") wird das Bild schärfer.

zu (C), (E) Bei Blockade der adrenergen Übertragung bzw. Zerstörung des Ganglion cervicale superius überwiegt die cholinerge Übertragung auf den M. sphincter pupillae. Folge ist eine Miosis.

zu (D) Atropin blockiert die cholinerge Übertragung des Parasympathikus auf den M. sphincter pupillae. Es kommt zum Überwiegen des sympathisch innervierten M. dilatator pupillae mit Mydriasis.

16.2 – 3/94.1   Antwort: A

zu (A) Rhodopsin besteht aus einem Glycoprotein (Opsin) und einer chromophoren Gruppe, dem 11-cis-Retinal einem Aldehyd des Vitamin A. Fallen Lichtquanten auf die Stäbchen werden diese vom Rhodopsin absorbiert. Dadurch erreicht das Rhodopsinmolekül eine höhere Energiestufe und bewirkt die Stereoisomerisation des Retinals von der 11-cis- zur All-trans-Form. Weiterhin zerfällt das Rhodopsin über mehrere, schnelle Zwischenprodukte zum Metarhodopsin II.

zu (B), (C), (D), (E) Das aktivierte Rhodopsin (Metarhodopsin II) bildet einen Komplex mit einem G-Protein (Transducin). Dieser Komplex aktiviert eine Phosphodiesterase, die cGMP zu GMP hydrolysiert. cGMP hält im Dunkeln Na^+-Kanäle der zytoplasmatischen Membran offen. Bei Lichteinfall kommt es zum Schluß der Na^+-Kanäle (Na^+-Leitfähigkeit nimmt ab), da cGMP verbraucht wird. Die Na^+- Konzentration im Innern der Zelle nimmt ab, und nachfolgend kommt es zur **Hyperpolarisation**. Das Rezeptorpotential der Stäbchen stellt im Gegensatz zu allen übrigen Sinneszellen also eine Hyperpolarisation dar. Die Amplitude dieser Hyperpolarisation ist um so größer, je stärker der Lichteinfall ist, je mehr Na^+-Kanäle also geschlossen werden. Ein einziges, aktiviertes Rhodopsinmolekül aktiviert viele Phosphodiesterasemoleküle, die wiederum für den Schluß vieler Hundert von Na^+-Kanälen verantwortlich sind.

16.2 – 3/93.1   Antwort: C

☞ Kommentar zu Frage 16.2 – 3/94.1

Während das **primäre Rezeptorpotential** (ERP = early receptor potential) der Photorezeptoren durch eine synchrone Konformationsänderung der Sehfarbstoffmoleküle ausgelöst wird, entsteht das **sekundäre Rezeptorpotential** (LRP = late receptor potential) durch eine Hyperpolarisation des in Dunkelheit normalerweise –25 bis –40 mV betragenden Membranpotentials der Photorezeptoren.

Lernkasten 16.5   **Rezeptives Feld**

Die von den Photorezeptoren wahrgenommenen Signale werden über Bipolarzellen, Horizontalzellen und amakrine Zellen nach dem Prinzip der Konvergenz und Divergenz verrechnet und den Ganglienzellen übermittelt.

Das **Rezeptive Feld (RF)** einer retinalen Ganglienzelle ist jenes Areal auf der Retina, von dem diese durch geeignete visuelle Reizmuster erregt oder gehemmt werden kann. Es ist konzentrisch und zeigt bei Helladaptation ein Zentrum und eine ringförmige Peripherie.

Es werden unterschieden:

▶ **ON-Zentrum-Neurone:** Belichtung des Zentrums senkt die Aktionspotentialfrequenz der Ganglienzellen, Belichtung der Peripherie vermindert sie.

▶ **OFF-Zentrum-Neurone:** Belichtung des Zentrums senkt die Aktionspotentialfrequenz der Ganglienzellen, Belichtung der Peripherie erhöht sie.

Das gegensätzliche Verhalten von Zentrum und Peripherie führt zur Kontrastierung (Simultan-Kontrast).

16.2 – 3/87.1 **Antwort: D**

☞ Lernkasten 16.5: „Rezeptives Feld"

Der Übergang von Abb. 3 zu Abb. 2 ist richtig, da sich bei Dunkeladaptation das Zentrum eines rezeptiven Feldes auf Kosten der Peripherie vergrößert. Weiterhin wird beim skotopischen Sehen der Antagonismus Zentrum – Peripherie aufgehoben.

16.3 Sehbahn und Reizverarbeitung

Die Axone der Ganglienzellen bilden den N. opticus. Der **N. opticus** kreuzt im **Chiasma opticum** teilweise auf die Gegenseite. Gekreuzte Fasern bilden im weiteren Verlauf den **Tractus opticus**. Im **Corpus geniculate laterale** erfolgt eine Umschaltung. Die weiteren Nervenfasern verlaufen als Sehstrahlung (**Radiatio optica**) zur **primären Sehrinde**.

Lernkasten 16.6 **Gesichtsfeld und Gesichtsfeldausfälle**

Es wird das Blickfeld von Gesichtsfeld unterschieden:

▶ Das **Blickfeld** ist der Bereich der visuellen Umwelt, der bei unbewegtem Kopf, aber frei umherblickenden Augen wahrgenommen wird.

▶ Das **Gesichtsfeld** ist dagegen der Bereich der visuellen Umwelt, der bei fixiertem Kopf und fixierten Augen wahrgenommen wird.

Es wird weiterhin das monoculare (mit einem Auge) vom binoculären Gesichtsfeld (mit zwei Augen) unterschieden.

Mit Hilfe des **Perimeters** erfolgt die klinische Prüfung des monoculären Gesichtsfeldes. Das Gesichtsfeld ist für unbunte Reize am größten, da die Zapfendichte in der Netzhautperipherie geringer ist als die Stäbchendichte. Der **blinde Fleck** (rezeptorfreie Austrittsstelle des Sehnerven) liegt im Gesichtsfeld etwa 15° temporal des Fixationspunktes auf dem horizontalen Meridian. Auf der Retina liegt er an der korrespondierender Stelle nasal.

Lernkasten 16.6 Fortsetzung   **Gesichtsfeld und Gesichtsfeldausfälle**

Schädigung der Sehbahn bewirken je nach Lage der Schädigung charakteristische Gesichtsfeldausfälle (**Skotome**).

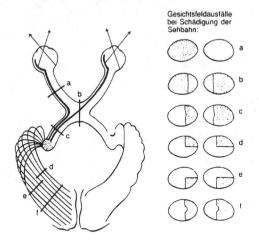

Abb. 16.8: Schädigung der Sehbahn mit entsprechenden Gesichtsfeldausfällen (aus M.-A. Schoppmeyer, S. Schmidt: Physiologie, Mediscript-Verlag, 1995, S. 300, Abb. 16.31)

a   Blindheit eines Auges
b   bitemporale Hemianopsie
c   bilaterale, homonyme Hemianopsie
d, e   Quadrantenanopsie
f   bilaterale Hemianopsie ohne Beteiligung der Macula. Die Macula wird in beiden Hemisphären auf dem visuellen Cortex abgebildet.

16.3 – 8/93.1   Antwort: D

☞ Abb. 16.6: „Schädigung der Sehbahn mit entsprechenden Gesichtsfeldausfällen"
Ein von der rechten Seite auf das Chiasma opticum drückender Tumor wird zunächst die von der temporalen Netzhautseite des rechten Auges kommenden Fasern schädigen. Dies führt zu Ausfällen im nasalen Gesichtsfeld rechts.

16.3 – 8/91.1   Antwort: C

☞ Abb. 16.6: „Schädigung der Sehbahn mit entsprechenden Gesichtsfeldausfällen"
Im Bereich des Chiasma opticum kreuzen die Fasern des Sehnerven, welche die Reize aus den temporalen Gesichtsfeldern der Augen leiten. Es kommt deshalb zur bitemporalen Hemianopsie.

16.3 – 8/86.1   Antwort: D

☞ Lernkasten 16.6: „Gesichtsfeld und Gesichtsfeldausfälle"
zu (A), (C) Die angegebenen Lösungsmöglichkeiten sind theoretische Anwendungen des Perimeters, die in der Praxis kaum zum Einsatz kommen.

zu (B) Die Refraktion des Auges, also sein Brechungszustand, ergibt sich aus der Brechkraft des optischen Apparates. Der Augenarzt prüft die Refraktion durch Sehteste und Vorsetzen von Linsen verschiedener Brechkraft (Brille).

zu (E) Das Farbsehvermögen wird z.B. mit Hilfe von Farbtafeln (Ishihara) oder des Anomaloskopes getestet.

16.4 Sehschärfe

Bislang keine Fragen.

16.5 Räumliches Sehen

16.5 – 8/86.1   **Antwort: B**

Die binoculare räumliche Tiefenwirkung beruht auf der unterschiedlichen Lage der beiden Augen innerhalb des Kopfes. Aus geometrisch-optischen Gründen wird das Bild eines betrachteten Gegenstandes auf jeweils nicht korrespondierende Netzhautareale im linken und rechten Auge abgebildet. Doppelbilder werden durch neuronale Konvergenz im ZNS verhindert.

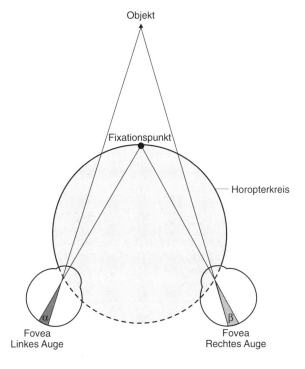

Abb. 16.9: Horopterkreis (aus M.-A. Schoppmeyer, S. Schmidt: Physiologie, Mediscript-Verlag, 1995, S. 300, Abb. 16.18)

Die horizontale Differenz der beiden entstandenen Bilder ist die **Querdisparation** (Summe der Winkel α und β) Je weiter ein fixierter Gegenstand entfernt ist, desto geringer ist die Querdisparation und desto schlechter ist die Tiefenwahrnehmung.

zu (A) Wird mit beiden Augen ein Punkt fixiert, werden alle Gegenstände, die sich auf einem Kreis (dem **Horopter**) befinden, auf dem der Fixationspunkt und der Knotenpunkt der Augen liegen, auf korrespondierenden Netzhautstellen abgebildet. Die Lage des Horopters ändert sich in Abhängigkeit von der Akkommodation des Auges bzw. in Abhängigkeit vom Fixationspunkt.

zu (D) Die Sehschärfe (**Visus**) ist eine wichtige Größe zur Beurteilung des Sehvermögens. Ein emmetropes Auge kann gerade noch zwei Punkte differenzieren, wenn die von ihnen ausgehenden Strahlen in einem Winkel von 60° (= 1 Winkelminute) aufeinanderfallen. Der Visus V ist definiert als:

$$V = \frac{1}{\alpha}$$

mit α: Lücke in Winkelminuten, die in einem Reizmuster in definiertem Abstand gerade noch erkannt wird (☞ **Landold-Ring**).

In der Praxis werden in der Regel Sehtafeln zur Bestimmung des Visus verwendet.

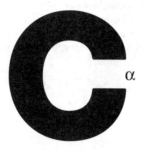

Abb. 16.10: Landold-Ring (aus M.-A. Schoppmeyer, S. Schmidt: Physiologie, Mediscript-Verlag, 1995, S. 298, Abb. 16.20)

16.6 Farbensehen

Lernkasten 16.7 **Farbensehen**

Für das Farbsehen (**photopisches Sehen**) bei Tageslicht sind die **Zapfen** zuständig. Jedes Auge des Menschen besitzt etwa 6 Millionen Zapfen, die in drei verschiedene Typen unterschieden werden. Sie unterscheiden sich durch die Aminosäuresequenz ihres Opsinmoleküls des Sehfarbstoffes.

▶ Zapfen mit Absorptionsmaximum im kurzwelligen Bereich (440 nm, blau), sogenannte **Blauzapfen**

▶ Zapfen mit Absorptionsmaximum im mittelwelligen Bereich (535 nm, grün), sogenannte **Grünzapfen**

▶ Zapfen mit Absorptionsmaximum im langwelligen Bereich (565 nm, rot), sogenannte **Rotzapfen.**

Die Zapfen sind unterschiedlich über die Retina verteilt. In der **Fovea centralis** (Stelle des schärfsten Sehens) sind ausschließlich Zapfen vorhanden. Zur Netzhautperipherie nimmt ihre Dichte dann kontinuierlich ab, wobei die Blauzapfen am weitesten peripher noch zu finden sind.

Es werden verschiedene **Farbschwächen** und **Farbblindheiten** unterschieden. Je nachdem, welches Zapfenpigment einem Menschen fehlt oder vermindert vorliegt, tritt eine andersartige Störung auf:
- **Rot**schwache/Rotblinde (**Protanomale/Protanope**): Langwelliges Zapfenpigment ist vermindert/fehlt.
- **Grün**schwache/Grünblinde (**Deuteranomale/Deuteranope**): Mittelwelliges Zapfenpigment ist vermindert/fehlt.
- **Blau**schwache/Blaublinde (**Tritanomale/Tritanope**): Kurzwelliges Zapfenpigment ist vermindert/fehlt.

Zur Untersuchung des Farbensinnes verwendet man u.a. das **Anomaloskop**. Dieses Farbmischgerät zerlegt Licht in Spektralfarben. Eine in zwei Hälften getrennte Prüfscheibe zeigt in der unteren Hälfte als Testfarbe spektrales Gelb. Für die obere Hälfte stehen einem Probanden Rot und Grün zur Verfügung. Diese zwei Farben soll er so mischen, daß für ihn diese Mischung der Testfarbe gleicht. Es besteht ein Sollwert für das Mischungsverhältnis bei Normalsichtigen.

16.6 – 3/94.1 **Antwort: B**

☞ Lernkasten 16.7: „Farbensehen"
Purpurfarben sind im Spektrum des Sonnenlichtes nicht vorhanden. Sie entstehen lediglich durch die Mischung der Farbtöne rot und blau und können daher nicht durch monochromatisches Licht erzeugt werden.

16.6 – 3/93.1 **Antwort: B**

☞ Lernkasten 16.7: „Farbensehen"
Das Gesichtsfeld für rotes Licht ist kleiner als für blaues, weil in der Netzhautperipherie mehr Blauzapfen als Rotzapfen zu finden sind (1. Aussage richtig).
Kurzwelliges (blaues) Licht wird stärker gebrochen als langwelliges (rotes) Licht. Zur scharfen Abbildung eines roten Gegenstandes muß deshalb stärker akkommodiert werden als zur scharfen Abbildung eines blauen Gegenstandes. Dieser Sachverhalt wird als **chromatische Aberration** bezeichnet (2. Aussage richtig).
Die beiden Aussagen stehen in keinem logischen Zusammenhang zueinander.

16.6 – 3/91.1 **Antwort: C**

☞ Lernkasten 16.7: „Farbensehen"
Bei der Protanomalie (Rotschwäche) besteht eine herabgesetzte Empfindlichkeit für Rot. Dunkelrot wird dabei mit Schwarz, Grün mit Weiß und Grau/Violett mit Blau verwechselt. Ein Protanomaler wird bei dem Test mit dem Anomaloskop einen höheren Rotanteil wählen, weil er gegenüber dieser Farbe nicht so empfindlich ist.

Lernkasten 16.8   **Hell-, Dunkeladaptation**

Das Auge paßt sich der Umgebungshelligkeit an (Adaptation). Die **Dunkeladaptation** erstreckt sich im Gegensatz zur **Helladaptation** (einige Sekunden) ungefähr über einen Zeitraum von 20 Minuten, in dem die absolute Empfindlichkeit des Sehsystems langsam zunimmt. Dabei adaptieren die Zapfen schneller als die Stäbchen, die Stäbchen erreichen jedoch eine weit höhere Empfindlichkeit. Die Adaptation erfolgt in zwei Stufen. Fällt eines der beiden Systeme aus, ergibt sich ein monophasischer Verlauf der Adaptationskurve (in Abb. 16.8 jeweils gestrichelt dargestellt).

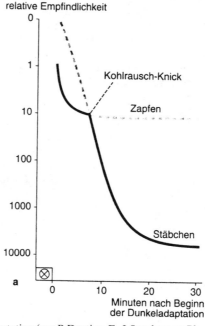

Abb. 16.11: Dunkeladaptation (aus P. Deetjen, E.-J. Speckmann: Physiologie, U&S, 2. Aufl., 1994, S. 99, Abb. 3.40 links)

Folgende Mechanismen sind für die Dunkeladaptation von Bedeutung:

▶ **Photochemische Adaptation**: In der Dunkelheit wird weniger Sehfarbstoff abgebaut. Seine Konzentration in den Rezeptoren erhöht sich und die Empfindlichkeit nimmt zu.

▶ **Neuronale Mechanismen**: Die Horizontalzellen schalten das Sehen vom Zapfensystem auf das Stäbchensystem um.

▶ **Räumliche Summation**: Die Zentren der rezeptiven Felder vergrößern sich auf Kosten der Peripherie. Weiterhin wird die antagonistische Wirkung innerhalb der Felder aufgehoben. Das Auge wird durch die räumliche Summation empfindlicher, muß diesen Vorteil aber mit verminderter Kontrastierung und Sehschärfe bezahlen.

▶ **Zeitliche Summation**: Kurze, unterschwellige Reize werden durch Reizverlängerung überschwellig.

▶ **Pupillenreflex**: Die Pupillenerweiterung bei Dunkelheit trägt nur einen kleinen Teil zur Dunkeladaptation bei.

Die Empfindlichkeit des Auges kann durch Adaptation über sechs Zehnerpotenzen verstellt werden. Bei Vitamin-A-Mangel kann es zu **Nachtblindheit** kommen.

16.6 – 8/89.1 Antwort: A

☞ Lernkasten 16.8: „Hell-, Dunkeladaptation"

Da das spektrale Empfindlichkeitsmaximum des Rhodopsins der Stäbchen bei etwa 500 nm liegt, wird rotes Licht mit einer Wellenlänge um 670 nm nur schwach wahrgenommen. Der Sehfarbstoff zerfällt beim Tragen einer roten Brille also kaum. Damit bleibt die für die Dunkeladaptation notwendige hohe Konzentration in den Rezeptorzellen bestehen.

Muß z.B. ein Fotolaborant kurzzeitig sein dunkles Labor verlassen, macht er sich diese Eigenschaft zunutze, indem er eine rote Dunkeladaptationsbrille aufsetzt. Trotz des hellen Lichtes gelangen nur langwellige Anteile ins Auge, die von den Stäbchen kaum registriert werden. Der Sehfarbstoff zerfällt also nicht und die hohe Konzentration der Rezeptorzellen, eine Voraussetzung für die Dunkeladaptation bleibt bestehen. So kann die Arbeit in der Dunkelheit gleich fortgesetzt werden.

16.6 – 8/88.1 Antwort: E

zu (1), (2) Das Empfindlichkeitsmaximum der Zapfen beträgt 550 nm, während es für die Stäbchen zwischen 500 nm und 510 nm liegt. Der Empfindlichkeitsbereich der Photorezeptoren verschiebt sich im Dunkeln also zum kurzwelligeren Licht.

zu (3), (4) Die **Verschmelzungsfrequenz** ist die Frequenz, bei der intermittierende Lichtreize keinen Flimmereindruck mehr hervorrufen. Sie beträgt beim skotopischen Sehen 22 – 25 Lichtreize/sec. Beim photopischen Sehen steigt sie proportional zum Logarithmus der Leuchtdichte und Reizfläche auf Werte bis 80 Lichtreize/sec. Ursache ist wahrscheinlich eine schnellere Erregungsbildung der Zapfen.

16.6 – 3/88.1 Antwort: D

Beim Fixieren eines Sterns fällt sein Licht genau auf die Fovea centralis (gelber Fleck, Stelle des schärfsten Sehens). In der Fovea centralis sind nur Zapfen lokalisiert, die für das Farbsehen zuständig sind. Das schwache Licht des Sterns kann keine Erregung der Zapfen auslösen. Der Stern wird nicht gesehen.

Wird eine Stelle wenig neben dem Stern fixiert, wird dieser wieder gesehen, da das Licht des Sternes nun nicht mehr auf die Fovea centralis fällt, sondern auf eine Stäbchen-tragende benachbarte Stelle.

zu (A) Die spektrale Empfindlichkeit des skotopischen Sehens liegt bei 500 – 510 nm, die des photopischen Sehens bei 550 nm.

zu (C) In einer mondlosen Nacht ist es so dunkel, daß die rezeptiven Felder keine Umfeldhemmung erfahren. Auch das schwache Licht des Sterns ändert nichts daran.

zu (E) Es sind die rezeptiven Feldzentren, die beim photopischen Sehen kleiner werden. Die rezeptiven Felder (bestehend aus Zentrum und Peripherie) ändern ihre Größe nicht.

16.7 Gestaltwahrnehmung

Bislang keine Fragen.

16.8 Okulomotorik

Bislang keine Fragen.

16.9 Entwicklung des Lichtsinnes

Bislang keine Fragen.

17 Gleichgewichtssinn, Hören, Stimme und Sprache

17

Das Ohr gliedert sich in das äußere Ohr, das Mittelohr und das Innenohr.
Das Innenohr besteht aus dem **Vestibularapparat**, der den **Gleichgewichtssinn** vermittelt, und der **Schnecke**, die die **Gehörempfindungen** vermittelt.

17.1 Vestibuläres System

Lernkasten 17.1   **Vestibularapparat**

Der Vestibularapparat (Gleichgewichtsorgan) besteht aus drei **Bogengängen** (Cristaorgane), die jeweils senkrecht aufeinander stehen (**sagittaler**, **vertikaler** und **horizontaler** Bogengang) sowie aus **Utriculus** und **Sacculus** mit jeweils einem **Maculaorgan**.

Die Sinneszellen der Bogengänge (Haarzellen) liegen in der **Ampulle** der Bogengänge und tragen Zilien, die in eine gallertige Masse, die **Cupula**, hineinragen. Adäquater Reiz der Bogengänge sind Drehbeschleunigungen. Bei Drehung des Kopfes oder des gesamten Körpers drehen sich die knöchernen Bogengänge mit. Im Inneren der Bogengänge befindet sich Endolymphe, die aufgrund ihrer Trägheit jedoch zurückbleibt und so zu einer Auslenkung der Cupula und damit der Zilien der Sinneszellen führt. Je nachdem, in welche Richtung und in welchem Bogengang die Cupula ausgelenkt wird, entsteht eine Erregung oder eine Hemmung der Sinneszellen, die über den N. statoacusticus entsprechend nach zentral geleitet wird. Im horizontalen Bogengang führt z.B. die Auslenkung der Cupula in Richtung des Utriculus (= utriculopetale Auslenkung) zur Erregung, vom Utriculus weg (= utriculofugal) zur Hemmung.

Die Sinneszellen der Maculaorgane ragen mit ihren Zilien in die **Otolithenmembran** hinein. Adäquater Reiz der Maculaorgane ist eine Linearbeschleunigung, wobei der Utriculus horizontal und der Sacculus vertikal ausgerichtet ist.

17.1 – 3/97.1   **Antwort: D**

☞ Lernkasten 17.1: „Vestibularapparat"

zu (D) Bei der **primären Sinneszelle** sind Rezeptorzelle und sensorische Afferenz definitionsgemäß identisch. Reize werden unmittelbar in Aktionspotentiale umgewandelt. Bei den **sekundären Sinneszellen** wird die Ausschüttung eines Transmitters moduliert, der die Aktivität der nachfolgenden sensorischen Afferenz reguliert. Die Haarzellen in den Bogengangsorganen sind sekundäre Sinneszellen.

zu (E) Beim akuten Ausfall eines Gleichgewichtsorganes kommt es zu Drehschwindel und Nystagmus zur gesunden Seite. Ferner findet man Übelkeit, Erbrechen, Schweißausbrüche sowie eine Fallneigung zur kranken Seite.

17.1 – 8/95.1 **Antwort: D**

☞ Lernkasten 17.1: „Vestibularapparat"

Die Aktionspotentiale der Nervenfasern des rechten und linken lateralen (= horizontalen) Bogengangs verhalten sich bei Drehung gegensätzlich, da die Bogengänge mit ihrer Ampulle in beiden Ohren spiegelbildlich angeordnet sind. Kommt es im linken Bogengang zu einer utriculofugalen Auslenkung der Cupula (= vom Utriculus weg), zeigt die Auslenkung im rechten Bogengang nach utriculopetal (= zum Utriculus hin). Nimmt die Frequenz des linken lateralen Bogengangs also ab (zu Beginn von Δt) muß sie im rechten zunehmen. Am Ende von Δt nimmt die Frequenz links zu, demnach muß sie rechts abnehmen. Während Δt muß die Frequenz sowohl im linken als auch im rechten Bogengang abnehmen, da die Drehbeschleunigung konstant ist, und es zu keiner weiteren Cupulaauslenkung kommt.

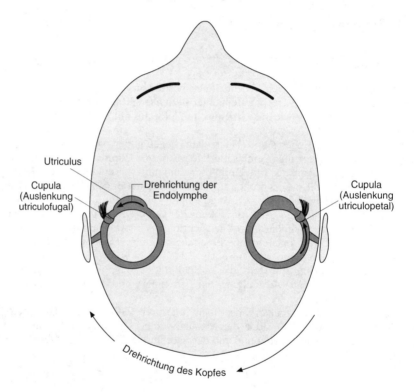

Abb. 17.1: Drehrichtungen der Endolymphe bei Kopfdrehung
(aus Mediscript-Examensheft GK1 3/91, Frage 2.49, S. 40)

Lernkasten 17.2 — Nystagmus

Nystagmus ist eine langsame Augenfolgebewegung mit anschließender schneller Rückführung des Blickes. Die langsame Augenfolgebewegung dient der Nachführung des Blickes, wenn sich die Umwelt relativ zum Körper bewegt (z. B. bei Drehbewegungen). Vor Erreichen der maximalen Auslenkung wird der Blick schnell zurückgestellt. Die Richtung dieser schnellen Augenbewegung gibt die Richtung des Nystagmus an. Ein Nystagmus wird ausgelöst durch eine Erregung der Sinneszellen der Bogengänge. Es werden je nach Ursache verschiedene Nystagmen unterschieden:

▶ **Rotatorischer Nystagmus**: Aufgrund der Trägheit der Endolymphe kommt es zur Auslenkung der Cupula in Drehrichtung und damit auch zum Nystagmus in Drehrichtung.

▶ **Postrotatorischer Nystagmus**: Während längerdauernder Drehung folgt die Endolymphe dieser Drehung. Bei geschlossenen Augen besteht kein Nystagmus mehr. Beim Abstoppen der Drehung des Körpers dreht sich die Endolymphe jedoch aufgrund ihrer Trägheit weiter, so daß die Cupula nun entgegengesetzt zur Drehrichtung ausgelenkt wird. Der Nystagmus zeigt entgegen der Drehrichtung.

▶ **Kalorischer Nystagmus**: Eine Temperaturveränderung der Endolymphe in den Bogengängen führt aufgrund von Wärmeausgleichsströmen zu Endolymphbewegungen, die eine Rotation vortäuschen. Warmspülung eines Ohres führt zum Nystagmus zur gespülten Seite, Kaltspülung zur entgegengesetzten Seite.

▶ **Optokinetischer Nystagmus**: Er wird ausgelöst durch regelmäßige Bewegungen der Umwelt bei ruhendem Kopf (z.B. Zug fahren). Wandert die Landschaft nach links, folgt das Auge mit einer langsamen Augenbewegung nach links. Es schließt sich eine schnelle Rückstellbewegung nach rechts an. Der Nystagmus zeigt nach rechts.

17.1 – 3/95.1 — Antwort: C

☞ Lernkasten 17.1: „Vestibularapparat" und 17.2: „Nystagmus"

zu (A) Elektronenmikroskopisch lassen sich an Sinneszellen der Bogengänge zwei verschiedene Typen von Zilien unterscheiden: Ein Kinozilium und bis zu 80 Sterozilien, die mit zunehmender Entfernung vom Kinozilium kleiner werden.

zu (D) Eine geradlinige Beschleunigung wie beim Fallen führt zu keiner Erregung der Bogengänge. Adäquater Reiz ist eine Winkelbeschleunigung. Aufgabe der Bogengangsorgane ist in erster Linie die Blickführung, während für den aufrechten Stand und Gang die Maculaorgane verantwortlich sind.

zu (E) Zur Auslösung eines kalorischen Nystagmus muß der Gehörgang mit Wasser gespült werden, dessen Temperatur von der des Körpers abweicht.

17.1 – 8/93.1 — Antwort: A

☞ Lernkasten 17.2: „Nystagmus"

Bei gesunden Menschen kann ein Nystagmus auch durch optische Reize ausgelöst werden (optokinetischer Nystagmus).

17.1 – 8/91.1   Antwort: E

☞ Lernkasten 17.2: „Nystagmus"

Eine Warmspülung des äußeren Gehörgangs führt aufgrund der engen Nachbarschaft zum horizontalen Bogengang zu einer Wärmeübertragung auf die Endolymphe. Die erwärmte Endolymphe ist spezifisch leichter, steigt auf und führt so zu einer Strömungsbewegung. Dies führt über eine Cupulaauslenkung zur Vortäuschung einer Drehbewegung und damit zum Nystagmus.

17.1 – 8/88.1   Antwort: D

☞ Lernkasten 17.2: „Nystagmus"

Beim Abstoppen der Drehung einer Versuchsperson dreht sich die Endolymphe in den Bogengängen aufgrund ihrer Trägheit weiter, so daß die Cupula nun entgegengesetzt zur Drehrichtung ausgelenkt wird. Der Nystagmus/schnelle Komponente des Nystagmus zeigt entgegen der Drehrichtung. Die langsame Komponente des Nystagmus zeigt entgegen der Drehrichtung.

17.2 Gehör

Lernkasten 17.3   **Physik des Hörens**

Zur physikalischen Beschreibung von Schallereignissen benutzt man die **Frequenz f** [Hertz, Hz] und den **Schalldruck p** [Pascal, Pa] einer Schallwelle. Der Schalldruck ist ein Maß für die Druckamplitude der Schwingungen, die bei Schallereignissen auftreten. Eine Schallwelle gleichen Schalldrucks aber unterschiedlicher Frequenz hat subjektiv nicht die gleiche **Lautstärke**. Nach solchen subjektiven Angaben hat man in Abhängigkeit vom Schalldruck und von der Frequenz in einem Diagramm Linien gleichen Lautstärkepegels [phon] eingezeichnet, die **Isophone**.

In der Medizin verwendet man jedoch ein anderes Maß, den **Schalldruckpegel** [Dezibel SPL, dB SPL]. Er hat gegenüber dem Schalldruck eine logarithmische Progression, wodurch sich die für das Hörsystem interessanten Schalldruckbereiche wesentlich übersichtlicher darstellen lassen. 20 Dezibel bedeuten dabei jeweils eine Verzehnfachung des Schalldruckes. Weiterhin ist definitionsgemäß bei 1000 Hz die Phonskala der Dezibelskala gleichgesetzt.

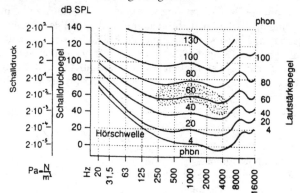

Abb. 17.2: Hörfeld (aus M.-A. Schoppmeyer, S. Schmidt: Physiologie, Mediscript-Verlag, 1995, S. 303, Abb. 17.2)

17.2 - 3/97.1   Antwort: B

☞ Lernkasten 17.3: „Physik des Hörens"

zu (B) Die **Leitung des Schalls** über die Gehörknöchelchenkette wird als Luftleitung bezeichnet. Bei der Knochenleitung wird der Schall direkt über den Schädelknochen dem Innenohr zugeleitet. Bei einer **Schalleitungsstörung** (z.B. Mittelohrentzündung) ist die Knochenleitung besser als die Luftleitung. Dies zeigt sich im Audiogramm in einer schlechteren Luftleitungsschwellenkurve als Knochenleitungsschwellenkurve.

zu (A) Schallwellen werden auf die Membran des ovalen Fensters und damit auf das Innenohr übertragen. Dort lösen sie die sogenannte **Wanderwelle** aus. Die Wellengeschwindigkeit sowie die Wellenlänge nehmen aufgrund der abnehmenden Steifheit der Basilarmembran vom Stapes zum Helicotrema immer mehr ab, während die Wellenamplitude bis zu einem Maximum ansteigt und dann wieder verebbt. Dieses Maximum liegt für jede Frequenz an einer anderen Stelle, so daß durch das Amplitudenmaximum das gesamte Frequenzspektrum über der Basilarmembran wiedergegeben werden kann. Die höchsten Frequenzen werden dabei in den basalen Windungsabschnitten der Cochlea (nahe beim Steigbügel), die niedrigsten Frequenzen im Helicotremabereich in der apikalen Windung registriert.

zu (C) Die **Schallempfindlichkeit**, d.h. die Hörschwelle, ist von der Frequenz abhängig. Im Bereich zwischen 2000 und 5000 Hz ist das Ohr am empfindlichsten. Bei einer Frequenz von 1000 Hz kann das Ohr gerade noch einen Schalldruck von $2 \cdot 10^{-5}$ Pa wahrnehmen.

zu (D) Die **Schmerzschwelle** liegt etwa bei 130 Phon. Je nach Frequenz ist dafür ein Schalldruckpegel von 120 bis 140 dB SPL notwendig.

zu (E) **Presbyakusis** ist die Altersschwerhörigkeit. Die Schwerhörigkeit liegt zunächst im hohen, später auch im mittleren Frequenzbereich.

17.2 – 8/96.1   Antwort: E

☞ Lernkasten 17.1: „Physik des Hörens"

zu (A) Die **Hörschwelle** beschreibt den Schalldruck, der für eine bestimmte Frequenz erzeugt werden muß, damit gerade etwas gehört wird. Bei 1000 Hz liegt er bei 2×10^{-5} dB SPL.

zu (B) Die **Schmerzgrenze** liegt etwa bei 130 Phon. Je nach Frequenz ist dafür ein Schalldruckpegel zwischen 120 und 140 dB SPL notwendig.

zu (C) Die **Frequenzunterschiedsschwelle** (Tonhöhe) ist frequenzabhängig. Ihr Optimalbereich liegt bei ca. 1000 Hz. Hier beträgt sie 0,3%, also 3 Hz.

zu (D) Die **Intensitätsunterschiedsschwelle** (Lautstärke) liegt bei 1 dB, so daß zwei Töne mit gleicher Frequenz und einer Differenz von 1 dB noch als zwei Töne wahrgenommen werden.

zu (E) Schalldruckwellen erreichen bei schräg stehendem Kopf das eine Ohr etwas früher als das andere. Diese Laufzeitdifferenz des Schalls wird von beiden Ohren getrennt wahrgenommen, da die Schallgeschwindigkeit im Vergleich zur Lichtgeschwindigkeit relativ langsam ist. So wird am abgewendeten Ohr noch eine Schallverspätung von etwa 10^{-5} s als leiser wahrgenommen.

17.2 – 3/96.1   Antwort: C

☞ Lernkasten 17.1: „Physik des Hörens"

Eine Erhöhung des Schalldruckes um den Faktor 100 (10^2), bedeutet eine zweimalige Verzehnfachung. Da bei einer Verzehnfachung der Schalldruckpegel um 20 dB steigt, steigt bei zwei Verzehnfachungen der Schalldruckpegel um 40 dB.

Lernkasten 17.4   **Hörvorgang**

Die Hörempfindung wird von der **Cochlea** (Schnecke) vermittelt. Diese besteht aus einem knöchernen Kanal, der sich schneckenförmig aufwindet und in dessen Innerem sich drei flüssigkeitsgefüllte Räume befinden: die **Scala vestibuli** (mit **Perilymphe**), die **Scala tympani** (mit **Perilymphe**) und die dazwischen liegende **Scala media** (mit **Endolymphe**).

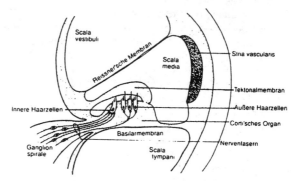

Abb. 17.3: Schnitt durch das Innenohr (aus M.-A. Schoppmeyer, S. Schmidt: Physiologie, Mediscript-Verlag, 1995, S. 305, Abb. 17.19)

Der Schall erreicht das Ohr in Form von Druckwellen, die das Trommelfell in Schwingungen versetzen, welche wiederum über die Gehörknöchelchen weitergeleitet werden. Der Stapes (Steigbügel) überträgt die Druckwelle am ovalen Fenster auf die flüssigkeitsgefüllte Scala vestibuli. Eine **Wanderwelle** läuft wie bei einem schwingenden Seil vom Stapes in Richtung Spitze der Cochlea (Helicotrema). Am Helicotrema stehen Scala vestibuli und Scala tympani in Verbindung miteinander, so daß die Druckwelle über die Scala tympani am runden Fenster einen Druckausgleich erfährt. Gleichzeitig versetzt die Wanderwelle den basalen, stapesnahen Anteil des Endolymphschlauches mit dem **Corti´schen Organ** (Scala media, Reissnersche Membran und Basilarmembran) in Schwingungen. Die Amplitude nimmt dabei zunächst zu, verringert sich aber bald wieder aufgrund der abnehmenden Steife der Basilarmembran vom Stapes zum Helicotrema und der schwingungsdämpfenden Wirkung der flüssigkeitsgefüllten Innenohrkanäle. Der Ort des Amplitudenmaximums ist charakteristisch für eine bestimmte Frequenz bzw. für einen bestimmten Ton. Je niedriger die Frequenz der Schwingung, desto weiter wandert die Welle und umgekehrt. Diese mechanischen Schwingungen werden von den sekundären Sinneszellen auf der Basilarmembran in Erregungsmuster transformiert und über eine Synapse an die Nervenzellen des N. statoacusticus als Aktionspotentialsequenz weitergegeben.

17.2 – 3/95.1   **Antwort: B**

Die Haarzellen des Ohres ragen mit ihren Härchen in die Tektorialmembran hinein. Eine Verschiebung der Tektorialmembran führt zu einer Verschiebung der Härchen. Diese hat eine Permeabilitätsänderung für K^+ zur Folge, so daß es zu einer Veränderung des Membranpotentials mit K^+-Einstrom in die Zelle kommt (Depolarisation). Der Endolymphraum (Scala media) ist gegenüber dem Perilymphraum (Scala vestibuli, Scala tympani) positiv geladen (70 mV). Die Stria vascularis und das Cortische Organ zeigen eine negative Ladung von ca. –70 mV.

17.2 – 3/95.2   **Antwort: E**

☞ Lernkasten 17.3: „Physik des Hörens"

zu (A) Die Übertragungseigenschaften im Mittelohr (Trommelfell-Gehörknöchel-chen) sind frequenzabhängig. So wird im mittleren Frequenzbereich am besten übertragen, was den Verlauf der Hörschwelle z.T. erklärt.

zu (B) Die Hörschwelle Gesunder liegt etwa bei 4 Phon.

zu (C) Die Höhe eines Tones ist gesetzmäßig mit seiner Frequenz verknüpft. So entspricht in der Musik die Verdoppelung der Frequenz einer Oktave.

zu (C) Die Tonhöhenunterschiedsschwelle ist frequenzabhängig. Ihr Optimalbereich liegt bei ca. 1000 Hz. Hier beträgt sie 0,3 %, also 3 Hz.

zu (E) Der menschliche Hörbereich (= **Hörfläche**) liegt zwischen 20 und 16000 Hz.

17.2 – 8/94.1   **Antwort: C**

☞ Lernkasten 17.3: „Physik des Hörens"
Isophone verbinden Töne gleichen Lautstärkepegels.

17.2 – 3/94.1   **Antwort: D**

☞ Lernkasten 17.3: „Physik des Hörens"
Eine Erhöhung des Schalldruckpegels um 20 dB bedeutet eine Verzehnfachung des Schalldrucks. Erhöhung des Schalldruckpegels um 60 dB (20 dB + 20 dB + 20 dB) bedeutet einen $10 \cdot 10 \cdot 10 = 1000$fach höheren Wert für den Schalldruck.
Für den Ausgleich eines Hörverlustes von 60 dB wird also ein 1000fach höherer Schalldruck benötigt.

17.2 – 3/93.1   **Antwort: A**

☞ Lernkasten 17.4: „Hörvorgang"
Die Wanderwelle in der Cochlea hat in Stapesnähe die höchste Fortpflanzungsgeschwindigkeit, weil die Steifheit der Basilarmembran vom Stapes zum Helicotrema hin abnimmt.

zu (B) Die Wanderwelle hat in Abhängigkeit von der Frequenz ihre größte Amplitude an unterschiedlichen Stellen entlang der häutigen Schnecke. Je höher die Frequenz, desto dichter liegt das Amplitudenmaximum am Stapes.

zu (C) Die Wanderwelle entsteht auch bei Knochenleitung, hier allerdings durch eine relative Bewegung des Stapes zum Felsenbein.

zu (E) Der Stapes überträgt eine Schwingung, die sich in der Perilymphe der Scala vestibuli Richtung Helicotrema ausbreitet und dann rücklaufend über die Scala tympani am runden Fenster ihren Druckausgleich findet. Die Wanderwelle ist, vereinfacht gesprochen, aber eine Summation dieser Wellenbewegung am Endolymphschlauch und bewegt sich nur in eine Richtung vom Stapes zum Helicotrema hin.

17.2 – 3/93.2   **Antwort: B**

☞ Lernkasten 17.4: „Hörvorgang"

zu (A) Die Wanderwelle hat ein Amplitudenmaximum von 0,1 nm.

zu (C) Bei einer Schwingung von 200 Hz breitet sich die Wanderwelle in Stapesnähe mit einer Geschwindigkeit von 4 m/s aus, in Helicotremanähe mit einer Geschwindigkeit von 2 m/s.

zu (D) Die Wanderwelle verschwindet („versandet") bevor sie das Helicotrema erreicht hat.

zu (E) Die Wanderwelle entsteht durch eine Schwingung des Stapes, die sowohl durch Luftleitung als auch durch Knochenleitung erzeugt werden kann. Im letzteren Fall geschieht dies über eine Relativbewegung des Stapes zum Felsenbein.

17.2 – 3/92.1   **Antwort: D**

☞ Lernkasten 17.4: „Hörvorgang"

Aufgrund der abnehmenden Steife der Basilarmembran vom Stapes zum Helicotrema und der schwingungsdämpfenden Wirkung der flüssigkeitsgefüllten Innenohrkanäle nimmt die Fortpflanzungsgeschwindigkeit der Wanderwelle ab.

17.2 – 8/91.1   **Antwort: D**

☞ Lernkasten 17.4: „Hörvorgang"

zu (A) **Mikrophonpotentiale** entstehen während der Erregung der Rezeptoren durch eine Ladungsverschiebung zwischen Endolymphraum und Haarzelle. Dieses Potential ist sehr klein, kann aber dennoch gemessen werden. Da das Mikrophonpotential direkt am Rezeptor entsteht, ist der Abstand gleich.

zu (B) Zilien haben keine Eigenfrequenz.

zu (C) Der Ort der Erregung der Rezeptoren hängt nicht von der Ausbreitungsgeschwindigkeit der Wanderwelle, sondern von der Wellenlänge eines Tones ab.

zu (E) Das Maximum der Wanderwelle liegt um so weiter vom Stapes entfernt, je kürzer die Wellenlänge bzw. je höher die Frequenz eines Tones ist. Somit erregen tiefe Töne ihre charakteristischen Sinneszellen weit vom Stapes entfernt.

17.2 – 8/89.1   **Antwort: D**

☞ Lernkasten 17.4: „Hörvorgang"

zu (A) Die Haarzellen des Corti'schen Organs bilden eine Reihe innerer und eine Dreierreihe äußerer Haarzellen.

zu (C) Es gibt ungefähr 1800 efferente Nervenfasern, die an den Haarzellen enden (Transmitter an den Synapsen das Acetylcholin). Sie können dort wahrscheinlich die Aufnahme bestimmter Frequenzen hemmen, was beim Ausfiltern störender Hintergrundgeräusche von Bedeutung ist („Lauschen").

zu (D) Die Potentialdifferenz zwischen Endolymphraum (+80 mV) und Zellinnerem der Haarzellen (–70 mV) beträgt etwa 150 mV. Die Potentialdifferenz zwischen Perilymphraum (0 mV) und Endolymphraum beträgt etwa 80 mV.

17.2 – 3/89.1 **Antwort: B**

Die Frequenzunterschiedsschwelle, also der Frequenzunterschied, den das Ohr gerade noch als zwei verschiedene Töne wahrnehmen kann, ist am kleinsten bei einer Frequenz von 1000 Hz. Sie beträgt dort 0,3 %, also 3 Hz.

17.2 – 8/87.1 **Antwort: A**

Die vier Umschaltstellen der Hörbahn sind:
▶ Nucleus cochlearis dorsalis und ventralis
▶ Nucleus lateralis lemniscus (lateraler Schleifenkern)
▶ Colliculus inferior
▶ Corpus geniculatum mediale
Das fünfte Neuron endet an der primären Hörrinde im Bereich des Gyrus temporalis transversus im Temporallappen.

17.2 – 3/87.1 **Antwort: E**

Bei den Hörstörungen wird die **Schalleitungsstörung** von der **Schallempfindungsstörung** unterschieden. Bei einer Schalleitungsstörung ist die Schalleitung über die Schädelknochen (**Knochenleitung**) intakt, während die Schalleitung über das Mittelohr (**Luftleitung**) gestört ist. Bei einer Schallempfindungsstörung ist sowohl die Knochen- als auch die Luftleitung gestört. Als Test dient der Stimmgabel-Test nach **Rinne-Weber**.
zu (A) Bei einem Mittelohrschaden, also einer Schalleitungsstörung, besteht für die Luftleitung ein Hörverlust, die Knochenleitung ist dagegen intakt.
zu (B), (C), (D) Sowohl bei Innenohrschwerhörigkeit, als auch bei einer retrocochleären Schädigung ist das Mittelohr intakt. In diesem Fall sind Luft- und Knochenleitung gleich schlecht, weil die rezeptorischen Prozesse gestört sind.

17.3 Stimme und Sprache

Bislang keine Fragen.

18 Geruch und Geschmack

18.1 Geruchssinn

18.1 – 8/96.1   **Antwort: C**

☞ Lernkasten 18.1: „Geruchssinn"
Geruchsstoffe müssen hydrophil sein, um den Schleimfilm der Geruchszellen zu durchdringen. Um in die lipidhaltige Membran eindringen zu können, müssen sie weiterhin auch in geringerem Umfang lipophil sein.

18.1 – 3/96.1   **Antwort: C**

☞ Lernkasten 18.1: „Geruchssinn"
zu (C) Jede Zilie (Riechhärchen) ist für verschiedene Geruchsqualitäten zuständig.

18.1 – 3/95.1 **Antwort: E**

☞ Lernkasten 18.1: „Geruchssinn"

zu (D) Über die Commissura anterior erreichen Axone von Körner- und periglo-
merulären Zellen des ipsilateralen Bulbus olfactorius den kontralateralen
Bulbus olfactorius. Sie vermitteln die gegenseitige Hemmung der Bulbi olfac-
torii.

18.1 – 8/92.1 **Antwort: D**

☞ Lernkasten 18.1: „Geruchssinn"

Der Mensch kann bis zu 4000 verschiedene Gerüche wahrnehmen, wobei eine Riech-
zelle verschiedene Geruchsqualitäten wahrnehmen kann. Eine Zuordnung von Geruchsqualitäten zu Rezeptortypen ist bisher noch nicht möglich.

18.1 – 3/86.1 **Antwort: A**

☞ Lernkasten 18.1: „Geruchssinn"

zu (B) Riechzellen sind primäre Sinneszellen.

zu (C) Parosmien sind meist unangenehme Geruchstäuschungen, die bei Patienten
mit Hirntumoren, bei Epileptikern und manchmal auch bei Schwangeren auftreten können.

zu (D) Sowohl Geruchs- als auch Geschmackssinn sind durch eine besonders ausgeprägte Adaptation charakterisiert. Abgesehen vom Schmerzempfinden findet man Adaptationsvorgänge bei allen Sinnesmodalitäten.

zu (E) Der optische Apparat hat natürlich ein größeres Auflösungsvermögen als der
Geruchssinn. Bei Hunden mag das vielleicht anders sein.

18.2 Geschmackssinn

Lernkasten 18.2 **Geschmackssinn**

Geschmackssinneszellen sind sekundäre Sinneszellen. Sie bilden gemeinsam mit Stützzellen in Gruppen von 40 – 60 Elementen die **Geschmacksknospen**. Insgesamt besitzt der Erwachsene 1000 solcher Knospen, die wieder in Gruppen von 10 – 200 zu **Geschmackspapillen** zusammengefaßt werden. Die Geschmackspapillen sind in charakteristischer Form auf der Zunge angeordnet. Dabei haben bestimmte Areale eine hohe Wahrscheinlichkeit eine bestimmte Geschmackswahrnehmung auszulösen.

Die Weiterleitung des Rezeptorpotentials der Geschmackssinneszellen erfolgt durch synaptisch nachgeschaltete afferente Hirnnervenfasern:

▶ im vorderen und seitlichen Zungenbereich von der Chorda tympani (N. facialis)
▶ im hinteren Zungenbereich vom N. glossopharyngeus
▶ am Zungengrund vom N. vagus

Sie enden im Nucleus solitarius in der Medulla oblongata. Dort werden sie auf ein zweites Neuron umgeschaltet, das über den Lemniscus medialis (mediale Schleife) zum Nucleus ventralis posteromedialis im Thalamus zieht. Das dritte Neuron läuft in der Capsula interna und endet im Gyrus postcentralis.

Die Geschmackssinneszellen unterliegen einer starken Regeneration. Alle 10 Tage wird jede Zelle durch einen Abkömmling der Basalzellen ersetzt.

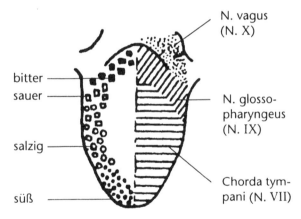

Abb. 18.1.: Regionale Vorzugsempfindlichkeit für verschiedene Geschmacksqualitäten (links), afferente Innervation der Zunge (rechts) (aus M.-A. Schoppmeyer, S. Schmidt: Physiologie, Mediscript-Verlag, 1995, S. 307, Abb. 18.2)

18.2 – 8/96.1 **Antwort: B**

☞ Lernkasten 18.2: „Geruchssinn"

Adäquaten Reiz der Geschmackssinneszellen stellen Moleküle dar, die durch die Pore der Geschmacksknospe zu den Sinneszellen diffundieren. Die Moleküle binden an einen für sie spezifischen Rezeptor, worauf über ein G-Protein die Adenylatzyklase aktiviert wird (B ist richtig). Dadurch wird cAMP gebildet, das spezielle Kanäle öffnet. Es kommt zur erhöhten Na^+-Permeabilität (C ist falsch) mit Einstrom von Na^+ in die Zelle, was letztlich zur Depolarisation führt (D ist falsch).

18.2 – 8/95.1 — Antwort: E

☞ Lernkasten 18.2: „Geschmackssinn"

zu (A) Das Ganglion geniculi liegt im äußeren Fazialisknie und enthält die Perikaryen der in der Chorda tympani verlaufenden Geschmacksfasern.

zu (B) Der Nucleus ventralis posteromedialis befindet sich im Thalamus und ist die zweite Umschaltstation der Geschmacksbahn.

18.2 – 8/94.1 — Antwort: D

☞ Lernkasten 18.2: „Geschmackssinn"

Geschmackszellen zeigen ein Adaptationsverhalten.

18.2 – 3/94.1 — Antwort: D

☞ Lernkasten 18.2: „Geschmackssinn"

Bei einer Läsion der Chorda tympani, einem Ast des N. facialis, sind die Geschmacksqualitäten süß, sauer und salzig betroffen, da die Chorda tympani die vorderen und seitlichen Zungenabschnitte sensorisch innerviert. Die Schwellen für diese Geschmacksqualitäten sind dann heraufgesetzt.

Die Schwelle der Geschmacksqualität bitter ist dagegen erhöht, wenn der N. glossopharyngeus lädiert ist. Er innerviert den Zungenhintergrund sensorisch.

18.2 – 8/93.1 — Antwort: B

☞ Lernkasten 18.2: „Geschmackssinn"

Die Geschmackssinneszellen reagieren meist auf mehrere Geschmacksstoffe, und zwar abhängig vom Geschmacksstoff entweder depolarisierend oder hyperpolarisierend (A ist falsch). Die Höhe des Rezeptorpotentials nimmt mit der Konzentration des Geschmacksstoffes zu, die spezifische Form und auch die Höhe des Potentials hängen aber auch vom Medium ab, in dem der Geschmacksstoff gelöst ist (z.B. Aqua dest. oder NaCl).

18.2 – 8/91.1 — Antwort: A

☞ Lernkasten 18.2: „Geschmackssinn"

Die afferenten Fasern der Geschmackswahrnehmung enden im Nucleus solitarius in der Medulla oblongata. Dort werden sie auf ein zweites Neuron umgeschaltet, das über den Lemniscus medialis (mediale Schleife) zum Nucleus ventralis posteromedialis im Thalamus zieht. Das dritte Neuron läuft in der Capsula interna und endet im Gyrus postcentralis.

18.2 – 3/87.1 — Antwort: E

☞ Abb. 18.1: „Regionale Vorzugsempfindlichkeit für verschiedene Geschmacksqualitäten"

19 Integrative Leistungen des Zentralnervensystems

19

19.1 Funktionelle Organisation des Cortex cerebri (Neocortex)

Lernkasten 19.1 **Assoziatonscortex**

Der Cortex wird makroskopisch eingeteilt in sensorische (☞ Kapitel 15), motorische (☞ Kapitel 14) und assoziative Areale.
Der Assoziationscortex ist wichtig für integrative Leistungen. Er wird weiter eingeteilt in einen:

▶ **parietotemporooccipitalen Assoziationscortex**, der verantwortlich ist für Sprachverständnis, Lesen, Schreiben, Rechnen

▶ **präfrontalen Assoziationscortex**, der verantwortlich ist für Entdifferenzierung der Persönlichkeit und höhere motorische Aufgaben

▶ **limbischen Assoziationscortex**, der verantwortlich ist für Gedächtnisleistungen, emotional-affektive Aspekte des Verhaltens

▶ **visuellen Cortex**, der verantwortlich ist für die Weiterverarbeitung visueller Informationen.

19.1 – 8/94.1 **Antwort: D**

Die **Broca´sche Sprachregion** ist im präfrontalen Assoziationscortex lokalisiert (in der Regel in der linken Hemisphäre). Bei Läsionen dieser Region kommt es zu einer **motorischen Aphasie**. Die Patienten können nur in kurzen abgehackten Sätzen (Telegrammstil) oder gar nicht mehr sprechen. Das Sprachverständnis und die Sprechmuskulatur sind erhalten.

Von der motorischen Aphasie ist die **sensorische Aphasie (Wernicke Aphasie)** zu unterscheiden, die bei Läsionen der Wernicke-Region (Area 22) auftritt. Patienten haben Sprachverständnisstörungen. Die Sprachproduktion ist meist flüssig, aber unverständlich aufgrund von Paraphrasien (Silben werden vertauscht) und Neologien (Wortneubildungen).

zu (B) Der primär auditorische Cortex entspricht den Heschl'schen Querwindungen des Gyrus temporalis superior (Area 41).

19.1 – 3/94.1 — Antwort: B

☞ Lernkasten 19.1: „Assoziationscortex"

zu (B) Bei einer Läsion des frontalen Assoziationscortex kommt es zu komplexen motorischen Störungen: Verarmung der spontan initiierten Bewegungen, Schwierigkeit, sinnvolle Handlungen situationsgerecht durchzuführen, Perseverationen (Beharren auf das einmal Begonnenem), Antriebslosigkeit u.a.

zu (C) Der Ruhetremor ist ein Kardinalsymptom des M. Parkinson, bei dem es zu einer Schädigung der Substantia nigra kommt. Beim essentiellen Ruhetremor findet man Schädigungen im Striatum.

zu (D) Störungen im Langzeitgedächtnis treten bei Läsionen im limbischen Assoziationscortex auf.

zu (E) Man unterscheidet die cerebellare Ataxie, bei der es zur Schädigung des Kleinhirns kommt, von der spinalen Ataxie. Die spinale Ataxie ist eine Erkrankung der Hinterstränge des Rückenmarks.

19.1 – 3/94.2 — Antwort: D

Bei **Split-brain-Patienten** ist die Verbindung zwischen den beiden Großhirnhälften durchtrennt (**Kommissurenbahn**, Corpus callosum). Das hat zur Folge, daß jede Hemisphäre als isolierte funktionelle Einheit betrachtet werden muß.

Optische Eindrücke aus dem rechten Gesichtfeld und taktile Eindrücke aus der rechten Hand gelangen nur in die linke Hemisphäre und umgekehrt. Werden dem Patienten Gegenstände in die rechte Gesichtshälfte (linke Hemisphäre) projiziert, so kann der Patient die Gegenstände benennen, mit der rechten Hand aus anderen Gegenständen heraussuchen, Worte lesen und aufschreiben. Der Patient unterscheidet sich nicht vom Gesunden.

Werden Gegenstände in die in linke Gesichtshälfte (rechte Hemisphäre) projiziert, so kann der Patient sie nicht benennen. Er erkennt den Gegenstand aber und kann ihn mit der linken Hand heraussuchen. Der Patient kann auf nichtverbale Weise den Gegenstand identifizieren, sich nichtverbal oder schriftlich äußern.

zu (A), (C), (D) Die für taktil-visuelle Formerkennung erforderlichen integrativen Vorgänge laufen vorwiegend in der rechten Hemisphäre ab. In Gedächtnis- und Abstraktionsleistungen ist die rechte Hemisphäre der linken wahrscheinlich überlegen.

zu (B), (E) Das motorische Sprachzentrum (Broca) liegt beim Rechtshänder immer und beim Linkshänder in der Regel links. Daher ist die linke Hemisphäre der rechten bezüglich der Artikulation und des sprachlichen Ausdrucksvermögens überlegen.

19.1 – 8/91.1 — Antwort: A

☞ Kommentar zu Frage 19.1 – 8/94.1

zu (B) Eine Schädigungen der Wernicke-Region bewirkt eine sensorische Aphasie.

zu (C) Eine isolierte Schädigung der Gesichtsregion im linken Gyrus praecentralis würde zu einer schlaffen Lähmung der rechten Gesichtsmuskulatur führen. Es handelt sich dabei nicht, wie bei der Aphasie, um eine neuropsychologische Störung, sondern um eine motorische Störung.

zu (D) Bei einer Schädigung der Gesichtsregion im linken Gyrus postcentralis handelt es sich um eine rein sensible Störung, die nichts mit einer Aphasie zu tun hat.

zu (E) Ist die rechte Hemisphäre die sprachdominante Hemisphäre, kann auch eine rechtsseitige Hemisphärenläsion zu einer motorischen Aphasie führen. In den meisten Fällen liegt die Broca-Region jedoch linksseitig.

19.2 Informationsverarbeitung im Cortex

Lernkasten 19.2   **Elektroenzephalogramm (EEG)**

Beim Elektroencephalogramm (EEG) werden von der gesamten Schädeloberfläche **postsynaptische Potentiale** corticaler Neurone abgeleitet. Dabei kann es sich sowohl um exzitatorische (erregende) als auch um inhibitorische (hemmende) postsynaptische Potentiale (EPSP, IPSP) handeln. Sie lösen an der Hirnoberfläche Feldpotentialschwankungen aus, die die verschiedenen Wellenformen im EEG hervorrufen.

Es können **vier Wellentypen** unterschieden werden, die Informationen über die Aktivität des Gehirns liefern:

▶ **α-Wellen**: Sie stellen den Grund- und Ruherhythmus dar. Man leitet diese Wellen bei geschlossenen Augen ab. Sie werden vor allem durch die Aktivität des Thalamus hervorgerufen und haben occipital den höchsten Ausschlag. Es handelt sich um synchronisierende Wellen, die durch Sinnesreize, wie z.B. Augen öffnen, blockiert werden können (**α-Blockade**). Frequenz: 8 – 13 Hz.

▶ **β-Wellen**: Die α-Blockade führt nach dem Öffnen der Augen zum β-Rhythmus. Das EEG wird **desynchronisiert**. Man findet diese Wellen besonders über dem frontalen Cortex, am reinsten über dem Gyrus praecentralis. Sie besitzen eine kleinere Amplitude als die α-Wellen, haben aber eine höhere Frequenz mit 14 – 30 Hz.

▶ **ϑ-Wellen**: Die Theta-Wellen kommen beim gesunden Erwachsenen im wachen Zustand nicht vor. Es sind langsame Wellen, die man beim Übergang vom Wachsein zum Schlafen findet. Physiologisch treten sie bei Kindern auf. Frequenz: 4 – 7 Hz.

▶ **δ-Wellen**: Die Delta-Wellen sind die langsamsten EEG-Wellen. Sie kommen beim Erwachsenen im wachen Zustand nicht vor, jedoch beim Kind. Es sind synchronisierte Wellen, die für den mittleren und vor allem für den Tiefschlaf charakteristisch sind. Frequenz: 0,3 – 3,5 Hz.

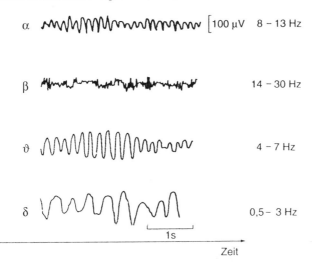

α   [100 µV   8 – 13 Hz

β   14 – 30 Hz

ϑ   4 – 7 Hz

δ   0,5 – 3 Hz

1 s

Zeit

Abb. 19.1 Schematische Darstellung der verschiedenen EEG-Wellen (aus P. Deetjen, E.-J. Speckmann: Physiologie, U&S, 2. Aufl., 1994, S. 223, Abb. 5.3c oben)

19.2 - 3/97.1   **Antwort: B**

☞ Lernkasten 19.2: „Elektroenzephalogramm (EEG)"

Ein desynchronisiertes EEG (β-Wellen, Frequenz 20 Hz) kann bei geöffneten Augen sowie bei gerichteter Aufmerksamkeit abgeleitet werden.

19.2 – 8/96.1   **Antwort: E**

☞ Lernkasten 19.2: „Elektroenzephalogramm"

Die Frequenz der α-Wellen beträgt 8 – 13 Hz, die der β-Wellen 14 – 30 Hz.

19.2 – 8/96.2   **Antwort: B**

Durch elektrische Reizung des N. ulnaris kann im Elektromyogramm die Aktivität der vom N. ulnaris innervierten Muskeln abgeleitet werden (☞ Anatomie). Sie führt zur Beugung im Handgelenk (E ist falsch). Der M. triceps brachii wird vom N. radialis innerviert (D ist falsch). Niedrige Reizstromstärken führen zunächst zur Stimulierung der empfindlicheren afferenten (sensiblen) Nervenfasern (Aβ-Hautafferenzen) des N. ulnaris, während die motorischen Efferenzen (Aα-Fasern) erst bei höheren Reizstärken erregt werden (C ist falsch).

Die durch Reizung des N.ulnaris herbeigeführten Kontraktionen und sensiblen Erregungen im Bereich seines Innervationsgebietes können als evozierte Potentiale auf dem Gyrus postcentralis und praecentralis abgeleitet werden (B ist richtig).

19.2 – 3/96.1   **Antwort: A**

☞ Lernkasten 19.2: „Elektroenzephalogramm"

Im EEG werden die postsynaptischen Potentiale (nicht Aktionspotentiale) corticaler Neurone abgeleitet.

19.2 – 8/95.1   **Antwort: B**

☞ Lernkasten 19.2: „Elektroenzephalogramm"

zu (E) Im epileptischen Anfall finden sich Krampfwellen mit hoher Amplitude. Charakteristisch ist die rasche Abfolge spitzer und langsamer Krampfwellen (spike and wave Komplexe) mit einer Frequenz von 3 Hz oder das Auftreten scharfer Wellen.

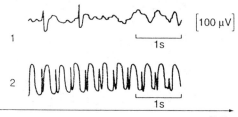

Abb. 19.2 EEG bei epileptischer Aktivität (aus P. Deetjen, E.-J. Speckmann: Physiologie, U&S, 2. Aufl., 1994, S. 223, Abb. 5.3c unten)

19.2 – 3/94.1   **Antwort: E**

Die Messung **visuell evozierter Potentiale (VEP)** dient der objektiven Prüfung des afferenten visuellen Systems und seiner Projektion (4 ist richtig). Lichtreize, die die Photorezeptoren der Retina aktivieren (1 ist richtig), werden als Erregung über die Sehbahn weitergeleitet. Diese führen im Bereich des primären und sekundären visuellen Cortex zu Potentialdifferenzen, die mit entsprechenden Elektroden vom primären visuellen Cortex abgeleitet werden können (2 ist richtig). In den sekundären Assoziationsgebieten werden die in den einzelnen primären Rindenfeldern (u.a. visuell) eingehenden Informationen integriert und mit früher gespeicherten Informationen verglichen (3 ist richtig).

19.2 – 8/91.1   **Antwort: D**

☞ Lernkasten 19.2: „Elektroenzephalogramm"
Der α-Grundrhythmus tritt vor allem in den occipitalen Ableitungen deutlich in Erscheinung.

19.2 – 3/90.1   **Antwort: E**

Cortical evozierte Potentiale geben die synaptische Aktivität corticaler Neurone wieder. Sie lassen sich als elektrische Potentialschwankungen als Folge einer peripheren Reizung am Gehirn (Schädeloberfläche) ableiten. Der Patient wird mit einem bestimmten Sinnesreiz konfrontiert, z.B. leuchtet vor seinen Augen ein Schachbrettmuster auf. Gleichzeitig wird ein EEG vom visuellen Cortex abgeleitet. Durch computergesteuerte Summation der vielfach durchgeführten Ableitungen kann das „Hintergrundrauschen" des Gehirns über eine Mittelwertsbildung herausgefiltert werden. Übrig bleibt eine charakteristische Kurve, die im Sinne von Potentialen im Rahmen des Reizverarbeitungsprozesses zu werten ist.
In der Klinik kommen verschiedene evozierte Potentiale (EP) zur Anwendung (visuell VEP, akustisch AEP, somatosensibel SEP, motorisch MEP). Ein verspätetes Auftreten des evozierten Potentials, bezogen auf den Zeitpunkt der Reizung, deutet auf eine verzögerte Leitungsgeschwindigkeit in der afferenten Bahn hin (z.B. bei Multipler Sklerose).

19.3 Hirnstoffwechsel und Hirndurchblutung

Bislang keine Fragen.

19.4 Lernen, Gedächtnis, Plastizität

19.4 – 8/96.1   Antwort: E

Der NMDA (N-Methyl-D-Aspartat)-Rezeptor ist hauptsächlich im Cortex und Hippocampus lokalisiert. An den Rezeptor ist ein Ionenkanal gekoppelt, dessen Öffnung die Bindung von Glutamat oder Aspartat und gleichzeitige Depolarisation der Zelle erfordert. Der Ionenkanal kann durch Mg^{2+} und Zn^{2+} blockiert werden. Bei Depolarisation der Zellmembran wird Mg^{2+} aus dem Kanal hinausgetrieben, so daß dieser geöffnet ist. Weiterhin kann der Rezeptor selbst blockiert werden.
NMDA-Rezeptoren sind u.a. an der Langzeitpotenzierung (LTP) beteiligt, die eine Rolle bei der Gedächtnisbildung spielt.

Lernkasten 19.3   Gedächtnis

Es werden mehrere **Gedächtnisformen** unterschieden:
▶ Im **sensorischen Gedächtnis** werden Informationen nur sehr kurz (< 1 sec) festgehalten. Es dient dem Vergleich mit bereits gespeicherten Daten und ihrer Bewertung.
▶ Ein geringer Teil dieser Informationen gelangt in das **primäre Gedächtnis** (Kurzzeitgedächtnis), das bei einer Speicherdauer von einigen Minuten eine wesentlich kleinere Speicherkapazität hat (etwa 7 bit).
▶ Durch Wiederholen und Üben werden Informationen aus dem Kurzzeitgedächtnis in das **sekundäre Gedächtnis** (Langzeitgedächtnis) übernommen. Von hier können sie nur relativ langsam abgerufen werden.
▶ Informationen, die schnell abgerufen werden müssen (Schreiben, Lesen), befinden sich im **tertiären Gedächtnis** (Langzeitgedächtnis).
Es werden verschiedene **Gedächtnisstörungen** unterschieden:
▶ **Anterograde Amnesie**: Unfähigkeit Informationen vom primären ins sekundäre Gedächtnis zu übertragen.
▶ **Retrograde Amnesie**: Verlust des primären Gedächtnisses und gestörtes sekundäres Gedächtnis.

19.4 – 3/95.1   Antwort: C

Das Langzeitgedächtnis wird unterteilt in ein **prozedurales Gedächtnis** und ein **deklaratives Gedächtnis**. Im prozeduralen Gedächtnis findet das nichtassoziative Lernen statt (2 ist richtig). Weiterhin werden nicht-verbalisierte Informationen darüber gespeichert, wie etwas geschieht (z.B. Schnürsenkel binden) (1 ist richtig). Dieses Gedächtnis arbeitet schon im Säuglingsalter. Im Gegensatz zum deklarativen Gedächtnis ist das prozedurale Gedächtnis nicht an die Intaktheit des Hippocampus gebunden (3 ist falsch). Für die Steuerung des prozeduralen Lernens sind subcorticale Hirnareale verantwortlich (4 ist richtig).

19.4 – 3/95.2   Antwort: E

Die **Langzeitpotenzierung (LTP)** steht in Zusammenhang mit der Gedächtnisbildung. Sie wird hervorgerufen durch wiederholte Aktivierung von Synapsen (3 ist richtig). Im Gefolge nimmt die Amplitude der entstehenden EPSP's rasch zu (1 ist richtig). Es kommt zu einer anhaltenden Verbesserung der synaptischen Übertragung, die Stunden bis Tage dauern kann (2 ist richtig). Dieses Phänomen konnte im Hippocampus, Neocortex u.a. ZNS-Strukturen beobachtet werden.

19.5 Wachen, Schlafen, Bewußtsein, Sprache

Lernkasten 19.4   **Schlafphasen**

Während des Schlafs kommt es zu einer Verlangsamung der Atmung und einer Erniedrigung der Herzfrequenz und des Blutdrucks. Mit Hilfe des EEG´s lassen sich **vier verschiedene Schlafstadien** unterschiedlicher Schlaftiefe unterscheiden, von denen der **REM-Schlaf** (paradoxer Schlaf) abgegrenzt werden muß.

▶ **Stadium 1**: Während des Überganges vom Wachen zum Schlafen, α-Rhythmus, einzelne δ-Wellen im EEG
▶ **Stadium 2**: Leichter Schlaf, Schlafspindeln (12 – 14 Wellen/sec.) im EEG
▶ **Stadium 3**: Mittlerer Schlaf, δ-Wellen im EEG
▶ **Stadium 4**: Tiefschlaf, mehr als 50% δ-Wellen im EEG, am Beginn der Nacht häufiger und länger als am Morgen.

Der **REM-Schlaf** ist gekennzeichnet durch:

▶ schnelle Augenbewegungen (**r**apid **e**ye **m**ovement)
▶ Abnahme des Muskeltonus der Stammmuskulatur, Zuckungen von Finger- und Gesichtsmuskeln
▶ α-Rhythmus, einzelne δ-Wellen im EEG
▶ Zunahme der Atem- und Herzfrequenz
▶ Dauer der einzelnen REM-Phasen nimmt gegen Morgen zu
▶ Hohe Weckschwelle

Säuglinge verbringen etwa 50% der Schlafzeit im REM-Schlaf. Werden Versuchspersonen aus dem REM-Schlaf erweckt, berichten sie häufiger von Träumen als Versuchspersonen, die aus dem Non-REM-Schlaf erweckt werden. Mit zunehmendem Lebensalter nimmt der Anteil des REM-Schlafes an der Gesamtschlafdauer ab. Bei Entzug des REM-Schlafes wird dieser in den darauffolgenden Nächten nachgeholt.

19.5 – 3/97.1   **Antwort: D**

☞ Lernkasten 19.4: „Schlafphasen"
Die Weckschwelle im REM-Schlaf ist ähnlich hoch wie im Tiefschlaf.

19.5 – 8/91.1   **Antwort: D**

☞ Lernkasten 19.4: „Schlafphasen"
Der REM-Schlaf ist durch das häufigere Auftreten von Träumen gekennzeichnet, nicht aber durch Sprechen während dieser Phasen (D ist falsch).

19.6 Zentralvenöse Korrelate angeborenen Verhaltens und von Motivation und Emotion

Bislang keine Fragen.